침구처방학

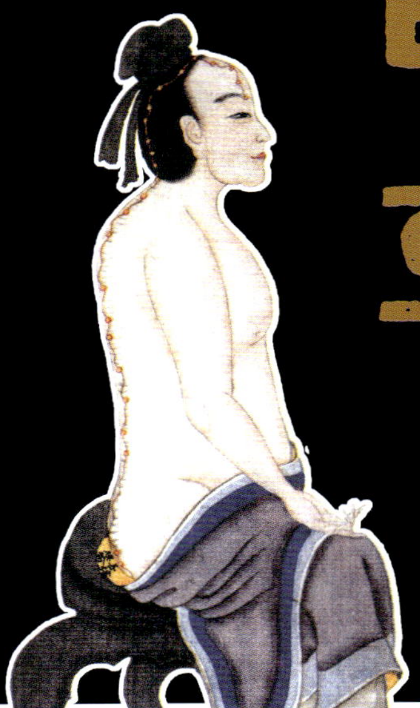

채만수 지음
이문호 주석·윤문
손인철 교열·감수

법인문화사

침구처방학

채만수 지음
이문호 주석·윤문
손인철 교열·감수

법인문화사

서 문

의학은 사람을 질병으로부터 구하고 건강을 유지시켜 편안한 삶을 누리도록 하는 학문으로, 인류가 출현한 뒤부터 그 형태를 달리하여가며 인류의 발달과 함께 하여 왔다.

기원전에는 인체의 질병이 정령(精靈, spirit)이나 악마(惡魔, demon)가 횡포를 부리거나 체내에 침입하여 발생한다고 인식하여 무의(巫醫)가 성행하였다. '의(毉)'란 의사를 가리키는 '의(醫)'와 그 뜻이 같은 '의(醫)'의 옛 글자로, 화살을 가리키는 '시(矢)'나 뾰족한 창 또는 몽둥이를 뜻하는 '수(殳)'와 같은 무기를 의료의 수단으로 사용하였다는 뜻이다. 후에 '무(巫)'가 '유(酉)'로 변한 것은 의술이 이미 무(巫)의 단계에서 유(酉) 즉 술이나 진액 등 약을 쓰는 의사로 발달되어온 것으로 의학의 발달에 의사가 그 중심에 있음을 알 수 있다.

의학은 질병의 발생 요인을 주로 사람의 기력 곧 정기(正氣)가 허약하여 방어하지 못함으로써 발생하는 것으로 보는 동양의학과 질병의 원인이 주로 외부인자 곧 세균이나 바이러스의 침투에 있다고 보고 치료에서도 이런 요인을 제거하는 데에 치중하는 서양의학으로 나누어져 있다. 동양의학은 전통의학을 중심으로 한 자연치료의학의 관점을 중시하고, 서양의학은 해부학을 중시한 외과의학의 발달과 함께 발전에 발전을 거듭하여 오고 있다.

특히 동양의학은 각 나라마다의 전통의학이 그 나라에 맞게 발달되어 왔고, 거기에 따른 명칭도 달리하여 오고 있다. 중국은 중의학으로, 일본은 황한의학으로, 북한은 고려의학으로, 한국은 조선시대에 동의학에서 한의학이라 이름하여 발전해오면서 인류의 건강을 주도해오고 있다.

침구학은 침과 뜸의 작용과 그 방법을 연구하여 임상에 활용하는 한의학의 한 분야로, 인체의 생명현상을 중시하는 경락학, 그리고 경락경혈의 특성과 침구치료이론에 바탕을 두고 질병을 치료하여온 침구치료학 분야로 나뉘는데, 과거 『황제내경』은 침구학의 연구와 교육 임상에 중요한 이론적인 근거를 이루어 왔다.

북한의 침구처방학 또한 동양의 전통적인 침구학과 크게 다를 수는 없다. 인체는 하나이고 그 원리 또한 크게 다르지 않기 때문이다. 다만 오랫동안 남북이 교류되지 않은 상태에서 연구되고 교육되어온 만큼 표현방법 등에서 약간의 차이는 있을 수 있다고 본다. 본 저서는 그러한 이해의 차를 좁혀가면서 남북 간 협력의 시대를 열어가기 위한 마음을 담아, 한의학의 한 분야인 침구치료에 대한 남북한 간극을 좁혀감과 동시에 침구치료학이 한 단계 발전되길 바라는 마음으로 펴내는 것이니, 관심 있는 공부인들의 좋은 참고가 되길 바란다.

어려운 여건에서 본 저서의 출간을 위해 온 정성 아끼지 않은 법인문화사 김근중 사장님의 노고에 깊은 감사의 말씀을 전한다.

2013년 8월 익산의 성적당에서

손 인 철

목 차

총 론

각 론

부 록

특별부록

총 론

제1장 침구처방의 구성 원칙과 방법

제1절 침구처방의 구성 원칙

치료에서 효과를 보려면 그 약물처방이 환자의 병과 체질에 꼭 맞아야 하는 것처럼 침구처방 역시 병과 환자의 체질에 맞아야 원하는 치료효과를 기대할 수 있다. 그러자면 경혈(經穴)의 치료작용과 침구 치료의 원칙에 기초하여 병의 성질과 환자의 체질에 맞게 처방을 구성하여야 한다.

침구처방 구성원칙에 따라 처방을 만들 때에는 다음과 같은 내용들을 알아야 한다.

① 침구 자극은 환자에게 일정한 정도로 부담을 주기 때문에 되도록 경혈을 적게 쓰면서도 효과적으로 치료할 수 있게 처방을 만들어야 한다.

② 경혈을 적게 쓴다고 하여 일반적으로 쓰이는 경혈이나 특효혈(特效穴)만 골라 기계적으로 처방을 만들어서는 치료효과를 기대할 수 없다. 따라서 병의 성질과 환자의 체질, 침구에 대한 반응상태 등을 구체적으로 고려하여 알맞은 경혈을 선택하여 처방을 만들어야 한다.

예를 들면 몸이 약하고 병이 가볍지만 침구에 대한 반응성이 높을 때에는 경혈을 적게 잡고, 반대로 병이 중하고 몸이 좋지만 침구에 대한 반응성이 낮을 때에는 경혈을 많이 잡는다.

③ 침구치료과정에 적응현상이 생기므로 아무리 좋은 처방이라 하여도 그 처방을 여러 번 거듭 쓰는 경우에는 병의 경과와 유기체의 반응성의 변화에 따라 치료효과가 떨어질 수 있다. 이러한 경우에는 같은 처방을 거듭 쓰지 말고 일부 경혈을 합리적으로 배합하여 교대로 써야 한다. 그래도 효과가 나타나지 않을 때에는 새 처방을 만들어 써야 한다.

그러나 처방이 환자의 병과 몸에 맞아 치료효과가 나타나는 경우에는 처방을 바꿀 필요 없이 그대로 쓰는 것이 좋다.

④ 침구 임상에서는 침구처방의 효과를 옳게 평가하여야 한다.

정확히 만들어진 처방이라 하더라도 일정한 기간 써야 효과가 나타난다. 급성 통증에서는 침을 맞으면 통증이 바로 멎는 것처럼 효과가 비교적 빨리 나타나는 것이 침구 치료의 일반적 특성이기는 하지만 만성병의 경우에는 한두 번의 침구치료에 의하여 효과가 즉시 나타나는 것이 아니다. 그러므로 한 처방으로 효과가 바로 나타나지 않는다고 하여 바로 바꿀 것이 아니라 일정한 기간 인내심을 가지고 써보아야 한다.

허리 염좌(捻挫)와 같은 단순한 병인 경우에는 한두 번의 침치료로 효과를 보는 경우가 적지 않지만 일반병에서는 적어도 2~3번, 보통 1~2치료주기(療程)[1] 정도 치료를 받아야 효과가 나타나기 시작하는 경우도 있다.

또한 침구처방의 치료효과는 그 처방에 들어 있는 경혈의 치료작용과도 관련되지만 주요하게는 침구치료의 수기(手技)와 방법에 많이 의존한다. 처방이 아무리 정확히 만들어졌다하더라도 허실(虛實)에 맞게 자침하지 못하면 효과를 기대할 수 없다. 그러므로 자침시의 수기와 방법을 부단히 익혀야 한다.

⑤ 침구처방을 만들 때 처방의 안전성이 보장되어야 한다.

그러기 위하여 국소해부적으로 위험한 곳에 있는 경혈은 되도록 쓰지 말고 안전하고 치료효과가 높으면서도 침을 놓기 편리한 경혈로 처방을 구성하여야 한다.

⑥ 침구처방은 보통 2개 이상의 경혈로 만들어지므로 어느 한 경혈이 다른 경혈의 치료작용을 약화시키거나 억제하는 일이 없어야 한다. 또한 같은 속성의 치료작용을 나타내는 경혈인 경우, 그 경혈이 다른 경혈의 작용을 도와주거나 더 세게 하지 않는 한 중복하여 쓸 필요는 없다.

제2절 침구처방의 구성방법

침구처방의 구성방법에는 지금까지 알려진 것만 하여도 수십 가지가 넘는다. 아직 어느 방법이 제일 합리적이고 과학적인 방법인가 하는 데 대해서는 일치된 견해를 보지 못하고 있다.

그러나 고전 침구처방의 배혈법(配穴法)과 지금 쓰고 있는 침구처방의 구성방법들을 종합분석하여 실천적으로 의의가 있다고 보이는 방법을 추려서 쓰면 다음과 같다.

(1) 국소혈로 처방을 만드는 방법(局所取穴法)

병소(病所) 국소의 경혈을 선택하여 처방을 만드는 방법인데, 병소 국소의 여러 개의 경혈 가운데서 어느 경혈을 쓰는 것이 가장 효과적이겠는가 하는 것을 밝혀내는

---

1) 치료에 필요한 5~10회의 일정 기간을 한 단위로 정한 것을 1료정(療程)이라고 한다.

것이 중요하다.

임상에서 효과적이라고 보는 것은 다음과 같다.

① 병이 있는 국소에서 병적 반응이 가장 뚜렷하게 나타나는 곳에 있는 경혈을 선택하는 것이 좋다.[2)]

예를 들면 위병(胃病)에는 국소혈(局所穴)로 위(胃)의 모혈(募穴)인 중완(中脘)을 쓰는 것이 이론적으로는 옳지만 위(胃)의 소만부(小彎部)에 통증이 있으면 중완(中脘)보다 상완(上脘)이나 거궐(巨闕)을, 위체부(胃體部)가 아프면 양문(梁門)을, 유문부(幽門部)에 압통이 있으면 신경의 우측 통곡(通谷)을 쓰는 것이 더 좋은 효과를 낼 수 있다.

② 해당하는 병에 가장 효과적으로 작용할 수 있는 국소혈(局所穴)을 선택하여야 한다.

예를 들면 설사(泄瀉)에 복부 전반이 다 아프다고 하여 배에 있는 경혈을 모두 쓸 수는 없다. 이런 경우에는 배에 있는 경혈 가운데서 설사에 가장 좋은 대장(大腸)의 모혈(募穴)인 천추(天樞)와 소장(小腸)의 모혈인 관원(關元)을 선택할 수 있다. 물론 임상실제에서는 천추(天樞) 대신 대횡(大橫)을 쓸 수 있다. 구체적인 정황에 맞게 국소치료 작용이 강한 경혈을 선택하는 것이 합리적이다.

③ 여러 가지 병이 겹치거나 합병증이 있을 때에는 그것들을 동시에 치료할 수 있는 국소혈(局所穴)을 선택하여야 한다.[3)]

예를 들면 위병(胃病)이 있고 심장병(心臟病)도 있는 환자라면 위(胃) 국소에 있으면서 심(心)의 모혈(募穴)이 되는 거궐(巨闕)을 선택하여 두 가지 병을 모두 치료하는 것이라든지, 위(胃)・대장(大腸)・소장(小腸)・담(膽)에 모두 병이 있으면 국소혈로 육부(六腑)의 회혈(會穴)인 중완(中脘)을 쓰는 것 등이다.

(2) 가까운 곳에 있는 경혈로 처방을 만드는 방법(隣近取穴法)

병소(病所) 국소(局所)의 가까운 곳에 있는 경혈(經穴)을 선택하여 처방을 만드는 방법인데, 병소 국소의 가까운 곳에도 역시 경혈이 많으므로 그 가운데서도 가장 효과적으로 작용하는 경혈을 골라 써야 한다.

예를 들면 눈병에 풍지(風池), 위병(胃病)에 장문(章門), 요통(腰痛)에 환도(環跳)를 쓰는 것 등이다.

---

2) 환처(患處)를 중심으로 하는 근위취혈(近位取穴)을 말한다.

3) 여러 가지 질환이 혼재(混在)된 경우에는 가장 중심의 질환을 치료하거나 혹은 위급한 상환을 중심으로 순차적으로 선택하는 것이 좋다.

(3) 먼 곳에 있는 경혈로 처방을 만드는 방법(遠隔取穴法)

병소(病所) 국소(局所)에서 멀리 떨어져 있는 부위, 즉 팔꿈치와 무릎 아래의 경혈(經穴)을 선택하여 처방을 만드는 방법이다. 이때에는 병든 장부(臟腑)와 연계된 경맥의 경혈이 아니라도 그 병을 치료하는 작용이 있는 경혈이면 쓸 수 있다.

예를 들면 위병(胃病)에 족삼리(足三里), 치통(齒痛)에 합곡(合谷)을 쓰는 것은 순경취혈(循經取穴)이고, 치질(痔疾)에 이백(二白)[4], 폐쇄성혈전혈관염(閉鎖性血栓血管炎)에 기죽마혈(騎竹馬穴)[5] 혹은 관원(關元)을 쓰는 것은 병든 경맥과는 관계없이 취혈한 것이다.

원격취혈(遠隔取穴)의 경우에는 다음과 같은 점을 고려해야 한다.

① 그 병에 가장 적합한 요혈(要穴)을 선택하여야 한다.

예를 들면 위경련(胃痙攣)이나 급성위염(急性胃炎) 및 위출혈(胃出血)인 경우 위병(胃病)에 일반적으로 쓰는 위경(胃經)의 하합혈(下合穴)인 족삼리(足三里)를 쓰기보다는 위경(胃經)의 극혈(郄穴)인 양구(梁丘)[6]를 쓰는 것, 위열증(胃熱證)에 내정(內庭)을 쓰는 것 등이다.

② 장부(臟腑)의 병과 팔다리의 병이 같이 있을 때에는 그것들을 모두 같이 치료할 수 있는 경혈을 선택하여야 한다.

예를 들면 무릎이 아프면서 위병(胃病)이 있으면 족삼리(足三里), 발목이 아프고 위(胃)도 아프면 해계(解谿)를 쓰는 것 등이다.

③ 여러 장부(臟腑)의 병이 겹쳐 있으면 그 병들을 동시에 치료할 수 있는 경혈을 선택하여야 한다.

예를 들면 위병(胃病)이 있으면서 대장(大腸)에도 병이 있으면 위경(胃經)의 경혈이면서 대장의 하합혈(下合穴)인 상거허(上巨虛)를 쓰는 것 등이다.

(4) 삼부배혈법(三部配穴法)

국소취혈법(局所取穴法)·인근취혈법(隣近取穴法)·원격취혈법(遠隔取穴法)을 배합하여 처방을 만드는 방법이다. 이 방법은 종합배혈법(綜合配穴法)의 한 형태로서 단

---

4) 이는 掌後橫紋 上方 4寸處에 있으며, 一穴은 筋(←橈側腕屈筋腱)의 中間에 있고, 一穴은 筋의 外側(橈骨側)에 있다. 이는 痔漏下血, 裏急後重, 脫肛, 前臂痛 등을 치료한다.

5) 騎竹馬穴은 膈兪·肝兪의 부위에 해당한다.

6) 郄穴은 급성통증과 출혈성 질환에 유용하다. 따라서 위경련이나 위출혈과 같은 질환에는 胃經의 郄穴인 梁丘가 적합하며 임상적인 가치도 크다.

순배혈법(單純配穴法)보다 치료효과를 높일 수 있다. 때문에 임상에서는 이 배혈법을 많이 쓴다.

예를 들면 위병(胃病)인 경우 중완(中脘)만 쓰기보다는 위수(胃兪)·족삼리(足三里)를 같이 쓰는 것 등이다.

그러나 침구 임상에서 삼부배혈법(三部配穴法)[7]을 기계적으로 적용하면 한 번에 놓는 경혈 수가 많아지므로 잘 낫지 않는 병의 치료에만 적용할 수 있다. 급성병(急性病)이나 바로 나을 수 있는 가벼운 병에는 국소혈(局所穴)이나 원격경혈(遠隔經穴)만으로도 효과를 볼 수 있으므로 이때는 구태여 부근의 경혈까지 더 쓸 필요가 없다. 그러므로 삼부배혈법은 구체적인 정황에 맞게 적용하여야 한다.

몇 가지 병에 대한 삼부배혈(三部配穴) 처방을 소개하면 다음과 같다.

몇 가지 병에 대한 삼부배혈 처방

삼부배혈 / 환부	국소취혈	근위취혈	원위취혈
양명두통	인당(두유)	통천	합곡, 내정
소양두통(편두통)	태양, 현로	풍지	액문, 협계
태양두통	풍부, 천주	대추	후계, 곤륜
궐음두통	백회, 사신총	풍지	태충, 내관
뇌출혈혼수	백회	인중	용천
눈병	정명, 사죽공	태양, 풍지	합곡, 광명
콧병	영향	상성, 통천	합곡, 내정
귓병	청궁(청회), 예풍	풍지	합곡, 중저, (족)임읍
입병	지창, 협거, 승장	예풍	합곡, 내정, 노궁
인후병	염천, 천돌	아문, 풍부	소상, 합곡, 내정, 조해
벙어리	염천	아문	합곡, 통리
사경	천주, 풍지	견정, 대저	신맥, 후계
늑간신경통	아시혈, 명문, 경문	기문	지구, 양릉천
요통	아시혈, 명문, 신유	환도, 승부	위중, 곤륜

(5) 한 개의 경혈로 처방을 만드는 방법

특효가 있는 단 하나의 경혈(經穴)로도 병을 치료할 수 있는 경우가 있는데, 이때에는 구태여 다른 경혈을 배합하지 않아도 된다. 이러한 경혈은 대체로 임맥(任脈)과 독맥(督脈)의 경혈이다. 그밖에 일부 요혈(要穴)도 있다.

주요 경혈과 그 적응증은 다음과 같다.

7) 三部配穴法의 三部는 局部·隣部·遠部를 말하며, 이를 '天地人配穴法'이라고도 한다.

① 신궐(神闕)(뜸) : 중풍탈증(中風脫證), 내장하수(內臟下垂), 소아설사(小兒泄瀉)

② 관원(關元)(뜸) : 원기(元氣)를 보(補)하며 강장효과(强壯效果)가 있다. 비뇨생식기병(泌尿生殖器病), 중풍탈증(中風脫證), 특발성괴저(特發性壞疽), 전신쇠약(全身衰弱) 등

③ 석문(石門) : 피임작용(避姙作用)

④ 수분(水分) : 부종(浮腫), 복수(腹水), 소아소화불량증(小兒消化不良證)

⑤ 거궐(巨闕) : 심장병(心臟病), 딸꾹질, 신경성구토(神經性嘔吐)

⑥ 구미(鳩尾) : 정신병(精神病)

⑦ 장강(長强) : 치질(痔疾), 탈항(脫肛), 유정(遺精), 유뇨증(遺尿症), 음위증(陰痿症), 대소변실금(大小便失禁), 요통(腰痛)

⑧ 명문(命門) : 정력감퇴(精力減退), 유정(遺精), 유뇨증(遺尿症), 음위증(陰痿症), 대하(帶下), 기능성자궁출혈(機能性子宮出血)을 비롯한 여러 가지 출혈, 요통(腰痛) 등

⑨ 신주(身柱) : 소아의 호흡기 및 소화기계통 병에 대한 예방치료 작용, 전간(癲癎), 히스테리 등

⑩ 대추(大椎) : 해열진경(解熱鎭痙) 작용과 전신의 양기(陽氣)를 보(補)하는 작용이 있다. 그러므로 발열(發熱), 전간(癲癎), 파상풍(破傷風), 기관지천식(氣管支喘息) 등에 쓴다.

⑪ 강간(强間) : 전간(癲癎), 정신병(精神病)

⑫ 백회(百會) : 뇌신경계통의 병(腦貧血・癲癎・精神病・神經衰弱 등), 치질(痔疾), 탈항(脫肛), 심장병(心臟病), 고혈압(高血壓) 등

⑬ 인중(人中) : 각성(覺醒)시키는 작용과 진정(鎭靜) 작용이 있다. 요통(腰痛)에도 쓴다.

이상의 경혈(經穴)이 치료효과를 나타내자면 특히 수기조작방법이 정확해야 한다.

허탈(虛脫)인 경우 신궐(神闕)이나 관원(關元)에 소금뜸[8)]을 뜨면 효과가 있다고 하지만 뜸의 장수(壯數)를 제대로 하지 못하면 효과를 볼 수 없다. 허탈에 뜸을 뜰 경우에는 반드시 싸늘해진 팔다리에 온기(溫氣)가 돌고 맥박(脈搏)이 좋아질 때까지

---

8) 이를 흔히 隔鹽灸라고 한다. 이는 깨끗한 食鹽을 배꼽 部位에 채워 깔거나 或은 소금 위에 다시 얇은 生薑조각을 놓고서 그 위에 큰 艾炷를 施灸한다. 回陽・救逆・固脫의 기능이 있으며 脈起・肢溫・證候 개선을 기간으로 하며 壯數에 제한받지 않고 계속 施灸한다.(←증후가 개선되면 灸를 중지한다.) 傷寒陰證 或은 急性胃腸炎(吐瀉)・中風脫證・四肢厥冷 및 虛脫 등을 치료하는데 많이 사용한다.(←回陽救逆・溫中散寒)

계속 떠야 한다. 몇 장 뜨고 도중에 그만두면 치료반응이 나타나지 않는다.

요통(腰痛)인 경우 장강(長强)[9]에 침을 놓는 때에도 자세를 바로 하고 척주방향으로 2~3촌 정도 깊이 찌르고 강한 자극을 준 다음 허리운동을 시켜야 효과를 볼 수 있다.

관원(關元)・백회(百會)에는 보통 침보다 뜸을 뜨는 경우가 더 많다. 그러나 병에 따라 침을 놓을 수도 있다. 어혈(瘀血)로 오는 두통(頭痛)에는 호침(毫鍼)으로 자극하기보다 삼릉침(三稜鍼)으로 피를 빼주는 것이 더 효과적이다.

(6) 두 개의 경혈로 처방을 만드는 방법

① **수모배혈법(兪募配穴法)**[10] : 장부(臟腑)의 병에서 그에 속한 모혈(募穴)과 배수혈(背兪穴)을 배합하여 치료하는 방법인데, 일반적으로 장부의 만성치료에 이용한다.

수모배혈법에 의한 처방은 다음과 같다.

폐(肺)의 병 : 폐수(肺兪), 중부(中府)

심(心)의 병 : 심수(心兪), 거궐(巨闕)

심포(心包)의 병 : 궐음수(厥陰兪), 단중(膻中)

비(脾)의 병 : 비수(脾兪), 장문(章門)

간(肝)의 병 : 간수(肝兪), 기문(期門)

신(腎)의 병 : 신수(腎兪), 경문(京門)

대장(大腸)의 병 : 대장수(大腸兪), 천추(天樞)

소장(小腸)의 병 : 소장수(小腸兪), 관원(關元)

위(胃)의 병 : 위수(胃兪), 중완(中脘)

삼초(三焦)의 병 : 삼초수(三焦兪), 석문(石門)

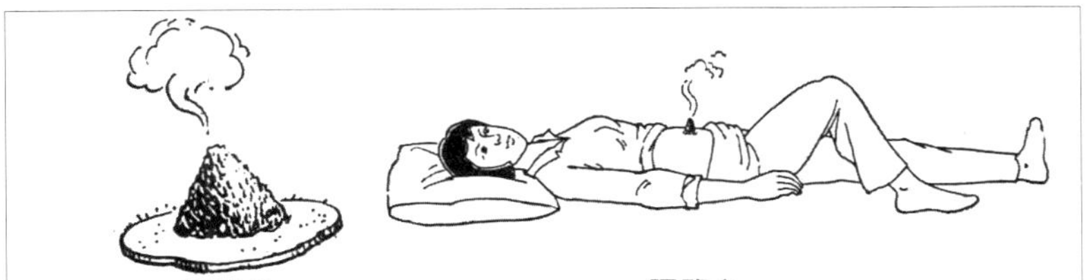

隔薑灸　隔鹽灸

9) 長强은 요통에 상당한 효과를 가지고 있으나 대단히 강력한 자극을 가지고 있어 환자에게 무리가 따르는 경혈이므로 가능하면 사용하지 않는 것이 좋다.

10) 이는 胸腹部의 募穴과 腰背部의 兪穴을 配穴하여 應用하는 配穴法이다. 兪穴은 臟腑經氣가 轉注하는 部位이며, 五臟兪와 六腑兪가 있어 균일하게 背部 足太陽膀胱經(膀胱經 第一線上)에 散布되어 있다.(←'陰病陽行'의 原則에 根據함, 五臟病의 治療에 多用.) 그것들이 背部에 있기 때문에 또 背兪라 稱하기도 한다. 『靈樞・背兪篇』"欲得而驗之, 按其處, 應在中(←臟腑에 反應이 나타나서)而痛解乃其腧也.", 『難經・六十七難』"陰病行陽, 陰病行陰. 故令募在陰, 兪在陽."

담(膽)의 병 : 담수(膽兪), 일월(日月)
방광(膀胱)의 병 : 방광수(膀胱兪), 중극(中極)

② **원락배혈법(原絡配穴法)**[11] : 장부경락(臟腑經絡)은 서로 표리(表裏)관계에 있으므로 어느 한 장부경락이 병들면 그와 연계된 장부경락에도 영향을 주게 되므로 결국 표리관계의 장부경락이 모두 장애된 증상을 나타낼 수 있다. 이때에는 먼저 병든 경맥(經脈)에서는 원혈(原穴)을, 후에 나타난 경맥(經脈)에서는 낙혈(絡穴)을 쓰면 장애된 표리경맥의 병을 모두 치료할 수 있다.

예를 들면 감기를 앓고 있는데, 이어 배가 아프면서 설사하는 증상(感氣性腸炎)이 나타났다면 폐경(肺經)의 원혈(原穴)인 태연(太淵)과 대장경(大腸經)의 낙혈(絡穴)인 편력(偏歷)을 배합하면 감기(感氣)와 대장염(大腸炎)을 동시에 치료할 수 있다.

반대로 대장경(大腸經)의 증상이 먼저 나타나고 이어 폐경(肺經)의 장애증상이 나타났다면 대장경의 원혈(原穴)인 합곡(合谷)과 폐경의 낙혈(絡穴)인 열결(列缺)을 배합하여 치료할 수 있다.

원락배혈법(原絡配穴法)과 그 치료범위는 다음과 같다.

원락배혈의 치료범위

장부	원혈	낙혈	치료 범위
폐	태연	편력	기침, 천식, 전신 부종 등
대장	합곡	열결	감기, 기침, 두통 등
심	신문	지정	심장신경증, 전간, 현훈, 심장병 등
소장	완골	통리	머리와 목이 뻣뻣하면서 아픈 데, 벙어리
심포	대릉	외관	가슴 옆구리 통증, 가슴이 답답한 데, 토혈
삼초	양지	내관	가슴과 옆구리 통증, 두통, 발열
비	태백	풍륭	헛배가 부른 데, 담음, 기관지염
위	충양	공손	위통, 구토, 소・대장염
신	태계	비양	두통, 인후염, 기관지염, 현훈
방광	경골	대종	머리와 목이 뻣뻣하고 아픈 데, 방광염
간	태충	광명	옆구리 통증, 간염, 담석증, 눈이 붉고 예막이 생긴 데
담	구허	여구	옆구리 통증, 담석증, 아랫배 통증

---

11) 이는 表裏經의 原穴과 絡穴의 配合應用이다.(←原穴을 主穴로 하고, 絡穴을 客穴로 配穴한다. 따라서 '主客原絡配穴法'이라고도 한다.) 或은 '表裏原絡配穴法'이라고도 한다. 臟腑經絡의 表裏關係에서 나왔기 때문에 表裏相配法內에 包含된다.
應用의 原則은 臟腑經絡의 先病後病에 따라 "病變臟腑 原穴取穴 爲主, 表裏의 絡穴이 客穴이 된다.", "先病者 爲主, 則治其原穴, 後病者 爲客, 則取其絡穴." 한다. 臨床時에는 흔히 原穴과 絡穴에 局限하지 않고 臟腑經脈의 陰陽表裏의 關係에 따라 配穴한다. 卽 陰經 病變은 同時에 그 表裏의 陽經을 取穴할 수 있고, 陽經 病變은 同時에 그 表裏의 陰經을 取穴할 수 있다. 따라서 '表裏配穴法'이라고도 한다.(←原絡을 서로 相合하면 內外를 通達하고 上下를 貫通할 수 있으므로 內臟과 體表疾患을 모두 治함.)

③ 팔맥배혈법(八脈配穴法) : 팔맥교회혈(八脈交會穴)로 처방을 만드는 방법이다. 팔맥교회혈을 두 개씩 짝을 지워 쓰면 치료범위가 넓고 치료효과도 좋은 처방으로 된다. 그러므로 비교적 널리 쓰이는 배혈법이다.

팔맥배혈(八脈配穴) 처방과 그 치료범위는 다음과 같다.

- 내관(內關)과 공손(公孫)을 배합하여 심장・가슴・위(胃)의 병을 치료한다.
- 열결(列缺)과 조해(照海)를 배합하여 폐・인후・가슴・횡격막의 병을 치료한다.
- 외관(外關)과 족임읍(足臨泣)을 배합하여 눈 외자부・귀・뺨・목・어깨의 병을 치료한다.
- 신맥(申脈)과 후계(後谿)를 배합하여 눈 내자부・목덜미・귀・어깨・소장・방광의 병을 치료한다.

經絡名	交會穴	會合部
衝脈 陰維脈	公孫(通于衝脈) 內關(通于陰維)	心・胸・胃
帶脈 陽維脈	臨泣(通于帶脈) 外關(通于陽維)	目內眥・頸項・耳・肩膊・小腸・膀胱
督脈 陽蹻脈	後溪(通于督脈) 申脈(通于陽蹻)	目銳眥・耳後・頰・頸・肩
任脈 陰蹻脈	列缺(通于任脈) 照海(通于陰蹻)	肺系・咽喉・胸膈

(7) 오수배혈법(五兪配穴法)[12)]

오행이론에 기초하여 침구처방을 구성하는 방법이므로 오행배혈법(五行配穴法)이라고도 한다.

이것은 경혈(經穴)의 치료작용과 적응증을 고려하지 않고, 다만 오수혈(五兪穴)의 오행 속성에 따라 “허(虛)하면 그 모(母)를 보(補)하고, 실(實)하면 그 자(子)를 사(瀉)한다”는 원칙에서 같은 계통의 병이면 그것이 무슨 병이든 관계없이 모두 같은 경혈로 처방을 만들므로 오행론의 기계적이고 도식적인 제한성을 피할 수 없다.

그러나 침구임상에서 오수배혈법으로 효과를 보는 경우가 있으므로 앞으로 어떤 병에 효과가 있는가 하는 것을 과학적으로 밝혀내야 할 문제이다.

오수배혈법(五兪配穴法)은 허증(虛證)과 실증(實證) 처방으로 나눈다.

---

12) 이는 오행의 相生相剋에 의한 배혈법이다. 실제 임상에서는 肘膝以下에 있는 井・滎・兪・經・合穴을 오행에 配屬시켜 配穴하는 방법이다.

① 허증 처방 구성법(正格處方)

- 허(虛)하면 그 모(母)를 보(補)한다는 원칙에서 병든 경맥의 모(母)에 해당하는 경혈과 그 경맥의 모(母)에 해당하는 경맥에서 모혈(母穴)에 해당하는 경혈을 보(補)한다.
- 상극(相克)관계에서 보면 병든 장부(경맥)를 지나치게 제약하기 때문에 병이 생기므로 반드시 병든 경락의 제약하는 경혈과 제약하는 경락의 제약하는 경혈을 사(瀉)해 주어야 오행의 상생상극관계가 정상화된다.

예를 들면 폐허증(肺虛證)의 오수배혈(五兪配穴) 처방은 다음과 같이 만든다.

폐(肺)는 금(金)에 속하고, 금(金)의 모경(母經)은 토경(土經)이며, 토(土)는 비(脾)에 속한다. 또 금경(金經)을 제약하는 경락은 화경(火經)이고, 화(火)는 심(心)에 속한다. 그러므로 폐경(肺經)의 토(土)에 해당하는 태연(太淵)과 비경(脾經)의 토혈(土穴)인 태백(太白)을 보(補)하고, 폐경(肺經)의 화혈(火穴)인 소부(少府)를 사(瀉)한다.

결국 오수배혈(五兪配穴) 처방은 보(補)하는 경혈 두 개와 사(瀉)하는 경혈 두 개로 구성된다.

간단히 하는 경우에는 두 개의 혈, 즉 병든 경락에서 모혈(母穴)에 해당하는 태연(太淵)을 보(補)하고 제약하는 경혈에 해당하는 어제(魚際)를 사(瀉)하면 된다.

② 실증 처방 구성법(勝格處方)

- 실(實)하면 그 자식(子)을 사(瀉)하는 원칙에서 병든 경락의 자(子)에 해당하는 혈과 그 경맥의 자(子)에 해당하는 경혈을 사(瀉)한다.

실증(實證)이 생기는 것은 상극관계에서 보면 제약하는 힘이 정상보다 약한 데도 관계되므로 제약하는 경(克經)의 제약하는 혈과 병든 경의 제약하는 경혈을 보(補)하여 준다.

예를 들면 폐실증(肺實證)의 경우 폐(金)의 자(子)에 해당하는 수혈(水穴)인 척택(尺澤)과 자경(子經: 水經, 腎經)의 자식에 해당하는 수혈(水穴)인 음곡(陰谷)을 사(瀉)하고 폐경(肺經)의 화혈(火穴)인 소부(少府, 극하는 혈)를 보(補)해 준다.

실증(實證) 처방도 간단히 배혈하는 경우에는 허증(虛證) 때와 마찬가지로 두 개의 혈, 즉 병든 경의 자(子)에 해당하는 경혈인 척택(尺澤, 자혈)을 사(瀉)하고 화혈(火穴)인 어제(魚際, 극하는 혈)를 보(補)하면 된다.

오수배혈(五兪配穴) 처방은 다음과 같다.

오수배혈처방

허 증	보하는 경혈	사하는 경혈	실 증	사하는 경혈	보하는 경혈
폐허증	태연, 태백	어제, 소부	폐실증	척택, 음곡	어제, 소부
대장허증	곡지, 족삼리	양계, 양곡	대장실증	이간, 통곡	양계, 양곡
심허증	소충, 대도	소해(少海), 음곡	심실증	신문, 태백	소해(少海), 음곡
소장허증	후계, (족)임읍	전곡, (족)통곡	소장실증	소해(小海), 족삼리	전곡, (족)통곡
심포허증	중충, 대돈	곡택, 음곡	심포실증	대릉, 태백	곡택, 음곡
삼초허증	중저, (족)임읍	액문, (족)통곡	삼초실증	천정, 족삼리	액문, (족)통곡
비허증	대도, 소부	은백, 대돈	비실증	상구, 경거	은백, 대돈
위허증	해계, 양곡	함곡, (족)임읍	위실증	여태, 상양	함곡, (족)임읍
신허증	부류, 경거	태백, 태계	신실증	용천, 대돈	태계, 태백
방광허증	지음, 상양	위중, 족삼리	방광실증	속골, (족)임읍	위중, 족삼리
간허증	곡천, 음곡	중봉, 경거	간실증	행간, 소부	중봉, 경거
담허증	협계, (족)통곡	(족)규음, 상양	담실증	양보, 양곡	(족)규음, 상양

(8) 경맥을 따라 침처방을 만드는 방법(循經取穴法)[13)]

원격취혈법(遠隔取穴法)과 기본적으로 같은 방법이나 다른 점은 병과 직접 연관된 경맥의 혈만 쓰고 기타 경혈은 쓰지 않는 것이다.

① 경맥이 시작되는 혈이나 끝나는 혈로 침처방을 만드는 방법(起止循經取穴)

경맥(經脈)이 시작되는 부위에 병이 있으면 그 경맥이 끝나는 경혈을 쓰고, 반대로 경맥이 끝나는 부위에 병이 생겼을 경우에는 그 경맥이 시작하는 경혈로 치료한다.

예를 들면 대장경(大腸經)의 상양(商陽) 부위에 병(癰疽)이 있으면 이 경맥이 끝나는 혈인 영향(迎香)을 취하고, 영향(迎香) 부위에 병(뾰루지)이 생겼으면 상양(商陽)으로 치료하는 것 등이다.

이 방법은 경맥이 시작되는 부위와 끝나는 부위에 생긴 국소염증(뾰루지·癰疽 등), 마비 등을 치료할 경우에 이용된다.

13) 침구학에서 가장 중요한 것은 경락이며, 경락에 따라 변증하는 것이 經絡辨證이다. 경락변증에 따른 취혈의 기본이 循經取穴이다.

② 경맥의 양끝의 혈로 처방을 만드는 방법(兩端循經取穴)

경맥의 순행경로상에 병이 있을 때 그 경맥이 시작되는 경혈과 끝나는 경혈로 처방을 만들어 치료한다. 이때에는 양끝의 경혈에 동시에 침을 놓고 자극한 다음 동시에 침을 빼야 하므로 두 사람이 한 경혈씩 맡아서 동시에 침을 놓는다.

예를 들면 담경(膽經)의 순행(循行) 부위인 옆구리 통증(脇痛)의 경우에 담경(膽經)의 마지막 경혈인 족규음(足竅陰)과 기시혈인 동자료(瞳子髎)에 동시에 침자극을 하는 것 등이다. 이 방법은 통증을 호소하는 일련의 병증, 즉 신경통·국소염증·타박상 및 팔다리운동 기능장애 등의 치료에 쓰인다.

③ 한 경맥의 여러 개의 경혈로 처방을 만드는 방법

경맥에 병이 있을 때 그 경맥상의 여러 개의 경혈로 처방을 만드는 방법이다.

예를 들면 팔이 마비되었을 경우에는 대장경(大腸經)의 견우(肩髃)·곡지(曲池)·합곡(合谷)(혹은 肩髎·天鼎·外關)을, 다리가 마비되었을 경우에는 비관(髀關)·복토(伏兎)·족삼리(足三里)(혹은 環跳·陽陵泉·懸鐘)를, 안면신경마비일 경우에는 위경(胃經)의 지창(地倉)·협거(頰車)·하관(下關)을, 파상풍(破傷風)에는 독맥(督脈)의 대추(大椎)·지양(至陽)·근축(筋縮)·요양관(腰陽關)·요수(腰兪)·장강(長强)을, 부종(浮腫)에는 중완(中脘)·건리(建里)·수분(水分)·기해(氣海)·중극(中極)을, 요통(腰痛)에는 신수(腎兪)·위중(委中)·곤륜(崑崙)을 쓰는 것 등이다.

(9) 표리배혈법(表裏配穴法)

장부경락(臟腑經絡)은 서로 표리관계에 있으면서 생리 및 병리적으로 밀접하게 연계되어 있다. 그러므로 병이 생기면 그와 연관된 경맥(經脈)에서 서로 협력 작용하는 경혈을 배합하여 사용한다면 치료효과를 더욱 높일 수 있다. 따라서 원락배혈법(原絡配穴法)만이 아니라 치료작용상 협력작용이 있는 표리경맥의 경혈을 배합하여 쓰는 것이 좋다.

예를 들면 폐(肺)의 병에 폐경(肺經)의 태연(太淵)과 대장경(大腸經)의 합곡(合谷)을, 위장병(胃腸病)에 위경(胃經)의 족삼리(足三里)와 비경(脾經)의 공손(公孫)을, 정신병(精神病)과 전간(癲癇)에 심경(心經)의 신문(神門)과 소장경(小腸經)의 후계(後谿)를, 부인병에 비경(脾經)의 혈해(血海)·지기(地機)·삼음교(三陰交)와 위경(胃經)의 수도(水道)·귀래(歸來)를 배합하여 쓰는 것 등이다.

침마취 때에도 이 방법을 적용하고 있다. 폐수술 때 삼양락(三陽絡)→극문(郄門),

외관(外關)→내관(內關)으로 투침(透針)하는데, 이것은 모두 표리배혈법(表裏配穴法)에 기초한 것이다.

이밖에 폐(肺)의 병(肺熱로 오는 咽喉炎)을 대장경(大腸經)의 삼간(三間)·합곡(合谷)으로 치료하고, 대장(大腸)의 병(泄瀉)을 폐경(肺經)의 척택(尺澤)으로 치료하며, 비허(脾虛)로 오는 소화 장애에 위경(胃經)의 족삼리(足三里)를, 위통(胃痛)에 비경(脾經)의 공손(公孫)을, 신허요통(腎虛腰痛)에 방광경(膀胱經)의 신수(腎兪)·차료(次髎)를, 방광병에 신경(腎經)의 대혁(大赫)·황수(肓兪)를 쓰는 것은 모두 표리배혈법에서 나온 것이다.

원락배혈법(原絡配穴法)은 넓은 의미에서는 표리배혈법(表裏配穴法)에 속한다고 볼 수 있다.

(10) 병이 있는 반대쪽의 경혈로 배혈하는 방법(巨刺法, 繆刺法)

좌측에 병이 있으면 우측에 있는 경혈로, 우측에 병이 있으면 좌측에 있는 경혈로 치료하는 방법이다.

침구고전에는 병이 있는 쪽과 대칭되는 건강한 쪽의 낙맥(絡脈)을 찌르는 것을 무자법(繆刺法), 경맥(經脈)을 찌르는 것을 거자법(巨刺法)이라고 하였다. 곧, 무자법이라는 것은 병이 있는 부위의 아시혈(阿是穴)을 쓰지 않고 그와 대칭되는 건강한 쪽에 침을 놓는 것이고, 병이 있는 부위의 국소혈들을 쓰지 않고 그와 대칭되는 건강한 쪽의 경혈을 쓰는 것을 거자법이라고 한다.

침구임상에서 뼈마디가 시큰거리거나 신경통(神經痛)·마비(痲痹) 등이 있을 경우에 병이 있는 부위의 경혈이나 아시혈보다 그와 대칭되는 반대쪽의 경혈을 쓰면 치료효과가 더 좋은 경우가 적지 않다. 그러므로 지금은 거자법(巨刺法)과 무자법(繆刺法)을 따로 구분하지 않고 반대쪽의 경혈로 치료하는 방법을 적지 않게 쓰고 있으며, 그 과학적 근거도 일정하게 밝혀지고 있다.[14)]

예를 들면 좌측 발목마디가 시큰거리는 급성기에 뼈마디부위가 무균성 염증상태로 붓고 아파서 기능 장애가 현저할 경우 병소(病所) 국소(局所)의 아시혈을 비롯한 경혈에 침을 놓지 않고 안정시키면서 찬물 찜질을 하여 삼출과정을 멎게 하면서 병소(病所) 반대쪽, 즉 우측 발목의 대칭되는 경혈에 침을 놓는 것 등이다.[15)]

이 방법으로 치료할 경우 중요한 것은 건강한 쪽에 놓는 침자리가 병소(病所) 부위

14) 이는 흔히 사용하는 취혈법이며, 일종의 원위취혈(遠位取穴)의 하나이다.
15) 이는 대부분 족과관절의 염좌인 경우가 많고, 24시간 미만의 급성기에는 냉습포를 하여 그 부위의 부종을 제거하는 것이 좋다. 족과관절의 염좌는 丘墟를 중심으로 발생하는 膽經形으로 오는 염좌가 가장 많다.

의 침자리와 정확히 대칭되어야 하며 적합한 보사(補瀉)를 해주는 문제이다. 특히 통증이 있는 경우에는 병소 부위에서 가장 아픈 곳을 정확히 찾아서 그와 대칭되는 점(건강한 쪽)에 침을 놓아야 하며 침자극은 환부의 통증이 없어지거나 가벼워지는 것을 기준으로 하여 일정한 시간 계속한다.

(11) 상하의 경혈로 배혈하는 방법(上下配穴法)[16)]

- 병이 위에 있을 경우에는 그 아래에 있는 경혈로, 병이 아래에 있을 경우에는 그 위에 있는 경혈로 치료하는 방법이다.

예를 들면 편두통(偏頭痛)[17)]인 경우에 협계(俠谿)를, 정수리 통증(頭頂頭痛)에 용천(湧泉)을, 자궁하수(子宮下垂)나 위하수(胃下垂)에 백회(百會)를 쓰는 것 등이다.

- 병이 있는 상하의 경혈로 치료하는 경우도 있다.[18)]

예를 들면 허리가 시큰거릴 경우 인중(人中)과 장강(長强)·현로(懸顱)로, 탈항(脫肛)이나 치질(痔疾)을 백회(百會)와 장강(長强)으로 치료하는 것 등이다.

(12) 이름이 같은 경맥의 팔다리에 있는 경혈로 배혈하는 방법(同名經取穴法)

수족태음경(手足太陰經), 수족궐음경(手足厥陰經), 수족소음경(手足少陰經), 수족양명경(手足陽明經), 수족소양경(手足少陽經), 수족태양경(手足太陽經) 등 같은 이름을 가진 경맥의 팔다리의 경혈들을 배합하여 치료하는 방법이다.

예를 들면 정신병(精神病)인 경우 소상(少商)·은백(隱白)을 쓰는 것, 심신불교형불면증(心腎不交型不眠症)인 경우 신문(神門)·태계(太谿)를 쓰는 것, 소아경풍(小兒驚風)에 내관(內關)·태충(太衝)을 쓰는 것 등이다.

자료에 의하면 같은 이름을 가진 경맥들 사이에 침감이 전도되는 현상이 있다는 것이 밝혀졌다. 이것은 이름이 같은 경맥들 사이의 상호관계에 과학적 근거가 있다는 것을 보여주는 것으로, 동명경취혈법(同名經取穴法)이 의의가 있다는 것을 말해준다.

(13) 전후배혈법(前後配穴法)[19)]

몸의 앞면과 뒷면에 있는 경혈을 배합하여 처방을 구성하는 방법이다.

---

16) 上下配穴에도 일정한 원칙이 있는데 循經에 의한 배혈과 증상에 따른 배혈이 있다.
17) 편두통은 대부분 筋緊張性 두통인 경우가 많으며 경락상으로는 少陽經 두통인 경우가 많다. 따라서 足少陽經 혹은 手少陽三焦經의 경혈 중에서 선택하여 사용하게 된다.
18) 이를 상하배혈법(上下配穴法)이라고 한다.
19) 전후배혈법은 身幹의 前後에 배혈하는 것을 의미하며 대부분의 경우 兪募配穴法을 의미할 수도 있다.

예를 들면 뇌출혈(腦出血)인 경우 인중(人中)과 풍부(風府)로 치료하는 것, 유정(遺精)·음위증(陰痿證)·신허요통(腎虛腰痛)인 경우 기해(氣海)·관원(關元)·중극(中極)과 명문(命門)·신수(腎兪)·정궁(精宮)으로 치료하는 것 등이다.

수모배혈법(兪募配穴法)은 배수혈과 모혈을 배혈하는 방법으로 전후배혈법(前後配穴法)에 소속시킬 수 있다.

(14) 음양배혈법(陰陽配穴法)[20]

음경(陰經)의 경혈(經穴)과 양경(陽經)의 경혈(經穴)을 배합하여 치료하는 방법이다.

예를 들면 소화장애(消化障碍)나 복통(腹痛)에 중완(中脘)과 족삼리(足三里)를, 비위병(脾胃病)에 공손(公孫)과 족삼리(足三里)를 배합하는 것 등이다.

(15) 팔다리에 끝에 있는 경혈로 배혈하는 방법

팔다리의 끝에 있는 경혈을 배합하여 치료하는 방법으로서 전신증상과 장(腸) 질병 치료에 적용된다.

예를 들면 전간(癲癎)·정신병(精神病)에 노궁(勞宮)과 용천(湧泉)을, 수족 마비에 팔사(八邪)와 팔풍(八風)을 쓰는 것 등이다.

(16) 증상에 따라 배혈하는 방법(對症取穴法)[21]

질병의 경과과정에 나타나는 증상에 따라 치료작용이 있는 경혈을 선택하여 쓰는 방법이다.

예를 들면 기침에 폐수(肺兪)·태연(太淵)을, 담(痰)이 성(盛)한 경우에는 풍륭(豊隆)·비수(脾兪)를, 숨이 가쁠 경우에는 단중(膻中)·천식혈(喘息穴)을, 열이 나는 경우에는 대추(大椎)·곡지(曲池)를 쓰는 것 등이다.

(17) 장상배혈법(臟象配穴法)[22]

장상이론(臟象理論)에 근거하여 처방을 만드는 방법이다.

---

20) 陰經의 경혈들은 대부분 내과적인 질환과 有關하며 陽經의 경혈들은 대부분 外形的인 질환과 有關하다. 따라서 내과적인 질환과 外形的 질환이 동시에 공존하거나 보조혈로서 사용하게 되는 경우가 있다.

21) 이는 질환에 대응하기 위한 경혈의 효능에 따른 배혈법이다.

22) 이는 오장육부의 臟象의 특징에 따른 배혈법이다. 즉 어떤 하나의 질환이 나타난 경우에 이것이 속해 있는 오장육부의 配屬에 따라 배혈하게 된다.

예를 들면 간(肝)은 혈(血)을 저장하고 눈과 밀접한 관계가 있으므로 간혈(肝血)이 부족하여 오는 시력장애(視力障碍)에는 간수(肝兪)와 행간(行間)을 배합하여 쓰는 것, 신(腎)은 정(精)을 저장하고 귀(耳)와 연계되어 있으므로 신허(腎虛)로 오는 이명(耳鳴)과 난청(難聽)에 신수(腎兪)와 태계(太谿)로 치료하는 것, 심(心)은 혀와 관계되므로 심화(心火)로 생긴 혀의 염증을 심수(心兪)와 소부(少府)[23]로 치료하는 것 등이다.

(18) 변증배혈법(辨證配穴法)

질병의 발생원인과 그 병리기전에 근거하여 변증(辨證)하고 그 변증에 맞는 경혈로 처방을 만드는 방법이다. 이것은 침구치료에서 기본으로 쓰이는 방법이다.

예를 들면 불면증(不眠症)을 치료할 경우에 일률적으로 진정작용이 있으면서 불면증을 치료하는 일반적인 경혈만으로 치료할 것이 아니라 변증에 따라 정신적 자극으로 오는 불면증은 신문(神門), 간에 영향을 주어 생긴 불면증은 행간(行間), 지나친 사고(思考)로 비(脾)에 영향을 주어 생긴 불면증은 삼음교(三陰交), 신허(腎虛)로 오는 불면증은 태계(太谿)로 치료하는 것 등이다.

몇 가지 변증에 따르는 치료원칙과 처방을 소개하면 다음과 같다.

- 간울기체증(肝鬱氣滯證)에는 간수(肝兪)·장문(章門)·행간(行間)·지구(支溝)·양릉천(陽陵泉)으로 소간이기(疏肝理氣)한다.
- 비위허한증(脾胃虛寒證)에는 비수(脾兪)·신수(腎兪)·중완(中脘)·천추(天樞)·족삼리(足三里)로 온중건비(溫中健脾)한다.
- 중기부족증(中氣不足證), 즉 비기하함증(脾氣下陷證)에는 비수(脾兪)·중완(中脘)·족삼리(足三里)·단중(膻中)·기해(氣海)·백회(百會)로서 보중익기(補中益氣)한다.
- 간양상항증(肝陽上亢證)에는 풍지(風池)·태충(太衝)·양릉천(陽陵泉)·삼음교(三陰交)·태계(太谿)로 평간잠양(平肝潛陽)시킨다.
- 심신불교증(心腎不交證)에는 심수(心兪)·신수(腎兪)·조해(照海)·태계(太谿)·신문(神門)·통리(通里)로 심신(心腎)을 조화시킨다.

(19) 처방을 교대로 쓰는 방법(輪環交替法)

여러 개의 경혈로 된 처방인 경우 한 번에 모두 놓을 수 없으므로 몇 개의 처방을 만들어 교대로 쓰는 방법이다.[24]

---

23) 少府는 手少陰心經의 滎火穴이다. 따라서 이 경혈에 瀉法을 사용하면 心火를 瀉할 수 있다.
24) 침구학 자료에서는 흔히 여러 鍼灸配穴을 제시한 이후에 이 경혈들을 순서대로 돌아가며 사용하는 방법

예를 들면 팔이 아플 경우에 견우(肩髃)·견료(肩髎)·곡지(曲池)·수삼리(手三里)·합곡(合谷)·외관(外關)으로 치료하는데, 이때 견우(肩髃)·곡지(曲池)·합곡(合谷)을 한 처방으로 하고, 견료(肩髎)·수삼리(手三里)·외관(外關)을 다른 처방으로 하여 교대로 쓰는 것, 다리 통증에 환도(環跳)·양릉천(陽陵泉)·곤륜(崑崙)을 한 처방으로 하고, 승부(承扶)·족삼리(足三里)·현종(懸鐘)을 다른 처방으로 하여 교대로 쓰는 것 등이다.

처방을 나누어 쓸 경우에는 질병상태와 환자의 구체적인 반응상태에 맞게, 그리고 경혈의 상호작용을 고려하여 치료효과를 높일 수 있도록 나누어야 한다.

(20) 신경간배혈법(神經幹配穴法)

최근에 새롭게 받아들인 방법으로서 주로 병든 장기들과 국소의 신경지배를 고려하여 해당하는 신경간(神經幹)이 지나가는 곳에 있는 경혈을 선택하는 방법이다.

예를 들면 삼차신경 1지 통증[25]인 경우에는 양백(陽白)·찬죽(攢竹)을, 2지 통증인 경우에는 사백(四白)을, 3지 통증인 경우에는 협승장(夾承漿)을 쓰는데, 이 경혈 부위는 해당하는 신경가지가 나오는 부위이다.[26]

안면신경마비(顔面神經痲痹)에 예풍(翳風)[27], 좌골신경통(坐骨神經痛)에 대장수(大腸兪)·승부(承扶)를 쓰는 것도 모두 신경간배혈법(神經幹配穴法)에 해당된다.

주요 신경과 그 신경간(神經幹) 혹은 신경가지가 있는 부위에 위치하고 있는 경혈은 다음과 같다.

주요 신경 및 신경간 부위에 위치하고 있는 경혈

신경이름	경 혈	신경이름	경 혈
삼차신경 1지		제2요신경	신수
안과상 신경내측지	찬죽	제3요신경	기해수
안과상 신경외측지	어요	제4요신경	대장수

을 말한다.

25) 第1枝인 眼神經(Ophthalmic N.)
第2枝인 上顎神經(Maxillary N.)
第3枝인 下顎神經(Mandibular N.)이 分布함.

26)

部位	近取		遠取
第一枝痛(太陽經)	攢竹(或은 太陽), 絲竹空, 頭維, 上星, 陽白, 魚腰		合谷
第二枝痛(陽明經)	下關	迎香, 四白, 巨髎, 顴髎, 禾髎	三間
第三枝痛(膽, 小腸經)		俠承漿(頤孔), 頰車, 大迎, 翳風	內庭

27) 翳風은 안면신경(facial nerve)이 지나가는 부위이다.

전두신경	양백	회귀후두신경	수돌
삼차신경 2지		부신경	부돌
안과하신경	사백	소후두신경	풍지
삼차신경 3지		대후두신경	천주
하치조신경	협승장	대이개신경	부돌
이개측두신경	청회, 청궁	쇄골상신경	천정(대장경)
안면신경간	예풍	상박신경총	결분, 천장, 운문
안면신경볼가지	협거	횡격막신경	기사
동안신경	정명	견갑상신경	천종, 거골, 노수(臑兪)
시신경	정명(깊이 놓아야 영향이 미침)	척골신경	소해(소장경), 청령(靑靈), 신문, 통리
미주신경	예풍	정중신경	곡택, 극문, 내관, 간사 대릉, 극천
설하신경	예풍, 염천(신경말단에 영향을 줌)	요골신경심층지	비노(臂臑), 척택, 곡지, 편력, 합곡, 수삼리
제1늑간신경	대저, 중부	1~4천골신경(후지)	팔요
제2늑간신경	풍문	음부신경	백환수
제3늑간신경	폐수	장골하복신경	신수, 오추, 유도, 중극, 기해
제4늑간신경	궐음수	장골서혜신경	기충, 유포(경외기혈)
제5늑간신경	심수	대퇴신경	비관
제6늑간신경	독수	좌골신경	환도, 승부, 은문
제7늑간신경	격수	표층비골신경	풍륭, 현종, 광명
제8늑간신경	팔수(췌수)	심층비골신경	족삼리, 상거허, 태충
제9늑간신경	간수	비장신경	비양, 곤륜
제10늑간신경	담수	경골신경과	
제11늑간신경	비수, 기해(신경말단이 분포됨)	그 외측 가지	위중, 승산, 곤륜, 신맥
제12늑간신경	위수, 대맥, 관원	대퇴외측피신경	비관, 양구
제1요신경	삼초수		

(21) 열감도[28])에 의한 배혈법

양쪽 손발 끝의 정혈(井穴, 原穴 혹은 背兪穴)에서 더운 감을 느끼는 시간으로 측정해서 병이 있는 경락을 찾아내고 그곳에 침자극을 주어 병을 치료하는 방법이다.

28) 이 知熱感度測定法은 일본의 赤羽幸兵衛(아카하네 고오효에이)에 의하여 개발된 경락진단법을 사용하여 그 熱感에 대한 左右側의 민감도를 측정하여 신체의 異常을 판단한다.

건강한 사람의 좌측과 우측 열감도(熱感度)는 같지만 일단 병이 생기면 온각(溫覺)이 변하는데, 특히 팔다리 끝에서 좌측과 우측 차이가 뚜렷하며 건강이 회복되는 데 따라 그 차이가 점차 줄어들거나 없어진다.

예를 들어 12경맥의 정혈(井穴)에서 열감도를 측정한 결과 양쪽 소상(少商)에서만 1 : 3의 비율로 편차가 생기고 다른 경맥들에서는 차이가 없었다면 이때에는 폐경(肺經)의 장애증상들이 있을 것이다. 따라서 치료는 폐경의 양쪽 원혈(太淵)이나 배수혈(肺兪)에 침구자극을 주면(열감도가 높은 쪽은 實하고 낮은 쪽은 虛하므로 실한 쪽은 瀉하고 허한 쪽은 補하는 원칙에 따라 자극량을 조절함) 점차 양쪽 열감의 차이가 적어지면서 평형상태에 이르게 되며 그에 따라 임상증상도 점차 좋아진다.

(22) 반응점을 이용하여 배혈하는 방법

내장(內臟)의 장기(臟器)에 병이 있거나 몸의 일정한 부위에 병이 있을 경우에 그와 연관된 몸 표면과 표층근육, 혹은 그와 연관된 국소(局所)와 원격(遠隔)부위에 반응현상으로 지각과민대(知覺過敏帶)와 과민점(過敏點), 압통(壓通), 경결(硬結), 약간 우묵해진 곳, 국소 피부이상(浮腫・知覺異常・乾燥・濕潤・丘疹・色澤變化 등), 전기저항저하[29] 등이 나타난다. 이러한 반응현상이 나타난 부위를 반응점(反應點)이라고 하는데, 반드시 일치한다고는 말할 수 없으나 이런 반응점이 경혈 부위와 일치하는 경우가 많다. 따라서 이 반응점을 침구임상에서 진단 및 치료에 경혈과 적절히 배합하여 이용하면 치료효과를 높일 수 있다.

몇 가지 반응점과 그 이용방법은 다음과 같다.

① 지각과민대와 과민점

피부표면에 나타나는 지각과민대(知覺過敏帶)는 그 범위가 대체로 척수신경후근(脊髓神經後筋)의 분포 부위와 일치한다. 지각과민대와 과민점(過敏點)을 검사하여 해당하는 척수분절(脊髓分節)을 결정할 수도 있고 또 어느 장기계통의 병인가를 진단할 수도 있다.

또한 지각과민대와 과민점의 부위가 뚜렷하면 과민점(阿是穴)과 과민대 안에 있는 경혈에 침구치료를 하면 병이 낫는다.

지각과민대(知覺過敏帶) 및 과민점(過敏點)과 경혈의 상호관계는 다음과 같다.

---

29) 경락저항은 경락에 일정한 전기를 通電시킨 상태에서 나타나는 전기적 저항을 통하여 경락의 상태를 판단할 수 있다. 이는 흔히 한방진단기기인 良導絡으로 原穴에서 나타나는 전기저항의 수치를 통하여 경락의 虛實을 판단한다. 따라서 경락저항이 저하되었다는 것은 경락의 생체전기의 흐름을 방해하는 상태 및 요소가 있음을 암시한다.

지각과민대 및 과민점과 경혈의 상호관계

병든 장기 및 병명	척수분절과 지각과민대	경혈 및 치료점
콩팥 및 요도	$D_{10\sim11}$, L_1	대맥, 오추, 기충
방광	$S_{1\sim4}$	독비, 은문, 회양
고환 및 난소	D_{10}	대맥, 지실
자궁	$D_{10\sim12}$, L_1	대맥, 충문, 소장수, 포황
자궁구	$S_{1\sim4}$	태백, 독비, 은문, 회양
눈, 코, 윗앞니	비전액대	찬죽
원시	중부안와대	곡차
귀	측두전액대, 두정대	사죽공, 통천
녹내장	측두대	상관
속귀의 병	정천대	승광
인후 및 뱃속 장기의 일부	후두대	옥침
홍채 및 수정체	상악대	이문
윗어금니	하악대	협거
코 및 치수	비순대	화료(비화료)
혀 및 지치	상부 인후대	수돌
심장병	D_3, $C_{1\sim4}$	기사, 소해(小海), 운문, 옥예, 응창, 풍지, 대저, 폐수, 고황, 심수
폐질병	$D_{3\sim7}$	소해(小海), 운문, 옥예, 응창, 대저, 폐수, 고황, 심수, 보랑, 식두, 유문, 격유, 간수, 양강
식도병	$D_{5\sim6,\ 8}$	보랑, 식두, 경문, 장문
유선	$D_{4\sim5}$	응창, 보랑, 심수, 격수
위	$D_{6,\ 8,\ 10}$	식두, 장문, 경문, 간수, 황문
장	$D_{10,\ 12}$	대맥, 오추, 황문, 지실, 포황, 충양
간	$D_{7,\ 10}$	유문, 장문, 경문, 대맥, 양강, 황문, 지실

② 촬진점

촬진점(撮診點) 또한 내장지각반사의 한 형태로서 피하조직에 나타난 이상현상을 알아내어 병의 진단과 치료에 쓰는 방법이다.

엄지손가락과 집게손가락으로 피하조직까지 가볍게 잡고 눌러보면서 검사하는데, 정상부위라고 생각되는 곳에서부터 검사하여 환자로 하여금 그 감각을 기억하게 한 다음 변화가 있을 것이라고 생각되는 부위를 검사한다. 이상현상은 감각이 예민(銳敏)한 것과 지둔(遲鈍)한 것으로 나눈다.

감각이 예민한 것은 바늘로 찌르는 듯한 감, 칼로 베는 듯한 감, 전기가 통하는 듯한 감, 벌레가 무는 듯한 감, 덴 듯한 감으로 표현하고, 감각이 지둔한 것은 감각이 둔한 감, 오므라드는 듯한 감, 결리는 감, 저린 감으로 느낀다.

이와 같은 이상현상은 병이 좋아지는 데 따라 약해진다.

촬진점(撮診點)을 찾은 다음에는 척수분절(脊髓分節)과의 관계를 보아 어느 장기의 병인가를 진단할 수도 있고 이 점을 치료점으로 하여 침이나 뜸을 놓아 치료할 수도 있다.

③ 압진대와 압통점

압진대(壓診帶)와 압통점(壓痛點)도 내장지각반사(內臟知覺反射)로 나타나는 이상현상으로서 병의 진단과 치료에 이용된다.

신경통(神經痛)인 경우에는 압진대와 압통점이 신경간(神經幹)에도 나타나고 경혈부위와 경혈이 아닌 부위에도 나타난다.

압진대와 압통점 검사는 엄지손가락 혹은 집게손가락을 피부에 밀착시키고 일정한 정도의 힘으로 눌러보는 방법으로 하는데, 정상부위보다 심한 통증을 느낀다.

일정한 범위에서 통증이 심하게 나타나는 것을 압진대(壓診帶)라 하고 통증이 가장 심하게 나타나는 부위를 압통점(壓痛點)이라고 한다.

압통점(아시혈)과 압진대 안의 경혈에 침·뜸을 놓아 치료한다.

질병에 따른 압진점은 대체로 다음과 같다.

● 몸통

- 횡격막 질병인 경우에는 제3늑연골이 가슴뼈에 붙는 부위, 이 점을 압통점이라고도 하는데, 횡격막 밑 농양(膿瘍)의 경우에 압통이 가장 뚜렷하다.
- 신우 및 요도 질병인 경우에는 겨드랑이나 오금의 횡문 중간에서 약간 위에 압통이 있을 수 있다.
- 상부 식도질병인 경우에는 제7·8·9흉추 극상돌기에서 좌측으로 2~3㎝되는 부위.
- 신경증(神經證)·전간(癲癎)·무도병(舞蹈病)인 경우에는 제1~10흉추 극상돌기 부위.
- 췌장염(膵臟炎)인 경우에는 제12흉추와 제1~2요추 횡돌기 끝.
- 위(胃) 및 십이지장 질병인 경우에는 장골즐에서 아래쪽으로 3~4㎝되는 곳(중부 압통점). 장골 전상극에서 아래로 3~4㎝되는 곳(전부 압통점)에는 특히 분문, 위의 윗부분, 식도의 아래부위에 병이 있을 경우에 나타난다. 장골 후상극에서 아래로 3~4㎝되는 곳(후부 압통점)에는 특히 유문, 십이지장에 병이 있을 경우에 나타난다. 압통점을 누를 경우에 무릎아래까지 뻗치는 감이 있으면 궤양병(潰瘍病)이고 그렇지 않으면 궤양병이 아니라고 본다. 뻗치는 감은 심한데 궤양병이 없으면 내장하수(內腸下垂)를 생각할 수 있다.

- 소장질병, 특히 설사나 변비인 경우에는 대전자와 천골연 가운데의 중간점에 있는 근육의 깊은 부위에 심한 압통이 있을 수 있다.
- 간・담도 질병인 경우에는 제4늑연골이 흉골에 붙는 부위, 우측 제8~10흉골 횡돌기 끝, 특히 담도염(膽道炎)・담석증(膽石症)인 경우에 이 부위의 압통이 심하다. 담석증 발작인 경우에는 제12번째 갈비뼈 바로 밑에 압통이 있다.
- 폐・늑막・기관지 질병인 경우에는 제2・3늑간의 앞 정중선에서 좌측으로 2~3㎝ 되는 부위.
- 천식(喘息)이나 폐문임파절종창(肺門淋巴節腫脹)인 경우에는 제4・5・6흉추 극상돌기부위.
- 기관지임파절종창(氣管支淋巴節腫脹)인 경우에는 세 번째 갈비뼈 높이의 흉골 정중선(흉골 압통점).

● 다리

- 콩팥・신우 질병인 경우에 경골조면에서 안쪽으로 3㎝되는 부위의 약간 아래쪽.
- 간장 질병인 경우에는 우측 독비(犢鼻) 부위(간 압통점). 무릎관절염과 감별하여야 한다.
- 담낭 질병인 경우에는 우측 비골소두와 경골 안쪽 복사뼈의 사이(담낭 압통점).
- 유문 질병인 경우에는 우측 안쪽 복사뼈의 안쪽, 내측광근기시부(유문 압통점).
- 십이지장 질병인 경우에는 혈해(血海)의 약간 안쪽(십이지장 압통점).
- 소장 질병인 경우에는 음포(陰胞)의 약간 위에서 내측광근과 봉공근을 따라 압통이 있다(소장 압진대).
- 위(胃) 질병인 경우에는 좌측 다리의 십이지장 압통점과 분문 압통점이 있는 부위에서 일정한 범위로 압통이 있다(위 압통점).
- 위분문 질병인 경우에는 좌측 무릎뼈 내측단과 경골내측의 사이에 압통이 있다(분문 압통점).
- 췌장병인 경우에는 좌측 대퇴 부위의 기문(箕門)과 혈해(血海)의 중간에서 약간 앞(췌장 압통점).
- 비장 질병인 경우에는 좌측 비관(髀關)의 약간 아래(비장 압통점).
- 변비인 경우에는 좌측 대퇴부의 비관(髀關)에서 약간 바깥쪽(변비 압통점).
- 설사인 경우에는 좌측 환도(環跳)와 거료(居髎)의 중간(설사 압통점).

● 머리

내장 장기에 병이 있을 경우에 그 장기와 연계된 몸 표면에 지각과민 및 압통이 나타나는 동시에 머리의 독맥(督脈)과 방광경(膀胱經), 담경(膽經)의 일정한 경혈에도 압통이 나타난다. 이 압통점에 침구자극을 주면 몸 표면의 압통이 줄어들거나 없어지면서 병이 낫는다. 만일 머리의 압통점에 침자극을 하였는데도 몸 표면의 압통이 변화되지 않을 경우에는 머리의 다른 부위에서 압통점을 찾아 다시 침구자극을 가한다.

예를 들어 만성위염(慢性胃炎)인 경우에는 먼저 등과 배에서 압통점을 찾고 그것이 어느 경맥상에 있는가를 확인한다. 만일 압통이 등의 방광경(膀胱經) 위에 있으면 머리의 통천(通天) 부위에, 독맥(督脈)에 있으면 승령(承靈)이나 백회(百會) 부위에 압통이 있을 수 있는데, 이 압통점에 침을 놓으면 등의 압통이 줄어들거나 없어지면서 만성위염이 낫는다.

● 몸의 압통점과 머리부위 경혈

- 머리의 승령(承靈)에 침을 놓으면 허리와 등의 압통과 지각과민이 줄어들거나 없어진다.
- 정명(睛明)에 침을 놓으면 가슴과 배의 압통과 지각과민이 줄어들거나 없어진다.
- 머리의 통천(通天)에 침을 놓으면 등의 방광경맥(膀胱經脈)상의 압통이 줄어들거나 없어진다.
- 머리의 백회(百會)에 침을 놓으면 등의 독맥(督脈)상의 압통이 줄어들거나 없어진다.
- 머리의 신회(顖會) 혹은 전정(前頂)에 침을 놓으면 임맥(任脈)상의 압통이 줄어들거나 없어진다.
- 머리의 승령(承靈) 혹은 정영(正營)에 침을 놓으면 곡지(曲池)·합곡(合谷)·수삼리(手三里)·극문(郄門)·소해(小海)·중봉(中封)·지기(地機)·삼음교(三陰交)·족삼리(足三里)의 압통이 줄어들거나 없어진다.

④ 반응양도점으로 침구처방을 구성하는 방법

건강한 사람의 피부에서 전기저항이 낮고 전류가 잘 통하는 점이 있는데, 이 점을 양도점(良導點)이라 하고 양도점을 연결한 것을 양도락(良導絡)이라고 한다.

양도점은 흔히 경혈과 일치하므로 양도락도 14경맥과 비슷하게 주행한다.

내장 장기에 병이 생기면 반사적 기전에 의하여 그와 연계된 양도점의 전류량이 높아지는 경우가 있는데, 이러한 양도점을 반응양도점(反應良導點)이라 한다. 여기에 침을 놓거나 뜸을 떠서 병을 치료한다.

최근에 반응양도점을 이용하는 양도락 치료법이 많이 적용되고 있다.

양도락(良導絡)의 대표적인 측정점과 전류량은 다음과 같다.

양도락의 대표적인 측정점과 잔류량

양도락 이름	폐	심 낭 (심포)	심	소장	임 파 (삼초)	대장	비	간	신	방광	담	위
측정점	태연	대릉	신문	완골	양지	양계	태백	태충	대종	속골	구허	충양
전류량 (A)	48	—	37	44	51	—	41	33	41	38	33	36

(23) 종합배혈법(綜合配穴法)

위의 배혈 방법들을 개별적으로가 아니라 해당 질병의 원인과 병리기전, 환자상태에 따라서 합리적으로 배합하여 처방을 구성하는 방법이다. 실제 임상에서는 이 배혈법을 많이 쓰고 있다. 이때는 반드시 기본 질병을 치료하는 것과 함께 다른 부차적인 증상도 낫게 하는 방향에서 처방을 구성해야 한다.

예를 들어 위병(胃病)을 오래 앓으면서 간이 나빠지고 몸이 점차 약해져 귀에서 소리가 나고 불면증(不眠症)까지 나타난 경우에는 위병을 치료하는 데 기본을 두면서 간(肝)・심(心)・신(腎)의 장애도 동시에 치료할 수 있게 거궐(巨闕)・족삼리(足三里)・간수(肝兪)・비수(脾兪)・심수(心兪)・신수(腎兪) 등의 경혈로 처방을 만들어 쓰는 것 등이다.

제2장 경혈의 치료작용

경혈(經穴)의 속성(또는 穴性)과 적응증을 정확히 밝혀내는 것은 침구방법을 현대화하고 과학화하는 데서도 매우 중요한 문제이며, 증상과 환자상태에 맞는 침처방을 만드는 데서도 반드시 알아야 할 내용이다.

오늘날 침의 작용기전과 개별적 경혈의 적응증과 작용기전에 대한 연구가 널리 진행되어 적지 않은 경혈의 치료작용이 과학적으로 밝혀지고 있으나, 침구학 고전에 씌어 있는 경혈의 속성과 적응증이 아직 과학적으로 담보되지 못한 것들이 적지 않다.

경혈의 치료작용을 종합해보면 다음과 같다.

제1절 경혈의 일반적 치료작용

① 모든 경혈(經穴)은 그것이 속한 경맥(經脈)에 관계없이 그 경혈이 위치하고 있는 장부 및 기관의 병을 치료하는 작용이 있다.(국소 및 인근 치료작용)

예를 들면 눈 국소에 있는 정명(睛明)·승읍(承泣)·사백(四白)·구후(球後)는 그것이 속한 경맥에는 관계없이 모두 눈병을 치료하며 태양(太陽)도 눈병의 치료작용이 있다.

위(胃) 부위에 있는 중완(中脘)·상완(上脘)·양문(梁門)은 모두 위병(胃病)을 치료하는 작용이 있다.

② 팔다리에 있는 경혈은 국소 치료작용뿐 아니라 그 경혈로부터 멀리 떨어져 있는 부위의 병도 치료하는 작용(遠隔治療作用, 循經治療作用)이 있다.

이러한 원격치료작용은 그 경혈이 속해 있는 경맥의 분포구역의 병만 치료한다. 머리나 몸통에 있는 경혈은 대부분 원격치료작용이 없다.

예를 들면 손에 있는 합곡(合谷)은 수양명대장경(手陽明大腸經)의 원혈(原穴)로서 손에 있는 병(撓骨神經痲痹 등)을 치료하는 국소 치료작용뿐 아니라 대장경(大腸經)이 순행하는 부위의 병(顔面神經痲痹·頭痛·齒痛·鼻病·胃腸病 등)을 모두 치료할 수 있다.

족삼리(足三里)도 위경(胃經)의 하합혈(下合穴)로서 무릎과 다리의 병을 치료할 뿐 아니라 위장병 치료작용이 있는 대표적인 경혈이다.

팔다리에 있는 경혈, 특히 팔꿈치와 무릎 아래에 있는 경혈의 치료범위는 대단히 넓다. 때문에 침구임상에서는 옛날부터 팔다리의 요혈들을 많이 써왔다.

제2절 경혈의 특수 치료작용

침구학 고전에 씌어 있는 침의 작용은 다음과 같다.

① 침은 기를 조절하고 잘 돌게 하는 작용을 한다.

한의학에서는 통증(痛症)·마비(痲痹)·어혈(瘀血) 등은 경락(經絡)에 기(氣)가 잘 통하지 않는 경우에 생긴다고 보았다. 또한 내장 장기의 각 기관과 조직도 모두 경락과 연결되어 있기 때문에 경락이 장애되면 장부와 기관에도 병이 생긴다고 하였다. 그러므로 침을 놓아 병이 낫는 것은 침이 경락을 조절하고 잘 통하게 하는 조경활락(調經活絡)의 작용이 있기 때문이라고 보았다.

② 침은 열을 없애는(淸熱) 작용을 한다.

침은 열을 내려주는 작용이 있기 때문에 여러 가지 염증치료에 쓴다. 경혈에 따라 정도의 차이는 있으나 적지 않은 혈들에 침을 놓으면 면역형성에 좋은 영향을 준다는 사실과 거의 일치된다고 볼 수 있다.

③ 침은 열을 높여주는 작용도 한다.

손발이나 무릎이 시린 여러 가지 냉증(冷證)에 침을 놓으면 열감(熱感)을 느끼거나 냉증이 낫는 것을 볼 수 있다. 한의학적 이론에 근거하여 침을 놓은 다음 피부온도계로 국소의 온도를 재어 본 자료에 의하더라도 국소의 온도가 높아지고 자각증상이 좋아지는 것을 볼 수 있다.

④ 침은 양성조정작용이 있다.

어떤 경혈은 유기체의 반응상태에 따라 유기체의 기능을 정상으로 조절해주는(恒常性) 방향에서 이중 치료작용을 하는데 이것을 경혈의 양성조정작용(良性調整作用)이라고 한다.

예를 들면 합곡(合谷)은 땀을 나게도 하고 멈추게도 하는 작용이 있다. 따라서 땀이 나지 않는 감기에도 쓰고 땀이 많이 나는 감기에도 쓴다.

천추(天樞)는 지사(止瀉) 작용도 있고 변비치료 작용도 있으며, 내관(內關)은 빈맥(頻脈)과 서맥(徐脈)에 모두 쓰인다.

그러나 반드시 허실(虛實)에 따라 보사법(補瀉法)을 정확히 써야 치료효과를 기대할 수 있다. 즉 땀이 나지 않는 감기에 땀이 나게 하려면 합곡(合谷)에 사법(瀉法)으로 침을 놓아야 한다.

현대 의학적으로 밝혀진 침의 작용은 다음과 같다.

① 침은 진통 작용을 한다.

몹시 아플 때 침을 놓으면 통증이 멎는 것을 볼 수 있다. 경혈의 진통(鎭痛) 작용은 침마취가 성공한 이후 세계적인 공인을 받게 되었으며 이때부터 침의 진통 작용이 어떤 기전에 의하여 일어나는가 하는 것을 밝혀내기 위한 연구가 본격적으로 진행되게 되었다. 그 결과 침의 진통 효과는 신경 및 체액 계통을 통하여 이루어진다는 것이 밝혀졌다.

임상에서 신경이 마비된 부위에 침을 놓을 때 침감이 약한 것, 경혈 부위를 프로카인(procaine)으로 봉쇄한 다음 침을 놓으면 진통 효과가 나타나지 않는 것, 침으로 진통 효과가 나타날 때 뇌척수액에서 모르핀처럼 활성이 비교적 강한 진통 물질인 엔도르핀(endorphin) 함량이 높아지는 것 등의 자료는 침의 진통 효과가 신경 및 체액 계통을 통하여 이루어진다는 것을 보여주고 있다.

이밖에도 침의 진통 효과는 엔체팔린과도 관계가 있으며 중추성 세로토닌(5-HT), 중추성 아세틸콜린과도 관계가 있고 내원성 아편 같은 물질도 주목되고 있다.

② 신경계통의 흥분과 억제에 대한 조절작용을 한다.

대뇌피질의 흥분성이 높아졌을 때 침을 놓으면 흥분성이 낮아져 병의 치료에서 좋은 효과를 나타낸다.

건강한 사람에게 브롬소다를 먹이면 약을 먹이기 전보다 운동성 시치(時値)가 길어지는데 이때 침을 놓으면 다시 운동성 시치가 짧아진다. 그러나 침을 놓지 않은 조(條)에서는 같은 시간에 약을 먹였어도 운동성 시치의 변화가 없었다. 반대로 카페인(caffeine)을 먹인 뒤에는 약을 먹기 전보다 운동성 시치가 뚜렷하게 짧아지며 이때 침을 놓으면 운동성 시치가 길어진다. 이것은 침이 대뇌피질의 흥분성이 높아졌거나 낮아진 것을 조절하는 작용을 한다는 것을 보여준다.

또한 침은 신경전도의 속도 조절작용도 한다. 즉 근전도학적으로 더딘 잠복속도를 빠르게 하고 낮아진 근전위폭을 증대시킨다.

③ 식물신경계통 조절작용을 한다.

침의 작용은 언제나 유기체 본래의 기능상태에 관계된다. 히스타민(histamine)과 아드레날린(adrenalin)으로 피부묘기시험과 안압 반사를 검사하는 방법으로 위궤양 환자를 관찰한 것에 의하면 식물신경 기능이 높아졌을 때 침을 놓으면 그 기능이 낮아지고, 식물신경 기능이 조절되지 않을 때 침을 놓으면 그 기능이 정상으로 된다. 위경련(胃痙攣)의 경우 침을 놓으면 미주신경의 장력을 높일 수 있고 위의 연동운동이 강해진다. 이것은 모두 식물신경계통의 기능을 조절하는 침의 작용에 의한 것이다.

동물에게 아드레날린을 주사하여 혈압이 높아졌을 때 침을 놓으면 혈압이 비교적 빨리 내리고 아세틸콜린(acetylcholine)을 주사하여 혈압이 낮아졌을 때 침을 놓으면 혈압이 높아진다. 이것 역시 침의 식물신경기능 조절작용에 의한 것이다.

④ 침은 면역원성을 높이고 염증을 예방해주는 작용을 한다.

침은 생체의 면역기능을 높이므로 병의 예방치료에 좋은 영향을 준다. 특히 침은 망상내피계통의 기능을 높여준다. 대추(大椎)·족삼리(足三里)에 침을 놓으면 망상내피세포의 기능이 높아지는데, 이때 세균성발열물질을 넣어주면 열반응이 뚜렷하게 나타난다. 이질(痢疾)에 의한 독소(세균성)중독인 경우 뜸을 뜨면 발열반응이 예민하고 발열지속시간이 짧아지며 사망률이 30%로 낮아진다. 그러나 뜸을 뜨지 않은 동물에게서는 열반응이 미약하면서 오랫동안 지속되며 사망률이 60%나 높았다. 이것은 망상내피세포의 기능이 높아져서 발열인자가 빨리 없어지는 것과 관련된다고 보고 있다.

침은 염증을 미리 막고 또 빨리 낫게 한다. 대퇴관절염 환자와 신선한 개방성골절고정수술환자와 무균수술환자 모두 597례를 염증 및 손상 부위에 따라 혈을 골라서 침 치료할 때 염증이 생기지 않은 비율이 97%로서 침 치료를 하지 않은 대상들보다 염증예방효과가 좋았다.

송정유(0.25ml)로 토끼의 귀에 염증을 일으키고 침을 놓은 다음 염증조의 크기, 혈관반응, 조직학적 변화 등을 침을 놓지 않은 대조조와 대비 고찰하였는데, 침을 놓은 조에서 염증국소의 부종(浮腫)이 뚜렷하게 억제되고 삼출액이 적었으며 백혈구침윤이 적고 육아낭벽의 질량이 줄었다. 이것은 침이 염증의 예방과 치료에 있어 좋은 작용을 한다는 것을 보여준다.

이밖에도 침은 백혈구의 탐식기능을 높이고 심장혈관과 호흡기계통, 비뇨기계통, 내분비계통의 조절작용을 한다.

제3절 흔히 쓰이는 경혈의 치료작용

경혈(經穴)은 약물과 다르지만 다 같이 병을 치료하는 데 쓰인다는 점에서는 같은 점이 있다고 볼 수 있다.

예를 들면 외감풍한증(外感風寒證)을 한약으로는 발한해표(發汗解表)하는 원칙에서 마황탕(麻黃湯)으로 치료하지만 침구치료에서는 발한해표 작용이 있는 경혈(風池・大椎・合谷・復溜 등)로 치료한다. 또한 양명부증(陽明腑證)에는 승기탕(承氣湯)으로 설사시켜 치료하는데, 침구치료에서는 천추(天樞)・풍륭(豊隆)・지구(支溝)・대돈(大敦)・양릉천(陽陵泉)으로 치료한다.

한약치료법에는 한법(汗法)・토법(吐法)・하법(下法)・소법(消法)・화법(和法)・보법(補法)・청법(淸法)・온법(溫法)의 여덟 가지 방법이 있는데, 침구치료에도 팔법이 적용될 뿐 아니라 오히려 약물치료보다 치료방법이 더욱 다양하다. 이러한 침구치료 방법과 흔히 쓰이는 경혈의 치료작용을 정확히 알아야 침구처방을 제대로 만들 수 있으며 치료도 정확히 할 수 있다.

침구임상에 쓰이는 경혈의 치료작용을 개괄하면 다음과 같다.

- 땀이 나게 하는 경혈 : 합곡(合谷)・부류(復溜)・대저(大杼)
- 땀을 멎게 하는 경혈 : 합곡(合谷)・음극(陰郄)・후계(後谿)
- 구토를 멎게 하는 경혈 : 내관(內關)・족삼리(足三里)・중완(中脘)・공손(公孫)・통리(通里)・단중(膻中)・노궁(勞宮)
- 토하게 하는 경혈 : 내관(內關)・중완(中脘)
- 변비를 치료하는 경혈 : 천추(天樞)・대장수(大腸兪)・족삼리(足三里)・풍륭(豊隆)・지구(支溝)・양릉천(陽陵泉)・대돈(大敦)
- 설사를 멎게 하는 경혈 : 천추(天樞)・대장수(大腸兪)・족삼리(足三里)・대횡(大橫)・양문(梁門)・대거(大巨)・수분(水分)・신궐(神闕)・기해(氣海)・천추(天樞)
- 소화불량을 치료하는 경혈 : 족삼리(足三里)・공손(公孫)・비수(脾兪)・선기(璇璣)
- 소산(消散)시키는 경혈
  - 나력(瘰癧)을 치료하는 경혈 : 천정(天鼎)・소해(小海)・주첨(肘尖)・백로(百勞) 아시혈(阿是穴)
  - 편도염(扁桃炎)을 치료하는 경혈 : 합곡(合谷)・소상(少商)・궐상(闕上)・조해(照海)
- 화해(和解)하는 작용이 있는 경혈(少陽病證을 치료하는 경혈) : 도도(陶道)・간사(間使)・후계(後谿)・외관(外關)
- 청열(淸熱) 작용이 있는 경혈 : 대추(大椎)・합곡(合谷)・곡지(曲池)・도도(陶

道)・함곡(陷谷)・내정(內庭)

- 온중회양(溫中回陽)하는 경혈 : 기해(氣海)(뜸), 관원(關元)(뜸), 신궐(神闕)(소금뜸), 족삼리(足三里)(침・뜸), 내관(內關)(침・뜸), 백회(百會)(침・뜸)
- 보기(補氣) 작용을 하는 경혈 : 기해(氣海)・관원(關元)・중완(中脘)・족삼리(足三里)(胃下垂)
- 보혈(補血) 작용을 하는 경혈 : 비수(脾兪)・장문(章門)・격수(膈兪)・삼음교(三陰交)(血虛, 出血)
- 보양(補陽) 작용을 하는 경혈 : 명문(命門)・신수(腎兪)・정궁(精宮)・관원(關元)・기해(氣海)・관원수(關元兪)(陽痿證, 遺精證)
- 기침을 멎게 해주는 경혈 : 열결(列缺)・태연(太淵)・척택(尺澤)・폐수(肺兪)
- 담(痰)을 삭여주는 경혈 : 중완(中脘)・풍륭(豊隆)・내관(內關)・거궐(巨闕)・비수(脾兪)(痰飮)
- 이기(理氣) 작용을 하는 경혈 : 단중(膻中)・내관(內關)・기해(氣海)・격수(膈兪)
- 천식(喘息)에 쓰는 경혈 : 열결(列缺)・사봉(四縫)・정천(定喘)・천식(喘息)・단중(膻中)
- 각성(覺醒)시켜주는 경혈(醒腦 작용을 하는 경혈) : 인중(人中)・백회(百會)・십선(十宣)・십이정혈(十二井穴)
- 진정(鎭靜) 작용을 하는 경혈 : 백회(百會)・정신(定神)・사신총(四神聰)・요기(腰奇)・간사(間使)・후계(後谿)・풍륭(豊隆)・용천(湧泉)(癲癎, 狂證 등)
- 안신(安神) 작용을 하는 경혈 : 백회(百會)・신문(神門)・내관(內關)・심수(心兪)・삼음교(三陰交)・태계(太谿)(神經衰弱)
- 진경(鎭驚) 작용을 하는 경혈 : 백회(百會)・대추(大椎)・인당(印堂)・후계(後谿)・곡지(曲池)・양릉천(陽陵泉)・승산(承山)・태충(太衝)・곤륜(崑崙)・근축(筋縮)
- 말을 못하는 경우에 쓰는 경혈 : 아문(瘂門)・염천(廉泉)・협거(頰車)・통리(通里)・천돌(天突)(벙어리, 言語障碍)
- 혈맥(血脈)을 통하게 해주는 경혈(强心 작용을 하는 경혈) : 태연(太淵)・내관(內關)・신문(神門)・심수(心兪)・궐음수(厥陰兪)・족삼리(足三里)
- 거풍(祛風) 작용을 하는 경혈 : 풍지(風池)・풍부(風府)・백회(百會)・곡지(曲池)・곤륜(崑崙)(肝風, 傷風, 頭痛)
- 소변불리에 사용하는 경혈 : 중극(中極)・방광수(膀胱兪)・삼초수(三焦兪)・음릉천(陰陵泉)・삼음교(三陰交)・관원(關元)・신수(腎兪)(遺尿症, 尿失禁, 尿

貯留)

- 지혈(止血) 작용을 하는 경혈
- ◆ 코피 : 상성(上星), 상성과 신회(顖會) 사이
- ◆ 각혈(咯血) : 어제(魚際)·척택(尺澤)
- ◆ 자궁출혈(崩漏) : 삼음교(三陰交)·태충(太衝)·은백(隱白)
- ◆ 치질출혈 : 승산(承山)·공최(孔最)·이백(二白)

모든 출혈에 격수혈(膈兪穴)을 두루 쓴다.

- 어혈(瘀血)을 없애주는 경혈
- ◆ 급성 허리 염좌(捻挫) : 위중(委中)(자락요법)
- ◆ 가슴의 어혈(乳癰) : 족삼리(足三里)
- ◆ 옆구리 타박 : 대포(大包)·양릉천(陽陵泉)
- ◆ 손목 염좌 : 중천(中泉, 經外奇穴)·대릉(大陵)
- ◆ 어깨관절 염좌 : 견정(肩井, 膽經)·곡지(曲池)
- ◆ 무릎관절 염좌 : 슬안(膝眼)·환도(環跳)·양릉천(陽陵泉)
- ◆ 발목관절 염좌 : 구허(丘墟)·곤륜(崑崙)
- 해독(解毒) 작용이 있는 경혈 : 영대(靈臺)·합곡(合谷)·위중(委中)·백로(百勞)·환문(患門)(모든 疔瘡의 초기)
- 생진지갈(生津止渴) 작용을 하는 경혈 : 금진(金津)·옥액(玉液)·해천(海泉)·액문(液門)·조해(照海)·삼음교(三陰交)·연곡(然谷)·태계(太谿)·췌수(膵兪)(消渴, 口渴)
- 거풍서근(祛風舒筋) 작용을 하는 경혈
- ◆ 팔 마비 : 견우(肩髃)·곡지(曲池)·합곡(合谷)
- ◆ 다리 마비 : 환도(環跳)·양릉천(陽陵泉)·족삼리(足三里)·현종(懸鐘)
- 혈압을 높이는 작용을 하는 경혈 : 내관(內關)·환문(患門)(低血壓, 心不全)
- 혈압을 낮추는 작용을 하는 경혈 : 혈해(血海)·족삼리(足三里), 곡지(曲池)→소해(小海), 태충(太衝)→용천(湧泉)(高血壓)
- 월경장애를 치료해주는 경혈 : 천추(天樞)·수도(水道)·귀래(歸來)·혈해(血海)·수천(水泉)·지기(地機)·태충(太衝)(月經障碍, 無月經)
- 해산을 촉진하는 작용이 있는 경혈(催産 작용을 하는 경혈) : 합곡(合谷)·삼음교(三陰交)·지음(至陰)·독음(獨陰)·곤륜(崑崙)(진통미약, 태반저류)
- 진통(鎭痛) 작용을 하는 경혈
- ◆ 두통(頭痛) : 태양(太陽)·풍지(風池)·인당(印堂)·합곡(合谷)

- 치통(齒痛) : 협거(頰車)·하관(下關)·합곡(合谷)·내정(內庭)
- 인후통(咽喉痛) : 소상(少商)·합곡(合谷)·궐상(闕上)·천돌(天突)·조해(照海)
- 사경(斜頸) : 열결(列缺)·후계(後谿)·천주(天柱)·대추(大椎)·낙침(落枕)·곤륜(崑崙)
- 흉통(胸痛) : 내관(內關)·극문(郄門)·단중(膻中)·풍륭(豊隆)
- 심장부위 통증 : 대릉(大陵)·신문(神門)·극문(郄門)·심수(心兪)·거궐(巨闕)(狹心症)
- 위통(胃痛) : 중완(中脘)·내관(內關)·족삼리(足三里)·내정(內庭)·이내정(裏內庭, 經外奇穴)·공손(公孫)
- 복통(腹痛) : 중완(中脘)·기해(氣海)·족삼리(足三里)·삼음교(三陰交)
- 월경통(月經痛) : 지기(地機)·혈해(血海)
- 옆구리 통증(脇痛) : 지구(支溝)·기문(期門, 肝經)·일월(日月)·태충(太衝)·양릉천(陽陵泉)·구허(丘墟)
- 허리와 등의 통증(腰背痛) : 후계(後谿)·격수(膈兪)·명문(命門)·신수(腎兪)·위중(委中)·곤륜(崑崙)
- 요천관절 통증 : 십칠추하(十七椎下)·차료(次髎)·질변(秩邊)
- 손가락이 붓고 아픈 경우, 손가락 마비 : 합곡(合谷)·후계(後谿)·팔사(八邪)
- 팔꿈치 통증 : 곡지(曲池)·수삼리(手三里)·천정(天井)·소해(小海)
- 손목 통증 : 양계(陽谿)·중천(中泉)·양곡(陽谷)
- 어깨 통증 : 견우(肩髃)·견료(肩髎)·노회(臑會)·견내수(肩內兪)·거골(巨骨)
- 무릎 통증 : 슬안(膝眼)·학정(鶴頂)·슬중(膝中)·환도(環跳)·양릉천(陽陵泉)·슬상(膝上) 2혈(穴)
- 대퇴관절 통증, 좌골신경통(坐骨神經痛) : 환도(環跳)·승부(承扶)·환중(環中, 經外奇穴)[30]·질변(秩邊)·거료(居髎)
- 다리 통증, 다리 마비 : 비관(髀關)·복토(伏兎)·족삼리(足三里)·절골(絶骨)
- 발목 통증 : 혈해(血海)·곤륜(崑崙)·상구(商丘)·구허(丘墟)
- 발가락이 붓고 아프거나 마비된 경우 : 태충(太衝)·족임읍(足臨泣)·팔풍(八風)·기간

● 젖이 잘 나오게 하는 경혈 : 유근(乳根)·단중(膻中)·소택(少澤)·족삼리(足三里)

---

30) 足少陽膽經인 環跳穴과 足太陽膀胱經인 腎兪의 중간 자리이며, 좌골신경통 등을 치료한다.

- 결핵 치료작용이 있는 경혈 : 중부(中府)·폐수(肺兪)·고황(膏肓)·백호(魄戶)·백로(百勞)·결핵혈(結核穴)·족삼리(足三里)·사화환문(四花患門)[31]·대추(大椎)
- 소염(消炎) 작용을 하는 경혈
  - 편도염(扁桃炎), 인후염(咽喉炎) : 소상(少商)·합곡(合谷)·천돌(天突)
  - 급성중이염(急性中耳炎) : 이문(耳門)·청궁(聽宮)·청회(聽會)·예풍(翳風)·중저(中渚)·외관(外關)·양릉천(陽陵泉)·구허(丘墟)
  - 급성단순성충수염(急性單純性蟲垂炎) : 족삼리(足三里)·상거허(上巨虛)·충수(蟲垂)·천추(天樞)·곡지(曲池)
  - 류머티즘관절염 : 견우(肩髃)·곡지(曲池)·합곡(合谷)·환도(環跳)·양릉천(陽陵泉)·현종(懸鐘)·풍시(風市)·족삼리(足三里)·슬안(膝眼)·신수(腎兪)·요양관(腰陽關)·요안(腰眼)
- 학질(瘧疾)을 치료해주는 경혈 : 대추(大椎)·도도(陶道)·숭골(崇骨)·지양(至陽)·간사(間使)·후계(後谿)·간수(肝兪)·담수(膽兪)·부류(復溜)·합곡(合谷)·족삼리(足三里)
- 자궁하수(子宮下垂)를 치료하는 경혈 : 제탁혈(提托穴, 經外奇穴)·자궁혈(子宮穴, 經外奇穴)·회음(會陰)·기해(氣海)·백회(百會)(뜸)

특효혈로 알려진 경혈과 그 적응증은 다음과 같다.

- 극문(郄門) : 각혈(咯血), 늑막염(肋膜炎), 부정맥(不整脈)
- 후계(後谿) : 폐렴(肺炎)
- 극문(郄門)·거궐(巨闕) : 심계항진(心悸亢進)
- 극문(郄門)·신문(神門) : 협심증(狹心症)
- 격수(膈兪)·지양(至陽) : 위산과다증(胃酸過多症)
- 공최(孔最)·중료(中髎) : 치질(痔疾)
- 중완(中脘)·양지(陽池) : 심한 입덧, 자궁위치이상(子宮位置異常)
- 지음(至陰)(뜸) : 태아위치이상(胎兒位置異常)[32]
- 천종(天宗) : 유선염(乳腺炎), 젖 부족증, 가슴통증
- 풍지(風池) : 눈병
- 곡지(曲池)·화료(和髎) : 결막염(結膜炎)

---

31) 이는 心兪의 부위에 相當한다. 『經外奇穴의 硏究』에서는 "患門은 背部 五六椎 사이에서 脊椎 外旁 약 1.5寸이고, 全身性의 虛弱羸瘦無神의 特效穴이다"라고 했다.

32) 至陰에는 분만촉진과 胎位를 교정하는 특수한 작용이 있다.

- 소상(少商)・상양(商陽) : 편도염(扁桃炎)
- 통천(通天) : 편두통(偏頭痛)
- 수삼리(手三里)・합곡(合谷) : 뾰루지
- 중부(中府)・척택(尺澤) : 기관지염(氣管支炎)
- 풍문(風門) : 감기(感氣)
- 온류(溫溜)・궐음수(厥陰兪) : 치통(齒痛)
- 양릉천(陽陵泉) : 위궤양(胃潰瘍), 월경과다(月經過多)
- 양구(梁丘)・기해(氣海) : 충수염(蟲垂炎)
- 중극(中極)・곡천(曲泉) : 방광염(膀胱炎)
- 은백(隱白)(뜸) : 자궁출혈(子宮出血)
- 삼음교(三陰交)(뜸) : 진통미약(陣痛微弱), 월경양이 적은 데
- 신주(身柱) : 토유(吐乳), 소아소화불량증(小兒消化不良證), 경풍(驚風), 소아폐렴(小兒肺炎)
- 영향(迎香) : 비염(鼻炎)
- 위중(委中) : 요통(腰痛)
- 견우(肩髃) : 두드러기, 습진(濕疹)
- 단중(膻中)(뜸) : 가슴통증
- 장문(章門)・경문(京門)(뜸) : 복통(腹痛)
- 극문(郄門)・양릉천(陽陵泉)(뜸) : 토혈(吐血)
- 양구(梁丘)(뜸) : 토혈(吐血), 장출혈(腸出血), 요혈(尿血), 위경련(胃痙攣)
- 공최(孔最)(뜸) : 치질출혈(痔疾出血)
- 명문(命門)(뜸) : 치질출혈(痔疾出血), 요혈(尿血), 소아구토(小兒嘔吐)
- 수삼리(手三里)(뜸) : 코피, 비염(鼻炎)
- 곡지(曲池)(뜸) : 잇몸출혈
- 대저(大杼) : 안저출혈(眼底出血)
- 풍지(風池)・전곡(前谷)(뜸) : 간헐적인 열
- 탈명(奪命, 肩髃穴과 曲池穴의 중간점)(뜸) : 단독(丹毒)
- 수분(水分)・곡천(曲泉)(뜸) : 복막염(腹膜炎)
- 장문(章門)(뜸) : 복막염(腹膜炎), 잠꼬대를 많이 하는 데
- 곤륜(崑崙)(뜸) : 설사(腸結核)
- 복결(腹結)(좌측) : 변비(便秘)
- 곡골(曲骨)(뜸) : 오줌이 절로 나오는 데

- 간수(肝兪)·지양(至陽)(뜸)·협계(俠谿)·예풍(翳風) : 현훈(眩暈)
- 백회(百會)·간수(肝兪)(뜸) : 식은땀
- 백회(百會)(뜸) : 탈항(脫肛), 뇌진탕 후유증, 두통(頭痛)
- 이내정(裏內庭)(뜸) : 식중독(食中毒)
- 식두(食竇)·풍문(風門)(뜸) : 백일해(百日咳)
- 신주(身柱)·후계(後谿)(뜸) : 폐렴(肺炎)
- 천주(天柱) : 비색(鼻塞)
- 신회(顖會)(뜸) : 비색(鼻塞), 냄새를 맡지 못하는 데
- 합곡(合谷)(뜸) : 하치통(下齒痛), 안구돌출(眼球突出)
- 내정(內庭)(뜸) : 하치통(下齒痛)
- 곡천(曲泉)(뜸) : 유정증(遺精證)
- 극천(極泉)(뜸) : 액취증(腋臭症)
- 대횡(大橫)(뜸) : 헤르니아
- 기죽마(騎竹馬) : 옹저(癰疽), 태독(胎毒) 등
- 신주(身柱)·명문(命門)(뜸) : 소아천식(小兒喘息)
- 소해(小海) : 이명(耳鳴)
- 척택(尺澤) : 인후염(咽喉炎)
- 합곡(合谷) : 상안검하수(上眼瞼下垂)
- 궐음수(厥陰兪) : 비루관이 막힌 데
- 중완(中脘)·보아스압통점(뜸) : 담석선통
- 대돈(大敦) : 고환염(睾丸炎)
- 엄지발가락 끝 : 음위증(陰痿證)

각 론

제1장 내과 · 신경정신과 질병

1. 감기(感氣)

【처방1】 열결(列缺) · 폐수(肺兪) · 풍지(風池) · 풍문(風門) · 합곡(合谷).

적응증 : 풍한감기(風寒感氣)(實證).

증상에 따라 더 쓰는 경혈 : 두통(頭痛)에는 태양(太陽), 코가 막히는 경우에는 영향(迎香) · 인당(印堂), 목안이 간지러운 경우에는 천돌(天突), 땀이 없으면 대저(大杼).

처방해설 : 폐경(肺經)의 낙혈(絡穴)인 열결(列缺)과 폐의 배수혈(背兪穴)인 폐수(肺兪)는 장애된 폐(肺)의 청숙하강(淸肅下降) 기능장애를 회복시켜 기침을 멈추게 한다. 태양경(太陽經)이 온몸의 표(表)를 주관하므로 풍문(風門)으로 태양경의 경기(經氣)를 통하게 하고 조화시켜 몸 표면에 침습한 풍한사(風寒邪)를 없애주므로 오한(惡寒) · 발열(發熱) · 두통(頭痛) · 팔다리 통증 등의 풍한증(風寒證)이 치료된다. 양유맥(陽維脈)이 양경(陽經)과 표(表)를 주관하므로 족소양경(足少陽經)과 양유맥(陽維脈)의 교회혈(交會穴)인 풍지(風池)도 풍한사(風寒邪)를 없애고 폐의 기능을 좋게 한다. 합곡(合谷)은 폐경(肺經)과 표리경(表裏經)인 대장경(大腸經)의 원혈(原穴)이므로 위의 경혈의 치료작용을 도와준다. 즉 이 처방은 풍한사(風寒邪)를 없애고 폐기(肺氣)를 통하게 하여 풍한감기(風寒感氣)를 치료한다.

【처방2】 대추(大椎) · 곡지(曲池) · 합곡(合谷) · 어제(魚際) · 척택(尺澤) · 외관(外關).

적응증 : 풍열감기(風熱感氣).

증상에 따라 더 쓰는 경혈 : 목안이 붓고 아픈 경우에는 소상(少商) · 조해(照海), 가래가 많은 경우에는 풍륭(豊隆).

처방해설 : 대추(大椎)는 모든 양경(陽經)의 교회혈(交會穴)로서 온몸의 양기(陽氣)를 주관하며 표(表)를 풀어주고 열을 내려준다. 곡지(曲池)와 합곡(合谷)도 표를 풀고 열을 내려주며, 어제(魚際)는 폐경(肺經)의 형혈(滎穴)로서 풍열사(風熱邪)를 없애고 기침을 멎게 하며 목안의 통증을 낫게 한다. 척택(尺澤)은 폐경(肺經)의 합

혈(合穴)로서 폐열(肺熱)을 내려주고, 외관(外關)은 수소양경(手少陽經)의 낙혈(絡穴)로서 양유맥(陽維脈)과 통해 있으므로 표(表)의 양사(陽邪)인 풍(風)을 없애고 열(熱)을 내려준다. 즉, 이 처방은 풍열사(風熱邪)를 없애고 폐(肺)의 기능장애를 좋게 하여 풍열감기(風熱感氣)를 치료한다.

【감기의 개념과 치료방법】

개념 : 바이러스 혹은 세균의 감염에 의하여 생기는 상기도(上氣道)의 염증(炎症)이다. 감기(感氣)는 추운 계절, 특히 환절기에 많이 걸리지만 몸의 저항성이 낮으면 더운 경우에도 생긴다.

한의학에서는 보통감기를 상풍(傷風), 유행성감기(流行性感氣)를 시령감모(時令感冒, 時行感冒)라고 하는데, 대체로 풍한사(風寒邪)나 풍열사(風熱邪)가 정기(正氣)가 허(虛)한 틈을 타서 주리(腠理)와 기도(氣道)에 침습하여 폐(肺) 기능을 장애하기 때문에 생긴다고 본다. 폐(肺)는 코와 통하고 피부와 연결되어 있기 때문에 사기(邪氣)가 반드시 먼저 폐에 영향을 주게 되므로 감기 때 폐의 증상들이 나타나게 된다.

한의학에서는 원인과 나타나는 증상에 따라 감기를 보통 풍한감기(風寒感氣)와 풍열감기(風熱感氣)로 나눈다. 풍한감기인 경우에는 오슬오슬 추워하지만 대개 열은 높지 않고 땀이 없으며, 팔다리가 아프고 멀건 콧물이 나온다. 또한 목안이 간질거리고 기침이 나며 멀건 가래를 뱉는다. 설태(舌苔)는 희고 엷으며 맥(脈)은 부긴(浮緊)하다. 풍열감기인 경우에는 열이 나고 오슬오슬 추운 증상은 심하지 않으나 바람이 싫고, 코가 마르고 막히며, 목이 마르고 목안이 붉고 아프다. 가래는 누렇고 걸쭉하며, 설태는 엷고 약간 누렇다. 맥은 부삭(浮數)하다.

치료방법 : 풍한감기(風寒感氣)인 경우에는 수태음경(手太陰經)·수양명경(手陽明經)·족태양경(足太陽經)의 경혈을 위주로 하여 표(表)를 풀고 풍한사(風寒邪)를 없애는 원칙에서 치료한다. 호침(毫鍼)을 얕게 찌르고 사법(瀉法)을 쓰며 뜸을 뜨지 않는다. 소상(少商)에서 피를 1~2방울 빼주기도 한다. 목과 등이 아플 경우에는 풍문(風門)·폐수(肺兪)에 자락부항(刺絡附缸)을 붙인다. 일반적으로 감기는 침구치료에 잘 반응한다.

【참고처방】

① 풍한감기(風寒感氣)에는 풍부(風府)·풍지(風池)·풍문(風門)·외관(外關) 혹은 대추(大椎)·열결(列缺), 풍열감기(風熱感氣)에는 어제(魚際)·대추(大椎)·대저

(大杼) · 외관(外關) · 합곡(合谷) 혹은 합곡(合谷) · 대추(大椎) · 소상(少商).
오슬오슬 추운 경우에는 후항(後項), 두통(頭痛)에는 태양(太陽) · 열결(列缺) · 두유(頭維), 기침에는 척택(尺澤) · 폐수(肺兪), 코가 막히는 경우에는 영향(迎香) · 통천(通天), 목안이 붓고 아픈 경우에는 소상(少商) · 어제(魚際).

② 감기증상이 시작될 때 풍문(風門) · 폐수(肺兪)에 부항을 붙이면 감기증상이 더 진전되지 않는다.

③ 감기에는 도도(陶道) · 폐수(肺兪)에 침을 놓는다.

④ 감기를 예방하기 위하여서는 감기가 돌 때 족삼리(足三里)에 보법(補法)으로 침을 놓고 뜸을 뜨거나 대추(大椎)에 뜸대뜸[33]을 떠도 좋다.

⑤ 감기(感氣)로 몸이 지긋지긋하면서 오슬오슬 춥고 떨리며 콧물이 나기 시작할 때 후항(後項)에 5푼 깊이로 머리 쪽을 향하도록 침을 놓고 염전자극을 준 다음 25분 정도 꽂아둔다.

【임상자료】

① 자료에 의하면 유행성감기(流行性感氣)가 돌고 있는 지역 안의 건강한 사람 818명에게 족삼리(足三里)에 한 번 보법(補法)으로 침을 놓고 감기가 돌고 있는 기간에 감기발생 상황을 조사해보았더니 한 사람도 감기에 걸리지 않았다고 한다.

② 다른 자료에서는 감기가 돌고 있는 지역 안의 건강한 사람 402명에게는 족삼리(足三里)에, 216명에게는 대추(大椎)에 뜸대뜸을 하루에 20분씩 3일 동안 뜨고 10일 동안 관찰하였더니 그 기간에 족삼리 시술조에서는 15명(3.7%), 대추 시술조에서는 13명(6%)이 유행성감기(流行性感氣)에 걸렸지만 뜸을 뜨지 않은 524명의 대조조에서는 같은 기간에 145명(27.6%)이 감기에 걸렸다고 한다.

2. 기침(咳嗽)

【처방1】 폐수(肺兪) · 열결(列缺) · 합곡(合谷) · 외관(外關).
적응증 : 풍한(風寒)기침(氣管支炎).
증상에 따라 더 쓰는 경혈 : 풍한감기(風寒感氣) 때와 같다.
처방해설 : 풍한감기 때와 같다.

【처방2】 폐수(肺兪) · 태연(太淵) · 비수(脾兪) · 태백(太白) · 풍륭(豊隆).

33) 뜸대뜸 : 간접뜸의 하나. 뜸쑥을 담뱃대처럼 만들어 뜸을 뜨는 것이다.

적응증 : 습담(濕痰)으로 생긴 내상(內傷)기침(氣管支炎).

증상에 따라 더 쓰는 경혈 : 가슴과 명치 부위가 불편하면 내관(內關)·단중(膻中), 입맛이 없으면 중완(中脘)·족삼리(足三里), 가래가 많고 걸쭉하면 중완(中脘)·장문(章門).

처방해설 : 태연(太淵)과 태백(太白), 폐수(肺兪)와 비수(脾兪)를 배합하면 비(脾)의 운화기능이 좋아지고 폐기(肺氣)를 잘 통하게 하여 습담(濕痰)이 생기는 근원을 없앨 수 있고, 풍륭(豊隆)은 비(脾)의 운화기능을 좋게 하여 담(痰)을 삭여준다. 즉, 이 처방은 비(脾)를 보(補)하고 담(痰)을 삭이며 기침을 멎게 하는 작용이 있는 것이다.

【처방3】 폐수(肺兪)·척택(尺澤)·간수(肝兪)·태충(太衝).

적응증 : 간화(肝火)가 폐(肺)에 영향을 주어 생긴 내상(內傷)기침.

증상에 따라 더 쓰는 경혈 : 번갈(煩渴)이 있고 목안이 마르면 어제(魚際)·조해(照海), 기침할 때 옆구리가 당기고 아프면 지구(支溝)·구허(丘墟)·양릉천(陽陵泉).

처방해설 : 태충(太衝)과 간수(肝兪)는 간화(肝火)를 사(瀉)하고, 폐수(肺兪)와 척택(尺澤)은 폐열(肺熱)을 내려주고 담(痰)을 삭이며 폐기(肺氣)를 잘 통하게 하여 기침을 멎게 한다. 또한 척택(尺澤)은 폐경(肺經)의 '수(水)'혈에 속하므로 '금(金)'(肺)이 실(實)한 것을 치료할 수 있다. 즉 이 처방은 간화(肝火)를 내리고, 폐열(肺熱)을 내려주는 작용이 있는 것이다.

【처방4】 대추(大椎)·곡지(曲池)·합곡(合谷)·어제(魚際)·척택(尺澤)·외관(外關).

적응증 : 풍열(風熱)기침.

증상에 따라 더 쓰는 경혈 : 풍열감기(風熱感氣) 때와 같다.

처방해설 : 풍열감기 때와 같다.

【기침의 개념과 치료방법】

개념 : 기침은 세균이나 바이러스의 감염, 혹은 먼지나 연기·가스 등 자극성 물질이 기관지점막을 자극하여 생긴다. 특히, 호흡기병(氣管支炎·肺炎·感氣)의 경우 기침이 난다.

한의학에서는 외사(外邪)가 폐(肺)에 침범하여 생기거나 내상(內傷)으로 다른 장부의 병변(病變)이 폐에 영향을 주어 생긴다고 본다. 즉 외감(外感)기침은 풍한사(風寒邪)가 입·코와 피부를 침습하여 폐기(肺氣)가 잘 통하지 못하고 폐의 청숙하강(淸肅下降) 기능이 장애되어 생기므로 그 증상은 감기 때와 비교적 같다. 내상

(內傷)기침은 비(脾)가 허(虛)하여 운화기능(運化機能)을 제대로 하지 못하여 수습(水濕)이 몰려 담(痰)이 되고, 이것이 폐의 청숙하강 기능을 장애하기 때문에 나는 기침이다.

습담(濕痰)으로 오는 내상기침인 경우에는 기침이 나면서 걸쭉한 가래가 나오며, 가슴과 명치부위가 그득하고 입맛이 없으며, 설태(舌苔)는 희고 기름때가 낀 것 같으며, 맥은 유활(柔滑)하다.

간화(肝火)로 오는 내상기침인 경우에는 기침할 때 옆구리가 결리고 정서의 변화에 따라 기침의 정도가 달라진다. 보통 마른기침을 하고, 가래가 나오는 경우라 하여도 양이 적으며 누렇고 걸쭉하다. 이때는 간화(肝火)가 위로 거슬러 오르므로 기침할 때 얼굴이 붉어지고 목안이 마르고 입안이 쓰다. 설태(舌苔)는 누렇고 마르며, 맥은 현삭(弦數)하다.

치료방법 : 외감(外感)기침의 치료는 감기(感氣) 때와 기본적으로 같다. 습담(濕痰)으로 오는 내상(內傷)기침인 경우에는 수족태음경(手足太陰經)의 경혈을 주로 쓰고 병든 장부의 배수혈(背兪穴)을 배합하여 건비화습(健脾化濕)하고 폐기(肺氣)를 잘 통하게 하는 원칙에서 치료하는데, 호침(毫鍼)으로 평보평사법(平補平瀉法)을 쓰거나 뜸을 뜰 수 있다.

간화(肝火)로 오는 내상기침인 경우에는 간화를 내리고 청폐화담(淸肺化痰)하는 원칙에서 수태음경(手太陰經)과 족궐음경(足厥陰經)의 경혈과 병든 장부(臟腑)의 배수혈(背兪穴)을 주로 쓰는데, 호침(毫鍼)으로 사법(瀉法)을 쓰며 뜸은 뜨지 않는다.

기침은 침구치료에 잘 반응한다.

【참고처방】

기침이 오래 계속되고 자주 재발하면 대추(大椎) · 고황(膏肓) · 폐수(肺兪)에 뜸을 뜬다.

기침 : ① 대저(大杼) · 폐수(肺兪) · 천돌(天突) · 척택(尺澤) · 외관(外關) · 경거(經渠) · 삼음교(三陰交).

② 단중(膻中) · 천돌(天突) · 정천(定喘) · 풍륭(豊隆) · 곡지(曲池) · 족삼리(足三里).

③ 천돌(天突) · 수부(兪府) · 폐수(肺兪) · 신주(身柱) · 지양(至陽)에 뜸을 뜬다.

오랜 기침 : ① 고황(膏肓) · 폐수(肺兪)에 뜸을 뜬다.

② 폐수(肺兪) · 족삼리(足三里) · 단중(膻中) · 유근(乳根) · 풍문(風門) · 결분(缺盆).

【증례1】 장××, 남자, 34세.

만성기관지염(慢性氣管支炎)의 병력이 있는 데다 최근 찬바람을 맞고 기침이 더 심해지면서 묽은 가래가 나오며 춥고 콧물이 나왔다. 머리는 약간 아프고 땀은 없었다. 설태(舌苔)는 희고 엷으며, 맥은 부긴(浮緊)하였다.

풍한(風寒)기침으로 변증(辨證)하고 산한해표(散寒解表)하는 방법으로 감기처방1로 치료하였다. 침은 사법(瀉法)으로 하루에 한 번씩 놓고 20분 동안 꽂아두었다.

【증례2】 이××, 남자, 29세.

8년 동안 만성기관지염(慢性氣管支炎)으로 여러 가지 치료를 받았지만 기침이 멎지 않고 가래가 계속 나왔다. 최근에는 숨까지 가빴다.

풍한(風寒)기침으로 변증하고 폐수(肺兪)에 침을 놓고 15분 동안 두었다가 뺀 다음 부항을 5분 동안 붙였다. 다음 풍지(風池)에 보법(補法)으로 침을 놓고 유침(留鍼)하지 않고 뺀 다음 합곡(合谷)에 침을 놓고 20분 동안 꽂아두었다.

한 번 치료받은 다음부터 가래 양이 적어지기 시작하였고, 3번 치료받은 다음부터는 기침도 뜸해졌다. 모두 5번 치료받고 증상이 모두 없어졌다.

3. 효천(哮喘)

【처방1】 폐수(肺兪)·단중(膻中)·열결(列缺)·천돌(天突)·중완(中脘)·풍륭(豊隆).

적응증 : 한효(寒哮).

증상에 따라 더 쓰는 경혈 : 가슴이 답답하면 내관(內關)·격수(膈兪), 가래가 묽고 양이 많으면 비수(脾兪)·장문(章門)·족삼리(足三里).

처방해설 : 단중(膻中)은 온몸의 기가 모이는 곳으로 폐수(肺兪)와 열결(列缺)을 배합하면 폐기(肺氣)를 잘 통하게 하고 거슬러 오른 기(氣)를 내려준다. 천돌(天突)은 폐기를 순조롭게 하고, 중완(中脘)과 풍륭(豊隆)은 건비조습(健脾燥濕)하여 담(痰)이 생기지 않게 한다. 즉, 이 처방은 폐기를 잘 통하게 하고 치밀어 오른 폐기를 내려주며 건비조습하여 담이 생기지 않게 하는 작용을 한다.

【처방2】 폐수(肺兪)·척택(尺澤)·중부(中府)·정천(定喘)·족삼리(足三里).

적응증 : 열효(熱哮).

증상에 따라 더 쓰는 경혈 : 가슴이 답답하면 어제(魚際)·대릉(大陵), 목이 마르고 물이 당기면 조해(照海)·태계(太谿).

처방해설 : 중부(中府)와 폐수(肺兪)는 폐열(肺熱)을 내려주고 폐기(肺氣)를 조화시키며, 척택(尺澤)·정천(定喘)은 폐열을 내려주고 효증(哮證)을 멎게 한다. 족삼리(足三里)는 건비화습(健脾化濕)하여 담(痰)을 삭여준다. 즉, 이 처방은 표(表)와 본(本)을 다 같이 치료한다.

【처방3】 폐수(肺兪)·풍문(風門)·기천(氣喘)·단중(膻中)·열결(列缺).

적응증 : 풍한천(風寒喘)(實喘).

증상에 따라 더 쓰는 경혈 : 두통(頭痛)에는 풍지(風池), 과민성효천(過敏性哮喘)에는 사봉(四縫), 가슴이 답답하고 숨이 찬 경우에는 내관(內關)·풍륭(豊隆).

처방해설 : 열결(列缺)은 폐경(肺經)의 경기(經氣)를 잘 통하게 하고, 풍문(風門)은 족태양경(足太陽經)의 경기를 통하게 한다. 폐(肺)는 피모(皮毛)를 주관하고 족태양경은 온몸의 표(表)를 주관하므로 사기(邪氣)가 표로부터 풀리면 폐기(肺氣)는 스스로 통하게 된다. 단중(膻中)과 폐수(肺兪)는 폐기를 순조롭게 해준다. 기천(氣喘)은 효천(哮喘)을 치료하는 경외기혈(經外奇穴)이다. 즉 이 처방은 폐기를 잘 통하게 하고 한사(寒邪)를 없애며(宣肺瀉寒), 기를 잘 돌게 하고 기침을 멎게 하는 작용이 있다.

【처방4】 합곡(合谷)·대추(大椎)·폐수(肺兪)·풍륭(豊隆)·천식(喘息).

적응증 : 열천(熱喘)(實證).

증상에 따라 더 쓰는 경혈 : 가슴이 답답하고 기침할 때 아프면 내관(內關)·지구(支溝), 열이 나고 입안이 마르며 대변이 굳으면 액문(液門)·천추(天樞).

처방해설 : 중부(中府)와 폐수(肺兪)는 폐의 청숙하강(清肅下降) 기능을 돕고, 척택(尺澤)은 '수(水)'혈이면서 합혈(合穴)이므로 폐열(肺熱)을 내려준다. 합곡(合谷)·대추(大椎) 역시 표열(表熱)을 없애주고, 풍륭(豊隆)은 담(痰)을 삭여주며, 천식(喘息)은 천증(喘症)을 치료하는 경외기혈(經外奇穴)이다. 즉, 이 처방은 청폐화담(清肺化痰)·정천(定喘) 작용을 하므로 열천(熱喘)을 치료한다.

【처방5】 폐수(肺兪)·고황(膏肓)·기해(氣海)·신수(腎兪)·태연(太淵)·태계(太谿)·족삼리(足三里).

적응증 : 허천(虛喘).

증상에 따라 더 쓰는 경혈 : 숨이 심하게 가쁘면 내관(內關)·관원(關元)·단중(膻中), 손발이 차거나 움직일 때 땀이 절로 나면 음극(陰郄)·후계(後谿).

처방해설 : 태연(太淵)과 태계(太谿)가 배합되면 폐기(肺氣)를 잘 통하게 하고 신기(腎氣)를 보(補)해준다. 폐수(肺兪)와 고황(膏肓)에 뜸을 떠서 폐기를 보(補)하고,

신수(腎兪)와 기해(氣海)는 하초(下焦)의 신기를 보(補)해준다. 이렇게 하여 폐기(肺氣)와 신기(腎氣)가 충족되면 폐의 청숙하강(淸肅下降) 기능과 신(腎)의 납기(納氣) 작용이 정상으로 회복된다. 족삼리(足三里)는 위기(胃氣)를 조화시켜 후천(後天)의 근본을 보(補)해 줌으로써 폐기는 더 충실해져 천식(喘息)이 낫게 된다. 즉, 이 처방은 보폐익신(補肺益腎), 익기정천(益氣定喘)하는 작용이 있다.

【효천의 개념과 치료방법】

개념 : 한의학에서는 목에서 가래 끓는 소리가 나면서 숨찬 것을 효증(哮證), 숨이 심하게 가쁜 것을 천증(喘證)이라고 하였지만 효증인 경우 숨이 가쁜 것이 동반되므로 넓은 의미에서는 효천(哮喘)으로 부른다. 현대 의학적으로는 기관지천식(氣管支喘息), 천식성기관지염(喘息性氣管支炎), 심장성천식(心臟性喘息) 등이 효천(哮喘)의 범주에 속할 수 있다.

효천(哮喘)은 폐(肺)·비(脾)·신(腎)과 밀접한 관계가 있다. 즉 풍한사(風寒邪)를 비롯한 여러 가지 병인(病因)이 작용하면 폐(肺)의 청숙하강(淸肅下降) 기능이 장애되어 기가 거슬러 오르는데, 이때 담(痰)이 기도(氣道)를 막으므로 숨이 차고 가래 끓는 소리가 나게 되는 것이다.

효천발작이 만성화되는 것도 폐기(肺氣)와 비기(脾氣)가 허약한 것과 관련된다. 폐기가 허약해지면 비기도 약해지고, 비기가 약해지면 습담(濕痰)이 잘 생기게 되는데, 이것이 폐기를 더욱 약하게 한다. 폐기가 몹시 허해지면 신기(腎氣)도 약해져 신(腎)의 납기(納氣) 기능이 장애되어 폐(肺)의 기능이 더 장애되게 되며, 그 결과 폐에 수액(水液)이 더 머무르게 되므로 가래가 몹시 많아지고 발작이 잦아지는 악순환이 형성된다.

효천(哮喘)은 한증(寒證)과 열증(熱證)으로 나눈다.

한증(寒證)인 경우에는 목에서 가래 끓는 소리가 나며 숨은 그다지 가쁘지 않다. 가래는 묽고 양이 적으며 희다. 입안은 마르지 않고 설태(舌苔)는 희고 미끄러우며, 맥은 부긴(浮緊)하다. 날씨가 차지면 더 심해지는 경향이 있다.

열증(熱證)인 경우에는 가래가 걸쭉하고 누런데 뱉으려 해도 잘 뱉어지지 않는다. 가슴은 답답하고 얼굴은 붉으며 땀이 난다. 또한 목이 마르고 물이 당기며, 설태(舌苔)는 누렇고, 맥은 활삭(滑數)하다.

치료방법 : 숨찬 것을 멎게 하고 가래를 삭이는 원칙에서 건비조습(健脾燥濕)하고 폐기(肺氣)를 잘 통하게 하되 한증(寒證)인 경우에는 호침(毫鍼)으로 평보사(平補瀉)하거나 뜸을 뜨지만 열증(熱證)인 경우에는 뜸을 뜨지 않는다.

【참고처방】

열증(熱證) : ① 풍부(風府)·천돌(天突)·수부(兪府)·열결(列缺)·풍륭(豊隆).

② 대추(大椎)·폐수(肺兪)·천돌(天突)·소상(少商).

한증(寒證) : ① 천돌(天突)·열결(列缺)·유근(乳根)·중완(中脘)·족삼리(足三里).

② 폐수(肺兪)·고황(膏肓)·단중(膻中)·천돌(天突)에 뜸을 뜬다.

③ 중완(中脘)·공손(公孫)·풍륭(豊隆).

효천(哮喘) : ① 수부(兪府)·천돌(天突)·단중(膻中)·폐수(肺兪)·족삼리(足三里)·중완(中脘)·고황(膏肓)·기해(氣海)·관원(關元)·유근(乳根).

② 선기(璇璣)·화개(華蓋)·수부(兪府)·단중(膻中)·견정(肩井, 膽經)·견중수(肩中兪)·태연(太淵)·족삼리(足三里).

③ 효천(哮喘)으로 누울 수 없을 정도로 숨이 찬 경우에는 영대(靈臺)에 뜸을 뜬다.

④ 고황(膏肓)·단중(膻中)·폐수(肺兪)에 뜸을 뜬다.

⑤ 폐수(肺兪)·천돌(天突)에 뜸을 뜬다.

⑥ 천식(喘息).

⑦ 운문(雲門)·태연(太淵).

⑧ 관원(關元)·신수(腎兪)·족삼리(足三里)에 뜸을 뜬다.

⑨ 고황(膏肓)·기해(氣海)에 뜸을 뜬다.

천증(喘證) : ① 중부(中府)·운문(雲門)·천부(天府)·화개(華蓋)·폐수(肺兪)(뜸).

② 선기(璇璣)·기해(氣海)·단중(膻中)·기문(期門)·지양(至陽).

③ 천돌(天突)·선기(璇璣)·화개(華蓋)·단중(膻中)·유근(乳根)·기문(氣門)·기해(氣海)·지양(至陽).

④ 선기(璇璣)·화개(華蓋)·단중(膻中)·견정(肩井)·견중수(肩中兪)·태연(太淵)·족삼리(足三里).

⑤ 정천(定喘)·단중(膻中)·내관(內關)·대추(大椎)·통천(通天)·풍륭(豊隆).

⑥ 상양(商陽)·곤륜(崑崙)·단중(膻中).

⑦ 폐수(肺兪)·독수(督兪)·천돌(天突)·단중(膻中)·견정(肩井, 膽經)·중완(中脘)·기해(氣海)·열결(列缺)·족삼리(足三里)·삼음교(三陰交).

기관지천식(氣管支喘息) : ① 정천(定喘)·천돌(天突)·선기(璇璣)·단중(膻中)을 주혈(主穴)로 하고, 풍륭(豊隆)·대추(大椎)·합곡(合谷)·관원(關元)·족삼리(足三里)를 배합하여 쓴다.

② 대추(大椎)·신주(身柱)·궐음수(厥陰兪)·천돌(天突)·중완(中脘)·중부(中府).

③ 대추(大椎)·풍문(風門)·폐수(肺兪)·단중(膻中)에 쌀알만한 뜸봉으로 하루 3~5장씩 10~15일 동안 뜸을 뜬다.

④ 선기(璇璣)·기해(氣海).

⑤ 열결(列缺)·족삼리(足三里).

【증례1】 박××, 여자, 34세.

15년 전부터 기관지천식(氣管支喘息)을 앓고 있는데, 매번 추운 겨울이 오면 재발한다. 최근에는 발작이 잦아서 4번이나 입원치료를 받았지만 또 재발하였다.

현증(現症)은 숨이 심히 가쁘고 오슬오슬 추우며, 열까지 나면서 밤에 발작이 심하여 잠을 자지 못한다. 입술은 남자색을 띠고 눈두덩이가 약간 부석부석하며 목정맥노장(目靜脈怒張)이 있다. 가슴은 나무통모양으로 변형되어 있고 양쪽 폐에서 건성나음이 들리며 심첨박동(心尖搏動)이 좀 빨라져 있다.

효증(氣管支喘息)으로 진단하고 다른 약물을 모두 끊고 대추(大椎)와 단중(膻中)에 뜸을 뜨기 시작하였다.

이틀 지나서부터 자각증상이 뚜렷하게 줄어들기 시작하였고, 7일 지나서는 밤잠을 잘 수 있게 되었다. 모두 10일 동안 치료하고 증상이 모두 없어졌으며, 5개월 동안 경과 관찰을 하였는데 재발하지 않았다.

【증례2】 조××, 남자, 46세.

15년 전부터 기관지천식(氣管支喘息) 발작이 있었는데 그때마다 에페드린·프레드니솔론 등으로 발작을 멎게 하곤 하였다. 최근 다시 발작하였는데 며칠이 지났지만 가쁜 숨이 멎지 않고 기침발작으로 밤잠을 자지 못하였다. 몸은 여위고 몹시 피로해 보이며, 숨차하고 입술이 남자색을 띠며 손발이 찼다. 설태(舌苔)는 희고 엷으며, 맥은 미약하였다.

오랫동안 앓으면서 기혈(氣血)이 모두 허(虛)해져 신(腎)의 납기(納氣) 기능이 장애되어 생긴 허천(虛喘)으로 변증하고 폐(肺)와 신(腎)을 다 같이 보(補)하고, 가쁜 숨을 멎게 하는 방법으로 폐수(肺兪)·고황(膏肓)·기해(氣海)·신수(腎兪)·태연(太淵)·태계(太谿)·족삼리(足三里)·천식(喘息)에 보법(補法)으로 하루에 한 번씩 침을 놓았다.

7번 치료한 다음부터 밤잠을 잘 수 있었고 입맛도 좋아졌다. 치료효과를 공고히 하기 위하여 8화혈에 양장사(장선)를 묻어주는 매몰치료를 하였다. 그 후 3개월이 지났지만 재발하지 않았다.

4. 구토(嘔吐)

【처방】 중완(中脘)·내관(內關)·족삼리(足三里)·공손(公孫).

적응증 : 구토(嘔吐).

증상에 따라 더 쓰는 경혈 : 열증(熱證)에는 합곡(合谷)·내정(內庭), 한증(寒證)에는 상완(上脘)·중완(中脘), 담음증(痰飮證)에는 단중(膻中)·풍륭(豊隆), 식상(食傷)으로 토(吐)할 경우에는 하완(下脘)·선기(璇璣), 간기울결증(肝氣鬱結證)이면 양릉천(陽陵泉)·태충(太衝), 중기허약(中氣虛弱)으로 토(吐)할 경우에는 비수(脾兪)·장문(章門), 위음부족증(胃陰不足證)에는 삼음교(三陰交)·조해(照海), 열증성구토(熱蒸性嘔吐)가 멎지 않으면 금진(金津)·옥액(玉液)(혹은 勞宮).

처방해설 : 위(胃)의 모혈(募穴)인 중완(中脘)과 배수혈(背兪穴)인 위수(胃兪)에 하합혈(下合穴)인 족삼리(足三里)를 배합하여 치밀어 오른 위기(胃氣)를 내리고 위기능을 조화시키며, 수궐음경(手厥陰經)의 낙혈(絡穴)이고 음유맥(陰維脈)과의 교회혈(交會穴)인 내관(內關)은 상초(上焦)와 중초(中焦)의 기능을 조화시킨다. 족태음비경(足太陰脾經)의 낙혈이면서 충맥(衝脈)과의 교회혈인 공손(公孫)은 중초(中焦)의 기능을 조화시켜 치밀어 오른 위기(胃氣)를 내리고, 상완(上脘)은 위(胃)의 국소혈로서 여기에 뜸을 뜨면 위(胃)를 데워주고 찬 기운을 없애주는 작용을 한다. 내정(內庭)과 합곡(合谷)은 수소양경(手少陽經)의 경기(經氣)를 사(瀉)하여 위열(胃熱)을 없애고, 풍륭(豊隆)은 족양명위경(足陽明胃經)의 낙혈로서 비위(脾胃)의 기능을 돕고, 단중(膻中)은 온몸의 기를 조화시켜 행기화담(行氣化痰) 작용을 한다. 선기(璇璣)와 하완(下脘)은 국소혈로서 비위의 기능을 돕고 경기(經氣)를 조화시켜 체기(滯氣)를 없애준다. 양릉천(陽陵泉)과 태충(太衝)은 간담(肝膽)의 경기를 통하게 하여 울결(鬱結)된 간기(肝氣)를 풀어주고 위기(胃氣)를 조화시켜 준다. 비수(脾兪)와 장문(章門)은 비(脾)의 운화(運化) 기능을 돕고 중기(中氣)를 보(補)해주며, 삼음교(三陰交)와 조해(照海)는 신기(腎氣)를 돕고 음액(陰液)을 불려준다.

【구토의 개념과 치료방법】

개념 : 위(胃)의 내용물이 입을 통하여 밖으로 나오는 것을 말하는데, 위병(胃病)의 경우 흔히 보이고 신경증(神經證) 형태로 토(吐)하는 경우도 있다.

한의학에서는 위기(胃氣)가 치밀어서 생긴다고 본다. 한의학 고전에서는 소리를 내면서 위의 내용물을 토하는 것을 구(嘔), 소리 없이 위의 내용물만 토하는 것을 토(吐)라 하였으며, 소리는 나지만 위의 내용물이 나오지 않는 것을 건구(乾嘔)라 하였지만 실제 임상에서는 이것을 가려내기 힘들기 때문에 함께 쓰고 있다.

현대 의학적으로 말하면 급성위염(急性胃炎), 위·십이지장궤양(胃十二指腸潰瘍), 분문경련(噴門痙攣), 췌장염(膵臟炎), 담낭염(膽囊炎), 위신경증(胃神經證) 등의 경우와 복막염(腹膜炎)의 경우에도 토하며 임신오조(妊娠惡阻), 정신신경병(精神神經病)의 경우에도 토할 수 있다. 그러므로 임상실천에서는 반드시 원인치료를 기본으로 하면서 위(胃) 기능을 조화시켜 토하는 증상을 멈출 수 있도록 변증치료를 해야 한다. 구토(嘔吐)는 침구치료에 잘 반응하지만 기질적 변화가 심한 질병인 경우에는 약물치료를 배합하는 것이 효과적이다.

치료방법 : 족양명위경(足陽明胃經)의 경혈을 위주로 하면서 위기(胃氣)를 조화시키고 구토(嘔吐)를 멎게 하는 작용이 있는 경혈을 배합하여 쓰되 한성구토(寒性嘔吐)에는 유침(留鍼)하고 뜸을 뜨며, 열성구토(熱性嘔吐)에는 단자법(單刺法)을 쓰며 뜸을 뜨지 않는다. 위음허한증(胃陰虛寒證)과 위음부족증(胃陰不足證)은 보법(補法)을 쓰거나 평보평사법(平補平瀉法)을 쓰며, 간기울결형(肝氣鬱結型)은 족궐음간경(足厥陰肝經)의 경혈을 위주로 사법(瀉法)을 쓴다. 중기(中氣)가 허(虛)할 경우에는 장문(章門)과 비수(脾兪)에 뜸을 뜨는 것이 좋다.

【참고처방】

헛구역질이 멎지 않는 경우에는 간사(間使)에 뜸을 뜬다.

메스꺼워서 음식을 먹지 못하는 경우에는 격수(膈兪)에 뜸을 뜬다.

구토(嘔吐) : ① 상구(商丘)·유문(幽門)·통곡(通谷).

② 소상(少商)·노궁(勞宮).

③ 격수(膈兪)·장문(章門)(뜸).

④ 상완(上脘)·중완(中脘)·하완(下脘).

⑤ 중완(中脘)·연곡(然谷)·심수(心兪)(뜸).

⑥ 격수(膈兪)·삼초수(三焦兪)·거궐(巨闕)(뜸).

⑦ 이내정(裏內庭)(뜸 3장).

⑧ 대릉(大陵).

⑨ 비수(脾兪)·위수(胃兪)·중완(中脘)·내관(內關)·족삼리(足三里)를 기본혈로 하고(寒證인 경우에는 뜸을 뜸), 열증(熱證)에는 내정(內庭), 탈음증(脫陰證)에는 풍륭(豊隆), 식상증(食傷證)에는 공손(公孫)으로 배합한다.

비허증(脾虛證)에는 상구(商丘), 위기부족증(胃氣不足證)에는 족삼리(足三里), 비위허한증(脾胃虛寒證)에는 내관(內關) · 내정(內庭) · 중완(中脘) · 기해(氣海) · 공손(公孫).

신경성구토(神經性嘔吐)에는 신회(顖會) · 단중(膻中) · 간수(肝兪).

반사성구토(反射性嘔吐)에는 중완(中脘) · 비수(脾兪) · 비근(痞根).

신물을 토하면서 소화가 안 되는 경우에는 일월(日月) · 중완(中脘) · 비수(脾兪) · 위수(胃兪)(뜸).

【증례1】 최××, 여자, 45세.

5년 전부터 위(胃) 부위가 아프면서 구토(嘔吐)를 시작하였다. 특히 기분이 나쁘면 소화가 더 안 되면서 토하였다. 엑스레이 투시에서 병적 소견은 없었다. 위신경증(胃神經證)으로 진단 받고 현대 의학적인 치료를 받았지만 효과가 없었으므로 침 치료를 하였다.

현증(現症)은 위(胃) 부위가 쓰리고 그득하여 기분이 우울하고 화를 잘 내는 것이었다. 혀의 변두리는 붉고 설태(舌苔)는 엷고 기름때가 낀 것 같으며, 맥은 현삭(弦數)하였다.

간기울결(肝氣鬱結)이 위(胃)에 영향을 주어 생긴 구토로 변증하고 간(肝)을 편안하게 하고 위(胃)를 조화시키며, 거슬러 오른 위기(胃氣)를 내려주는 방법으로 중완(中脘) · 내관(內關) · 족삼리(足三里) · 양릉천(陽陵泉) · 태충(太衝)에 침을 놓고 30분 동안 꽂아두되 10분에 한 번씩 자극을 주었다.

치료 3일째부터 토하는 증상이 뜸해지면서 위(胃)가 아픈 증상이 줄어들기 시작하였다. 모두 12번 맞고 다 나았는데, 6개월 동안 관찰해본 결과 재발하지 않았다.

【증례2】 리××, 여자, 38세.

발작적으로 메스꺼우면서 몹시 토(吐)했다. 급성위확장증(急性胃擴張證)으로 진단받고 여러 가지 약물치료를 하였지만 효과가 없었으므로 침치료를 시작하였다.

양쪽 족삼리(足三里) · 합곡(合谷) · 위수(胃兪)에 오전과 오후 각각 한 번씩 침을 놓고 5분 동안 꽂아두었다. 침을 한 번 맞은 다음 환자는 편안해 하였으며 토하는 증상이 멎었다. 그날 오후에 묽은 대변을 보고 나서부터 불어났던 배가 줄어들고 밤에 잠을 잘 잤다. 다음날부터 부드러운 음식을 먹기 시작하였는데 다시 토하지 않았다. 3일 동안 침을 놓았는데 가벼운 탈수증 외에 다른 증상은 모두 없어졌다.

5. 딸꾹질(呃逆)

【처방】 격수(膈兪)・단중(膻中)・중완(中脘)・내관(內關)・족삼리(足三里)・태충(太衝).

적응증 : 여러 가지 원인으로 생긴 딸꾹질.

증상에 따라 더 쓰는 경혈 : 위한증(胃寒證)에는 비수(脾兪)・위수(胃兪), 위열증(胃熱證)에는 내정(內庭), 비신양허증(脾腎陽虛證)에는 비수(脾兪)・신수(腎兪), 위음부족증(胃陰不足證)에는 삼음교(三陰交)・태계(太谿), 간기울결증(肝氣鬱結證)에는 기문(期門).

처방해설 : 격수(膈兪)・단중(膻中)・내관(內關)은 기혈(氣血)을 잘 돌게 하고 횡격막 기능을 조화시키며 위기(胃氣)를 잘 통하게 한다. 중완(中脘)과 족삼리(足三里)는 사(瀉)하면 열(熱)을 내려주고 거슬러 오른 위기(胃氣)를 끌어내리며, 보(補)하면 비위(脾胃)를 데워준다. 태충(太衝)・기문(期門)은 몰린 간기(肝氣)를 풀어주고 간기를 통하게 해준다. 즉, 이 처방은 간기울결(肝氣鬱結)을 풀어주고 위(胃)를 조화시켜주며 토하는 것을 멎게 하는 작용이 있다.

【딸꾹질의 개념과 치료방법】

개념 : 한의학에서는 딸꾹질(呃逆)은 위기(胃氣)가 거슬러 올라가서 생긴다고 본다. 비위(脾胃)가 차거나 위화(胃火)가 성(盛)할 때, 비신양(脾腎陽)이 허(虛)하거나 위음(胃陰)이 부족할 때 위기가 거슬러 오를 수 있다. 대체로 실증(實證)인 경우에는 딸꾹질소리가 크고 연속적이며 얼굴과 온몸에 열감(熱感)이 있을 수 있고, 허증(虛證)인 경우에는 소리가 약하고 창백하며 손발이 싸늘하다.

현대의학에서는 횡격막신경의 자극에 의한 횡격막의 간대성경련(間代性痙攣)으로 생긴다고 본다. 건강한 사람도 갑자기 몸을 차게 하거나 급하게 식사를 할 때에 딸꾹질이 나는데, 이런 생리적 딸꾹질은 치료하지 않아도 된다. 소화기병(胃炎・肝炎・膵臟炎 등)과 호흡기병(肺炎・横膈膜炎 등) 및 복부수술 후에 생기는 반사성딸꾹질, 전염성균독소(細菌性痢疾・流行性腦炎 등)와 물질대사독(尿毒症・糖尿病性昏睡・알콜중독 등)에 의해서 생기는 중추자극성딸꾹질, 뇌출혈(腦出血)・뇌종양(腦腫瘍)・전간(癲癇)・히스테리 등에서 생기는 신경성딸꾹질, 심낭질병과 종격염(縱隔炎)의 경우 횡격막 신경말초가 자극되어 생기는 딸꾹질 등 여러 가지가 있다. 딸꾹질의 정도는 원인질병에 따라 차이가 심하다.

치료방법 : 족양명위경(足陽明胃經)과 족궐음간경(足厥陰肝經), 수궐음신포경(手厥陰心包經)의 경혈을 위주로 하여 위(胃)를 조화시켜 딸꾹질을 멎게 하는 방법으로 치료한다. 위열증(胃熱證)과 간기울증(肝氣鬱證) 등 실증(實證)에는 호침(毫鍼)으로 사법(瀉法)을 쓰고, 위음부족(胃陰不足) 등 허증(虛證)에는 보법(補法)을 쓰며, 위한증(胃寒證)과 비신양허증(脾腎陽虛證)에는 뜸을 뜬다. 딸꾹질에 침치료는 효과가 있다. 특히 실증(實證)인 경우 침치료 효과가 좋다. 정기(精氣)가 몹시 쇠약해진 경우에는 침치료에 잘 반응하지 않는다.

【참고처방】

① 중완(中脘) · 단중(膻中) · 기문(期門)에 뜸을 뜬다.

② 관원(關元)에 뜸을 뜬다.

③ 양쪽 유근(乳根)에 뜸을 뜨거나 기해(氣海)에 뜸을 뜬다.

④ 비수(脾兪) · 위수(胃兪) · 중완(中脘) · 족삼리(足三里) · 공손(公孫).

⑤ 천돌(天突)에 강한 자극을 주거나 내관(內關) · 중완(中脘)에 강한 자극을 준다.

⑥ 한증(寒證)에는 상완(上脘) · 장문(章門) · 비수(脾兪) · 내관(內關), 열증(熱證)에는 내관(內關) · 합곡(合谷) · 열결(列缺) · 격수(膈兪) · 족삼리(足三里), 허증(虛證)에는 중완(中脘) · 기문(期門) · 기해(氣海) · 비수(脾兪) · 위수(胃兪), 실증(實證)에는 상완(上脘) · 족삼리(足三里).

⑦ 천돌(天突) · 격수(膈兪) · 내관(內關)을 주혈(主穴)로 하고, 실증(實證)에는 거궐(巨闕) · 천추(天樞) · 행간(行間) · 내관(內關) · 단중(膻中), 허증(虛證)에는 관원(關元) · 단중(膻中)을 쓴다.

【증례1】 조××, 남자, 45세.

1주일 전 기분 나쁜 일이 있은 뒤부터 딸꾹질이 계속되었다. 양약 · 한약 치료를 받았으나 효과가 없었으므로 본원에 왔다.

현증(現症)은 가슴이 그득하면서 딸꾹질이 날 뿐 다른 증상은 없었다. 간위불화(肝胃不和)로 생긴 딸꾹질로 변증(辨證)하고 간(肝)을 편안하게 하고 위기(胃氣)를 조화시키는 방법으로 내관(內關) · 족삼리(足三里) · 태충(太衝) · 단중(膻中) · 격수(膈兪)에 침을 놓았다. 한 번 침을 맞고 딸꾹질이 멎었으며 그 후 재발하지 않았다.

【증례2】 김××, 남자, 40세.

위궤양(胃潰瘍)으로 위절제술을 하고 난 뒤 마취에서 깨어나기 전에 딸꾹질이 1

분 동안에 20번 정도로 심하였다. 격수(膈俞)·비수(脾俞)·합곡(合谷)·족삼리(足三里)에 사법(瀉法)으로 침을 놓았다. 3분 정도 지나서 그렇게 심하던 딸꾹질이 멎었으며 다시 재발하지 않았다.

6. 위완통(胃脘痛)

【처방1】 중완(中脘)·족삼리(足三里)·기문(期門)·태충(太衝)·내관(內關).

적응증 : 간위불화(肝胃不和)로 생긴 위완통(胃炎, 胃·十二指腸潰瘍, 胃下垂, 胃神經證 등의 경우에 나타나는 胃痛).

증상에 따라 더 쓰는 경혈 : 명치 부위가 거북하고 헛배가 부른 경우에는 비수(脾俞)·공손(公孫), 신물이 올라오는 경우에는 간수(肝俞)·담수(膽俞)·구허(丘墟), 통증이 몹시 심한 경우에는 양구(梁丘), 옆구리가 아픈 경우에는 양릉천(陽陵泉).

처방해설 : 중완(中脘, 胃의 募穴)과 족삼리(足三里, 六腑下合穴)는 위기(胃氣)를 통하게 하여 맺힌 것을 풀어주고 통증을 멎게 하며, 내관(內關)과 공손(公孫)은 가슴이 맺히는 것을 풀어주고, 기문(期門)과 태충(太衝)은 간기(肝氣)를 통하게 하고 통증을 멎게 해준다. 이와 같이 간기(肝氣)가 잘 통하고 위기(胃氣)가 조화되면 통증이 멎는다.

【처방2】 비수(脾俞)·위수(胃俞)·장문(章門)·족삼리(足三里).

적응증 : 비위허한형위완통(脾胃虛寒型胃脘痛).

증상에 따라 더 쓰는 경혈 : 소화장애(消化障碍)에는 선기(璇璣)·공손(公孫), 비허설사(脾虛泄瀉)에는 천추(天樞)·대장수(大腸俞), 통증이 심하면 양구(梁丘).

처방해설 : 비위(脾胃)의 배수혈(背俞穴)인 비수(脾俞)와 위수(胃俞), 위(胃)의 모혈(募穴)인 중완(中脘)을 배합하여 보법(補法)을 쓰거나 뜸을 뜨면 중초(中焦)를 데워주어 비위의 기능을 좋게 하고, 내관(內關)과 족삼리(足三里)는 위기(胃氣)를 조화시켜 위통(胃痛)을 멎게 해준다. 즉, 이 처방은 중초(中焦)를 따뜻하게 하고 한사(寒邪)를 없애주는 작용(溫中散寒)을 한다.

【위완통의 개념과 치료방법】

개념 : 위(胃) 부위, 즉 명치 부위의 통증을 말하는데, 비위(脾胃)가 허한(虛寒)하거나 맺힌 간기(肝氣)가 위(胃)에 영향을 주어 생긴다. 비위허한증(脾胃虛寒證)인 경우에는 명치 밑이 은은하게 아프고 자주 신물을 토하거나 트림을 한다. 또한 따뜻

한 것을 좋아하고 위(胃) 부위를 따뜻하게 해주면 통증이 줄어든다. 기체증(氣滯證)인 경우에는 명치 부위가 더부룩하면서 아프고 통증이 옆구리로 뻗치며 한숨을 자주 쉬고 신물을 토한다.

현대 의학적으로는 위완통(胃脘痛)에 급성(急性) 및 만성위염(慢性胃炎), 위·십이지장궤양(胃十二指腸潰瘍), 위신경증(胃神經證), 췌장염(膵臟炎), 위경련(胃痙攣) 등을 해당시킬 수 있다.

치료방법 : 간위불화(肝胃不和, 氣滯證)로 생긴 위완통(胃脘痛)에는 족궐음경(足厥陰經)과 족양명경(足陽明經)의 경혈을 주로 쓰는데 호침(毫鍼)으로 사법(瀉法)을 쓰고, 비위허한형(脾胃虛寒型)에는 비위(脾胃)의 배수혈(背俞穴)과 모혈(募穴) 및 족양명경의 경혈을 많이 쓰는데 호침(毫鍼)으로 보법(補法)을 쓰거나 뜸을 배합한다.

【참고처방】

위완통(胃脘痛) : ① 기체형(氣滯型)에는 중완(中脘)·족삼리(足三里)·내관(內關), 어혈형(瘀血型)에는 격수(膈俞)·중완(中脘)·삼음교(三陰交), 담음형(痰飮型)에는 내관(內關)·공손(公孫)·중완(中脘) 혹은 중완(中脘)·풍륭(豊隆)·내관(內關), 기혈허형(氣血虛型)에는 비수(脾俞)·족삼리(足三里)·기해(氣海)는 보(補)하고, 태충(太衝)·내관(內關)은 사(瀉)한다. 혹은 중완(中脘)·족삼리(足三里)에 뜸을 뜬다.

② 위수(胃俞)·상완(上脘)·중완(中脘)·내관(內關)·족삼리(足三里)·공손(公孫)(뜸).

③ 중완(中脘)·족삼리(足三里)·내관(內關)을 주혈(主穴)로 하고, 한증(寒證)에는 비수(脾俞)·공손(公孫), 어혈증(瘀血證)에는 격수(膈俞)·기문(期門), 담음증(痰飮證)에는 천추(天樞)·음릉천(陰陵泉), 위화증(胃火證)에는 여태(厲兌), 기체증(氣滯證)에는 견우(肩髃)·기문(期門)·일월(日月), 회충(蛔蟲)으로 인한 통증에는 지창(地倉)·천추(天樞)·상거허(上巨虛)·하거허(下巨虛), 식체(食滯)로 인한 통증에는 양문(梁門)·천추(天樞)를 배합하여 쓴다.

④ 족삼리(足三里)·내관(內關)·공손(公孫)·천추(天樞).

위통(胃痛) : ① 실증(實證)에는 중완(中脘)·내관(內關)·족삼리(足三里)·공손(公孫)·행간(行間)을 주혈(主穴)로 하고 통증이 심하면 양구(梁丘), 옆구리가 아픈 경우에는 양릉천(陽陵泉)을 배합한다. 허증(虛證)에는 비수(脾俞)·위수(胃俞)·중완(中脘)·장문(章門)·족삼리(足三里)·내관(內關)·삼음교(三陰交)를 주혈(主穴)로 하고 입이 쓰고 혀가 붉으면 소부(少府), 위(胃) 부위 작열감(灼熱

感)이 있으면 태계(太谿), 변혈(便血)에는 혈해(血海), 토혈(吐血)에는 격수(膈兪)를 배합한다.

② 격수(膈兪)・비수(脾兪)・위수(胃兪)・내관(內關)・양보(陽輔)・상구(商丘)(뜸).

위・십이지장궤양(胃十二指腸潰瘍) : 중완(中脘)・위수(胃兪)・족삼리(足三里)를 주혈(主穴)로 하고, 허한증(虛寒證)에는 비수(脾兪)・공손(公孫), 간기울결형(肝氣鬱結型)에는 삼음교(三陰交)・족임읍(足臨泣), 어혈형(瘀血型)에는 태충(太衝)・격수(膈兪), 위출혈(胃出血)에는 격수(膈兪)・양구(梁丘), 토하는 경우에는 내관(內關), 위산도가 높은 경우에는 간수(肝兪)・격수(膈兪)・지양(至陽)을 배합한다.

만성위염(慢性胃炎) : 간기울결형(肝氣鬱結型)은 위・십이지장궤양(胃十二指腸潰瘍) 때와 같이 치료하고, 위열증(胃熱證)에는 중완(中脘)・내관(內關)・족삼리(足三里)・내정(內庭)・합곡(合谷), 위한증(胃寒證)에는 중완(中脘)・내관(內關)・족삼리(足三里)・위수(胃兪)・비수(脾兪)・공손(公孫)을 배합한다.

【증례】 홍××, 남자, 51세.

8년 전부터 위・십이지장궤양(胃十二指腸潰瘍) 진단을 받고 현대 의학적인 치료를 받아왔으나 최근 통증이 더 심해졌다. 특히 식사 후 2시간 지나서 발작적인 통증이 나타나고 통증지속 시간이 길어지면서 등으로 뻗치었다. 이밖에 메스껍고 트림이 나며 변비(便秘) 경향이 있었다. 이학적 검사에서는 상복부 압통이 뚜렷하고 대변잠혈 반응이 강양성이며, 유리산도는 10~54, 총산도는 25~60이었다. 위장바리움투시에서 십이지장구부가 변형되어 있고 니쉐(niche)[34]가 있었다.

십이지장궤양(十二指腸潰瘍)으로 확진받고 입원치료를 받았다. 12일 동안 약물치료를 하였지만 통증이 멎지 않았으므로 약물을 끊고 중완(中脘)・상완(上脘)・족삼리(足三里)・내관(內關)에 침을 놓았다. 하루 사이에 통증이 멎었지만 하루에 한 번씩 3일 동안 더 놓았다. 그 후 7주일이 지나서도 통증발작이 나타나지 않았으며 그 밖의 증상도 좋아졌다.

7. 열격(噎膈)

【처방1】 천돌(天突)・단중(膻中)・격수(膈兪)・거궐(巨闕)・내관(內關)・비수(脾兪)・족삼리(足三里).

34) 편평한 표면에 생기는 陷凹部로서, 특히 胃와 같은 臟器의 내면에 일어난 병변에 의해 엑스레이 사진에 나타난 缺損部의 陷凹部이다.

적응증 : 열격(食道痙攣, 胃噴門痙攣, 食道炎, 食道憩室).

증상에 따라 더 쓰는 경혈 : 가슴이 몹시 답답하면 격관(膈關), 담(痰)이 성하면 풍륭(豊隆).

처방해설 : 기(氣)의 회혈(會穴)인 단중(膻中)과 천돌(天突)을 배합하면 가슴속의 기가 잘 돌아가 몰린 기가 풀리고, 격수(膈兪)는 혈(血)의 회혈이면서 횡격막의 국소혈이므로 기를 조화시키고 혈을 잘 돌게 하여 가슴속에 맺힌 것을 풀어준다. 거궐(巨闕)은 심(心)의 모혈(募穴)이고, 내관(內關)은 심포경(心包經)의 낙혈(絡穴)이며 심포경은 가슴속으로 순행하므로 이 혈들은 흉격에서 거슬러 오르는 기를 내려준다. 비수(脾兪)·위수(胃兪)·족삼리(足三里)는 비위(脾胃)를 보(補)해주고 그 기능을 조화시켜 기혈(氣血)을 충실하게 해주며, 기의 순환을 좋게 하여 담(痰)과 어혈(瘀血)을 삭여준다. 즉, 이 처방은 흉격(胸膈)이 막힌 것을 풀어주고 위(胃)를 조화시켜 주어 음식물이 잘 내려가게 한다.

【열격의 개념과 치료방법】

개념 : 먹은 음식물이 잘 내려가지 않거나 다시 올라오는 병증이다. 술이나 자극성 음식물을 많이 먹는다든지, 우울하거나 불쾌한 정서로 담(痰)이나 기혈(氣血)이 흉격(胸膈)에 몰려서 생긴다. 그밖에 약물에 의한 식도화상(食道火傷)이나 혈(血) 부족, 진액(津液) 부족 등에 의해서도 생길 수 있다.

증상은 목안과 가슴이 막히는 감이 있으면서 답답하고, 음식을 먹으려 하여도 넘기기 힘들며, 억지로 넘겨도 막혀서 내려가지 못하고 토한다. 병이 더 심해지면 가슴이 아프고 몸이 여위며, 음이 부족한 증상들이 나타난다.

현대 의학적으로는 식도경련(食道痙攣), 분문경련(噴門痙攣), 식도염(食道炎), 식도게실(食道憩室), 식도암(食道癌), 위암(胃癌) 등에 해당될 수 있다.

치료방법 : 막힌 것을 풀어주고 위(胃)를 조화시키는 방법으로 평보평사법(平補平瀉法)을 쓴다.

열격(噎膈)은 침구치료로 효과를 볼 수 있다. 그러나 식도경련(食道痙攣)이나 분문경련(噴門痙攣)과 같은 기능적인 장애인 경우에는 그 증상을 좋아지게 할 수는 있지만 완전히 낫게 하기는 어려우므로 전문과를 찾아 치료를 받아야 한다.

【참고처방】

열격(噎膈) : ① 단중(膻中)·격수(膈兪)·중완(中脘)·기해(氣海)·관원(關元)·족삼리(足三里)·공손(公孫).

② 석관(石關)·족삼리(足三里)·위수(胃兪)·중완(中脘)·위창(胃倉)·격수(膈兪)·수분(水分).

③ 노궁(勞宮)·통리(通里)·중완(中脘)·대릉(大陵)·지구(支溝)·상완(上脘).

④ 공손(公孫)·단중(膻中)·태백(太白).

⑤ 천돌(天突)·석문(石門)·족삼리(足三里)·위수(胃兪)·격수(膈兪)·수분(水分)·기해(氣海)·위창(胃倉).

⑥ 위수(胃兪)·하완(下脘)·단중(膻中)·태백(太白)·석관(石關).

⑦ 격관(膈關)·중부(中府)·관충(關衝)·의희(譩譆).

⑧ 심수(心兪)·격수(膈兪)·고황(膏肓)·비수(脾兪)·단중(膻中)·유근(乳根)·족삼리(足三里)·중완(中脘)·천부(天府).

⑨ 단중(膻中)(뜸).

⑩ 천돌(天突)·격수(膈兪)·비수(脾兪)·신수(腎兪)·단중(膻中)·유근(乳根)·족삼리(足三里)·해계(解谿)·대릉(大陵)·관충(關衝)(뜸).

지나친 고민으로 생긴 열격(噎膈) : ① 심수(心兪)(뜸).

② 신문(神門)·비수(脾兪)(뜸).

한격(寒膈) : 단중(膻中)·격수(膈兪)·중완(中脘)·족삼리(足三里)를 주혈(主穴)로 하고, 공손(公孫)·중부(中府)·폐수(肺兪)를 보조혈로 하여 뜸을 뜬다.

열격(熱膈) : 내정(內庭)·내관(內關)·족삼리(足三里)·중완(中脘)을 주혈(主穴)로 하고, 합곡(合谷)·상완(上脘)·격수(膈兪)를 보조혈로 한다.

기격(氣膈) : 중완(中脘)·단중(膻中)·기해(氣海)·위수(胃兪)를 주혈(主穴)로 하고, 불용(不容)·비수(脾兪)·격관(膈關)·내관(內關)을 보조혈로 한다.

담격(痰膈) : 격수(膈兪)·천돌(天突)·폐수(肺兪)·풍륭(豊隆)·하완(下脘)을 주혈(主穴)로 하고, 중완(中脘)·족삼리(足三里)·간수(肝兪)를 보조혈로 한다.

식격(食膈) : 중완(中脘)·위수(胃兪)·비수(脾兪)·단중(膻中)·족삼리(足三里)를 주혈(主穴)로 하고, 내관(內關)·상완(上脘)·격수(膈兪)·삼음교(三陰交)를 보조혈로 한다.

장부(臟腑)가 차고 진액(津液)이 부족하여 음식물을 받아들이지 못하는 식열(食噎)에는 유근(乳根)에 뜸을 뜬다.

만일 음식을 먹은 다음 아프면 열결(列缺)·대릉(大陵)·내관(內關)·단중(膻中)·족삼리(足三里)를, 음식생각이 전혀 없는 경우에는 간사(間使)·관충(關衝)·연곡(然谷)·중완(中脘)·기문(期門)(뜸)을, 먹은 음식물이 내려가지 않는 경우는 노궁(勞宮)·소상(少商)·태백(太白)·공손(公孫)·족삼리(足三里)·중괴(中魁,

經外奇穴)·격수(膈兪)·중완(中脘)·위수(胃兪)·대장수(大腸兪)를 배합한다.

오랜 병으로 음식물을 먹지 못하는 격증(膈證)에는 고황(膏肓)·단중(膻中)(뜸)·기해(氣海)(뜸)·견정(肩井, 膽經)(뜸)·족삼리(足三里)(뜸)를 쓴다.

격증(膈證)으로 몸이 여위고 육맥(六脈)이 침삽(沈澁)한 경우에는 기해(氣海)·단중(膻中)에 뜸을 뜬다.

【증례】 송××, 여자, 78세.

1984년 7월 14일 아침식사를 하려는데 갑자기 음식물을 넘길 수 없고 물도 삼키기 힘들었다. 이틀이 지났으나 증상이 좋아지지 않으므로 엑스레이바리움투시를 하였는데 음영결손은 없고 식도 제1생리적 협착부위에 통과장애가 있을 뿐 다른 소견은 나타나지 않았다.

식도경련(食道痙攣)으로 진단받고 1주일 동안 현대 의학적인 치료를 받았지만 효과가 없었으므로 한방병원을 찾아왔다.

현증은 혈압이 195/120㎜Hg이고 동맥경화증(動脈硬化症) 소견이 좀 있을 뿐 다른 증상은 없었다. 열격(噎膈)(食道痙攣)으로 진단하고 천돌(天突)·단중(膻中)·격수(膈兪)·내관(內關)·거궐(巨闕)에 평보평사법(平補平瀉法)으로 침을 놓고 20분 동안 꽂아두었다. 침을 뺀 다음 설탕물을 마시게 하였는데 조금씩 넘기기 시작하였다. 3시간 지나서는 미음을 반 사발 정도 마셨으며 저녁 끼니로는 죽을 먹을 수 있었고, 다음날 아침부터는 정상적인 식사를 할 수 있었다.

1년 지나서 다시 재발했는데 역시 이때에도 물을 조금도 넘기지 못하였다. 지난날의 방법으로 침을 놓았지만 효과가 없었으므로 격관(膈關)·족삼리(足三里)에 추가하여 놓았다. 3일 지나서야 효과가 나타나 식사를 할 수 있게 되었는데, 2년 동안의 경과를 관찰해 보았으나 다시 재발하지 않았다.

8. 반위(反胃)

【처방】 중완(中脘)·위수(胃兪)·장문(章門)·비수(脾兪)·기해(氣海)·족삼리(足三里)·중괴(中魁).

적응증 : 반위(胃幽門部痙攣 및 腫瘍, 胃無力症).

증상에 따라 더 쓰는 경혈 : 위통(胃痛)에는 이내정(裏內庭, 經外奇穴), 토(吐)하는 증상이 멎지 않는 경우에는 노궁(勞宮).

처방해설 : 중완(中脘)과 위수(胃兪), 장문(章門)과 비수(脾兪)는 수모배혈(兪募配

穴)로서 보법(補法)을 쓰면 비(脾)를 보(補)하고 위(胃)를 조화(健脾和胃)시켜 주며, 중초(中焦)를 따뜻하게 하고 한사(寒邪)를 없애준다. 기해(氣海)와 족삼리(足三里)는 위기(胃氣)를 잘 돋게 하여 치미는 것을 내려주며, 중괴(中魁)는 경외기혈(經外奇穴)로서 위기를 조화시켜 토(吐)하는 것을 멎게 해준다. 즉, 이 처방은 위기(胃氣)를 조화시켜 치미는 것을 멎게 해주는 화위강역(和胃降逆) 작용이 있다.

【반위에 대한 개념과 치료방법】

개념 : 위(胃) 안에 들어갔던 음식물이 일정한 시간이 지나서 도로 올라오는 병증이다. 비위(脾胃)가 허(虛)하거나 명문(命門)의 화(火)가 부족하여 생긴다. 증상은 음식을 먹으면 명치 부위가 불러 오르고 그득하며, 음식을 먹은 다음 1~2시간 혹은 여러 시간 지나서 토한다. 한의학고전에는 아침에 먹은 것을 저녁에 토하고 저녁에 먹은 것을 아침에 토하는 것이 특징이라고 하였다.

현대 의학적으로는 위유문경련(胃幽門痙攣), 위유문부종양(胃幽門部腫瘍), 위무력증(胃無力症) 등에 해당시킬 수 있다.

치료방법 : 중초(中焦)를 따뜻하게 하고 비위(脾胃)의 기능을 조화시키는 방법으로 족양명위경(足陽明胃經)과 임맥(任脈)의 경혈을 주로 쓰며 평보평사법(平補平瀉法)으로 치료한다. 뜸을 뜨는 것도 좋다.

위무력증(胃無力症)이나 유문부경련(幽門部痙攣)의 침치료는 효과가 좋으나 분문(噴門)의 기질적 변화로 오는 반위(反胃)인 경우에는 효과가 그다지 좋지 못하다.

【참고처방】

① 고황(膏肓)·단중(膻中)·족삼리(足三里)에 뜸을 뜬다.

② 견정(肩井, 膽經)에 뜸을 3장 뜬다.

③ 노궁(勞宮)·중괴(中魁)·완골(腕骨)·심수(心兪)·중완(中脘).

④ 수분(水分)·기해(氣海)(뜸).

⑤ 하완(下脘)·족삼리(足三里)·위수(胃兪)·중완(中脘)·비수(脾兪)·격수(膈兪)(뜸).

⑥ 중완(中脘)·하완(下脘)·상완(上脘)·음도(陰都)·격수(膈兪)(뜸)·비수(脾兪)(뜸)·고황(膏肓)(뜸).

⑦ 기해(氣海)·하완(下脘)·비수(脾兪)·격수(膈兪)·일월(日月)·중완(中脘)·족삼리(足三里)·위수(胃兪)·상완(上脘)·단중(膻中)·유근(乳根)·수분(水分)·천추(天樞)·대릉(大陵)·의희(譩譆)(뜸).

⑧ 중완(中脘) · 하완(下脘) · 기해(氣海) · 격수(膈兪) · 지구(支溝) · 중괴(中魁) · 족삼리(足三里) · 조해(照海) · 노궁(勞宮).

⑨ 중완(中脘) · 하완(下脘) · 격수(膈兪) · 위수(胃兪) · 족삼리(足三里)(뜸).

【임상자료】

유문통과장애(幽門通過障碍)로 먹은 음식물을 토하는 반위(反胃) 환자 6례를 대상으로 중완(中脘) · 내관(內關) · 족삼리(足三里) · 금진(金津)·옥액(玉液) · 양문(梁門) · 기해(氣海) · 삼음교(三陰交) · 합곡(合谷) · 비수(脾兪) · 위수(胃兪)에 매일 교대로 침을 놓는 방법으로 치료한 자료에 의하면, 1례(胃癌)를 제외하고는 모두 나았다고 한다. 특히 유문경련(幽門痙攣)으로 생긴 반위(反胃)는 단 한 번의 침으로 멎었으며, 그 밖의 환자들의 평균 치료횟수는 3.5번이었다.

엑스레이투시를 하면서 침을 놓기 전과 놓은 다음의 상태를 관찰하였는데 침을 놓으면 위의 연동운동이 강해지고 유문괄약근의 연축이 풀리는 것을 볼 수 있었다.

9. 복통(腹痛)

【처방1】 중완(中脘) · 신궐(神闕)(뜸) · 관원(關元)(뜸) · 족삼리(足三里) · 공손(公孫).

적응증 : 한성복통(寒性腹痛)(腸痙攣, 胃腸炎 때의 腹痛).

증상에 따라 더 쓰는 경혈 : 배가 몹시 아프면 기해(氣海) · 삼음교(三陰交), 설사(泄瀉)하는 경우에는 천추(天樞) · 대장수(大腸兪), 식적(食積)에는 이내정(裏內庭) · 선기(璇璣).

처방해설 : 중완(中脘) · 족삼리(足三里) · 공손(公孫)은 위장의 기능을 조화시켜 건비화위(健脾和胃)하고, 신궐(神闕)과 관원(關元)에 뜸을 떠서 하초(下焦)의 원기를 보(補)하고 하초를 데워주어서 복통(腹痛)을 멈추게 한다. 즉, 이 처방은 온중산한(溫中散寒)하고 식적(食積)을 삭여주는 작용이 있다.

【처방2】 비수(脾兪) · 위수(胃兪) · 중완(中脘) · 기해(氣海) · 장문(章門) · 족삼리(足三里).

적응증 : 비양부족(脾陽不足)으로 생기는 허한성복통(虛寒性腹痛)(慢性小大腸炎이나 胃神經證 때의 腹痛).

증상에 따라 더 쓰는 경혈 : 복통(腹痛)이 발작적으로 나타날 경우에는 신궐(神闕) · 내정(內庭), 설사(泄瀉)에는 천추(天樞) · 대장수(大腸兪).

처방해설 : 비위(脾胃)의 배수혈(背兪穴)과 모혈(募穴)인 비수(脾兪)·위수(胃兪)·중완(中脘)·장문(章門)은 비위의 양기(陽氣)를 북돋아주고 기해(氣海)와 족삼리(足三里)는 소화기능을 도와준다. 즉, 이 처방은 온중건비(溫中健脾)하는 작용이 있다.

【처방3】 중완(中脘)·기해(氣海)·족삼리(足三里)·선기(璇璣)·이내정(裏內庭).

적응증 : 먹은 음식물이 내려가지 못하여 생긴 습열복통(濕熱腹痛)(急性 胃·小·大腸炎, 膵臟炎, 腸不通症으로 오는 腹痛).

증상에 따라 더 쓰는 경혈 : 헛배가 부르면 비수(脾兪)·위수(胃兪), 입이 마르면 내정(內庭), 지독한 냄새가 나는 트림이 나거나 신물이 올라오면 구허(丘墟)·공손(公孫).

처방해설 : 중완(中脘)·족삼리(足三里)·천추(天樞)·기해(氣海)는 위장기능을 조화시켜 음식을 소화시키고 체기(滯氣)를 풀어주며, 선기(璇璣)·이내정(裏內庭)은 식체(食滯)를 치료해주는 경험혈이다. 즉, 이 처방은 소식도체(消食導滯) 작용이 있다.

【복통의 개념과 치료방법】

개념 : 일반적으로 배 안의 장기에 이상이 있을 때 생기는 배의 통증을 말한다. 위병(胃病)으로 생기는 통증은 상복부에 국한되므로 위완통(胃脘痛)에서 취급하고, 장(腸)에 병이 있을 때에 생기는 통증과 여성의 생식기 질병에 생기는 통증은 가운데와 아랫배에 국한되므로 이것만을 복통(腹痛)으로 취급한다.

한의학에서 복통은 육음(六淫), 칠정(七情), 음식섭생을 잘 하지 못하는 것, 기체(氣滯), 담음(痰飮), 어혈(瘀血), 기생충(寄生蟲) 등에 의해 생긴다고 본다. 대체로 날씨가 차거나 몸을 차게 할 때 복통이 더 심해지고, 몸을 덥게 하면 통증이 줄어드는 경향이 있는데, 입안이 마르지 않고 설태(舌苔)가 얇고 흰 것은 한증(寒證)이고, 통증이 갑자기 나타났다가 갑자기 사라지는 경향이 있으면서 갈증이 있고 변비가 있으며 설태(舌苔)가 누른 것은 열증(熱證)이다. 배가 아플 때 누르면 더 아프거나 누르는 것을 싫어하는 것은 실증(實證)이고, 누르면 통증이 줄어들거나 멎는 것은 허증(虛證)이다. 아픈 곳이 일정하지 않은 것은 기체(氣滯)이고, 찌르는 듯이 아프면서 그 부위가 고정되어 있는 것은 어혈증(瘀血證)이다.

현대 의학적으로 말할 때, 급성위장염(急性胃腸炎), 소·대장염(小大腸炎), 장경련(腸痙攣), 췌장염(膵臟炎), 급성충수염(急性蟲垂炎), 적리(積痢), 장불통증(腸不通症), 성기 질병 등의 경우에 복통(腹痛)이 있을 수 있다.

치료방법 : 한성복통(寒性腹痛)인 경우에는 임맥(任脈)과 족태양(足太陽) 및 족양명

경(足陽明經)의 경혈을 주로 쓰는데, 호침(毫鍼)으로 사법(瀉法)을 쓰거나 신궐(神闕)에 뜸을 뜬다. 허한성복통(虛寒性腹痛)인 경우에는 해당하는 배수혈(背兪穴)과 임맥·족태음·족양명경의 경혈에 호침으로 보법(補法)을 쓰거나 뜸을 뜨고, 실열증(實熱證)에는 침을 놓고 강한 자극을 준다. 음식섭생을 잘하지 못하여 생긴 복통인 경우에는 임맥과 족태음 및 족양명경의 경혈에 사법(瀉法)을 쓰거나 뜸을 같이 뜰 수 있다.

복통(腹痛)에 대한 침구치료의 진통 효과는 좋은 편이다. 그러나 복통에 대하여 침구치료를 할 경우에는 반드시 치료대상을 정확히 선정한 조건하에서 해야 한다. 장불통증(腸不通症)이나 천공성질병(穿孔性疾病)의 경우 진통 치료를 먼저 하게 되면 진단이 어려워질 수 있고 또 나쁜 결과를 가져올 수도 있다. 또한 복통 때의 침구치료는 반드시 원인치료와 배합하여야 한다. 침을 한두 번 놓아도 통증이 멎지 않을 경우에는 전문과를 찾아 치료를 받아야 한다.

【참고처방】

① 하완(下脘)·양문(梁門)·천추(天樞)·곡지(曲池)를 주혈(主穴)로 하고, 입안이 마르면 내정(內庭), 신물을 토하면 양릉천(陽陵泉)을 보조혈로 쓴다.

② 내정(內庭)·행간(行間)·곤륜(崑崙)·족삼리(足三里)에 강한 자극을 준다.

③ 양구(梁丘)·삼음교(三陰交)(뜸).

④ 관원(關元)·삼음교(三陰交)·기해(氣海)·공손(公孫)·하완(下脘)·대장수(大腸兪)·족삼리(足三里)를 주혈(主穴)로 하고, 천추(天樞)·대혁(大赫)·신궐(神闕)(뜸)·삼초수(三焦兪)·비수(脾兪)·행간(行間)·장문(章門)을 보조혈(한 번에 1~2개씩)로 사용한다.

⑤ 중완(中脘)·내관(內關)·천추(天樞)·기해(氣海)·관원(關元)·합곡(合谷)·상거허(上巨虛)·하거허(下巨虛)·족삼리(足三里)·삼음교(三陰交)·행간(行間)·지창(地倉).

⑥ 상완(上脘)·중완(中脘)·하완(下脘)·장문(章門)(뜸).

⑦ 한증(寒證)에는 신궐(神闕)·천추(天樞)·관원(關元)·중완(中脘)(뜸틀뜸), 혹은 기해(氣海)·방광수(膀胱兪)·곡천(曲泉)(氣海·關元에 뜸을 뜨기도 함), 열증(熱證)에는 합곡(合谷)·상거허(上巨虛)·내정(內庭), 양허증(陽虛證)에는 비수(脾兪)·신수(腎兪)·장문(章門)·관원(關元)·족삼리(足三里)·삼음교(三陰交), 식적(食積)에는 천추(天樞)·중완(中脘)·공손(公孫)·상거허(上巨虛)·족삼리(足三里), 충적(蟲積)에는 요안(腰眼)(뜸) 혹은 백충와(百蟲窩)·내정(內庭)·합

곡(合谷).

⑧ 어혈증(瘀血證)에는 기해(氣海)·혈해(血海)·격수(膈兪)·삼음교(三陰交), 기체증(氣滯證)에는 기해(氣海)·내관(內關)·합곡(合谷), 혈허증(血虛證)에는 족삼리(足三里)·관원(關元), 기허증(氣虛證)에는 족삼리(足三里)·기해(氣海)·관원(關元).

⑨ 배꼽부위 통증에는 곡천(曲泉)·중봉(中封)·수분(水分), 혹은 수분(水分)·천추(天樞)·삼음교(三陰交)·족삼리(足三里)·신궐(神闕)(소금뜸).

⑩ 배꼽 아래가 참을 수 없이 아픈 경우에는 기해(氣海)·삼음교(三陰交).

⑪ 배가 몹시 끓으면서 아픈 경우에는 온류(溫溜)·족삼리(足三里)·합곡(合谷)·누곡(漏谷)·상렴(上廉)·태백(太白)·독수(督兪).

⑫ 아랫배가 몹시 아플 경우에는 관원(關元)·삼초수(三焦兪)·기해(氣海)(뜸).

⑬ 상부 복통(腹痛)에는 간수(肝兪)·위수(胃兪)·중완(中脘)(뜸).

【증례】 송××, 남자, 42세.

급성세균성적리(急性細菌性積痢)를 앓고 난 다음부터 배꼽둘레가 은은하게 아프면서 헛배가 부르고 대변이 무르면서 시원히 나오지 않았다. 먹는 항생제를 써도 잘 멎지 않았다.

적리후유증의 허한증(虛寒證)으로 변증하고 천추(天樞)·기해(氣海)·상거허(上巨虛)에 하루에 한 번씩 침을 놓고 뜸대뜸을 10분 정도씩 해주었다. 20번 치료한 다음 증상이 모두 없어졌는데, 6개월 동안 경과를 관찰한 결과 재발하지 않았다.

10. 설사(泄瀉)

【처방1】 중완(中脘)·천추(天樞)·족삼리(足三里)·음릉천(陰陵泉)·상거허(上巨虛)·하거허(下巨虛)·삼음교(三陰交).

적응증 : 급성설사(急性泄瀉).

증상에 따라 더 쓰는 경혈 : 손발이 싸늘하면 신궐(神闕)(뜸), 습열증(濕熱證)에는 내정(內庭)·곡지(曲池).

처방해설 : 위(胃)와 대장(大腸)의 모혈(募穴)인 중완(中脘)과 천추(天樞)는 위장기능을 조화시키고 소화흡수를 도와주며, 하합혈(下合穴)인 족삼리(足三里)·상거허(上巨虛)·하거허(下巨虛)와 음릉천(陰陵泉)·삼음교(三陰交)는 비(脾)를 보(補)하고 습(濕)을 없애주며(健脾利濕), 위장 기능을 조절하고 설사(泄瀉)를 멎게 하는

작용이 있다.

【처방2】 중완(中脘) · 비수(脾兪) · 장문(章門) · 천추(天樞) · 신수(腎兪) · 족삼리(足三里).

적응증 : 만성설사(慢性泄瀉).

증상에 따라 더 쓰는 경혈 : 비허증(脾虛證)에는 관원수(關元兪), 간울증(肝鬱證)에는 간수(肝兪) · 행간(行間), 신허증(腎虛證)에는 명문(命門) · 관원(關元).

처방해설 : 비수(脾兪)와 장문(章門)을 배합하면 비(脾)의 기능이 좋아져 소화흡수가 잘되고, 천추(天樞) · 중완(中脘) · 족삼리(足三里)는 위장 기능을 조절하여 설사(泄瀉)와 복통(腹痛), 헛배가 부른 것을 낫게 해준다. 신수(腎兪) · 관원(關元) · 명문(命門)에 뜸을 떠서 신양(腎陽)을 보(補)하고 비신(脾腎)의 기능을 도와 소화흡수가 잘되게 해준다. 간의 배수혈(背兪穴)인 간수(肝兪)와 간경(肝經)의 원혈(原穴)인 태충(太衝)은 간기(肝氣)를 잘 통하게 해준다.

【설사의 개념과 치료방법】

개념 : 대변이 묽고 누는 횟수가 잦은 병증을 말하는데, 육음(六淫)에 의하여 생기거나 식적(食積), 담(痰), 비위허약(脾胃虛弱), 명문화(命門火)의 쇠약, 칠정내상(七情內傷) 등에 인하여 생긴다.

한습설사(寒濕泄瀉)인 경우에는 맹물 같은 설사를 하며, 배가 끓고 아프며, 손발이 차거나 추워한다. 설태(舌苔)는 희고 미끈거리며, 맥은 유완(柔緩)하다. 습열설사(濕熱泄瀉)인 경우에는 대변색이 누렇고 역한 냄새가 나며 곱이 섞인다. 또한 설사한 다음에도 시원한 감이 없이 속이 편안치 못하며, 입안이 마르고 번갈(煩渴)이 있으며, 기름때 같은 누른 설태(舌苔)가 끼며, 맥은 유삭(柔數)하다. 심하면 항문작열감이 있고, 소변양이 줄고 얼굴이 창백하며, 손발이 차고 맥이 침세(沈細)해질 수 있다.

비허설사(脾虛泄瀉)인 경우에는 소화되지 않은 것을 설사하며, 헛배가 부르고 배가 은은하게 아프며, 입맛이 없고 온몸이 나른하며, 얼굴이 누리끼리하다. 혀는 희끄무레하고 백태(白苔)가 엷게 끼며, 맥은 유완무력(柔緩無力)하다.

신허설사(腎虛泄瀉)인 경우에는 대체로 새벽에 설사하는데, 배가 은은하게 아프다가 설사를 하고 나면 속이 편안해진다. 이밖에 무릎과 허리가 차고 아프며, 혀는 희끄무레하고 맥은 침세(沈細)하다.

간비불화(肝脾不和)로 생긴 설사(泄瀉)인 경우에는 정서의 변화에 따라 더했다 덜했다 하며, 옆구리가 거북하고 불편하며, 트림이 잦고 입맛이 쓰다. 맥은 현세(弦

細)하다.

대체로 외감설사(外感泄瀉)와 식적설사(食積泄瀉)는 급성(急性)에, 비허설사(脾虛泄瀉)와 신허설사(腎虛泄瀉)는 만성(慢性)에 해당시킬 수 있다.

현대 의학적으로는 급성 및 만성 소·대장염(小大腸炎), 장결핵(腸結核), 장신경증(腸神經證), 장알레르기 때에 볼 수 있다.

치료방법 : 급성(急性)인 경우에는 위장의 기능을 조절하는 원칙에서 수족양명경(手足陽明經)의 경혈을 주로 쓰되 한습증(寒濕證)에는 유침(留鍼)하거나 뜸을 뜨며, 습열증(濕熱證)에는 사법(瀉法)으로 침을 놓는다. 만성(慢性)인 경우에는 비위(脾胃)와 신양(腎陽)을 보(補)해주는 원칙에서 뜸을 뜨거나 보법(補法)을 주로 쓴다.

【참고처방】

당설(溏泄) : ① 중완(中脘)에 침을 놓고 삼음교(三陰交)와 비수(脾兪)에 뜸을 뜬다.
② 태충(太衝)·신궐(神闕)·삼음교(三陰交).

손설(飧泄) : ① 음릉천(陰陵泉)·연곡(然谷)·상거허(上巨虛)·하거허(下巨虛)·상렴(上廉)·태충(太衝).
② 상완(上脘)·중완(中脘)·천추(天樞)·비수(脾兪)·위수(胃兪)·대장수(大腸兪)·족삼리(足三里).

폭설(暴泄) : 대도(大都)·곤륜(崑崙)·기문(期門)·음릉천(陰陵泉)·중완(中脘).

오경설(五更泄) : ① 신수(腎兪)·명문(命門)·기해(氣海)·천추(天樞)·관원(關元)(뜸).
② 신수(腎兪)·비수(脾兪)·중완(中脘)·천추(天樞)·공손(公孫)·태계(太谿)(뜸).

설사(泄瀉)로 생긴 허탈증(虛脫證) : 기해(氣海)·천추(天樞)·수분(水分)(뜸).

노인설사(老人泄瀉) : 신궐(神闕)·관원(關元)·비수(脾兪)·대장수(大腸兪)(뜸).

허한형만성설사(虛寒型慢性泄瀉) : ① 관원(關元)·중극(中極)·중완(中脘)·양문(梁門)을 기본혈로 하고, 배가 아프고 손발이 차면 천추(天樞), 헛배가 부르면 삼음교(三陰交), 허탈(虛脫)이 있으면 기해(氣海)를 배합한다.
② 관원(關元)·중극(中極)·천추(天樞)·삼음교(三陰交)·중완(中脘)·양문(梁門)·기해(氣海)(뜸).
③ 열결(列缺)·천추(天樞)·중완(中脘)·관원(關元)·삼음교(三陰交).

열설(熱泄) : 중완(中脘)·천추(天樞)·대도(大都)·내정(內庭)·음릉천(陰陵泉).

습설(濕泄) : 중완(中脘)·비수(脾兪)·위수(胃兪)·관원(關元)·내관(內關)·삼음교(三陰交)·수분(水分)(뜸).

식설(食泄) : 상완(上脘) · 중완(中脘) · 비수(脾兪) · 내관(內關) · 족삼리(足三里) · 은백(隱白).

설사(泄瀉)가 멎지 않을 경우 : ① 수분(水分)(뜸 5~7장).

② 신궐(神闕)(뜸), 관원(關元)(뜸).

③ 합곡(合谷).

④ 중완(中脘) · 천추(天樞) · 중극(中極).

활설(滑泄) : 백회(百會) · 천추(天樞) · 중완(中脘) · 기해(氣海)(뜸).

수설(水泄) : 내정(內庭) · 천추(天樞) · 삼음교(三陰交).

【증례1】 황××, 남자, 35세.

1979년 8월 26일 점심식사 후 배가 갑자기 아프면서 누런 물 같은 설사가 하루 4~5번 정도 계속되면서 토했다. 설사양은 많았고 열이 나며, 목이 마르고 가슴이 답답하였다. 설태(舌苔)는 누렇고 기름때가 낀 것 같으며 맥은 유삭(柔數)하였다.

습열증(濕熱證, 食中毒)으로 변증하고 위장기능을 조화시키고 열을 내려주며, 습을 없애고 설사를 멎게 하는 방법으로 중완(中脘) · 상거허(上巨虛) · 대추(大椎) · 음릉천(陰陵泉) · 내관(內關) · 족삼리(足三里)에 하루 2번씩 침을 놓고 20분 동안 유침(留鍼)하였다.

하루 사이에 복통(腹痛)이 줄어들고 설사가 하루 2번으로 줄었으며, 토하는 증상이 멎었다. 모두 4번 치료하고 증상이 모두 없어졌다.

【증례2】 윤××, 남자, 62세.

2년 전부터 만성장염(慢性腸炎)으로 현대 의학적인 치료를 받았지만 효과가 없었다.

현증(現症)은 새벽이면 배꼽 아래가 은은하게 아프면서 배가 끓고 설사가 나는데, 설사하고 나면 좀 시원한 감이 있고, 손발이나 몸을 차게 하면 증상이 더 심해지고 소화가 안 되며 입맛이 없었다. 혀는 희끄무레하고 기름때 같은 백태(白苔)가 끼었으며, 맥은 침세(沈細)하였다.

신허설사(腎虛泄瀉)로 변증하고 비신(脾腎)을 온보(溫補)하는 방법으로 천추(天樞) · 신궐(神闕) · 명문(命門) · 신수(腎兪) · 비수(脾兪) · 족삼리(足三里)에 하루건너 한 번씩 침을 놓으면서 사신환(四神丸)과 부자이중탕가감(附子理中湯加減)을 같이 썼다.

하루 사이에 설사가 멎고 복통(腹痛)이 줄어들었으며 입맛이 돌았다. 모두 6일 동안 치료하고는 증상이 모두 없어졌다.

11. 이질(痢疾)

【처방1】 합곡(合谷)·천추(天樞)·상거허(上巨虛)·곡지(曲池)·내정(內庭)·중완(中脘).

적응증 : 습열이질(濕熱痢疾).

증상에 따라 더 쓰는 경혈 : 뒤가 무직하면 장강(長强)·중려수(中膂俞), 열이 나며 토하는 경우에는 대추(大椎)·내관(內關).

처방해설 : 수양명대장경(手陽明大腸經)의 원혈(原穴)인 합곡(合谷), 대장의 모혈(募穴)인 천추(天樞), 대장의 하합혈(下合穴)인 상거허(上巨虛)는 대장의 기능을 조화시켜 습(濕)을 없애주며, 내정(內庭)과 곡지(曲池)는 열을 내려준다. 중완(中脘)은 위장의 기능을 조화시켜 위장의 습탁(濕濁)을 없애준다. 즉, 이 처방은 열을 내리고 습을 없애주는(淸熱祛濕) 작용이 있다.

【처방2】 중완(中脘)·기해(氣海)·천추(天樞)·대장수(大腸俞)·족삼리(足三里).

적응증 : 한습이질(寒濕痢疾)(大腸炎).

증상에 따라 더 쓰는 경혈 : 가슴이 답답하고 거북하면 내관(內關), 탈항(脫肛)이 있으면 장강(長强)·백회(百會).

처방해설 : 위(胃)의 모혈(募穴)인 중완(中脘)과 육부(六腑)의 회혈(會穴)인 족삼리(足三里)는 비위(脾胃)의 기능을 조화시켜 습(濕)을 없애주고, 기해(氣海)(보법, 뜸)는 이기해울(理氣解鬱)하여 기가 몰린 것을 풀어주고 중초(中焦)를 따뜻하게 해준다. 대장의 모혈(募穴)인 천추(天樞)와 배수혈(背俞穴)인 대장수(大腸俞)는 대장의 기능을 조화시켜 습을 없애주고 막힌 것을 통하게 해준다(化濕導滯). 즉, 이 처방은 온중화습(溫中化濕), 이기해울(理氣解鬱) 작용이 있다.

【처방3】 중완(中脘)·장문(章門)·비수(脾俞)·위수(胃俞)·내관(內關)·내정(內庭).

적응증 : 금구리(噤口痢)(中毒性大腸炎 및 積痢).

증상에 따라 더 쓰는 경혈 : 열(熱)이 있으면 대추(大椎)·곡지(曲池)·합곡(合谷), 명치 부위가 거북하고 헛배가 부르면 상거허(上巨虛)·공손(公孫).

처방해설 : 육부(六腑)의 회혈(會穴)인 중완(中脘)과 장의 회혈인 장문(章門)은 건비화위(健脾和胃) 작용을 하는 요혈(要穴)인데, 여기에 비위(脾胃)의 배수혈(背俞穴)인 비수(脾俞)와 위수(胃俞)를 배합하면 건비화위 작용이 더 강해진다. 내관(內關)

은 삼초(三焦)의 기능을 조화시켜 치밀어 오르는 기를 아래로 통하게 하고, 내정(內庭)은 위장의 습열(濕熱)을 없애준다. 위장의 습열이 없어지고 비위(脾胃)의 기능이 조화되면 이질(痢疾)은 스스로 낫게 된다. 즉, 이 처방은 중초(中焦)의 기능을 조화시키는 작용이 있다.

【처방4】 천추(天樞)·상거허(上巨虛)·비수(脾兪)·위수(胃兪)·관원(關元)·신수(腎兪).

적응증 : 휴식리(休息痢)(慢性細菌性積痢, 慢性아메바성大腸炎, 潰瘍性大腸炎).

증상에 따라 더 쓰는 경혈 : 비신양허(脾腎陽虛) 증상이 심한 경우에는 장문(章門)·명문(命門), 배가 아프면서 뒤가 무직한 경우에는 삼음교(三陰交)·중려수(中膂兪), 음허(陰虛) 증상이 심한 경우에는 조해(照海)·혈해(血海).

처방해설 : 천추(天樞)와 상거허(上巨虛)는 대장의 기능을 조화시켜 몰린 습(濕)을 없애주고, 비수(脾兪)와 위수(胃兪)는 건비화위(健脾和胃) 작용을 하며, 관원(關元)과 신수(腎兪)는 원기를 보(補)하고 오래된 습을 없애준다. 즉, 이 처방은 비신(脾腎)의 양기(陽氣)를 보(補)하여 몰린 습(濕)을 없애주는 작용이 있다.

【이질의 개념과 치료방법】

개념 : 배가 아프고 속이 켕기면서 뒤가 무직하며, 곱이나 피곱이 섞인 대변을 자주 보는 병증을 말한다. 위장이 허한 데다 변질된 음식이나 날것 또는 찬것을 먹은 탓으로 습열독(濕熱毒)이 침입하여 대장(大腸)의 기혈(氣血)이 상하여 생긴다. 원인과 증상에 따라서 습열리(濕熱痢)·한습리(寒濕痢), 대변의 성상에 따라서 적리(赤痢)·백리(白痢)·적백리(赤白痢), 임상경과에 따라서 금구리(噤口痢)·휴식리(休息痢)로 나눈다.

습열증(濕熱證)인 경우에는 열이 나면서 배가 아프고, 뒤가 무직하고 피곱이 섞인 대변을 자주 설사하며 항문작열감이 있다. 설태(舌苔)는 누렇고 기름때가 낀 것 같으며, 맥은 활삭(滑數)하다. 심하면 고열이 나고 토하며, 가슴이 답답하고 입이 마른다.

한습증(寒濕證)인 경우에는 배가 차고 은은하게 아프며, 명치 밑이 거북하고 뒤가 무직하며, 곱이 섞인 대변을 설사한다. 열은 없고 피로해하며 입맛은 없다. 오줌은 맑고 혀는 희끄무레하며, 맥은 완(緩)하거나 지(遲)하다.

금구리(噤口痢)인 경우에는 음식이 당기지 않아 전혀 먹지 못하며, 밥 냄새만 맡아도 메스꺼워하면서 가슴이 답답하고 명치 밑이 거북하며, 피곱이 섞인 대변을 설사한다.

휴식리(休息痢)인 경우에는 이질(痢疾)이 나았다 더했다 하면서 늘 나른해하고, 뒤가 무직하나 대변횟수는 그리 잦지 않다. 몸은 여위고 얼굴이 누리끼리하며, 혀가 희끄무레하고 기름때 같은 설태(舌苔)가 끼며, 맥은 허약(虛弱)하다.

현대 의학적으로는 세균성적리(細菌性積痢)와 아메바성적리, 급・만성대장염(急慢性大腸炎)에 해당시킬 수 있다.

치료방법 : 수족양명경(手足陽明經)과 임맥(任脈)의 경혈을 주로 쓰되 열증(熱證)에는 사법(瀉法)을, 한증(寒證)에는 뜸을 뜨며, 만성으로 경과할 경우에는 비신(脾腎)을 보(補)하면서 증상치료를 한다.

이질(痢疾)은 침치료에 잘 반응한다. 증상이 좋아질 뿐 아니라 세균음전율도 항생제 치료보다 못하지 않다.

【참고처방】

이질(痢疾)이 오랫동안 낫지 않는 경우 : ① 천추(天樞)나 기해(氣海)에 뜸을 뜬다.

② 신궐(神闕)・관원(關元)에 뜸을 뜬다.

③ 합곡(合谷)・수삼리(手三里)・음릉천(陰陵泉)・중완(中脘)・관원(關元)・천추(天樞)・신궐(神闕)(뜸)・중극(中極).

④ 대도(大都)・상구(商丘)・음릉천(陰陵泉)에 뜸을 뜬다.

⑤ 중완(中脘)・비수(脾兪)・천추(天樞)・삼초수(三焦兪)・대장수(大腸兪)・족삼리(足三里)・삼음교(三陰交).

⑥ 합곡(合谷)・수삼리(手三里)・음릉천(陰陵泉)・중완(中脘)・관원(關元)・천추(天樞)・신궐(神闕)・중극(中極).

⑦ 백회(百會)・기해(氣海)・천추(天樞)・신궐(神闕)(뜸).

배가 아프면서 피곱을 설사하는 경우에는 단전(丹田)・부류(復溜)・소장수(小腸兪)・천추(天樞)・복애(腹哀).

적리(赤痢) : 내정(內庭)・천추(天樞)・은백(隱白)・기해(氣海)・조해(照海)・내관(內關).

백리(白痢) : 외관(外關)・중완(中脘)・은백(隱白)・천추(天樞)・신맥(申脈).

적백리(赤白痢) : ① 신궐(神闕)(뜸).

② 장강(長强)・명문(命門).

③ 천추(天樞)・중완(中脘)(뜸).

④ 중려수(中膂兪)・삼초수(三焦兪).

⑤ 족삼리(足三里)・중려수(中膂兪).

⑥ 신궐(神闕)·삼음교(三陰交)에 뜸을 뜬다.

⑦ 수도(水道)·기해(氣海)·외릉(外陵)·천추(天樞)·족삼리(足三里)·삼음교(三陰交).

금구리(噤口痢) : 천추(天樞)·관원(關元)·비수(脾兪)·태백(太白)·기해(氣海)·족삼리(足三里).

휴식리(休息痢) : ① 명문(命門)·관원(關元)(뜸).

② 기해(氣海)·수분(水分)·족삼리(足三里).

만성세균성적리(慢性細菌性積痢) : 관원(關元)·기해(氣海)·신수(腎兪)·비수(脾兪)·대장수(大腸兪)·족삼리(足三里)(매일 2~3개 혈에 뜸대뜸을 10~15분 동안 뜸).

급성세균성적리(急性細菌性積痢) : 천추(天樞)·대거(大巨)·기해(氣海)·족삼리(足三里).

열(熱)이 심하면 대추(大椎)·곡지(曲池)·내정(內庭), 습(濕)이 심하면 음릉천(陰陵泉)·삼음교(三陰交), 뒤가 무직한 경우에는 장강(長强).

사법(瀉法)으로 침을 놓고 30~60분 동안 꽂아두되 몹시 아파하면 5~20분에 한 번씩 자극을 준다. 한습형(寒濕型)에는 뜸대뜸을 뜨는 것이 좋다.

【임상자료】

급성세균성적리 환자 195례를 위의 방법으로 치료한 자료에 의하면 완치된 환자가 169례, 호전된 환자가 6례, 효과가 없는 환자가 20례였고, 평균 치료일수는 52일이었다고 한다.

【증례1】 손××, 남자, 28세.

밤에 오슬오슬 추우면서 열이 났는데 다음날 점심때부터는 배가 아프면서 무직하고 멀건 농성점액변을 설사하기 시작하였다(하루에 20번 정도). 설사를 하고 나서도 시원한 감이 없이 항문이 빠지는 것 같고 가슴이 답답하며 메스꺼웠다. 열은 39.4℃에 이르렀고 설태(舌苔)는 희고 엷으며, 맥은 부삭(浮數)하였다.

대변검사에서 백혈구·적혈구·탐식세포가 나타났고 배양에서는 적리막대균이 나왔다.

습열리(濕熱痢)(細菌性積痢)로 변증하고 합곡(合谷)·곡지(曲池)·풍지(風池)·천추(天樞)·상거허(上巨虛)·중완(中脘)·내정(內庭)에 침을 놓고 30분 동안 꽂아두면서 5분 간격으로 강한 자극을 주었다.

2번 맞은 다음 땀이 나면서 열이 내리고 복통이 줄었으며, 설사횟수도 뜸해졌다.

4번 맞은 다음에는 복통이 멎고 대변은 하루 4번 정도로 보았으며, 대변 성상도 좋아졌지만 뒤가 무거운 증상은 심하였다. 위의 경혈과 함께 장강(長强)에 더 놓았다. 모두 10번 맞고 증상이 모두 없어졌는데, 거듭 3번 세균배양을 한 결과 모두 음성이었다.

【증례2】 조××, 여자, 13세.

아메바성적리(積痢)로 입원치료를 받았지만 증상이 좋아지지 않고 피가 섞인 대변을 하루에 3~4번 정도 보았는데, 대변검사에서는 아메바원충이 나타났다.

적리(積痢)로 변증하고 내관(內關)·합곡(合谷)·중완(中脘)·천추(天樞)·대횡(大橫)·은백(隱白)·족삼리(足三里)·대장수(大腸兪)·소장수(小腸兪)에 사법(瀉法)으로 침을 놓고 30분 동안 꽂아두었다가 빼고, 신궐(神闕)·천추(天樞)·대횡(大橫)·관원(關元)·족삼리(足三里)에 국소가 벌개지도록 뜸대뜸을 떠주었다. 이렇게 매일 한 번씩 치료하였는데 3일 지나면서부터 대변 성상이 좋아지고 횟수도 하루 한 번으로 되면서 입맛이 돌았다.

거듭 두 번 더 치료한 다음 대변검사를 세 번 하였는데 아메바원충이 검출되지 않았다.

12. 변비(便秘)

【처방】 천추(天樞)·대장수(大腸兪)·상거허(上巨虛)·지구(支溝).

적응증 : 변비(便秘).

증상에 따라 더 쓰는 경혈 : 열비(熱秘)에는 합곡(合谷)·곡지(曲池)·내정(內庭), 한비(寒秘)에는 신궐(神闕)·기해(氣海), 기체비(氣滯秘)에는 중완(中脘)·기해(氣海)·행간(行間), 기허비(氣虛秘)에는 비수(脾兪)·위수(胃兪)·관원(關元), 탈항(脫肛)에는 장강(長强)·백회(百會).

처방해설 : 변비(便秘)의 발생병리에서 기본을 이루는 것이 대장(大腸)의 전도기능장애이므로 대장의 배수혈(背兪穴)인 대장수(大腸兪)와 모혈(募穴)인 천추(天樞), 하합혈(下合穴)인 상거허(上巨虛)를 배합시켜 대장의 전도기능을 높여준다. 그리고 지구(支溝)는 삼초(三焦)의 기능을 조화시켜 위장기능을 도와준다. 곡지(曲池)·합곡(合谷)·내정(內庭)은 위장의 열을 치고, 중완(中脘)·기해(氣海)는 육부(六腑)의 기능을 조화시키며, 행간(行間)은 소간이기(疏肝理氣)하므로 기체비(氣滯秘)를 치료한다. 비수(脾兪)와 위수(胃兪)는 비위(脾胃)의 배수혈(背兪穴)로서 비위의 기

능을 도와주며, 관원(關元)은 하초(下焦)의 원기(元氣)를 도와주므로 기혈부족(氣血不足)으로 오는 변비치료에 쓸 수 있다. 신궐(神闕)과 기해(氣海)에 뜸을 뜨면 하초의 양기(陽氣)를 보(補)해 준다.

【변비의 개념과 치료방법】

개념 : 대변이 굳어서 나오지 않거나 힘들게 나오는 병증을 말하는데, 대장(大腸)에 열(熱)이 몰리거나 한(寒)이 머물러 있다든지 기(氣)가 맺히거나 기혈(氣血)·진액(津液)이 부족할 경우 대장의 전도기능이 장애되어 발생한다. 대변을 3~5일에 한 번씩 보거나 그 이상 지나서 보는 경우이다. 때로는 변을 보는 시간간격에는 별다른 변화가 없지만 몹시 굳어서 변을 보기 힘든 경우도 있다. 그러나 변을 보기 힘들다 하더라도 자각증상이 없으면 치료대상으로 하지 않는다. 변비와 함께 머리가 무거운 증상, 어지럼증, 헛배가 부른 증상, 트림, 가슴이 답답한 느낌, 불면증(不眠症) 등이 있을 수 있다.

원인과 증상에 따라 여러 가지로 나누고 있지만 실제 임상에서는 열비(熱秘)·한비(寒秘)·기체비(氣滯秘)·기허비(氣虛秘)·혈허비(血虛秘)로 나누어 치료한다.

현대의학에서는 습관성변비(習慣性便秘), 경련성변비(痙攣性便秘), 이완성변비(弛緩性便秘) 등으로 나누고 있다.

치료방법 : 보통 허증(虛證)과 실증(實證)으로 나누어 실증은 사법(瀉法)으로 허증은 보법(補法)으로 치료하며, 한비(寒秘)에는 뜸을 뜨는 것이 좋다. 이밖에 일상적으로 신체단련을 하여 위장의 운동기능을 좋게 하고 생활을 규칙적으로 하며, 대변을 일정한 시간에 보는 습관을 붙이는 것이 또한 중요하다. 매운 음식을 삼가며 채소를 많이 먹는 것이 좋다.

【참고처방】

변비(便秘) : ① 조해(照海)·지구(支溝)·태백(太白).

② 삼간(三間)·승산(承山)·태백(太白)·대종(大鐘)·삼리(三里)·용천(湧泉)·곤륜(崑崙)·조해(照海)·장문(章門)·기해(氣海).

③ 지구(支溝).

④ 조해(照海)·지구(支溝).

⑤ 삼초수(三焦兪)·대장수(大腸兪)·복결(腹結)·족삼리(足三里).

⑥ 천추(天樞)·대장수(大腸兪)·족삼리(足三里)·양곡(陽谷).

⑦ 신문(神門)(뜸 3장).

열비(熱秘) : ① 장강(長强)·대돈(大敦)·양릉천(陽陵泉).

② 지구(支溝)·위수(胃兪)·대장수(大腸兪)·천추(天樞)·중완(中脘)·풍륭(豊隆)·대돈(大敦)·내정(內庭).

허비(虛秘) : ① 대장수(大腸兪)·지구(支溝)·풍륭(豊隆).

② 지구(支溝)·족삼리(足三里).

③ 기해(氣海)·관원(關元)에 뜸을 뜬다.

한비(寒秘) : 지구(支溝)·위수(胃兪)·대장수(大腸兪)·중완(中脘)·관원(關元)·삼음교(三陰交).

풍비(風秘) : 풍문(風門)·지구(支溝)·대장수(大腸兪)·기해(氣海)·풍륭(豊隆)·조해(照海)·족삼리(足三里).

기비(氣秘) : 지구(支溝)·장강(長强)·중완(中脘)·기해(氣海)·내정(內庭)·대돈(大敦).

실비(實秘) : 지구(支溝)·중완(中脘)·천추(天樞)·족삼리(足三里)·대돈(大敦)·내정(內庭).

【임상자료】

습관성변비(習慣性便秘) 환자 40례를 대상으로 지구(支溝)·족삼리(足三里)·대장수(大腸兪)·천추(天樞)·풍륭(豊隆)에 하루건너 한 번씩 보법(補法)으로 침을 놓고 3~5분 동안 자극을 주고 빼거나 15분 동안 유침(留鍼)하고 뺀 다음 대장수(大腸兪)에 뜸대뜸을 5~10분 동안 떠서 치료하였는데, 4례를 제외하고 모두 나았다. 침을 가장 적게 맞은 경우가 4번이고 가장 많이 맞은 경우가 20번이었다.

【증례1】 이××, 남자, 45세.

10여 년 전부터 변비(便秘)로 고통을 받았다. 대변은 5~6일에 한 번씩 보는데 굳어서 보기 힘들고 항문이 찢어져서 피까지 흐르곤 하였다. 이밖에 늘 배가 부른 느낌이 있고 불편하며, 입맛이 없고 기분이 좋지 않으며 불면증(不眠症)이 있었다. 복벽은 유연하고 S자상결장과 맹장부위에서 식상물(대변덩어리)이 만져졌다.

허비(虛秘)(習慣性便秘)로 변증하고 대장수(大腸兪)·장강(長强)·풍륭(豊隆)·지구(支溝)에 하루건너 한 번씩 보법(補法)으로 침을 놓았다. 침을 맞은 날과 다음날에는 대변을 하루 한 번씩 보았지만 역시 굳었다. 침을 3번 맞은 뒤부터는 매일 한 번씩 정상적으로 보았으며 굳기도 정상이었다. 2개월 지나서도 재발하지 않았다.

【증례2】 석××, 남자, 57세.

평소에 늘 대변이 굳어서 6~7일에 한 번씩 보았다. 한약과 양약 치료도 받아보았지만 그때뿐이고 효과가 없었다. 얼굴은 희끄무레하고 손발과 배가 시리면서 아팠다. 언제나 배를 덥게 해주면 편안하였다. 혀에는 기름때 같은 백태(白苔)가 엷게 끼고 맥은 침지(沈遲)하였다.

냉비(冷秘)로 변증하고 온중산한(溫中散寒)하면서 행기통변(行氣通便)하는 원칙에서 중완(中脘)·신궐(神闕)·기해(氣海)·천추(天樞)·상거허(上巨虛)·지구(支溝)에 침을 놓고 30분 동안 꽂아두었다. 침을 뺀 다음 바로 변을 보았는데, 처음에는 굳었으나 후에는 묽은 대변을 많이 보았다. 다음날에는 배가 아프던 것도 멎고 입맛도 좋았다. 모두 8번 맞고 변비가 완전히 풀렸으며 3개월이 지나도록 재발하지 않았다.

13. 소갈(消渴)

【처방】 췌수(膵兪, 經外奇穴)·폐수(肺兪)·비수(脾兪)·신수(腎兪)·족삼리(足三里)·태계(太谿).

적응증 : 소갈(消渴)(糖尿病).

증상에 따라 더 쓰는 경혈 : 목이 마르고 물을 많이 마시는 경우(上消)에는 소상(少商)·어제(魚際)·격수(膈兪), 음식을 많이 먹는 데도 몸이 여위는 경우(中消)에는 삼음교(三陰交)·내정(內庭), 소변양이 많은 경우(下消)에는 관원(關元)·부류(復溜)·수천(水泉).

처방해설 : 췌수혈(膵兪穴)은 경험혈로서 췌장선의 기능을 조절하는 작용이 있고, 폐수(肺兪)·비수(脾兪)·신수(腎兪)는 폐(肺)·비(脾)·신(腎)의 배수혈(背兪穴)로서 삼초(三焦)의 열을 없애준다. 위(胃)의 합혈(合穴)인 족삼리(足三里)와 신경(腎經)의 원혈(原穴)인 태계(太谿)는 폐·비·신의 경기를 조화시켜 준다. 목이 마르고 물을 많이 마시는 것은 열사(熱邪)가 폐의 진액(津液)을 소모시켜 나타난 증상이므로 소상(少商)과 어제(魚際)로 폐열(肺熱)을 사(瀉)하고, 혈회(血會)인 격수(膈兪)로 혈(血)을 보(補)하여 진액을 불려준다. 음식을 많이 먹는데도 배고파하면서 몸이 여위는 것은 비위(脾胃)가 조열(燥熱)을 받아서 위화(胃火)가 성해진 증상이므로 삼음교(三陰交)와 비수(脾兪)로 보(補)해 주어 소모된 진액을 보충해주고 내정(內庭)과 위수(胃兪)로는 위열(胃熱)을 내려준다. 소변을 많이 보는 것은 신기(腎氣)가 허한 증상이므로 관원(關元)으로 신기를 보(補)해 주어 신(腎)의 고삽(固澁) 작용을 도와준다. 부류(復溜)와 수천(水泉)도 신의 기능을 도와 수액대사를 조

절해준다.

【소갈의 개념과 치료방법】

개념 : 물을 많이 마시고 음식을 많이 먹는데도 몸은 여위고 늘 배고파하며 오줌을 많이 누는 병증을 말한다. 달거나 기름진 음식을 많이 먹는 것, 술을 지나치게 마시는 것, 강한 정신적 자극, 신정(腎精)을 지나치게 소모하는 것 등으로 인해 장부에 열(熱)이 몰려서 생긴다. 즉, 소갈(消渴)은 음(陰)이 몹시 허하여 생긴 조열(燥熱)이 음액(陰液)을 소모시켜 생긴다.

소갈(消渴)은 폐(肺)·위(胃)·비(脾)·신(腎)·간(肝)과 밀접한 관계가 있다. 즉, 위(胃)가 조열(燥熱)을 받으면 음식물이 빨리 소화되므로 많이 먹는데도 늘 배가 고프고 대변이 굳어진다. 신(腎)에 허화(虛火)가 생기면 신음(腎陰)이 더욱 소모되어 신(腎)의 고삽(固澁) 기능이 약해져 소변양이 많아지고 소변으로 정미물(精微物)이 나가게 된다. 이런 병리적 변화들은 고립적으로가 아니라 서로 밀접한 연관 속에서 진행된다. 즉, 폐(肺)에 조열(燥熱)이 있으면 진액(津液)이 운반되지 못하고, 진액이 운반되지 못하면 위열(胃熱)이 더 왕성해져 진액을 더 소모시키게 된다. 이렇게 되면 신음(腎陰)이 부족하게 되고 허화(虛火)가 위로 올라 폐(肺)와 위(胃)가 더 열을 받게 된다. 이처럼 폐(肺)·위(胃)·신(腎)은 서로 인과관계 속에서 영향을 주고받으므로 많이 마시고 많이 먹으며 소변을 많이 보는 증상들이 함께 나타나게 된다.

임상에서는 상소(上消)·중소(中消)·하소(下消)로 나누어 치료하고 있다.

현대 의학적으로는 당뇨병(糖尿病)과 요붕증(尿崩症), 정신적으로 소변을 많이 보는 증후도 소갈에 해당시킬 수 있다.

치료방법 : 신음(腎陰)을 보(補)하고 소모된 진액(津液)을 불려주면서 삼초(三焦)에 몰린 열(熱)을 없애는 원칙에서 족태양(足太陽)·족소음(足少陰)·족양명경(足陽明經)의 경혈을 주로 쓰되 배수혈(背兪穴)에는 보법(補法)을, 팔다리의 경혈에는 평보평사법(平補平瀉法)을 쓴다.

소갈(消渴)에 대한 침구치료는 보조치료수단으로서 반드시 약물치료와 배합하여야 하는데, 저항력이 몹시 낮은 상태에 있으므로 감염방지에 특별한 주의를 돌려야 한다.

【참고처방】

소갈(消渴) : ① 연곡(然谷)·신수(腎兪)·요수(腰兪)·폐수(肺兪)·중려수(中膂兪).

② 승장(承漿) · 의사(意舍) · 관충(關衝) · 연곡(然谷).

③ 수구(水溝) · 승장(承漿) · 금진옥액(金津玉液) · 곡지(曲池) · 노궁(勞宮) · 태충(太衝) · 행간(行間) · 상구(商丘) · 연곡(然谷) · 은백(隱白).

④ 관원(關元)(뜸을 200장까지 뜰 수 있음).

⑤ 중완(中脘) · 태계(太谿) · 지정(支正) · 양지(陽池) · 조해(照海) · 신수(腎兪) · 소장수(小腸兪) · 새끼발가락 끝.

상소(上消) : ① 소부(少府) · 심수(心兪) · 태연(太淵) · 폐수(肺兪) · 췌수(膵兪).

② 폐수(肺兪) · 금진옥액(金津玉液)(피를 빼줌) · 내관(內關) · 어제(魚際) · 소부(少府).

중소(中消) : ① 내정(內庭) · 삼음교(三陰交) · 비수(脾兪) · 위수(胃兪) · 췌수(膵兪).

② 폐수(肺兪) · 비수(脾兪) · 금진옥액(金津玉液)(피를 빼줌) · 중완(中脘) · 소상(少商) · 대도(大都) · 풍륭(豊隆).

하소(下消) : ① 태계(太谿) · 태충(太衝) · 간수(肝兪) · 신수(腎兪) · 췌수(膵兪).

② 심수(心兪) · 신수(腎兪) · 기해(氣海) · 관원(關元) · 연곡(然谷) · 용천(湧泉).

③ 소갈(消渴)로 물을 많이 마시는 경우에는 인중(人中) · 태단(兌端) · 은백(隱白) · 승장(承漿) · 연곡(然谷) · 신문(神門) · 내관(內關) · 삼초수(三焦兪).

당뇨병(糖尿病) : ① 중완(中脘) · 불용(不容) · 간수(肝兪) · 비수(脾兪) · 삼초수(三焦兪) · 백회(百會) · 천주(天柱) · 곡지(曲池) · 족삼리(足三里) · 지기(地機) 가운데서 4~5개 혈을 골라 쓴다.

② 양지(陽池) · 중완(中脘) · 비수(脾兪) · 삼초수(三焦兪)에 침을 놓고 15분 동안 꽂아두거나 뜸을 뜬다.

③ 대추(大椎)와 장강(長强) 사이의 절반되는 곳과 양쪽 요안혈(腰眼穴)에 뜸을 3~7장 뜬다.

④ 제12흉추 극상돌기 아래와 제5요추 극상돌기 아래를 연결한 선의 중간부위에서 뚜렷한 압통점을 찾아 뜸을 한 번에 100장씩 뜨되 1개월에 한 번 뜬다.

⑤ 간수(肝兪) · 비수(脾兪) · 삼초수(三焦兪) · 신수(腎兪) · 중완(中脘) · 지기(地機) · 족삼리(足三里)에 쌀알보다도 작은 뜸봉으로 한 번에 5장씩 1주일 사이에 5번 뜬다.

6주일 떴는데 혈당이 내리고 병 증상이 좋아졌다고 한다.

⑥ 척중(脊中) 혹은 중추(中樞)를 눌러서 압통이 뚜렷한 곳에 팥알 크기만한 뜸봉으로 한 번에 5~7장씩 1~2일 건너 뜸을 뜬다. 10번을 한 치료주기로 한다. 압통점이 뚜렷하지 않으면 10~11흉추의 옆에서 압통점을 찾는다.

⑦ 신수(腎兪)・관원(關元)・족삼리(足三里)와 신수(腎兪)・수도(水道)・삼음교(三陰交)・중완(中脘)을 매일 교대로 사법(瀉法)으로 침을 놓되 10번을 한 치료주기로 한다.

보조혈로는 격수(膈兪)・비수(脾兪)・비열(脾熱, 제6~7흉추 극상돌기 사이에서 옆으로 5푼 되는 곳의 穴)을 쓴다.

⑧ 폐수(肺兪)・간수(肝兪)・비수(脾兪)・신수(腎兪)・염천(廉泉)・중완(中脘)・관원(關元)・태연(太淵)・신문(神門)・삼음교(三陰交)・연곡(然谷)에 하루건너 한 번씩 평보평사법(平補平瀉法)으로 침을 놓거나 명문(命門)・관원(關元)에 매일 뜸대뜸을 뜬다.

⑨ 췌수(膵兪)・폐수(肺兪)・비수(脾兪)・신수(腎兪)・족삼리(足三里)・태계(太谿)를 주혈(主穴)로 하고, 소상(少商)・어제(魚際)・격수(膈兪)・위수(胃兪)・중완(中脘)・관원(關元)・부류(復溜)・수천(水泉)을 보조로 쓴다.

【임상자료】

① 당뇨병(糖尿病) 환자 24례를 대상으로 침치료와 식이요법을 배합하여 효과를 보았다. 합병증이 심한 환자에게는 약물치료를 배합하였다.

일반자료 : 남자11례, 여자 13례, 나이는 가장 어린 환자가 20세, 가장 많은 환자가 79세.

당뇨병 형태에서는 인슐린 비의존형이 19례, 의존형이 5례, 중증도는 경증이 1례, 중등증이 15례, 중증이 8례.

약물치료상황을 보면 1년 이상 앓은 16례의 인슐린 비의존형 환자들은 하루에 D860을 1.5~3g씩 썼거나 DB_1을 75~100㎎ 썼다. 인슐린 의존형 환자들의 하루 인슐린 소요량은 40단위였다.

치료방법

침치료 : 비수(脾兪)・격수(膈兪)・족삼리(足三里)를 주혈(主穴)로 하고, 입이 마르고 번갈(煩渴)이 나면서 물을 많이 마시면 폐수(肺兪)・의사(意舍)・승장(承漿)을, 많이 먹으면서도 배고파하거나 변비(便秘)가 있으면 위수(胃兪)・풍륭(豊隆)을, 소변을 많이 보거나 허리가 아프고 이명(耳鳴)이 있으며 가슴이 답답하고 미열(微熱)이 있으면서 식은땀을 흘리는 경우에는 신수(腎兪)・관원(關元)・부류(復溜)를, 정신과 육체적으로 쇠약하고 설사를 하거나 머리가 아프고 몸이 무거우면 위수(胃兪)・삼음교(三陰交)・음릉천(陰陵泉)을 배합하였다.

침은 15분 정도 꽂아두고 뺄 때 한 번 정도 자극을 주되 하루에 한 번씩 12번을 한 치료 주기로 하고, 더 놓을 경우에는 3일 쉬고 다시 놓았다.

식이요법 : 매일 요구되는 총칼로리는 병세와 활동상황, 몸무게(30~35cal/kg)에 따라 계산하였다. 즉, 하루 총칼로리는 1230~2100, 그 중 당은 150~300g, 단백질은 50~75g(고지혈증 환자는 100g)으로 하고 나머지는 지방으로 보충하였다.

약물치료 : 심한 합병증이 있는 일부 예와 먹는 인슐린을 오랫동안 써온 환자(효과가 뚜렷하지 않은)에게 필요량의 인슐린을 주되 일단 치료효과가 나타난 다음에는 용량을 절반으로 줄이거나 끊었다. 눈의 합병증이 있는 4례의 경우는 육미지황환(六味地黃丸)을 주었다.

치료성적

모두 45일 동안 치료하였는데 효과가 뚜렷한 환자(공복혈당이 106.8±64.9㎎%)가 11례(그 가운데서 침으로만 치료한 환자가 8례), 효과가 있는 환자가 8례(침으로만 치료한 환자 6례), 효과가 없는 환자가 5례로서 유효율은 79.1%였다.

② 당뇨병 환자 170례를 침과 한약으로 변증치료한 자료에서는 유효율이 96%였다고 한다. 즉, 상소(上消)에는 윤폐(潤肺)하면서 위열(胃熱)을 없애주는 방법으로 신문(神門) · 부류(復溜) · 내정(內庭)에 침을 놓고 한약 소갈방(消渴方)을 가감하여 썼으며, 중소(中消)에는 위열을 없애고 신(腎)을 보(補)해 주는 방법으로 중완(中脘) · 내정(內庭) · 삼음교(三陰交)에 침을 놓으면서 석고지모탕(石膏知母湯)에 황련(黃連) · 죽여(竹茹) · 생지황(生地黃)을 더 넣어 썼다. 하소(下消)에는 음(陰)을 자양하면서 신을 보(補)하는 방법으로 관원(關元) · 대맥(帶脈) · 연곡(然谷)에 침을 놓으면서 지백지황탕(知柏地黃湯)을 가감하여 썼다.

임상적 치유(당을 낮추는 약을 쓰지 않고 공복혈당이 정상이고 소변의 당이 음성이며 자각증상이 없고 음식을 엄격하게 제한하지 않음) 50례(29%), 뚜렷하게 호전된 환자(공복혈당은 정상이나 음식은 제한해야 함) 37례, 호전된 환자(공복혈당이 낮아지는 속도가 느리고 소변의 당이 점차 없어지는 대상) 76례(45%), 효과가 없는 환자(2~3개월 동안 치료하여도 반응이 없는 대상)가 7례(4%)로서 유효율은 96%였다.

※당뇨병의 침치료 기전을 연구한 한 자료에 의하면 당뇨병 환자의 삼음교(三陰交)에 침을 놓을 때 생리적 기능이 정상적인 췌장과 비슷하게 인슐린 분비를 조절하는 작용이 있다고 한다.

다른 자료에서는 건강한 사람의 중완(中脘)과 천추(天樞)에 침을 놓고 당 부하를 걸면 인슐린 분비가 눈에 띄게 증가한다고 한다.

침을 놓을 때 혈당에 미치는 이와 같은 영향은 미주신경 – 인슐린 계통을 흥분시키는 결과라고 보고 있다. 침자가 인슐린의 분자수준의 기능을 조정할 뿐 아니라 중추신경계통의 이 부분에 대한 새로운 통제작용을 조정하는데, 특히 침을 놓은 다음 인슐린 분비세포의 접수체 기능이 높아지는 것이 가장 중요한 원인의 하나라고 보고 있다. 당을 낮추는 기전은 반드시 체내에서 생기는 인슐린이 있는 조건에서만 효과를 나타낼 수 있다.

14. 황달(黃疸)

【처방1】 담수(膽兪)・양릉천(陽陵泉)・음릉천(陰陵泉)・내정(內庭)・태충(太衝).

적응증 : 양황(陽黃)(急性黃疸型肝炎).

증상에 따라 더 쓰는 경혈 : 가슴이 답답하고 메스꺼우며 토하는 경우에는 내관(內關)・공손(公孫), 명치 밑이 더부룩하며 입맛이 없는 경우에는 중완(中脘)・족삼리(足三里), 헛배가 부르며 대변이 굳은 경우에는 천추(天樞)・대장수(大腸兪), 황달이 심하면 지양(至陽)・완골(腕骨)・용천(湧泉).

처방해설 : 황달(黃疸)은 비위(脾胃)의 운화(運化) 기능이 장애되어 생긴 습열(濕熱)이 간담(肝膽)에 영향을 주어 생기므로 담(膽)의 배수혈(背兪穴)인 담수(膽兪)와 담병(膽病)을 치료하는 합혈(合穴)인 양릉천(陽陵泉)을 써서 열사(熱邪)를 없애며, 태충(太衝)을 배합하여 표리경(表裏經)의 경기를 잘 통하게 하여 울결(鬱結)된 간기(肝氣)를 흩어지게 한다. 음릉천(陰陵泉)과 내정(內庭)을 배합하면 비위경(脾胃經)의 습열(濕熱)을 소변으로 내보낼 수 있다. 내관(內關)・공손(公孫)은 위기(胃氣)를 고르게 하고 치밀어 오른 기(氣)를 내려주며(和胃降逆), 천추(天樞)・대장수(大腸兪)는 대장의 기능을 조화시켜 변비(便秘)와 헛배가 부른 것을 치료한다. 지양(至陽)은 독맥(督脈)의 경기를 잘 통하게 하고, 완골(腕骨)이 배합되면 태양경맥(太陽經脈)을 잘 통하게 하여 태양경의 습열(濕熱)을 없애준다. 지양(至陽)과 용천(湧泉)은 황달치료의 경험혈이다. 즉, 이 처방은 간담(肝膽)의 습열(濕熱)을 없애고 황달(黃疸)을 벗기는 작용이 있다.

【처방2】 지양(至陽)・비수(脾兪)・담수(膽兪)・중완(中脘)・족삼리(足三里)・삼음교(三陰交).

적응증 : 음황(陰黃)(脾腎陽虛型의 慢性肝炎과 肝硬變症).

증상에 따라 더 쓰는 경혈 : 설사에는 천추(天樞)・관원(關元), 찬 데서 견디기 힘들고 정신적 피로가 쉽게 오는 경우에는 기해(氣海)·명문(命門), 명치 밑이 거북하고 헛배가 부르면 장문(章門)·공손(公孫), 음황이 오래되어 기체어혈(氣滯瘀血)이 생겨 옆구리가 아프면 기해(氣海)·기문(期門)·일월(日月).

처방해설 : 음황(陰黃)은 비양부족(脾陽不足)으로 비위(脾胃)에 한습(寒濕)이 몰려서 생기므로 비양을 보(補)하여 한습을 없애고 중초(中焦)의 기능을 조화시키며 소변을 잘 보게 하여야 한다. 그러므로 중완(中脘)과 족삼리(足三里), 비수(脾兪)를 배합하면 비양을 도와 몰린 한습을 없애주고, 담수(膽兪)는 담즙(膽汁)이 잘 빠지게 하며, 삼음교(三陰交)는 습(濕)이 소변으로 나가게 한다. 명문(命門)과 기해(氣海)에 뜸을 뜨면 신양(腎陽)을 보(補)해 주고, 천추(天樞)·관원(關元)은 허한성설사(虛寒性泄瀉)를 멎게 해준다. 기해(氣海)·기문(期門)·일월(日月)은 행기활혈(行氣活血)하므로 어혈을 없애준다.

【황달의 개념과 치료방법】

개념 : 눈의 흰자위와 피부, 점막, 오줌 등이 누렇게 되는 병증이다. 음식조절을 잘못하여 습열(濕熱)이나 한습(寒濕)이 중초(中焦)에 몰려서 생기거나 비위(脾胃)가 허(虛)해서 운화(運化) 기능을 제대로 하지 못하여 습(濕)이 몰려서 생긴다. 증상에 따라 양황(陽黃)과 음황(陰黃)으로 나누어 치료한다.

양황(陽黃)인 경우에는 황달색이 밝고 열이 나며, 입안이 마르고 소변양이 줄어들며, 색이 누렇고 온몸이 무거우며 가슴이 답답하다. 설태(舌苔)는 누렇고 두꺼우며, 맥은 현삭(弦數)하다.

음황(陰黃)인 경우에는 황달색이 밝지 못하고 입맛이 없으며, 명치 밑이 더부룩하고 헛배가 부르다. 또한 맥이 없고 찬 것을 싫어하며, 나른한 감이 있다. 혀는 희끄무레하고 백태(白苔)가 끼며, 맥은 침지무력(沈遲無力)하다.

이밖에도 한의학에서는 황달을 황달(黃疸)·곡달(穀疸)·주달(酒疸)·여로달(女勞疸)·황한(黃汗)으로 나누기도 한다.

현대 의학적으로는 급만성간염(急慢性肝炎), 간경변증(肝硬變症), 담낭염(膽囊炎), 담석증(膽石症), 회충증(蛔蟲症), 소화기계통의 종양(腫瘍) 등의 경우에 황달이 나타날 수 있다.

치료방법 : 습열(濕熱)로 오는 양황(陽黃)은 열(熱)을 내려 주고 습(濕)을 없애는 방법으로 사법(瀉法)을 쓰며 뜸은 뜨지 않는다. 음황(陰黃)인 경우에는 비양(脾陽)을 보(補)하면서 한습(寒濕)을 없애는 방법으로 간담경맥(肝膽經脈)과 비위경맥(脾胃經脈)의 경혈을 위주로 하여 보법(補法)으로 침을 놓거나 뜸을 뜬다.

【참고처방】

황달(黃疸) : ① 백로(百勞)(뜸) · 족삼리(足三里) · 중완(中脘).

② 백로(百勞) · 완골(腕骨) · 용천(湧泉) · 고황(膏肓) · 중봉(中封) · 부류(復溜).

③ 외관(外關) · 신맥(申脈).

④ 지양(至陽) · 비수(脾兪).

⑤ 은백(隱白) · 비수(脾兪) · 위수(胃兪)(피를 빼줌).

⑥ 상완(上脘) · 간수(肝兪) · 담수(膽兪).

양황(陽黃) : ① 음릉천(陰陵泉) · 지양(至陽) · 용천(湧泉) · 담수(膽兪).

② 양강(陽綱) · 담수(膽兪).

③ 후계(後谿) · 노궁(勞宮).

④ 지양(至陽) · 백로(百勞) · 완골(腕骨) · 중완(中脘) · 족삼리(足三里).

⑤ 지양(至陽) · 완골(腕骨) · 양릉천(陽陵泉) · 태충(太衝)을 주혈(主穴)로 하고, 열(熱)이 심하면 대추(大椎), 습(濕)이 성하면 음릉천(陰陵泉), 명치 밑이 더부룩하고 설사하면 족삼리(足三里)를 더 쓴다.

⑥ 비수(脾兪) · 족삼리(足三里) · 담수(膽兪) · 양릉천(陽陵泉) · 삼음교(三陰交) · 기해(氣海)를 주혈(主穴)로 하고, 추위를 타면 명문(命門) · 관원(關元), 설사 경향이 있으면 천추(天樞)를 더 쓴다.

⑦ 담수(膽兪) · 양릉천(陽陵泉) · 내정(內庭) · 태충(太衝)을 주혈(主穴)로 하고, 가슴이 답답하고 메스꺼우면 공손(公孫) · 내관(內關), 헛배가 부르고 대변이 굳으면 대장수(大腸兪) · 천추(天樞)를 더 쓴다.

⑧ 완골(腕骨) · 지양(至陽) · 음릉천(陰陵泉) · 양릉천(陽陵泉) · 후계(後谿) · 중봉(中封) · 담수(膽兪).

⑨ 중완(中脘) · 내관(內關) · 족삼리(足三里) · 담수(膽兪).

⑩ 대추(大椎) · 지양(至陽) · 담수(膽兪) · 후계(後谿) · 노궁(勞宮) · 합곡(合谷) · 내관(內關) · 중완(中脘) · 족삼리(足三里) · 공손(公孫).

음황(陰黃) : ① 비수(脾兪) · 삼음교(三陰交) · 족삼리(足三里)는 보(補)하고, 담수(膽兪) · 지양(至陽)은 사(瀉)한다.

② 완골(腕骨) · 중완(中脘).

③ 비수(脾兪) · 족삼리(足三里) · 담수(膽兪) · 양릉천(陽陵泉) · 삼음교(三陰交) · 기해(氣海)를 주혈(主穴)로 하고, 추위를 타면 명문(命門) · 관원(關元), 설사 경향이 있으면 천추(天樞)를 더 쓴다.

④ 지양(至陽) · 비수(脾兪) · 담수(膽兪) · 중완(中脘) · 족삼리(足三里) · 삼음교(三陰交)를 주혈(主穴)로 하고, 추위를 타면 명문(命門) · 기해(氣海), 설사 경향이 있으면 천추(天樞) · 관원(關元)을 더 쓴다.

⑤ 비수(脾兪) · 장문(章門)(뜸).

⑥ 비수(脾兪) · 장문(章門) · 합곡(合谷) · 족삼리(足三里)를 주혈(主穴)로 하고, 지양(至陽) · 비수(脾兪) · 건리(建里) · 공손(公孫)을 보조로 쓴다.

⑦ 비수(脾兪) · 위수(胃兪) · 중완(中脘) · 천추(天樞) · 족삼리(足三里) · 관원(關元) · 공손(公孫) · 신수(腎兪) · 삼음교(三陰交).

곡달(穀疸) : ① 위수(胃兪) · 내정(內庭) · 지양(至陽) · 완골(腕骨) · 음곡(陰谷).

② 공손(公孫) · 비수(脾兪) · 내정(內庭) · 지양(至陽) · 삼리(三里) · 완골(腕骨) · 음곡(陰谷).

③ 족삼리(足三里) · 신문(神門) · 간사(間使) · 열결(列缺) · 중완(中脘).

주달(酒疸) : ① 공손(公孫) · 담수(膽兪) · 지양(至陽) · 위중(委中) · 완골(腕骨).

② 공손(公孫) · 담수(膽兪) · 위중(委中) · 완골(腕骨) · 중완(中脘) · 신문(神門) · 소장수(小腸兪).

여로달(女勞疸) : ① 공손(公孫) · 관원(關元) · 신수(腎兪) · 연곡(然谷) · 지양(至陽).

② 관원(關元) · 신수(腎兪) · 지양(至陽) · 연곡(然谷).

③ 신수(腎兪)(뜸).

유행성간염(流行性肝炎) : ① 대추(大椎) · 지양(至陽) · 간수(肝兪) · 담수(膽兪) · 비수(脾兪)(해당하는 夾脊穴)를 주혈(主穴)로 하고, 황달(黃疸)이 벗겨진 다음에는 양릉천(陽陵泉)과 족삼리(足三里), 음릉천(陰陵泉)과 삼음교(三陰交)를 교대로 쓴다. 6번을 한 치료주기로 하고 첫 치료주기에는 하루에 한 번씩, 두 번째 치료주기에는 하루건너 한 번씩 침을 놓는다.

② 간수(肝兪) · 담수(膽兪) · 족삼리(足三里) · 태충(太衝)을 주혈(主穴)로 하고, 간 부위가 아픈 경우에는 기문(期門, 肝經), 열이 나는 경우에는 합곡(合谷), 복통(腹痛)에는 중완(中脘), 불면증(不眠症)에는 삼음교(三陰交) · 합곡(合谷), 설사하는 경우에는 관원(關元) · 천추(天樞), 대변이 굳은 경우에는 대장수(大腸兪)를 보조혈로 쓴다.

【임상자료】

급성황달형간염(急性黃疸型肝炎) 환자 63례를 대상으로 간수(肝兪) · 담수(膽兪) · 족삼리(足三里) · 태충(太衝)을 주혈(主穴)로 하고, 간 부위가 아픈 경우에는 기문

(期門, 肝經), 열이 나는 경우에는 합곡(合谷), 배가 아픈 경우에는 중완(中脘), 불면증(不眠症)에는 삼음교(三陰交)·합곡(合谷), 설사에는 관원(關元)·천추(天樞), 기침에는 폐수(肺兪)·열결(列缺), 대변이 굳은 경우에는 대장수(大腸兪)를 보조혈로 하여 치료한 자료에 의하면, 임상적 완치(임상증상이 모두 없어지고 간 기능 검사 소견이 정상으로 된 것)가 60례, 뚜렷하게 호전된 환자 1례, 효과가 없는 환자 2례(약물치료 배합)였으며, 평균 치료일수는 21.6일(黃疸이 없어지는 평균일수 11일, 간 부위 통증이 없어지는 평균일수 8일, 간 기능이 정상으로 회복되는 평균일수 11.6일)이었다. 퇴원 후 2년 동안 경과를 관찰한 결과 도진 환자는 없었다.

15. 유뇨증(遺尿症)

【처방】 신수(腎兪)·중극(中極)·방광수(膀胱兪)·삼음교(三陰交)·삼초수(三焦兪).

적응증 : 유뇨증(遺尿症)(夜尿症, 尿失禁).

증상에 따라 더 쓰는 경혈 : 몸이 허약한 경우에는 족삼리(足三里)·명문(命門), 꿈이 많은 경우에는 신문(神門)·심수(心兪)·태계(太谿), 노인의 요실금에는 기해(氣海)·관원(關元), 중기(中氣)가 하함(下陷)된 경우에는 백회(百會)·족삼리(足三里).

처방해설 : 유뇨증(遺尿症)은 대체로 신기부족(腎氣不足)으로 신(腎)의 기화(氣化) 작용이 장애되어 생기므로 신수(腎兪)로 신기(腎氣)를 보(補)해 주어 신(腎)의 고삽(固澁) 작용을 도와주게 한다. 그리고 삼음교(三陰交)는 비(脾)의 수습운화(水濕運化) 기능과 간(肝)의 소설(疏泄) 기능, 신(腎)의 수액대사(水液代謝) 기능을 도와준다. 방광수(膀胱兪)와 중극(中極)은 방광(膀胱)의 수혈(兪穴)과 모혈(募穴)로서 방광의 기능을 좋게 해준다. 삼초수(三焦兪)는 삼초(三焦)의 기화작용을 도와 소변을 잘 보게 해준다. 그밖에 관원(關元)과 명문(命門)은 신양(腎陽)과 신기(腎氣)를 돕고 백회(百會)는 하함된 기를 끌어올리며, 족삼리(足三里)와 기해(氣海)는 기를 보(補)해 준다. 즉, 이 처방은 신기(腎氣)를 보(補)하고 삼초(三焦)의 기능을 좋게 하여 소변을 제대로 보게 하는 작용이 있다.

【유뇨증의 개념과 치료방법】

개념 : 보통 오줌을 가릴 수 있는 나이가 지난 다음에도 잠자리에 오줌을 누는 병증을 말한다. 노인들의 요실금(尿失禁)도 유뇨증(遺尿症)에 포함시킨다. 유뇨증은 신

(腎)과 삼초(三焦)의 기능이 장애되어 생긴다. 즉, 신과 삼초의 기화(氣化) 작용이 약해지면 하초(下焦)가 허하고 차져서 방광이 제 기능을 하지 못하기 때문에 유뇨증이 생긴다. 또한 비폐(脾肺)의 기가 허하여 수습(水濕)이 제대로 운반되지 못할 때에도 생긴다.

현대 의학적으로는 부교감신경의 흥분성이 높아져서 대뇌피질의 신호 없이 방광괄약근이 수축되어 생긴다고 본다(膀胱括約筋의 收縮不全). 그 원인은 여러 가지이다. 비뇨생식기계통의 선천성 기형, 잠재성 척주파열, 대뇌불육부전(大腦不育不全) 등 선천성 질병과 비뇨기의 감염, 방광마비, 기생충병, 척수와 뇌수의 손상, 발육이 나쁜 경우 등이 모두 뇌수와 척수의 기능을 장애하고 방광 국소에 대한 자극을 세게 하여 유뇨증(遺尿症)을 일으킬 수 있다.

치료방법 : 신(腎) · 방광(膀胱) · 삼초(三焦)의 배수혈(背兪穴)을 위주로 보법(補法)을 쓰거나 뜸을 많이 뜬다.

야뇨증(夜尿症)과 습관성으로 오는 유뇨증(遺尿症)은 침구치료에 잘 반응하지만 기질적 변화로 오는 경우에는 잘 반응하지 않거나 원인 치료를 같이 하여야 한다.

【참고처방】

유뇨(遺尿) : ① 관문(關門) · 신문(神門) · 위중(委中).

② 기해(氣海)(뜸) · 대돈(大敦)(뜸).

③ 신문(神門) · 어제(魚際) · 태충(太衝) · 대돈(大敦) · 관원(關元).

④ 관원(關元) · 중부(中府) · 신문(神門).

⑤ 기해(氣海) · 관원(關元) · 음릉천(陰陵泉) · 대돈(大敦) · 행간(行間).

⑥ 신수(腎兪) · 방광수(膀胱兪) · 관원(關元) · 태연(太淵) · 행간(行間) · 용천(湧泉)에 뜸을 뜬다.

⑦ 중극(中極) · 관원(關元) · 신수(腎兪) · 방광수(膀胱兪) · 삼음교(三陰交)를 주혈(主穴)로 하고, 기해(氣海) · 관원수(關元兪) · 차료(次髎) · 족삼리(足三里) · 대돈(大敦) · 신문(神門) · 조해(照海)를 보조로 쓴다.

⑧ 관원(關元) · 중극(中極) · 삼음교(三陰交)를 주혈(主穴)로 하고, 합곡(合谷) · 곡골(曲骨) · 대추(大椎) · 방광수(膀胱兪)를 보조로 쓴다.

⑨ 기해(氣海) · 중극(中極) · 신수(腎兪) · 차료(次髎) · 음릉천(陰陵泉).

⑩ 허한형(虛寒型)에는 기해(氣海) · 관원(關元) · 신수(腎兪) · 명문(命門) · 삼음교(三陰交) · 백회(百會)에 보법(補法)으로 침을 놓거나 뜸을 뜬다.

⑪ 습열형(濕熱型)에는 삼음교(三陰交) · 음릉천(陰陵泉) · 방광수(膀胱兪) · 차료

(次髎)·중극(中極)을 사(瀉)하고, 족삼리(足三里)를 보(補)한다.

⑫ 습관성유뇨(習慣性遺尿)에는 관원(關元)·중극(中極)·삼음교(三陰交)·백회(百會)·신문(神門)을 보한다.

요실금(尿失禁) : ① 기해(氣海)·관원(關元)·음릉천(陰陵泉)·대돈(大敦)·행간(行間)(뜸).

② 명문(命門)·기해(氣海)·관원(關元)에 뜸을 뜨고, 경거(經渠)·부류(復溜)는 보(補)하며, 태백(太白)·태계(太谿)는 사(瀉)한다.

③ 곡골(曲骨)·중극(中極)·차료(次髎)·삼음교(三陰交)를 보(補)한다.

【임상자료】

소아유뇨증(小兒遺尿症) 환자 43례(나이는 7~15세 사이였고 앓은 기간은 1~8년이었음)를 대상으로 하여 대돈(大敦)·삼음교(三陰交)·관원(關元)·백회(百會)와 태충(太衝)·태계(太谿)·단전(丹田)·중극(中極)에 매일 교대로 잠자기 전에 단자법(單刺法)으로 침을 놓은 다음 그 자리에 뜸대뜸을 3~5분 동안 떠주고, 백회(百會)에는 뜸대뜸만 떠주는 방법으로 치료한 자료에 의하면, 한 치료주기(療程) 사이(10번)에 완치된 환자가 28례, 뚜렷하게 호전된 환자(잠자리에 오줌을 싸는 횟수가 뚜렷하게 뜸해진 것)가 13례, 효과가 없는 환자가 2례로서 유효율은 95.4%였다.

【증례】 최××, 여자, 13세.

어려서부터 잠자리에 오줌을 쌌다. 보통 하룻밤에 1~2번, 심한 경우에는 3번씩 쌌다. 몸은 여윈 편이고 밥을 잘 먹지 않으며, 얼굴이 창백하고 손발이 찼다. 혀는 희끄무레하고 백태(白苔)가 엷게 끼어 있었다.

비신양허(脾腎陽虛)로 오는 허한증(虛寒證)으로 변증하고 비신(脾腎)을 보(補)하고 방광의 고삽(固澁) 기능을 도와주며 심신(心腎)을 양(養)하는 방법으로 중극(中極)·방광수(膀胱兪)·삼음교(三陰交)·신문(神門)과 신수(腎兪)·관원(關元)·족삼리(足三里)·심수(心兪)를 매일 교대로 침을 놓았다.

4번 맞은 다음부터 잠자리에 오줌을 싸지 않았지만 2번 더 놓았다. 2개월까지는 잠자리에 오줌을 싸지 않았는데, 그 후부터는 몹시 피로한 경우에는 잠자리에 또 오줌을 쌌다. 같은 방법으로 6일 동안 더 치료하고 나았다. 그 후 1년 동안 경과를 관찰하였는데 다시 재발하지 않았다.

16. 융폐(癃閉)

【처방1】 신수(腎兪) · 삼초수(三焦兪) · 음곡(陰谷) · 위양(委陽) · 기해(氣海).

적응증 : 신기부족(腎氣不足)으로 오는 융폐(癃閉).

증상에 따라 더 쓰는 경혈 : 신기허(腎氣虛) 증상이 심하면 관원(關元) · 명문(命門), 허리와 다리가 시큰거리고 맥이 없으면 요양관(腰陽關) · 족삼리(足三里).

처방해설 : 신경(腎經)의 합혈(合穴)인 음곡(陰谷)과 배수혈(背兪穴)인 신수(腎兪)를 배합하여 신기(腎氣)를 도와준다. 그리고 관원(關元)과 명문(命門)은 신기를 보(補)해 준다. 신기부족(腎氣不足)으로 삼초(三焦)의 기화작용이 약해진 것이므로 삼초수(三焦兪)와 삼초(三焦)의 하합혈(下合穴)인 위양(委陽)으로 삼초의 기능을 조화시켜 소변을 잘 보게 한다. 기해(氣海)는 하초(下焦)의 원기(元氣)를 보(補)하고 하초를 데워 줌으로써 소변을 잘 보게 한다. 즉, 이 처방은 신기(腎氣)를 보(補)하고 삼초(三焦)의 기화작용을 도와 소변을 잘 보게 하는 작용이 있다.

【처방2】 중극(中極) · 방광수(膀胱兪) · 음릉천(陰陵泉) · 삼음교(三陰交).

적응증 : 하초(下焦)에 습열(濕熱)이 성하여 오는 융폐(癃閉).

증상에 따라 더 쓰는 경혈 : 오줌이 붉으면서 방울방울 떨어지는 경우에는 태단(兌端), 습열(濕熱)이 몹시 성한 경우에는 음곡(陰谷) · 대돈(大敦) · 위양(委陽) · 대종(大鐘) · 행간(行間).

처방해설 : 비경(脾經)의 습열사(濕熱邪)가 방광에 영향을 주어 생기므로 족태음경(足太陰經)의 음릉천(陰陵泉)과 삼음교(三陰交)를 배합하여 비경(脾經)의 경기(經氣)를 잘 통하게 한다. 그리고 방광수(膀胱兪)와 중극(中極)은 하초(下焦)의 기능을 조화시켜 습열(濕熱)을 없애며 소변을 잘 보게 한다. 즉, 이 처방은 청열이습(淸熱利濕)하는 작용이 있다.

【처방3】 중극(中極) · 방광수(膀胱兪) · 삼음교(三陰交).

적응증 : 외상이나 수술 후의 융폐(癃閉), 즉 어혈(瘀血)로 생긴 융폐.

증상에 따라 더 쓰는 경혈 : 아랫배가 불어나면 기해(氣海) · 위양(委陽), 소변이 잘 나오지 않는 경우에는 팔료혈(八髎穴) 가운데서 2개 혈씩 교대로 쓴다.

처방해설 : 외상이나 수술 후 어혈로 방광기능이 장애되어 생긴 것이므로 방광수(膀胱兪)와 중극(中極)으로 방광의 경기(經氣)를 통하게 하고, 외생식기 부위로 순행

하는 족삼음경(足三陰經)의 교회혈(交會穴)인 삼음교(三陰交)로 하초(下焦)의 기능을 조화시켜 소변을 보게 한다.

【융폐의 개념과 치료방법】

개념 : 오줌이 시원히 나오지 않고 방울방울 떨어지거나 전혀 누지 못하는 병증을 말한다. 한의학 고전에서는 배뇨장애의 정도 차이에 따라 오줌을 전혀 누지 못하는 것을 '폐(閉)', 오줌이 시원하게 나오지 못하고 방울방울 떨어지면서 하루에 수십 번씩 누는 것을 '융(癃)'이라고 하였지만 실제 임상에서는 합해서 융폐(癃閉, 尿閉)라고 하고 있다.

대체로 습열(濕熱)이 몰리거나 간기울(肝氣鬱)로 어혈(瘀血)이 생기는 것, 신기부족(腎氣不足) 등으로 인해 방광과 삼초(三焦)의 기화(氣化) 작용이 장애되어 생긴다. 그밖에 폐열(肺熱)이 성하거나 방광 혹은 음부의 외상으로도 생긴다.

방광에 습열(濕熱)이 성(盛)하여 생겼을 경우에는 오줌이 잘 나오지 않으면서 색이 벌겋고 아랫배가 그득하며 입안이 쓰다. 폐열(肺熱)이 성하여 생긴 경우에는 오줌이 방울방울 떨어지면서 입안과 목안이 마르고 물을 많이 마시려 하며 숨이 차다. 방광이나 음부의 외상으로 생긴 경우에는 오줌이 방울방울 떨어지거나 전혀 누지 못하며 아랫배가 찌르는 듯이 아프다. 신양(腎陽)이나 신음(腎陰)이 허(虛)하여 생긴 경우에는 오줌이 방울방울 떨어지면서 추위를 잘 타고, 손발이 싸늘하거나 손발에 열감(熱感)이 있고 식은땀을 흘리며 조열(潮熱)이 난다.

현대 의학적으로 볼 때 요도협착(尿道狹窄), 전립선비대(前立腺肥大), 요도결석(尿道結石), 방광결석(膀胱結石), 방광마비(膀胱痲痺), 방광괄약근경련(膀胱括約筋痙攣), 전립선종양(前立腺腫瘍) 등의 경우에 배뇨장애가 나타날 수 있다.

치료방법 : 신기부족증(腎氣不足證)인 경우에는 족소음신경(足少陰腎經)의 경혈을 위주로 보(補)하는 원칙에서 침을 놓거나 뜸을 뜨고, 습열증(濕熱證)인 경우에는 족태음비경(足太陰脾經)의 경혈을 위주로 사(瀉)하는 원칙에서 치료하여 뜸은 뜨지 않는다. 외상(外傷)으로 생겼을 경우에는 어혈을 풀어주고 방광의 기능을 회복시키는 방향에서 침치료를 한다.

융폐(癃閉)의 경우 침구치료는 효과가 좋다. 특히 신경성장애나 기능성장애인 경우에는 침구치료 효과가 더욱 좋다. 기질적 변화로 오는 융폐인 경우에는 원인치료를 함께 하여야 한다.

【참고처방】

융폐(癃閉) : ① 음릉천(陰陵泉) · 기해(氣海) · 삼음교(三陰交) · 음곡(陰谷) · 대릉(大陵).

② 삼초수(三焦兪) · 소장수(小腸兪) · 삼음교(三陰交) · 중극(中極) · 중봉(中封) · 태충(太衝) · 지음(至陰)(뜸).

③ 관원(關元) · 음릉천(陰陵泉) · 음곡(陰谷) · 절골(絶骨).

④ 기해(氣海) · 대릉(大陵).

⑤ 곡천(曲泉)을 주혈(主穴)로 하여 음경통(陰莖痛)이 있으면 행간(行間), 아랫배가 무직하면 포황(胞肓) · 질변(秩邊)을 더 쓴다.

⑥ 방광수(膀胱兪) · 신수(腎兪) · 관원(關元) · 음릉천(陰陵泉) · 용천(湧泉).

⑦ 관원(關元) · 중극(中極) · 삼음교(三陰交) · 음릉천(陰陵泉) · 차료(次髎).

⑧ 삼초수(三焦兪) · 소장수(小腸兪) · 음교(陰交) · 음릉천(陰陵泉) · 중극(中極) · 음곡(陰谷) · 중봉(中封) · 태충(太衝) · 지음(至陰).

습열증(濕熱證) : ① 중극(中極) · 방광수(膀胱兪) · 통곡(通谷) · 삼음교(三陰交).

② 삼초수(三焦兪) · 위양(委陽) · 관원(關元).

③ 대포(大包) · 곡천(曲泉) · 중극(中極) · 음릉천(陰陵泉).

폐열증(肺熱證) : 폐수(肺兪) · 척택(尺澤) · 중극(中極) · 음릉천(陰陵泉).

신허증(腎虛證) : ① 신수(腎兪) · 기해(氣海) · 관원(關元) · 수분(水分).

② 음릉천(陰陵泉) · 음곡(陰谷).

허증(虛證) : 음곡(陰谷) · 신수(腎兪) · 삼초수(三焦兪) · 기해(氣海) · 위양(委陽) · 비수(脾兪).

실증(實證) : 삼음교(三陰交) · 음릉천(陰陵泉) · 방광수(膀胱兪) · 중극(中極).

음부가 아프면서 소변을 보지 못하는 경우에는 회음(會陰), 음경이 아픈 경우에는 행간(行間) · 곡천(曲泉) · 대돈(大敦), 아랫배가 아프면서 소변을 보지 못하는 경우에는 음교(陰交) · 석문(石門) · 위양(委陽) · 음곡(陰谷).

【임상자료】

수술 후에 소변을 보지 못하는 환자 86례를 대상으로 관원(關元) · 곡골(曲骨) · 족삼리(足三里) · 삼음교(三陰交) · 음릉천(陰陵泉) 가운데서 1~2개 혈(足三里와 關元의 효과가 가장 좋았음)을 골라 침을 놓고 15~20분 동안 유침(留鍼)하였다.

침을 놓은 다음 30분 지나서 소변을 본 환자가 59례(68.6%)였고, 27례는 효과가 없었다. 수술 후 융폐(癃閉)에 대한 침치료는 효과가 좋았을 뿐 아니라 통증을 덜어주고 감염을 막는 데도 효과가 있었다.

【증례1】 박××, 남자, 13세.

척수전각회백질염으로 입원하였는데 3일째 소변을 보지 못하면서 아랫배가 불어나고 아파하였다. 맥은 침삭(沈數)하였다.

중극(中極)에 침을 놓은 다음 즉시 700~800㎖의 소변을 보았다.

【증례2】 노××, 여자, 29세.

해산 후 하루가 지나도록 소변을 보지 못하면서 아랫배가 불어나면서 가빠하였다. 도뇨(導尿)시켜서 200㎖ 정도의 소변을 보았다. 다음날에도 역시 스스로 소변을 보지 못하므로 삼음교(三陰交)에 평보평사법(平補平瀉法)으로 침을 놓고 10분 동안 유침(留鍼)하였다. 침을 놓은 다음 40분 정도 지나서 스스로 소변을 보았으며 그 후부터는 정상으로 되었다.

17. 임증(淋證)

【처방】 중극(中極)·방광수(膀胱兪)·음릉천(陰陵泉)·행간(行間)·태계(太谿).

적응증 : 임증(淋證)(膀胱炎, 腎盂腎炎, 急慢性腎臟炎, 乳糜尿, 膀胱結石, 尿路結石, 腎臟結石, 前立腺炎).

증상에 따라 더 쓰는 경혈 : 혈림(血淋)에는 조해(照海)·삼음교(三陰交), 석림(石淋)에는 연곡(然谷)·위양(委陽), 고림(膏淋)에는 신수(腎兪)·조해(照海)·기해수(氣海兪)·백회(百會), 습열림(濕熱淋)에는 합곡(合谷)·외관(外關), 기림(氣淋)에는 기해(氣海)·수도(水道), 노림(勞淋)에는 행간(行間)을 빼고 기해(氣海)·관원(關元)·기해수(氣海兪), 하부복통(下部腹痛)에는 곡천(曲泉)·수도(水道).

처방해설 : 기본이 방광의 병변이므로 방광의 모혈(募穴)인 중극(中極)과 배수혈(背兪穴)인 방광수(膀胱兪)로 방광의 기능을 회복시키고, 비경(脾經)의 합혈(合穴)인 음릉천(陰陵泉)으로 비의 운화기능과 방광의 기능을 도와 소변을 잘 보게 하며, 소변을 잘 보게 되면 통증도 멎는다. 음부(陰部)에는 간경맥(肝經脈)이 퍼져 있으므로 간경(肝經)의 행간(行間)으로 몰린 기(氣)를 흩어지게 하여 통증을 멎게 한다. 신경(腎經)의 원혈(原穴)인 태계(太谿)는 신수(腎兪)를 보(補)하여 오줌을 맑게 해준다. 즉, 이 처방은 소변을 잘 보게 하고 통증을 멎게 하는 작용이 있다.

【임증의 개념과 치료방법】

개념 : 소변이 잦고 잘 나오지 않으며 방울방울 떨어지면서 아랫배와 요도가 아픈 병증을 말한다. 대체로 하초(下焦)의 습열(濕熱)이 방광에 몰리거나 신기(腎氣)가 허(虛)하여 방광의 기화작용이 장애되어 생긴다. 원인과 증상에 따라 기림(氣淋) · 혈림(血淋) · 석림(石淋) · 노림(勞淋) · 열림(熱淋) · 고림(膏淋) 등으로 나누었다.

기림(氣淋)인 경우에는 소변이 방울방울 떨어지면서 아랫배가 그득하며 불러 오르고 때로는 아프다.

혈림(血淋)인 경우에는 요혈(尿血)을 자주 보는데 소변이 잘 나오지 않고 찔끔찔끔 나오며 소변을 본 다음에도 방울방울 떨어지거나 은은하게 아프다.

석림(石淋)은 소변에 모래알 같은 돌이 섞여 나오면서 소변이 잘 나오지 않고 아프며 여러 방향으로 뻗친다.

노림(勞淋)인 경우에는 소변이 시원히 나오지 않고 찔끔찔끔 나오며 소변을 본 다음에도 방울방울 떨어지거나 은은하게 아프다.

열림(熱淋)인 경우에는 소변을 조금씩 자주 보면서도 시원히 나오지 않고 음부작열감(陰部灼熱感)이 있으며 아랫배가 불어나고 열감(熱感)이 있다.

고림(膏淋)인 경우에는 쌀 씻은 물, 혹은 기름 같은 소변을 보는데 시원히 나오지 않고 소변을 볼 때 음부가 아프다.

현대 의학적으로는 급 · 만성방광염(急慢性膀胱炎) 및 요도염(尿道炎), 방광(膀胱) 및 요로결석(尿路結石), 농뇨(膿尿), 단백뇨(蛋白尿), 방광결핵(膀胱結核), 방광(膀胱) 및 요로외상(尿路外傷), 방광신경증(膀胱神經證) 등의 경우에 볼 수 있다.

치료방법 : 임맥(任脈)과 족삼음경(足三陰經)의 경혈을 주로 쓰며 사법(瀉法) · 평보평사법(平補平瀉法)으로 하루에 한 번씩 10번을 한 치료주기로 한다.

임상에서 침구치료는 효과가 있다. 석림(石淋)인 경우에는 한약치료를 배합하는 것이 좋으며 심하면 수술치료를 한다. 기질적 변화가 심한 임증(淋證)은 전문과적 치료를 배합하여야 한다.

【참고처방】

임증(淋證) : ① 열결(列缺) · 중봉(中封) · 격수(膈兪) · 간수(肝兪) · 비수(脾兪) · 신수(腎兪) · 기해(氣海)(뜸).

② 부류(復溜) · 현종(懸鐘) · 대돈(大敦) · 기문(氣門)(關元穴에서 옆으로 3촌 되는 곳) · 중봉(中封) · 기충(氣衝) · 장강(長强) · 소장수(小腸兪) · 중극(中極) · 연

곡(然谷)・태충(太衝)・기문(箕門, 脾經)・위양(委陽)・지실(志室)・중료(中髎)・기해(氣海)・족삼리(足三里).

③ 격수(膈兪)・간수(肝兪)・비수(脾兪)・신수(腎兪)・기해(氣海)・석문(石門)・관원(關元)・대돈(大敦)・간사(間使)・혈해(血海)・부류(復溜)・연곡(然谷).

④ 중극(中極)・곡골(曲骨)・단전(丹田).

⑤ 신궐(神闕)에 소금뜸 7장을 뜬다.

⑥ 삼초수(三焦兪)・신수(腎兪)・기해수(氣海兪)・황문(肓門)・지실(志室)・대장수(大腸兪)・소장수(小腸兪)・관원수(關元兪).

⑦ 신수(腎兪)・방광수(膀胱兪)・삼초수(三焦兪)・소장수(小腸兪)・음릉천(陰陵泉)・중극(中極)을 주혈(主穴)로 하고, 노림(勞淋)에는 관원(關元)・태계(太谿)・은백(隱白)을, 기림(氣淋)・열림(熱淋)에는 용천(湧泉)을, 혈림(血淋)에는 혈해(血海)・삼음교(三陰交)를, 석림(石淋)에는 용천(湧泉)・관원(關元)・위중(委中)을 더 쓴다.

기림(氣淋) : ① 교신(交信)・용천(湧泉)・석문(石門)・양릉천(陽陵泉).

② 방광수(膀胱兪)・기해(氣海)・관원(關元)・삼음교(三陰交).

석림(石淋) : ① 용천(湧泉)・대돈(大敦)・음릉천(陰陵泉)・기해(氣海).

② 관원(關元)・기해(氣海)・대돈(大敦).

③ 관원(關元)・기문(氣門, 經外奇穴. 關元穴 兩旁 3촌)・대돈(大敦)에 각각 뜸을 30장씩 뜬다.

혈림(血淋) : 방광수(膀胱兪)・관원(關元)・소부(少府).

고림(膏淋) : 방광수(膀胱兪)・지실(志室)・음릉천(陰陵泉)・삼음교(三陰交).

【증례】 이××, 남자, 24세.

4년 전에 좌측 허리가 아프고 아랫배가 발작적으로 꼬이는 듯이 아프면서 소변을 잘 보지 못했다. 병원에 가서 좌측 요관하단부 결석으로 진단받고 입원치료를 받았다. 그 후 통증발작이 멎어서 퇴원하였는데 2년이 지나 다시 발작하였다. 이때 통증은 자개미부위로 뻗치면서 소변볼 때 더 아프고 요혈(尿血)이 나왔다. 혀끝은 붉으면서 희고 기름때 같은 설태(舌苔)가 끼어 있었다.

습열(濕熱)이 하초(下焦)에 몰려서 생긴 임증(淋證)으로 변증하고 청열이습(淸熱利濕)하면서 돌을 내보내는 방법으로 소장수(小腸兪)・차료(次髎)・관원수(關元兪)・방광수(膀胱兪)・중극(中極)・수도(水道)・삼음교(三陰交)・음릉천(陰陵泉)(앓는 쪽 穴) 가운데서 한 번에 2개 혈씩 침을 놓되 침감이 아픈 국소로 퍼지게 깊이 찌르고 사법(瀉法)으로 강한 자극을 주었으며 40분 동안 꽂아두었다. 배와 허리의 경혈에는 전기침자극(단속파와 소밀파 자극을 교대로 주었음)을 주되 10번을 한 치료주기로 하였다. 침을 5번 놓은 다음 30분 정도 지나서 좌측허리 부위가 몹시 아프면서 1.2×0.7㎝의 결석 1개가 나왔고 1시간 지나서 다시 쌀알 크기의 결석 2개가 나온 다음 엑스레이촬영에서 결석음영이 없어지고 자각증상도 없어졌다.

18. 부종(浮腫)

【처방1】 폐수(肺兪) · 대저(大杼) · 합곡(合谷) · 삼초수(三焦兪) · 수분(水分) · 상거허(上巨虛) · 음릉천(陰陵泉).

적응증 : 양수(陽水)(急性腎臟炎).

증상에 따라 더 쓰는 경혈 : 얼굴이 몹시 부었으면 수구(水溝) · 전정(前頂), 목안이 붓고 아프면 소상(少商)(피를 빼줌), 가슴이 답답하면 내관(內關) · 조해(照海), 숨차하면 열결(列缺) · 척택(尺澤).

처방해설 : 양수(陽水)는 풍사(風邪)에 의하여 폐기능이 장애되어 붓는 양증(陽證)이다. 양증은 표증(表證)이고 폐는 피모(皮毛)를 주관하며 족태양경(足太陽經)은 온몸의 표를 주관하므로 폐수(肺兪)와 대저(大杼)로 폐기(肺氣)와 족태양경의 경기(經氣)를 잘 통하게 하고, 수태음경(手太陰經)과 수양명경(手陽明經)은 표리관계에 있으므로 합곡(合谷)으로 폐기를 잘 통하게 하여 수액(水液)이 잘 통하게 하였다. 삼초수(三焦兪)는 삼초의 기화작용을 도와 소변이 제대로 나오게 한다. 소장 부위에 있는 수분(水分)은 임맥(任脈)의 혈로서 방광과 관련되어 있으므로 수족태양경(手足太陽經)의 경기를 잘 통하게 하여 소변이 잘 나오게 한다. 상거허(上巨虛)와 음릉천(陰陵泉)은 족양명경(足陽明經)과 족태음경(足太陰經)의 경기(經氣)를 통하게 하고 비위(脾胃)의 기능을 도와 수액대사를 조절한다. 즉, 이 처방은 해표이수(解表利水)시키는 작용을 한다.

【처방2】 수분(水分) · 기해(氣海) · 비수(脾兪) · 신수(腎兪) · 족삼리(足三里) · 삼음교(三陰交) · 위양(委陽).

적응증 : 음수(陰水)(慢性腎臟炎, 低蛋白性浮腫).

증상에 따라 더 쓰는 경혈 : 팔이 붓는 경우에는 편력(偏歷), 다리가 붓는 경우에는 음릉천(陰陵泉), 발등이 붓는 경우에는 족임읍(足臨泣), 명치부위가 거북한 경우에는 중완(中脘), 설사에는 천추(天樞).

처방해설 : 음수(陰水)는 신양(腎陽)과 비양(脾陽) 부족으로 생기므로 신수(腎兪)로는 신양을 보(補)하고 비수(脾兪)로는 온몸의 양기를 돋우고 기화작용을 강화하여 음수를 치료한다. 수분(水分)과 기해(氣海)는 행기이수(行氣利水)시키고, 족삼리(足三里)와 삼음교(三陰交)는 건비화습(健脾化濕)한다. 수소양삼초경(手少陽三焦經)의 하합혈(下合穴)인 위양(委陽)은 삼초의 기화작용을 조절하여 소변이 잘 나오게 한다.

이 처방은 양(陽)을 보(補)하여 소변을 잘 보게 하는 작용(溫陽利水)을 한다.

【부종의 개념과 치료방법】

개념 : 몸 안에 체액이 머물러 있어 얼굴과 팔다리, 가슴과 배, 심하면 온몸이 모두 붓는 병증을 말한다. 육음외사(六淫外邪), 노권내상(勞倦內傷), 음식을 잘못 먹은 것 등으로 인해 몸 안의 수액을 조절하는 폐(肺)·비(脾)·신(腎)·방광(膀胱)·삼초(三焦)의 기능이 장애되어 생긴다. 즉, 비(脾)는 몸 안에 들어온 수습(水濕)을 운반하고, 폐(肺)는 비에서 받은 수액을 온몸에 조절 배포하고, 신(腎)은 폐에서 오는 수액 중에서 필요한 것은 다시 폐로 올려 보내고(升淸作用) 불필요한 것은 방광을 통해 밖으로 내보내는 작용(降濁作用)을 하는데, 이 기능의 어느 한 고리가 장애되어도 부종(浮腫)이 생긴다고 하였다.

임상증상은 발생부위와 병인(病因) 및 허실(虛實)에 따라 일정하지 않으나 몸이 붓고 소변양이 적어지는 것이 특징이다. 붓는 순서는 눈꺼풀에서 시작되어 점차 얼굴·손·발·온몸으로 퍼지는 것이 보통이지만 다리부터 점차 온몸으로 퍼지는 경우도 있다.

현대 의학적으로는 급성 및 만성 신장염(腎臟炎), 신장증(腎臟症), 심장기능부전(心臟機能不全), 내분비장애(內分泌障礙), 영양장애(營養障碍) 등에서 볼 수 있다.

치료방법 : 삼초(三焦)의 기화작용을 조절하는 방법으로 양수(陽水)와 음수(陰水)로 변증하여 치료한다. 양수(陽水)인 경우에는 폐와 방광을 같이 치료하는데, 침으로 사법(瀉法)을 주로 쓰며 뜸은 뜨지 않는다. 음수(陰水)인 경우에는 비(脾)와 신(腎)을 치료하는데, 침으로 보법(補法)을 쓰며 뜸을 많이 뜬다.

부종(浮腫)의 침구효과는 비교적 좋다. 특히 요도의 자극증상을 없애는 데 효과가 있다. (心臟性浮腫에 대한 치료는 心悸와 胸痹를 참고하라.)

【참고처방】

수종(水腫) : ① 팔다리와 얼굴이 모두 부었을 경우 수분(水分)과 기해(氣海)에 뜸을 뜬다.

② 수분(水分)·부류(復溜).

③ 수구(水溝)(침)·수분(水分)(뜸).

④ 수구(水溝)·위수(胃兪)·합곡(合谷)·석문(石門)·족삼리(足三里)·부류(復溜)·곡천(曲泉)·사만(四滿).

⑤ 비수(脾兪)·수분(水分)·간수(肝兪).

⑥ 조해(照海)·인중(人中)·족삼리(足三里)·절골(絶骨)·곡지(曲池)·완골(腕骨)·비수(脾兪)·위수(胃兪)·삼음교(三陰交)·중완(中脘).

⑦ 부종(浮腫)이 심하여 누울 수 없으면 음릉천(陰陵泉)에 뜸을 뜬다.

⑧ 수분(水分)·음시(陰市)·대돈(大敦)·지기(地機)·곡천(曲泉)·음곡(陰谷)·음교(陰交)·석문(石門)·사만(四滿)(뜸).

⑨ 내정(內庭)·대돈(大敦)·행간(行間)(뜸).

⑩ 비양(飛揚)(뜸).

⑪ 수분(水分)·기해(氣海)·삼초수(三焦兪)·족삼리(足三里)를 주혈(主穴)로 하고, 양증(陽證)에는 폐수(肺兪)·합곡(合谷)·인중(人中)을, 음증(陰證)에는 비수(脾兪)·신수(腎兪)·음릉천(陰陵泉)을 보조혈로 하여 침을 놓는다.

⑫ 신수(腎兪)·방광수(膀胱兪)·신궐(神闕)·수분(水分)·부류(復溜)·족삼리(足三里)·삼음교(三陰交)(뜸).

양수(陽水) : ① 곡지(曲池)·족삼리(足三里)·족임읍(足臨泣)·장문(章門)·열결(列缺)·합곡(合谷)·풍문(風門)·인중(人中).

② 폐수(肺兪)·삼초수(三焦兪)·편력(偏歷)·음릉천(陰陵泉)·합곡(合谷)을 주혈(主穴)로 하고, 안면부종(顔面浮腫)이 심하면 수구(水溝)에 더 놓는다.

음수(陰水) : ① 비수(脾兪)·신수(腎兪)·수분(水分)·기해(氣海)·태계(太谿)·족삼리(足三里).

② 공손(公孫)·음릉천(陰陵泉)·수분(水分)·신수(腎兪)·음곡(陰谷)·기해(氣海)·부류(復溜)·명문(命門).

급성신장염(急性腎臟炎) : ① 관원(關元)·수도(水道)·삼음교(三陰交)에 하루에 한 번씩 단자법(單刺法)으로 침을 놓는다.

② 상구(商丘)·신주(身柱)·신수(腎兪)·수분(水分)·황수(肓兪)에 쌀알 절반만한 뜸봉으로 하루에 5장씩 뜸을 뜬다.

③ 족삼리(足三里)·음릉천(陰陵泉)·삼음교(三陰交)·용천(湧泉)에 침을 놓고 20분 동안 꽂아둔다.

만성신장염(慢性腎臟炎) : ① 삼초수(三焦兪)·신수(腎兪)·수분(水分)·신주(身

柱)에 쌀알 크기만한 뜸봉으로 하루에 5장씩 하루건너 뜸을 뜬다.

② 수분(水分)·황수(肓兪)·음교(陰交)에 뜸을 뜬다.

심장성부종(心臟性浮腫) : 극문(郄門)·심수(心兪)·격수(膈兪)에 침을 놓는다.

신장성부종(腎臟性浮腫) : 지실(志室)과 허리의 압통점에 침을 놓는다.

부종(浮腫) : ① 간수(肝兪)·신수(腎兪)·장문(章門)·수분(水分)·기해(氣海)·위중(委中)·태충(太衝)·태계(太谿)에 중간 자극으로 침을 놓는다. 수분혈에는 강한 자극을 준다.

② 신수(腎兪)·천추(天樞)·수분(水分)·관원(關元).

③ 신수(腎兪)·명문(命門)·기해(氣海)·수분(水分)·현종(懸鐘)에 팥알크기의 뜸봉으로 하루에 5~7장씩 10~15일 동안 뜸을 뜬다. 기해·수분에는 약한 자극을, 나머지 혈에는 강한 자극을 주는 것이 좋다.

비허수종(脾虛水腫) : 수분(水分)(뜸 3장), 삼음교(三陰交)(뜸 30장), 비수(脾兪)(뜸 3장).

전신부종(全身浮腫) : 곡지(曲池)·합곡(合谷)·족삼리(足三里)·내정(內庭)·행간(行間)·삼음교(三陰交).

【임상자료】

만성신장염(慢性腎臟炎)으로 몹시 부은 환자 5례를 양쪽 귀의 신장구역(압통점, 양도점)에 이침(耳鍼)을 놓고 4~6시간 동안 유침(留鍼)하는 방법으로 치료한 자료에 의하면, 1치료주기(7번) 사이에 5례 모두 부은 것이 내리고 자각증상이 없어졌으며, 1례(요단백+)를 제외하고는 소변검사 소견이 모두 정상으로 되었다고 한다.

【증례】 박××, 남자, 28세.

1년 전부터 몸이 붓기 시작하였는데, 특히 허리 아래가 더 뚜렷하게 부으면서 얼굴색이 희멀겋고 손발이 차며, 허리가 시큰거리고 설사 경향이 있었다. 소변양은 줄고 맥은 침지(沈遲)하였다.

비신양허(脾腎陽虛)로 오는 음수(陰水)로 변증하고 건비이습(健脾利濕)하면서 신양(腎陽)을 보(補)하는 방법으로 수분(水分)·기해(氣海)·비수(脾兪)·신수(腎兪)·족삼리(足三里)·삼음교(三陰交)에 평보평사법(平補平瀉法)으로 하루건너 한 번씩 침을 놓았다. 침을 2번 맞은 다음부터 허리가 시큰거리는 감이 줄어들고 소변양이 많아지며 부종(浮腫)이 내리기 시작하였다. 설사 경향이 있으므로 위의 처방에 천추(天樞)를 배합하여 6번 더 치료하였을 경우에는 시큰거리는 감이 모두 없어지고 부종도 뚜렷하게 내렸다. 모두 10번 치료하고 완전히 나았으며 설사 경향도 없어졌다.

19. 유정(遺精)

【처방1】 관원(關元) · 신수(腎兪) · 지실(志室) · 신문(神門) · 내관(內關) · 삼음교(三陰交).

적응증 : 유정(遺精)(夢精).

증상에 따라 더 쓰는 경혈 : 꿈결에 잘 놀라면 여태(厲兌) · 은백(隱白)을, 잘 낫지 않으면 회음(會陰)을 배합한다.

처방해설 : 지나친 생각으로 상화(相火)가 떠오르거나 심화(心火)가 왕성하면 몽설(夢泄)이 생긴다. 때문에 심수(心兪)와 신수(腎兪)로 신음(腎陰)을 보(補)하고 심화(心火)를 사(瀉)하여 심신(心神)을 안정시켜야 한다. 신문(神門) · 내관(內關) 역시 심화를 사(瀉)하고 신명(神明)을 진정시켜 준다. 관원(關元)은 족삼음경(足三陰經)과 임맥(任脈)의 교회혈(交會穴)로서 온몸의 원기(元氣), 특히 신기(腎氣)를 보(補)하여 유정(遺精)을 낫게 하며, 지실(志室)은 신정(腎精)을 보(補)하고 정액을 가두어두는 작용(固澁作用)을 한다. 삼음교(三陰交) 역시 신음(腎陰)을 보(補)하여 심신(心腎)을 잘 통하게 한다. 즉, 이 처방은 심신(心腎)의 기능을 조화시키고 원기(元氣)를 돋우어 유정(遺精)을 낫게 하는 작용을 한다.

【처방2】 신수(腎兪) · 기해(氣海) · 대혁(大赫) · 정궁(精宮) · 족삼리(足三里) · 태계(太谿).

적응증 : 유정(遺精)(滑精).

증상에 따라 더 쓰는 경혈 : 몸이 몹시 허약하면 고황(膏肓) · 백로(百勞, 經外奇穴)에, 활정(滑精)이 잘 낫지 않으면 회음(會陰) · 삼음교(三陰交)에 더 놓는다.

처방해설 : 활정(滑精)은 신정(腎精)이 부족하여 생기거나 정관(精管)이 허(虛)해진데다 하초(下焦)에 습열(濕熱)이 몰려서 생긴다고 보기 때문에 신수(腎兪) · 태계(太谿) · 기해(氣海)로 신기(腎氣)를 보(補)하고, 대혁(大赫) · 정궁(精宮)으로 정관(精管)을 든든하게 하며, 족삼리(足三里)로 정기를 왕성하게 해준다. 즉, 이 처방은 신기(腎氣)를 보(補)하고 정기를 북돋아주어 활정을 멎게 한다.

【유정의 개념과 치료방법】

개념 : 정액이 절로 흘러나오는 병증을 말한다. 잠잘 때 꿈을 꾸면서 흘러나오는 것

을 몽정(夢精, 夢泄), 낮에 저절로 흘러나오는 것을 활정(滑精)이라고 한다. 칠정내상(七情內傷)으로 심화(心火)가 성(盛)하거나 여러 가지 병으로 기혈(氣血)이 허(虛)하고, 신음(腎陰) 혹은 신양(腎陽) 부족으로 신(腎)의 정액 고삽(固澁) 기능이 장애되어 생긴다. 하초(下焦)에 습열(濕熱)이 몰려서 생기는 경우도 있다.

심화(心火)가 성(盛)할 경우에는 유정(遺精)과 함께 가슴이 두근거리고 어지러우며 온몸이 노곤하고 정신이 흐리멍덩하며 오줌이 누렇고 혀가 빨갛다.

신음부족(腎陰不足)인 경우에는 유정(遺精)과 함께 어지럽고 귀에서 소리가 나며 허리와 다리에 힘이 없고 손발에 열감이 있다.

신양부족(腎陽不足)인 경우에는 유정(遺精)과 함께 얼굴에 핏기가 없고 우울하며 손발이 싸늘하고 땀이 절로 난다.

현대 의학적으로는 신경쇠약증(神經衰弱症), 전립선염(前立腺炎), 후부요도염(後部尿道炎)인 경우에 볼 수 있다.

치료방법 : 변증형에 따라서 치료하되 몽정(夢精)은 심화(心火)를 내려주고 정신을 안정시키는 방법으로 평보평사법(平補平瀉法)을 주로 쓰고, 활정(滑精)은 신정(腎精)을 보(補)하는 방법으로 보법(補法)을 쓰거나 뜸을 배합한다. 하루에 한 번씩 10번을 한 치료주기로 한다.

【참고처방】

유정(遺精) : ① 심수(心兪)・신수(腎兪)・양관(陽關)・관원(關元)・중극(中極)・삼음교(三陰交).

② 지실(志室)(뜸).

③ 신수(腎兪)・삼음교(三陰交)(뜸).

④ 지음(至陰)・곡천(曲泉)・중극(中極).

⑤ 조해(照海)・중극(中極)・고황(膏肓)・심수(心兪)・연곡(然谷)・신수(腎兪).

⑥ 곡천(曲泉).

⑦ 관원(關元).

⑧ 심수(心兪)(뜸을 많이 뜨지 않음), 고황(膏肓)(나이만큼 뜸), 신수(腎兪)(나이만큼 뜸), 명문(命門)(5장 뜸), 백환수(白環兪)(50장 뜸), 중극(中極)(나이만큼 뜸), 삼음교(三陰交), 중봉(中封), 연곡(然谷).

⑨ 지실(志室)・관원(關元)・신수(腎兪)를 주혈(主穴)로 하고, 음허화왕증(陰虛火旺證)이 있으면 신문(神門)・조해(照海)를, 신기부족(腎氣不足)에는 중극(中極)・음곡(陰谷)을, 습열(濕熱) 증상이 있으면 부류(復溜)・곡천(曲泉)에 더 놓

는다.

⑩ 심수(心兪)·신수(腎兪)·양관(陽關)·관원(關元)·회음(會陰)·삼음교(三陰交).

⑪ 음허화왕형(陰虛火旺型) : 신수(腎兪)·태계(太谿)에는 보법(補法)으로, 심수(心兪)·행간(行間)에는 사법(瀉法)으로 침을 놓는다.

습열형(濕熱型) : 중극(中極)·음릉천(陰陵泉)·삼음교(三陰交)·백환수(白環兪)에 사법(瀉法)으로 침을 놓는다.

신양허형(腎陽虛型) : 기해(氣海)·관원(關元)·명문(命門)(뜸), 혹은 심수(心兪)·신수(腎兪)·관원(關元)·삼음교(三陰交).

⑫ 심수(心兪)·신수(腎兪)·관원(關元)·명문(命門)·백환수(白環兪)·삼음교(三陰交).

⑬ 관원(關元)·대혁(大赫)·중극(中極)·천추(天樞)·곡골(曲骨)·족삼리(足三里)·풍지(風池)·천주(天柱)·대저(大杼)·견외수(肩外兪)·대추(大椎)·신주(身柱)·격수(膈兪)·팔료(八髎)·명문(命門)·삼음교(三陰交).

⑭ 심수(心兪)·신수(腎兪)·관원(關元)·삼음교(三陰交)·용천(湧泉).

몽정(夢精) : ① 내관(內關)·심수(心兪)·삼음교(三陰交)·부류(復溜)·지실(志室).

② 심수(心兪)·신수(腎兪).

③ 중극(中極)·곡골(曲骨).

④ 조해(照海).

⑤ 통리(通里).

⑥ 명문(命門)·백환수(白環兪)·연곡(然谷)·삼리(三里)·기해(氣海)·대혁(大赫)·정궁(精宮)·단전(丹田).

⑦ 신수(腎兪)(뜸).

⑧ 고황수(膏肓兪)(뜸).

⑨ 삼음교(三陰交)(뜸).

⑩ 관원(關元)·거궐(巨闕)·삼음교(三陰交)·신수(腎兪)·중봉(中封)·고황수(膏肓兪)·지실(志室)·곡천(曲泉)·태충(太衝)·지음(至陰)·격수(膈兪)·비수(脾兪)·삼초수(三焦兪).

⑪ 심수(心兪)·백환수(白環兪)·고황수(膏肓兪)·중극(中極)·관원(關元).

활정(滑精) : ① 기해(氣海)·관원(關元)·중극(中極)·신수(腎兪)·삼음교(三陰交).

② 중봉(中封)(뜸).

③ 대혁(大赫)·중봉(中封).

【증례】 趙××, 남자, 32세.

1년 전부터 몽설(夢泄)이 있었다. 처음에는 3~4일에 한 번씩 있다가 점차 잦아져 매일 밤마다 있었다. 이와 함께 어지럽고 눈앞이 아찔하며 가슴이 두근거리면서 몸이 점차 여위고 정신이 맑지 못하며 아랫다리와 허리가 시큰거리고 힘이 없었다. 혀는 붉고 맥은 세삭(細數)하였다.

심신불교형몽설(心腎不交型夢泄)로 변증하고 처방 1을 가감하였다. 즉, 신문(神門)과 태계(太谿)로 화(火)를 사(瀉)하고 진정시켰으며, 신수(腎兪)를 보(補)하고 심수(心兪)를 사(瀉)하여 심신(心腎)을 통하게 하였다. 관원(關元)·삼음교(三陰交)로 음(陰)을 불려주고 원기(元氣)를 보(補)해 주었다. 지실(志室)과 회음(會陰)으로 정궁(精宮)을 튼튼하게 하고 신기(腎氣)를 보(補)하게 하였다.

침을 2번 맞은 다음부터 유정(遺精)은 없어졌지만 꿈을 꾸는 증상은 계속되었다. 모두 6번 맞고 몽설(夢泄)이 완전히 없어졌다.

20. 음위증(陰痿證)

【처방】 명문(命門)·신수(腎兪)·관원(關元)·삼음교(三陰交).

적응증 : 음위증(陰痿證)(陽痿證).

증상에 따라 더 쓰는 경혈 : 불면증(不眠症)에는 신문(神門)·심수(心兪)·기해(氣海)·정궁(精宮), 몸이 몹시 쇠약하면 비수(脾兪)·족삼리(足三里), 기혈부족(氣血不足)으로 어지럽고 눈앞이 아찔하면 백회(百會)·족삼리(足三里)·격수(膈兪).

처방해설 : 음위증(陰痿證)은 대체로 신기(腎氣), 특히 신양부족(腎陽不足)으로 생기므로 명문(命門)·신수(腎兪)·삼음교(三陰交)로 신양(腎陽)을 보(補)하게 하고, 관원(關元)으로 원기(元氣)를 보(補)하게 하여 신기(腎氣)를 더욱 왕성하게 한다. 이 처방은 신기를 보하는 작용을 한다.

【음위증의 개념과 치료방법】

개념 : 성욕은 있으나 음경(陰莖)이 발기되지 않는 병증을 말한다. 신기(腎氣)가 부족하거나 명문화(命門火)가 쇠약해져서 생긴다. 혹은 정신적 타격으로 심비(心脾)가 손상되거나 간신음(肝腎陰)이 허(虛)하여도 생기고 습열(濕熱)이 하초(下焦)에 몰려 종근(宗筋)이 이완될 때에도 생긴다.

신기부족(腎氣不足)이나 명문화(命門火)의 쇠약으로 생길 경우에는 핏기가 없고 어지러우며, 이명(耳鳴)이 있고 허리가 시큰시큰하고 다리가 시리며 추위를 잘 탄다. 심비(心脾)가 손상되어 생길 경우에는 우울하고 불안해하며 불면증(不眠症)이 있고 음식맛이 없으며 얼굴에 윤기가 없다. 간신음허증(肝腎陰虛證)인 경우에는 유정(遺精)이 있고 가슴이 답답하며 입이 마르고 혀가 붉다. 습열증(濕熱證)인 경우에는 음경(陰莖)과 아랫도리에 힘이 없고 음낭(陰囊) 부위가 늘 축축하다.

현대의학에서는 발기불능성음위증(發起不能性陰痿證)과 사정불능성음위증(射精不能性陰痿證)으로 나누는데, 임상에서 사정불능성음위증은 드물게 보인다. 음위증(陰痿證)은 생식기기형(生殖器畸形), 내분비질병(內分泌疾病, 糖尿病 등), 척수손상(脊髓損傷), 신경쇠약(神經衰弱) 등의 경우에 생길 수 있다. 특히 신경쇠약으로 오는 음위증이 많다.

침치료에 효과가 있는 것은 기능성음위증(機能性陰痿證)이다. 기타 원인으로 오는 음위증(陰痿證)에 대해서는 원인치료를 기본으로 하면서 보조적으로 침치료를 배합한다.

치료방법 : 신기(腎氣)를 보(補)하는 방법으로 임맥(任脈)과 독맥(督脈), 족태음경(足太陰經)의 경혈을 위주로 쓰고 보법(補法)으로 치료하며 뜸을 뜰 수 있다. 침구치료는 하루에 한 번씩 10번을 한 치료주기로 한다.

【참고처방】

음위증(陰痿證) : ① 명문(命門)·신수(腎兪)·기해(氣海)·연곡(然谷).

② 신수(腎兪)·지실(志室)·차료(次髎)·중극(中極)·기충(氣衝)·삼음교(三陰交).

③ 곡골(曲骨)·삼음교(三陰交).

④ 명문화(命門火)가 쇠약한 경우에는 관원(關元)·중극(中極)·명문(命門)(뜸), 습열형(濕熱型)에는 행간(行間)·대돈(大敦)·삼음교(三陰交)·중극(中極)(사법), 기혈허증(氣血虛證)에는 위수(胃兪)·비수(脾兪)·족삼리(足三里)·기해(氣海)·관원(關元)(사법), 꿈이 많으면 심수(心兪)·신문(神門)을 배합한다.

⑤ 곡골(曲骨)·귀래(歸來)·삼음교(三陰交), 중극(中極)·기충(氣衝)·방광수(膀胱兪)·음릉천(陰陵泉), 관원(關元)·지실(志室)·횡골(橫骨)·명문(命門) 등 3개 처방에 매일 교대로 멸균증류수를 한 곳에 1~2㎖씩 약침한다.

⑥ 지실(志室)·관원(關元)·신수(腎兪)를 주혈(主穴)로 하고, 음허화왕증(陰虛火旺證)에는 신문(神門)·조해(照海), 신기허증(腎氣虛證)에는 중극(中極)·음곡(陰谷), 습열증(濕熱證)에는 부류(復溜)·곡천(曲泉)을 배합한다.

⑦ 백회(百會)·격수(膈兪)·위수(胃兪)·신수(腎兪)·명문(命門)·요양관(腰陽

關)·관원(關元)·중극(中極)(뜸대뜸).

⑧ 신수(腎兪)·간수(肝兪)·관원(關元)·곡골(曲骨)·삼음교(三陰交)·태충(太衝)·용천(湧泉)(뜸 각각 3장).

⑨ 신수(腎兪)·관원(關元)·삼음교(三陰交)·연곡(然谷)·명문(命門).

⑩ 관원(關元)·삼음교(三陰交)·신수(腎兪)·족삼리(足三里).

⑪ 음곡(陰谷)·삼음교(三陰交)·기충(氣衝)·곡골(曲骨)·고황수(膏肓兪).

⑫ 신수(腎兪)·명문(命門)·양관(陽關)·관원(關元)·중극(中極).

【증례1】 최××, 남자, 26세.

2년 전부터 음경이 발기되지 않아서 현대 의학적 치료도 받고 한약치료(桂附八味丸·鹿茸丸)도 받았지만 효과가 없었다. 머리가 어지럽고 귀에서 소리가 나며, 얼굴이 희끄무레하고 정신이 흐리멍덩하며, 허리와 다리에 힘이 없고 시큰거리는 증상이 함께 있었다.

명문화(命門火)의 쇠약으로 오는 음위증(陰痿證)으로 변증(辨證)하고 신수(腎兪)·명문(命門)·기해(氣海)·관원(關元)에 보법(補法)으로 침을 놓고 뜸대뜸을 떠주었다. 10번을 한 치료주기로 하였다.

8번 치료 후 배와 허리가 뜨거워지면서 약하게나마 음경이 발기되기 시작하였다. 15번까지 치료하였을 경우에는 정신이 맑고 이명(耳鳴)도 줄어들었으며 음경발기 정도도 강해지고 시간도 뚜렷하게 길어졌다. 2치료주기(20번) 후부터는 정상으로 되었다.

【증례2】 노××, 남자, 29세.

결혼 후 1개월 만에 음경이 발기되지 않기 시작하여 6개월이 지났다. 현대 의학적 치료(남성호르몬)를 2개월 반 동안 받았으나 효과 없이 어지럽고 눈앞이 아찔하며, 잠만 들면 꿈을 꾸고 가슴이 두근거리며, 건망증이 있고 입맛이 없으며, 얼굴이 누리끼리하고 혀가 붉으며, 척맥(尺脈)이 세삭(細數)하였다.

신정(腎精)을 지나치게 소모하여 생긴 음위증(陰痿證)으로 변증(辨證)하고 신문(神門)·태계(太谿)·심수(心兪)·신수(腎兪)·삼음교(三陰交)·족삼리(足三里)·관원(關元)·명문(命門)에 하루에 한 번씩 보법(補法)으로 침을 놓은 다음 관원(關元)·신수(腎兪)·명문(命門)에 작은 뜸봉으로 뜸을 떠주었다.

3번 치료한 다음부터 짧은 시간이나마 발기되기 시작하였다. 같은 방법으로 12번 치료한 다음부터는 정상적인 생활을 할 수 있게 되었다.

21. 불면증(不眠症)

【처방】 신문(神門) · 심수(心兪) · 삼음교(三陰交).

적응증 : 불면증(不眠症).

증상에 따라 더 쓰는 경혈 : 비허(脾虛) 증상이 있으면 비수(脾兪) · 장문(章門), 음허화왕증(陰虛火旺證)에는 태계(太谿) · 신수(腎兪), 간담증(肝膽證)에는 행간(行間) · 태충(太衝) · 족규음(足竅陰) · 풍지(風池), 비위불화증(脾胃不和證)에는 족삼리(足三里) · 공손(公孫), 건망증(健忘症)에는 백회(百會) · 지실(志室) · 비수(脾兪).

처방해설 : 신문(神門)과 심수(心兪)를 배합하여 심혈(心血)을 보(補)하고 신명(神明)을 안정시켜 주며, 삼음교(三陰交)로 비(脾) · 신(腎) · 간(肝)의 기능을 조화시키고 음양의 균형을 바로잡는다. 즉, 이 처방은 비위(脾胃)를 조화시키고 심신(心腎)을 안정시키는 작용을 한다.

비수(脾兪)와 장문(章門)은 비위(脾胃)의 기능을 돕고, 태계(太谿)와 신수(腎兪)는 음(陰)을 불려주어 심신(心腎)을 안정시키며, 규음(竅陰)과 풍지(風池)는 간담(肝膽)의 화(火)를 없애고 정신을 맑게 해준다. 족삼리(足三里)와 공손(公孫)은 비위(脾胃)의 기능을 조화시켜 준다.

【불면증의 개념과 치료방법】

개념 : 잠을 자지 못하는 병증을 말하는데 잠들기 힘든 경우, 깊은 잠을 자지 못하는 경우, 잠들었다가 깬 다음 다시 잠들지 못하는 경우 등 여러 가지 형태가 있을 수 있다. 음혈(陰血)이나 중기(中氣) 부족, 심비허약(心脾虛弱), 담(痰)이나 수기(水氣)가 몰리는 것 등 여러 가지 원인에 의하여 심신(心神)이 안정되지 못할 때 생긴다.

음혈(陰血)이 부족하면 늘 허화(虛火)가 성(盛)하기 때문에 가슴이 답답하고 잠을 자지 못하며 어지럽고 귀에서 소리가 난다. 때로 오심번열(惡心煩熱)이 있고 땀을 잘 흘리며 입안이 마른다. 중기부족(中氣不足)인 경우에는 소화가 잘 안 되며 늘 피로해한다. 심비허약(心脾虛弱)인 경우에는 꿈이 많고 가슴이 두근거리며 건망증(健忘症)이 있다. 담(痰)이나 수기(水氣)가 몰려서 생긴 경우에는 불면증(不眠症)과 함께 늘 메슥메슥하며 가슴이 답답하고 기름때 같은 설태(舌苔)가 낀다.

현대 의학적으로는 신경증(神經證)에서 흔히 볼 수 있다.

치료방법 : 심신(心神)을 안정시키는 방법으로 수소음경(手少陰經)과 족태음경(足太

陰經)의 배수혈(背兪穴)을 주로 쓰는데, 보법(補法)으로 침을 놓거나 뜸을 뜬다. 심비허약증(心脾虛弱證)에는 기혈(氣血)을 보(補)하는 방법으로 수소음경(手少陰經)과 족태음경(足太陰經)의 경혈을 많이 쓰는데, 보법(補法)으로 침을 놓거나 뜸을 뜨며, 음혈부족증(陰血不足證)인 경우에는 족소음경(足少陰經)과 족궐음경(足厥陰經)의 경혈을 주로 쓰는데, 신수(腎水)를 보(補)하고 심화(心火)를 사(瀉)하는 자음강화(滋陰降火) 방법으로 치료한다. 비위불화증(脾胃不和證)에는 임맥(任脈)과 족양명경(足陽明經)·족태음경(足太陰經)의 경혈에 사법(瀉法)을 주로 쓴다.

일반적으로 기능적인 신경증(神經證)은 침치료에 효과가 좋지만 기질적인 장애가 있을 경우에는 침치료를 보조적으로 쓴다. 또한 불면증(不眠症)은 심인성(心因性) 요인에 많이 관계되므로 환자들의 특성에 맞게 상담을 잘 하여 병에 대한 정확한 인식과 신심을 갖게 하는 것이 침치료 효과에 상당한 영향을 줄 수 있다.

【참고처방】

① 심비허증(心脾虛證)에는 삼음교(三陰交)·족삼리(足三里)·격수(膈兪)(보법)·신문(神門)(사법), 혹은 간수(肝兪)·백회(百會).

심신불교증(心腎不交證)에는 신수(腎兪)·용천(湧泉)(보법)·심수(心兪)·노궁(勞宮)(사법).

간담증(肝膽證)에는 간수(肝兪)·담수(膽兪)·행간(行間)·태충(太衝)·양릉천(陽陵泉)(사법).

비위불화증(脾胃不和證)에는 거궐(巨闕)·중완(中脘)·공손(公孫)·내관(內關)·대릉(大陵)(사법).

② 심혈부족증(心血不足證)에는 중완(中脘)·기해(氣海)·삼음교(三陰交)·백회(百會)·통리(通里).

음허증(陰虛證)에는 통리(通里)·내관(內關)·삼음교(三陰交).

비위불화증(脾胃不和證)에는 중완(中脘)·내관(內關)·공손(公孫)·풍륭(豊隆)·내정(內庭)·신문(神門).

간담증(肝膽證)에는 태충(太衝)·행간(行間).

③ 심비허증(心脾虛證)에는 비수(脾兪)·심수(心兪)·신문(神門)·삼음교(三陰交).

음허화왕증(陰虛火旺證)에는 대릉(大陵)·태계(太谿)·신문(神門)·태충(太衝).

비위불화증(脾胃不和證)에는 중완(中脘)·풍륭(豊隆)·여태(厲兌)·은백(隱白).

간담증(肝膽證)에는 행간(行間)·족규음(足竅陰)·풍지(風池)·신문(神門).

④ 기충(氣衝)·장문(章門)·은백(隱白)·천부(天府)·양릉천(陽陵泉)·태연(太

淵) · 폐수(肺兪) · 상관(上關) · 조구(條口) · 찬죽(攢竹) · 부극(浮郄) · 대추(大椎) · 공손(公孫) · 음릉천(陰陵泉) · 삼음교(三陰交).

⑤ 내관(內關) · 액문(液門) · 고황(膏肓) · 해계(解谿) · 신문(神門).

⑥ 백회(百會) · 두유(頭維) · 찬죽(攢竹) · 태연(太淵) · 신문(神門).

⑦ 장강(長强).

⑧ 풍지(風池) · 궐음수(厥陰兪) · 격수(膈兪) · 거궐(巨闕) · 족삼리(足三里) · 태계(太谿)(간접 뜸, 뜸대뜸).

⑨ 심수(心兪) · 위수(胃兪) · 중완(中脘) · 신문(神門) · 풍륭(豊隆).

⑩ 백회(百會)(뜸대뜸).

【임상자료】

불면증(不眠症) 환자 21례를 대상으로 백회(百會)에 뜸대뜸을 매일 잠자기 전에 10~15분 동안 떠서 치료한 자료에 의하면, 유효율이 82%였으며 평균 치료일수는 4번이었다고 한다. 어떤 환자들은 뜸대뜸을 뜨는 10~15분 사이에 잠들기도 하고 어떤 환자들은 1시간 지나서 잠들기도 하였다. 평균 수면시간은 8~12시간이었다.

【증례】 윤××, 여자, 45세.

2년 전부터 어지러우면서 잠들기 힘들고 잠깐 잠들었다가는 바로 깨어나며 깊은 잠을 자지 못했다. 이밖에 가슴이 두근거리고 꿈이 많으며 피로하고 입맛이 없었다.

칠정(七情) 장애로 비기(脾氣)가 장애되어 생긴 심혈부족증(心血不足證)으로 변증하고 중완(中脘) · 기해(氣海) · 삼음교(三陰交) · 비수(脾兪)로 건비보혈(健脾補血)하고, 백회(百會) · 신문(神門) · 심수(心兪)로 심신(心神)을 안정시켰다.

치료 4일째부터 가슴 두근거림이 뚜렷하게 줄어들고 수면시간이 늘었으며 입맛도 돌았다. 모두 8번 치료하고 나았다.

22. 심계(心悸)

【처방1】 신문(神門) · 비수(脾兪) · 격수(膈兪).

적응증 : 심혈부족증(心血不足證)으로 오는 심계(心悸).

증상에 따라 더 쓰는 경혈 : 불면증(不眠症)에는 심수(心兪) · 여태(厲兌), 어지러운 경우에는 백회(百會) · 풍지(風池).

처방해설 : 수소음심경(手少陰心經)의 원혈(原穴)인 신문(神門)은 마음을 진정시켜

주고, 격수(膈兪)・비수(脾兪)는 건비보혈(健脾補血), 특히 심혈(心血)을 보(補)해 준다. 즉, 이 처방은 혈(血)을 보(補)하고 진정(鎭靜)시키는 작용을 한다.

【처방2】 심수(心兪)・거궐(巨闕)・풍륭(豊隆)・양릉천(陽陵泉).

적응증 : 담화(痰火)로 오는 심계(心悸).

증상에 따라 더 쓰는 경혈 : 꿈이 많으면 여태(厲兌), 번조(煩躁)하고 불안해하면 간사(間使).

처방해설 : 풍륭(豊隆)과 양릉천(陽陵泉)은 담(痰)을 삭여 주고 간담(肝膽)의 화(火)를 없애주며, 심(心)의 모혈(募穴)과 배수혈(背兪穴)인 거궐(巨闕)과 심수(心兪)는 심(心)을 진정시켜 준다. 즉, 이 처방에는 담(痰)을 삭이고 진정시키는 작용이 있다.

【처방3】 심수(心兪)・내관(內關)・위수(胃兪)・삼초수(三焦兪).

적응증 : 수음정체(水飮停滯)로 오는 심계(心悸).

증상에 따라 더 쓰는 경혈 : 가슴과 명치 부위가 그득하면 단중(膻中)・건리(建里), 담(痰)이 성(盛)하고 어지러우면 풍지(風池)・풍륭(豊隆).

처방해설 : 위(胃)와 삼초(三焦)의 배수혈(背兪穴)인 위수(胃兪)와 삼초수(三焦兪)는 비위(脾胃)의 기능을 조화시켜 몰린 수기(水氣)를 없애주며, 심수(心兪)와 내관(內關)은 막힌 가슴을 열어주고 진정시켜 준다. 즉, 이 처방에는 몰린 수기(水氣)를 빼고 진정시키는 작용이 있다.

【처방4】 신문(神門)・내관(內關)・기해(氣海)・관원(關元).

적응증 : 정충(怔忡).

증상에 따라 더 쓰는 경혈 : 가슴이 몹시 두근거릴 경우에는 거궐(巨闕)・심수(心兪), 원기(元氣)가 몹시 쇠약할 경우에는 명문(命門)・족삼리(足三里).

처방해설 : 기해(氣海)・관원(關元)은 원기(元氣)를 보(補)해 주고, 신문(神門)・내관(內關)은 진정작용이 있다.

【심계의 개념과 치료방법】

개념 : 가슴이 몹시 두근거리면서 불안한 병증을 말한다. 대체로 칠정내상(七情內傷)이나 심혈(心血)・심양(心陽)・심음(心陰) 부족으로도 생기고, 수음(水飮)・담화(痰火)가 몰려서도 생긴다. 심혈부족증(心血不足證)인 경우에는 얼굴이 창백하고 어지럼증이 함께 나타나며, 담화증(痰火證)인 경우에는 얼굴이 붉고 잠을 자지 못하며 입안이 마르는 증상이 함께 나타난다. 수음(水飮)이 몰려서 생기는 경우에는 상복부가 불편하고 입맛이 없으며 몸이 무겁고 찬 증상이 있을 수 있다.

한의학에서는 심계(心悸)를 경계(驚悸)·정충(怔忡)이라고도 하는데, 경계(驚悸)는 외부적으로 놀랄 만한 자극을 받았을 때 발작하는 것이고, 정충(怔忡)은 아무러한 외부적 자극이 없이 발작하는 것으로서 경계보다 좀 심하다고 본다. 경계가 오래되면 정충으로 될 수 있다.

현대 의학적으로는 심장신경증(心臟神經證), 기질적인 장애가 있는 심장병(心臟病), 빈혈(貧血), 갑상선기능항진증(甲狀腺機能亢進證), 갱년기장애(更年期障碍) 등의 경우에 볼 수 있다.

치료방법 : 변증형(辨證型)에 따라 치료하되 대체로 수소음심경(手少陰心經)과 수궐음심포경(手厥陰心包經)의 경혈을 위주로 평보평사법(平補平瀉法)을 많이 쓰며 뜸을 뜰 수도 있다.

【참고처방】

심계(心悸) : 내관(內關)·음극(陰郄)·심수(心兪)·통리(通里).

경계(驚悸) : ① 기허증(氣虛證)에는 기해(氣海)·거궐(巨闕)·신문(神門), 혹은 신문(神門)·신수(腎兪)(보법).

혈허증(血虛證)에는 족삼리(足三里)·격수(膈兪)(보법)·소부(少府)·심수(心兪)(사법).

담화증(痰火證)에는 공손(公孫)·중완(中脘)·격수(膈兪)(보법)·소부(少府)·심수(心兪)(사법).

② 내관(內關)·심수(心兪)·신문(神門)을 주혈(主穴)로 하고, 심혈부족(心血不足)에는 족삼리(足三里)·격수(膈兪), 심기부족(心氣不足)에는 기해(氣海)·단중(膻中), 음허증(陰虛證)에는 태계(太谿)·음극(陰郄), 담화증(痰火證)에는 중완(中脘)·풍륭(豊隆)·중충(中衝)을 각각 더 쓴다.

③ 기허증(氣虛證)에는 심수(心兪)·거궐(巨闕)·간사(間使)·신문(神門)을 주혈(主穴)로 하고, 잘 놀라면 대릉(大陵), 땀을 많이 흘리면 고황수(膏肓兪)를 더 쓴다.

혈허증(血虛證)에는 격수(膈兪)·비수(脾兪)·통리(通里)·신당(神堂)·족삼리(足三里)를 주혈(主穴)로 하고, 번열(煩熱)이 있으면 노궁(勞宮), 허화(虛火)로 얼굴이 붉어진 경우에는 태계(太谿)를 더 쓴다.

담화증(痰火證)에는 영도(靈道)·극문(郄門)·폐수(肺兪)·척택(尺澤)·풍륭(豊隆)을 주혈(主穴)로 하고, 불면증(不眠症)에는 여태(厲兌), 변비(便秘)에는 대장수(大腸兪)를 더 쓴다.

어혈증(瘀血證)에는 소택(少澤)·소해(小海)·기해(氣海)·혈해(血海)를 주혈(主穴)로 하고, 맥(脈)이 약한 경우에는 내관(內關)·태연(太淵), 붓는 경우에는 수분(水分)을 더 쓴다.

【증례1】 이××, 여자, 47세.

2년 전부터 잘 노하고 가슴이 몹시 두근거리면서 불안하고 어지러우며, 꿈이 많고 깊은 잠을 자지 못하였다. 설태(舌苔)는 누렇고 기름때가 낀 것 같으며, 맥은 활삭(滑數)하였다. 오랫동안 한약(安神補心丸)치료를 하였지만 효과가 없었으므로 침치료를 하였다. 즉, 담화(痰火)로 생긴 심계(心悸)로 변증하고 담(痰)을 삭이고 심(心)을 안정시키는 방법으로 심수(心兪)·거궐(巨闕)·신문(神門)·양릉천(陽陵泉)·풍륭(豊隆)·행간(行間)에 하루에 한 번씩 사법(瀉法)으로 침을 놓았다.

침을 세 번 맞은 다음부터 마음이 진정되면서 잘 노하던 증상과 불면증(不眠症), 가슴이 두근거리던 증상이 뚜렷하게 줄어들기 시작하였다. 여섯 번 치료한 다음부터는 깊은 잠을 자면서 가슴이 두근거리던 증상과 그 밖의 증상이 거의 없어졌다.

【증례2】 조××, 여자, 43세.

소파수술과정에 갑자기 어지럽고 가슴이 두근거리면서 심장 부위가 아팠다. 심장박동은 184번/분이었는데 조율은 규칙적이고 심장경계는 정상이었다. 발작성 빈맥(頻脈)으로 진단하고 경동맥과 안구 압박법을 썼으나 효과가 없었다. 대릉(大陵)·신문(神門)·단중(膻中)·거궐(巨闕)에 단자법(單刺法)으로 침을 놓았다. 3분 지나서 심장박동이 84번/분으로 되고 그 밖의 증상도 모두 없어졌다.

23. 흉비(胸痞)

【처방】 심수(心兪)·거궐(巨闕)·궐음수(厥陰兪)·단중(膻中)·내관(內關)·극문(郄門).

적응증 : 흉비(胸痞)(心筋梗塞, 狹心症).

증상에 따라 더 쓰는 경혈 : 한증(寒證)에는 기해(氣海)(뜸)·관원(關元)(뜸), 담습증(痰濕證)에는 풍륭(豊隆)·족삼리(足三里)·삼음교(三陰交).

처방해설 : 심(心)의 모혈(募穴)인 거궐(巨闕)과 배수혈(背兪穴)인 심수(心兪)는 심의 기혈(氣血)을 잘 돌게 하고, 단중(膻中)과 궐음수(厥陰兪)는 기를 잘 통하게 하여 막힌 것을 열어준다. 심포경(心包經)의 낙혈(絡穴)인 내관(內關)도 기를 잘 돌

게 하여 막힌 것을 통하게 하며, 극혈(郄穴)인 극문(郄門)은 심장의 통증을 멎게 해준다. 즉, 이 처방은 활혈거어진통(活血祛瘀鎭痛)하고 기를 잘 돌게 하여 가슴을 편안하게 하는 작용이 있다.

【흉비의 개념과 치료방법】

개념 : 가슴이 막힌 것처럼 답답하고 조이는 듯이 아픈 병증을 말한다. 심한 경우에는 통증이 발작적으로 나타나고 심경맥(心經脈)의 순행부위로 뻗친다. 이밖에 가슴이 두근거리고 숨이 가쁘며 손발이 차고 청색증(靑色症, cyanosis)이 나타날 수 있다. 혀는 검붉고 어혈반(瘀血斑)이 있으며, 맥은 미세하거나 삽(澁)하다.

습담(濕痰)이나 어혈(瘀血) 등 음사(陰邪)가 가슴에 몰려서 양기(陽氣)가 제대로 돌지 못하거나 맥락(脈絡)이 막혀서 생긴다.

현대 의학적으로는 협심증(狹心症), 심근경색(心筋梗塞), 심장신경증(心臟神經證), 폐성심(肺性心, Cor pulmonale) 등의 경우에 볼 수 있다.

치료방법 : 수소음심경(手少陰心經)·수궐음심포경(手厥陰心包經) 및 임맥(任脈)의 경혈과 해당하는 배수혈(背兪穴)을 주로 쓰는데, 실증(實證)은 사법(瀉法)으로 허증(虛證)이나 한증(寒證)은 보법(補法)으로 치료하거나 뜸을 떠준다. 매일 혹은 하루건너 한 번씩 10번을 한 치료주기로 한다.

최근 흉비(胸痞)에 대한 침구치료가 많이 적용되고 있는데 일정한 효과가 있다. 하지만 약물치료를 배합하는 것이 더 좋다. 또한 심근경색(心筋梗塞)인 경우에는 양약 치료를 같이하여야 한다.

【참고처방】

흉비심통(胸痞心痛) : ① 단중(膻中)에 뜸을 100장 뜬다.

② 격수(膈兪)에 뜸을 7장 뜬다.

③ 태연(太淵).

④ 조해(照海)·통리(通里)·대릉(大陵).

⑤ 허한증(虛寒證)에는 심수(心兪)·궐음수(厥陰兪)·내관(內關)·통리(通里)를 주혈(主穴)로 하고, 오슬오슬 추워하는 경우에는 폐수(肺兪)(뜸)·풍문(風門)(뜸)을, 팔다리가 싸늘한 경우에는 기해(氣海)(뜸) 혹은 관원(關元)(뜸)을 더 쓴다.

담습증(痰濕證)에는 거궐(巨闕)·단중(膻中)·극문(郄門)·태연(太淵)·풍륭(豊隆)을 주혈(主穴)로 하고, 등이 아프면 폐수(肺兪)·심수(心兪)를, 숨이 가쁘면 기해수(氣海兪)(뜸)·신수(腎兪)(뜸)를 더 쓴다.

어혈증(瘀血證)에는 단중(膻中)·거궐(巨闕)·격수(膈兪)·음극(陰郄)·심수(心兪)를 주혈(主穴)로 하고, 입술과 혀가 남자색을 띠면 소상(少商)·소충(少衝)·중충(中衝)을 잎침으로 찔러 피를 빼준다.

흉격통증(胸膈痛症) : 기문(期門, 肝經)·내관(內關)·태충(太衝).

협심증(狹心症) : ① 단중(膻中)·소해(小海)·신문(神門)에 작은 뜸봉으로 한 번에 7장씩 10~165일 동안 뜬다.

② 소택(少澤)에 뜸을 하루에 5장씩 뜬다.

③ 단중(膻中)·내관(內關)·족삼리(足三里)를 주혈(主穴)로 하고, 통리(通里)·곡지(曲池)·신문(神門)·유근(乳根)·간사(間使)·극문(郄門)을 보조로 쓴다.

④ 심수(心兪)·거궐(巨闕)·삼음교(三陰交), 내관(內關)·심평(心平, 小海穴에서 아래로 3촌 되는 곳)·삼음교(三陰交), 단중(膻中)·거궐(巨闕)·삼음교(三陰交)이 3개 처방을 매일 교대로 쓰면서 태계(太谿)·관원(關元)·대추(大椎)·기해(氣海)·족삼리(足三里)·풍륭(豊隆)·혈해(血海)·격수(膈兪)를 보조로 쓴다.

⑤ 지구(支溝)를 주혈(主穴)로 하여 강한 자극을 주고 심수(心兪)·거궐(巨闕)·극문(郄門)·신문(神門)·신주(身柱)를 보조로 쓴다.

⑥ 극문(郄門)·내관(內關)·심수(心兪)를 주혈(主穴)로 하고, 담(痰)이 막힌 경우에는 간사(間使), 어혈(瘀血) 증상이 심한 경우에는 격수(膈兪), 음허화왕(陰虛火旺) 증상에는 음극(陰郄), 기혈(氣血)이 허(虛)한 경우에는 격수(膈兪)·족삼리(足三里)를 더 쓴다.

【임상자료】

① 협심증(狹心症) 환자 621례를 대상으로 하여 단중(膻中, 鳩尾穴 방향으로 투침)·내관(內關)·족삼리(足三里)를 주혈(主穴)로 하고, 통리(通里)·곡지(曲池)·신문(神門)·유근(乳根)·간사(間使)·극문(郄門)을 보조혈로 하여 침을 놓는 방법으로 치료한 자료에 의하면, 뚜렷하게 호전된 환자가 296례(47,8%), 다소 호전된 환자가 257례(41.4%)로서 유효율이 89.2%였으며, 침을 놓기 전후의 심전도소견을 대비 고찰한 자료에서는 유효율이 53.2%였다고 한다.

② 침이 심전도에 미치는 영향을 알아내기 위하여 협심증(狹心症) 환자 100례를 대상으로 심전도를 걸어놓고 침을 놓았는데, 20분 사이에 30례에게서 심전도소견이 뚜렷하게 호전되는 것을 볼 수 있었다. 이것은 침치료가 관상순환을 좋게 하여 협심증(狹心症)인 경우의 통증을 완화시켜 준다는 것을 말하는 것이다.

초음파전기심전도에서 침을 놓은 다음 좌심실 뒷벽 진폭과 심장박동이 뚜렷하게 좋아지는 것(P<0.001)을 볼 수 있었다. 이것은 침치료에 의하여 협심증 환자의 좌심실기능을 회복시킬 수 있다는 것을 보여준다.

또한 협심증(狹心症) 환자에게 침을 놓을 때 뇌혈류도가 침을 놓기 전에 비하여 뚜렷하게 좋아졌다(P<0.001). 이것은 침치료에 의하여 뇌 순환 역시 개선시킬 수 있다는 것으로, 관상동맥순환이나 좌심실기능회복 등과 밀접히 연관되어 있다는 것을 보여준다.

다른 자료에서는 협심증(狹心症) 발작의 경우 내관(內關)에 침을 놓으면 심장수축기능이 강해지고 심박출량이 많아지며, 심근에서의 산소 소비량이 줄어든다는 것을 밝혀냈다.

또한 협심증(狹心症) 발작의 경우 통증을 일으키는 물질의 하나인 브래디키닌(bradykinin)이 많아지는데, 침을 놓으면 피 속에서 브래디키닌 형성효소의 활성이 낮아지고 파괴효소의 활성이 높아지기 때문에 협심증인 경우의 통증이 완화되는 것도 밝혀졌다.

심근경색(心筋梗塞)인 경우에 침을 놓으면 관상혈관의 혈류량이 많아져서 심근(心筋)의 산소 공급량을 늘이고 소비량을 줄이어 심근의 대사장애를 없앰으로써 심근의 허혈성(虛血性) 손상범위를 줄이는 데 좋은 영향을 준다는 것도 밝혀졌다.

【증례】 박××, 남자, 54세.

고혈압(高血壓) · 협심증(狹心症)의 진단을 받은 지 20년이 지났다. 발작적으로 가슴이 아프고 답답하며 두근거렸다. 혈압은 170/130㎜Hg이고 심탁음계가 확대되었으며 심음(心音)이 약하였다. 심전도상에서 S-T단이 낮아졌다.

협심증(狹心症)으로 진단하고 심수(心兪) · 궐음수(厥陰兪) · 내관(內關) · 통리(通里) · 극문(郄門) · 족삼리(足三里)에 침을 놓았다. 침을 한 번 맞은 다음 가슴이 답답하던 증상이 줄어들면서 편안한 감이 있었다. 5번 맞았을 경우에는 가슴이 두근거리는 것과 조이는 듯한 통증도 멎고 가벼운 운동을 해도 숨이 그다지 가쁘지 않았다. 세 치료주기가 끝났을 경우에는 심전도소견도 정상으로 되었다.

1년 반 동안의 원격관찰에서도 재발하지 않았다.

24. 두통(頭痛)

【처방1】 두유(頭維) · 풍지(風池) · 백회(百會) · 합곡(合谷).

적응증 : 외감성두통(外感性頭痛)(感氣, 큇병, 神經痛인 경우의 頭痛).

증상에 따라 더 쓰는 경혈 : 풍한증(風寒證)에는 풍문(風門)·외관(外關), 풍열증(風熱證)에는 대추(大椎)·곡지(曲池), 풍습증(風濕證)에는 중완(中脘)·삼음교(三陰交), 정수리통증(頭頂頭痛, 厥陰頭痛)에는 뇌공(腦空)·행간(行間)·아시혈(阿是穴), 전두통(前頭痛, 陽明頭痛)에는 상성(上星)·양백(陽白)·내정(內庭)·아시혈(阿是穴), 편두통(偏頭痛, 少陽頭痛)에는 태양(太陽)·외관(外關)·협계(俠谿)·아시혈(阿是穴), 후두통(後頭痛, 太陽頭痛)에는 후정(後頂)·천주(天柱)·금문(金門)·아시혈(阿是穴).

처방해설 : 두유(頭維)는 양명경(陽明經)에 침습한 풍사(風邪)를 없애주므로 양명두통(陽明頭痛)에 주로 쓰며, 풍지(風池)는 풍사(風邪)를 없애고 통증을 멎게 하는데, 특히 소양경(少陽經)에 침습한 풍(風)을 없애주므로 소양두통(少陽頭痛)에 주로 쓴다. 백회(百會)는 족궐음간경(足厥陰肝經)과의 교회혈(交會穴)로서 정수리통증(頭頂頭痛)을 치료한다. 머리는 양기(陽氣)가 모이는 곳이고 얼굴에는 양명경(陽明經)이 분포되어 있으므로 양명경의 원혈(原穴)인 합곡(合谷)을 썼다. 즉, 이 처방은 풍(風)을 없애고 경맥(經脈)을 잘 통하게 하는 작용이 있다.

【처방2】 백회(百會)·풍지(風池)·행간(行間)·협계(俠谿)·태계(太谿).

적응증 : 간양두통(肝陽頭痛)(高血壓, 動脈硬化症, 神經證인 경우의 頭痛).

증상에 따라 더 쓰는 경혈 : 어지러운 경우에는 간수(肝兪)·뇌공(腦空), 가슴이 답답하거나 잘 노하는 경우에는 간수(肝兪)·통리(通里), 눈이 충혈되면 관충(關衝)(피를 빼줌), 얼굴이 붉어지면 내정(內庭).

처방해설 : 정수리는 간경맥(肝經脈)이 독맥(督脈)과 교회하는 부위이고 옆머리는 족소양경(足少陽經)이 분포한 곳이다. 그러므로 간경맥(肝經脈)의 교회혈(交會穴)인 백회(百會)와 풍지(風池)로 거슬러 오른 간양(肝陽)을 내려 주고, 행간(行間)과 협계(俠谿)로 간담(肝膽)의 열사(熱邪)를 없애준다. 또한 태계(太谿)로 신음(腎陰)을 자양하며 치밀어 오르는 양을 가라앉힌다. 즉, 이 처방은 간열(肝熱)을 없애고 간풍(肝風)을 가라앉히는 작용이 있다(平肝潛陽).

【처방3】 백회(百會)·기해(氣海)·간수(肝兪)·비수(脾兪)·신수(腎兪)·격수(膈兪)·합곡(合谷)·족삼리(足三里).

적응증 : 혈허두통(血虛頭痛)(貧血이나 神經衰弱症인 경우의 頭痛).

증상에 따라 더 쓰는 경혈 : 가슴이 몹시 두근거리고 진정하지 못하는 경우에는 내관(內關)·환문(患門), 머리가 어지럽거나 눈앞이 아찔한 경우에는 풍지(風池)·명문(命門).

처방해설 : 간(肝)은 혈(血)을 저장하고 비(脾)는 혈(血)을 통솔하며 뇌수(腦髓)는 신(腎)과 밀접한 관계가 있으므로 간(肝) · 비(脾) · 신(腎)의 배수혈(背兪穴)인 간수(肝兪) · 비수(脾兪) · 신수(腎兪)로 혈(血)과 뇌수(腦髓)를 보(補)해 주고, 격수(膈兪)로 음혈(陰血)을 조화시켜 준다. 또한 기해(氣海)는 원기(元氣)를 돕고, 백회(百會)는 맑은 양기(陽氣)가 머리로 올라오게 한다. 합곡(合谷)과 족삼리(足三里)는 양명경(陽明經)의 경혈로서 비위(脾胃)의 기능을 높여주며 기혈(氣血) 순환을 조화시켜 준다. 즉, 이 처방은 기혈을 보(補)하는 작용이 있다.

【처방4】 중완(中脘) · 풍륭(豊隆) · 백회(百會) · 인당(印堂).

적응증 : 담궐두통(痰厥頭痛)(高血壓病과 神經衰弱症인 경우의 頭痛).

증상에 따라 더 쓰는 경혈 : 토하는 경우에는 내관(內關), 설사하는 경우에는 천추(天樞).

처방해설 : 중완(中脘)과 풍륭(豊隆)은 비(脾)를 보(補)하여 담(痰)을 삭여주며, 백회(百會)와 인당(印堂)은 양기(陽氣)가 머리로 오르게 하고 경기(經氣)를 잘 통하게 한다.

【처방5】 아시혈(阿是穴) · 합곡(合谷) · 삼음교(三陰交).

적응증 : 어혈두통(瘀血頭痛)(外傷性頭痛).

증상에 따라 더 쓰는 경혈 : 전두통(前頭痛)에는 찬죽(攢竹), 편두통(偏頭痛)에는 태양(太陽), 후두통(後頭痛)에는 계맥(瘈脈), 정수리통증(頭頂頭痛)에는 사신총(四神聰).

처방해설 : 외상(外傷)이나 낙맥(絡脈)이 막혀서 생긴 어혈두통(瘀血頭痛)인 경우에는 국소의 어혈을 없애주어야 통증이 멎는다. 그러므로 해당하는 아시혈(阿是穴)에 침을 놓아 어혈을 헤쳐 주어야 한다. 양명경(陽明經)의 원혈(原穴)인 합곡(合谷)은 행기활혈(行氣活血) 작용이 있으며, 삼음교(三陰交)는 혈(血)을 잘 돌게 한다. 즉, 이 처방은 활혈거어진통(活血袪瘀鎭痛) 작용을 한다.

【두통의 개념과 치료방법】

개념 : 여러 가지 원인으로 머리가 아픈 병증을 말하는데, 한의학에서는 외감(外感)과 내상(內傷)으로 머리의 기혈(氣血) 순환이 장애되어 양기(陽氣)가 막히고 탁기(濁氣)가 몰려서 생긴다고 본다. 이밖에 머리의 타박으로 어혈이 생긴 경우에도 온다고 본다.

외감성두통(外感性頭痛)인 경우에는 갑자기 심하게 아프고, 내상성두통(內傷性頭

痛)인 경우에는 오래 끌면서 더했다 덜했다 한다. 원인에 따라서 외감성(外感性)은 풍한증(風寒證)·풍열증(風熱證)·풍습증(風濕證)으로 나누고, 내상성(內傷性)은 간양증(肝陽證)·혈허증(血虛證)·기허증(氣虛證)·신허증(腎虛證)·담궐증(痰厥證)·어혈증(瘀血證)으로 나눈다.

두통(頭痛)의 발작상태와 부위에 따라서 나누는 경우도 있지만 흔히 외감성두통(外感性頭痛)과 내상성두통(內傷性頭痛)으로 나눈다.

현대 의학적으로는 감기(感氣), 콧병, 삼차신경통(三叉神經痛), 고혈압병(高血壓病), 동맥경화증(動脈硬化症), 빈혈(貧血), 신경증(神經證), 뇌타박상(腦打撲傷) 등의 경우에 볼 수 있다.

치료방법 : 외감성두통(外感性頭痛)인 경우에는 원인(風寒熱濕)을 없애는 방법으로 양명경(陽明經)의 경혈과 아시혈(阿是穴)에 사법(瀉法)을 쓰며, 간양증(肝陽證)인 경우에는 거슬러 오른 간양(肝陽)을 내려주는 원칙에서 주로 족궐음경(足厥陰經)과 족소양경(足少陽經)의 경혈에 사법(瀉法)을 쓴다. 신음허증(腎陰虛證)에는 신음(腎陰)을 보(補)해 주는 원칙에서 족소음경(足少陰經)의 경혈에 보법(補法)을 쓴다. 혈허증(血虛證)에는 보기보혈(補氣補血)하는 원칙에서 독맥(督脈)과 해당하는 배수혈(背兪穴), 족양명경(足陽明經)의 경혈에 보법(補法)을 쓰거나 뜸을 뜬다. 담궐증(痰厥證)에는 건비조습화담(健脾燥濕化痰)하는 원칙에서 아시혈(阿是穴)과 수양명경(手陽明經), 족태음경(足太陰經)의 경혈에 평보평사법(平補平瀉法)을 쓴다.

【참고처방】

(1) 변증형(辨證型)에 따른 처방

풍한증(風寒證) : ① 풍지(風池)·태양(太陽)·열결(列缺).
② 합곡(合谷)·외관(外關)·풍지(風池).

풍열증(風熱證) : ① 태양(太陽)·풍지(風池)·풍부(風府)·합곡(合谷)(사법).
② 대추(大椎)·풍지(風池)·외관(外關)·두유(頭維).

풍습증(風濕證) : 풍지(風池)·두유(頭維)·통천(通天)·합곡(合谷)·삼양락(三陽絡)을 주혈(主穴)로 하고, 전두통(前頭痛)인 경우에는 상성(上星)·양백(陽白), 정수리통증(頭頂頭痛)인 경우에는 백회(百會)·전정(前頂), 후두통(後頭痛)인 경우에는 천주(天柱)·후정(後頂), 편두통(偏頭痛)인 경우에는 솔곡(率谷)·태양(太陽)을 더 쓴다.

열궐증(熱厥證) : ① 합곡(合谷)·두유(頭維)·내정(內庭)·태양(太陽)(피를 빼줌).
② 상성(上星)·백회(百會)·후정(後頂)·천주(天柱)·통천(通天)·정명(睛明).

담습증(痰濕證) : ① 풍륭(豊隆)(뜸).
② 풍륭(豊隆)·중완(中脘)·두유(頭維)·태양(太陽).
③ 중완(中脘)·풍륭(豊隆).
④ 거궐(巨闕)·족삼리(足三里)(뜸).

기혈허증(氣血虛證) : ① 관원(關元)(뜸).
② 중완(中脘)·족삼리(足三里)·백회(百會)(뜸).
③ 상성(上星)·혈해(血海)·족삼리(足三里)·삼음교(三陰交)를 주혈(主穴)로 하고, 통증이 완화된 다음에는 간수(肝兪)·비수(脾兪)·신수(腎兪)·기해(氣海)에 뜸을 뜬다.
④ 족삼리(足三里)·기해(氣海)·관원(關元)·태양(太陽)·백회(百會)·태충(太衝).
⑤ 백회(百會)·기해(氣海)·간수(肝兪)·비수(脾兪)·신수(腎兪)·합곡(合谷)·족삼리(足三里).

신음허증(腎陰虛證) : ① 신수(腎兪)·태계(太谿).
② 부류(復溜)(보법)·풍지(風池)(사법).
③ 관원(關元)·기해(氣海)·태양(太陽)·백회(百會)·태충(太衝)·중저(中渚).

간양증(肝陽證) : ① 현로(懸顱)·함염(頷厭)·태충(太衝)·태계(太谿)를 주혈(主穴)로 하고, 눈이 충혈되면 관충(關衝, 피를 빼줌), 얼굴이 화끈 달아오르면 내정(內庭)을 더 쓴다.
② 풍지(風池)·백회(百會)·현로(懸顱)·협계(俠谿)·행간(行間).
③ 태계(太谿)·신수(腎兪)·행간(行間)·태양(太陽)·백회(百會)·중저(中渚)·태충(太衝).

어혈증(瘀血證) : 상성(上星)·두유(頭維)·솔곡(率谷)·태양(太陽)·후정(後頂).

(2) 통증 부위에 따른 처방

정수리통증(頭頂頭痛) : ① 백회(百會)·상성(上星)·신정(神庭)·태양(太陽)·합곡(合谷).
② 외관(外關)·상성(上星)·뇌공(腦空)·용천(湧泉)·합곡(合谷).
③ 백회(百會)(사법)·태충(太衝)(사법)·양릉천(陽陵泉)(사법)·태계(太谿)(보법).
④ 백회(百會)·통천(通天)·행간(行間)·아시혈(阿是穴).
⑤ 아시혈(阿是穴).

편두통(偏頭痛) : ① 현로(懸顱)·태양(太陽)·외관(外關)·족임읍(足臨泣).
② 풍지(風池)·두유(頭維).

③ 솔곡(率谷)・태양(太陽)・협계(俠谿)・아시혈(阿是穴).

전두통(前頭痛) : ① 상성(上星)・양백(陽白)・합곡(合谷)・내정(內庭).

② 백회(百會)・합곡(合谷)・신정(神庭)・상성(上星)・풍지(風池)・사죽공(絲竹空)・두유(頭維)・찬죽(攢竹).

③ 합곡(合谷)・사죽공(絲竹空)・풍지(風池)・중완(中脘)・해계(解谿)・족삼리(足三里).

후두통(後頭痛) : ① 천주(天柱)・풍지(風池)・대추(大椎)・후계(後谿)・신맥(申脈).

② 풍지(風池)・견정(肩井)・소해(小海)・후계(後谿)・전곡(前谷).

③ 백회(百會)・후정(後頂)・합곡(合谷).

④ 상성(上星)・백회(百會)・합곡(合谷).

⑤ 승장(承漿)・풍부(風府).

⑥ 후정(後頂)・천주(天柱)・곤륜(崑崙)・아시혈(阿是穴).

머릿속 통증 : ① 상성(上星)・풍지(風池)・뇌공(腦空)・천주(天柱)・내소해(內小海).

② 신회(顖會)(뜸).

미릉골 통증 : ① 찬죽(攢竹)・합곡(合谷)・신정(神庭)・두유(頭維)・해계(解谿).

② 간수(肝兪).

③ 어요(魚腰)・찬죽(攢竹)・사죽공(絲竹空).

④ 찬죽(攢竹)・합곡(合谷)・상성(上星)・태양(太陽).

편두통(偏頭痛) : ① 아시혈(阿是穴).

② 뇌공(腦空)・풍지(風池)・열결(列缺)・태연(太淵)・합곡(合谷)・해계(解谿)(뜸).

(3) 두통에 널리 쓰는 처방

① 백회(百會).

② 신회(顖會)・전정(前頂)・상성(上星)・백회(百會)(뜸).

③ 풍지(風池)를 주혈(主穴)로 하고, 정수리통증(頭頂頭痛)에는 백회(百會)・태충(太衝), 편두통(偏頭痛)에는 태양(太陽)→솔곡(率谷)(투침)・중저(中渚), 전두통(前頭痛)에는 양백(陽白)→찬죽(攢竹)(투침)・합곡(合谷), 후두통(後頭痛)에는 천주(天柱)・후계(後谿)를 추가하여 사용한다.

④ 태양(太陽)・천주(天柱)・신주(身柱)에 한 번에 4~5장씩 뜸을 뜬다.

⑤ 상성(上星)・전정(前頂)・백회(百會)・양곡(陽谷)・합곡(合谷)・관충(關衝)・곤륜(崑崙)・협계(俠谿).

⑥ 풍부(風府)・풍지(風池)・외관(外關)・백회(百會)・전정(前頂)・태양(太陽)・

인당(印堂) · 두유(頭維) · 합곡(合谷) · 양릉천(陽陵泉) · 행간(行間) · 태충(太衝) · 삼음교(三陰交) · 중완(中脘) · 족삼리(足三里).

⑦ 태양(太陽) · 백회(百會) · 중저(中渚) · 태충(太衝).

⑧ 신회(顖會).

⑨ 백회(百會) · 상성(上星) · 풍부(風府) · 양계(陽谿) · 완골(完骨) · 중충(中衝) · 양릉천(陽陵泉) · 뇌공(腦空) · 소해(小海).

⑩ 아시혈(阿是穴) · 수삼리(手三里) · 열결(列缺) · 관원(關元) · 아문(瘂門).

【임상자료】

신경쇠약증(神經衰弱症)으로 두통(頭痛)을 몹시 호소하는 환자 73례를 침으로 치료한 자료에 의하면, 완치된 환자가 18례, 뚜렷하게 호전된 환자가 28례, 다소 호전된 환자가 23례로서 유효율이 97.2%였고, 평균 치료횟수는 9.3회였다고 한다.

치료방법은 국소혈 2~3개와 원격경혈 2~3개를 배합하여 하루건너 한 번씩 침을 놓고 15~30분 동안 꽂아두었으며, 그 기간에 비교적 강한 자극을 주었다.

아픈 부위에 따라 다음과 같은 경혈을 썼다. 즉, 이마부위의 통증에는 인당(印堂) · 양백(陽白) · 찬죽(攢竹)을, 미릉골 부위의 통증에는 어요(魚腰) · 찬죽(攢竹) · 사죽공(絲竹空)을, 전두통(前頭痛)에는 상성(上星) · 전정(前頂) · 두임읍(頭臨泣)을, 원격경혈로는 합곡(合谷) · 족삼리(足三里) · 행간(行間)을 썼다.

편두통(偏頭痛)에는 태양(太陽) · 두유(頭維) · 솔곡(率谷) · 목창(目窓)(국소혈), 외관(外關) · 양릉천(陽陵泉) · 현종(懸鐘)(원격경혈)을, 후두통(後頭痛)에는 천주(天柱) · 풍지(風池) · 풍부(風府) · 옥침(玉枕) · 곤륜(崑崙) · 신맥(申脈)을, 정수리통증(頭頂頭痛)에는 백회(百會) · 전정(前頂) · 후정(後頂) · 사신총(四神聰) · 내관(內關) · 대릉(大陵) · 행간(行間) · 태충(太衝)을 썼다.

【증례】 이××, 여자, 19세.

4년 전부터 간헐성두통(間歇性頭痛)이 있었다. 정신적으로 피로하면 통증발작이 잦아지곤 하였는데, 최근에는 더 심해져 매일 혹은 하루건너 한 번씩 발작하면서 지속시간이 3~4시간으로 길어졌다. 구토하는 경우는 없고 슬개건반사가 둔할 뿐 다른 소견은 없었다.

신경성두통(神經性頭痛)으로 진단하고 합곡(合谷) · 태양(太陽) · 인당(印堂) · 태충(太衝)에 침을 놓았다. 모두 4번 맞고 통증발작이 멎었는데, 6개월이 지나도록 재발하지 않았다.

25. 현훈(眩暈)

【처방1】 백회(百會)・풍지(風池)・태충(太衝)・협계(俠谿)・간수(肝兪)・신수(腎兪).

적응증 : 신수부족(腎水不足)으로 간양(肝陽)이 상충(上衝)되어 생기는 현훈(眩暈)과 신정부족(腎精不足)으로 뇌수(腦髓)를 자양(滋養)하지 못하여 생기는 현훈(動脈硬化症과 高血壓病의 말기).

증상에 따라 더 쓰는 경혈 : 신수부족(腎水不足)으로 간양(肝陽)이 상충(上衝)된 경우에는 용천(湧泉)・음곡(陰谷)・태계(太谿), 메스껍거나 구토하는 경우에는 내관(內關)・족삼리(足三里), 정신적 피로가 심하고 허리가 늘 시큰거리는 경우에는 요양관(腰陽關)・요안(腰眼).

처방해설 : 백회(百會)・풍지(風池)・태충(太衝)・협계(俠谿)・간수(肝兪)는 간양(肝陽)이 상충(上衝)된 것을 사(瀉)하여 그 표(標)를 치료하고, 신수(腎兪)는 신기(腎氣)를 조화시키고 신수(腎水)를 보(補)해 주어 그 본(本)을 치료한다. 이렇게 하여 표본(標本)이 다 같이 나으면 신수가 보충되어 뇌수(腦髓)를 자양하게 되고, 뇌수가 자양되면 간이 편안해진다. 즉, 이 처방은 신수(腎水)를 보(補)하고 평간잠양(平肝潛陽)하는 작용이 있다.

【처방2】 비수(脾兪)・족삼리(足三里)・백회(百會)・기해(氣海).

적응증 : 기혈부족(氣血不足)으로 오는 빈혈성(貧血性) 현훈(眩暈).

증상에 따라 더 쓰는 경혈 : 가슴이 두근거리고 잠을 자지 못하면 신문(神門)・내관(內關), 입맛이 없으면 중완(中脘)・장문(章門), 기혈(氣血)이 몹시 허(虛)한 경우에는 격수(膈兪)・관원(關元).

처방해설 : 현훈(眩暈)은 보통 기혈(氣血)이 부족하고 심비(心脾)가 허(虛)할 때 생기므로 기혈(氣血) 생성의 원천이 되는 비위(脾胃)를 보(補)하는 작용이 있는 비수(脾兪)와 족삼리(足三里)를 기본혈로 쓰는데, 백회(百會)와 기해(氣海) 역시 기(氣)를 끌어올리면서 보(補)하는 작용을 한다.

【처방3】 중완(中脘)・장문(章門)・풍륭(豊隆)・공손(公孫)・두유(頭維)・내관(內關).

적응증 : 습담(濕痰)이 중초(中焦)에 몰려서 생기는 현훈(動脈硬化症, 메니에르증후군).

증상에 따라 더 쓰는 경혈 : 머리가 몹시 무거우면서 어지러운 경우에는 인당(印堂)

· 백회(百會), 명치 부위가 거북하면서 메스꺼운 경우에는 족삼리(足三里).

처방해설 : 비위(脾胃)의 기능이 약해지면서 습(濕)이 몰려 담(痰)이 생기고, 담(膽)이 생기면 중초(中焦)의 맑은 양기(陽氣)가 오르지 못하고 탁기(濁氣)가 내려가지 못하여 머리가 아프게 된다. 그러므로 이때에는 중완(中脘)·장문(章門)·풍륭(豊隆)·공손(公孫)을 써서 비(脾)를 보(補)하고 위(胃)를 조화시켜 수습(水濕)이 몰리지 않게 한다. 두유(頭維)는 눈앞이 아찔하면서 어지러운 증상을 치료하고, 내관(內關)은 위(胃)의 기능을 조화시켜 메스꺼움과 구토하는 것을 멎게 해준다. 즉, 이 처방은 건비화담(健脾化痰) 작용을 한다.

【처방4】 백회(百會)·풍지(風池)·태충(太衝)·행간(行間).

적응증 : 정서장애로 오는 현훈(神經證).

증상에 따라 더 쓰는 경혈 : 머리가 아프거나 무거우면 태양(太陽), 불면증(不眠症)에는 신문(神門)·내관(內關).

처방해설 : 백회(百會)·풍지(風池)·태충(太衝)·행간(行間)은 모두 상충(上衝)된 간기(肝氣)를 내려준다. 즉, 이 처방은 평간잠양(平肝潛陽) 작용을 한다.

【현훈의 개념과 치료방법】

개념 : 눈앞이 아찔하면서 머리가 핑핑 돌아가는 듯한 자각증상이 있거나 허공에 떠 있는 느낌, 메스껍거나 구토하는 등의 증상을 나타내는 병증을 말한다. 외감(外感)이나 내상(內傷)으로 간(肝)·비(脾)·신(腎)이 장애되어 발생한다. 여러 가지 변증형이 있지만 대체로 간양증(肝陽證), 신수부족증(腎水不足證), 기혈부족증(氣血不足證), 습담증(濕痰證)으로 변증하여 치료한다.

현대 의학적으로는 메니에르병, 고혈압병(高血壓病), 동맥경화증(動脈硬化症), 빈혈(貧血), 신경쇠약(神經衰弱), 내분비장애(內分泌障礙), 뇌타박상후유증(腦打撲傷後遺症), 뇌염(腦炎), 대사장애성질병(代謝障碍性疾病) 등의 경우에 볼 수 있다.

치료방법 : 간양증(肝陽證)일 경우에는 평간잠양(平肝潛陽)하는 방법으로 사법(瀉法)을 쓰고, 기혈부족증(氣血不足證)일 경우에는 건비화위(健脾和胃)하는 방법으로 보법(補法)을 사용하거나 뜸을 뜬다. 습담증(濕痰證)일 경우에는 건비화담(健脾化痰)하는 방법으로 평보평사법(平補平瀉法)을 쓰거나 뜸을 뜬다. 신수부족증(腎水不足證)인 경우에는 신(腎)을 보(補)하면서 잠양(潛陽)하는 방법으로 평보평사법을 쓴다.

현훈(眩暈)의 경우 침치료는 일정한 효과가 있다. 특히 메니에르병과 고혈압병(高血壓病)으로 오는 현훈은 침치료에 잘 반응한다. 그러나 반드시 원인질병의 치료를 함께 하는 것이 기본이다.

【참고처방】

두훈(頭暈) : ① 지음(至陰)·낙각(絡却)·풍부(風府)·액문(液門)·사죽공(絲竹空). ② 폐수(肺兪)·신수(腎兪)·합곡(合谷).

현훈(眩暈) : ① 풍지(風池)·백회(百會)를 기본혈로 하고, 간양증(肝陽證)에는 태계(太谿)·광명(光明), 습담증(濕痰證)에는 중완(中脘)·풍륭(豊隆)·내관(內關), 기혈허증(氣血虛證)에는 족삼리(足三里)·삼음교(三陰交)·기해(氣海), 신허증(腎虛證)에는 신수(腎兪)·태계(太谿)(腎陰虛의 경우), 명문(命門)(腎陽虛의 경우).

② 기허증(氣虛證)에는 백회(百會)(뜸 3장)·족삼리(足三里), 혹은 비수(脾兪)·기해(氣海)(보법), 신허형(腎虛型)에는 조해(照海)·태계(太谿)(보법)·풍지(風池)·간수(肝兪)·태충(太衝)(사법), 습담증(濕痰證)에는 거궐(巨闕)·중완(中脘)·족삼리(足三里)·내관(內關)·해계(解谿)·풍륭(豊隆).

③ 노회(臑會)·완골(完骨)·천주(天柱)·간수(肝兪)·외관(外關)·액문(液門)·부류(復溜)·협계(俠谿)(강한 자극).

④ 백회(百會)·완골(完骨)·천주(天柱)·신주(身柱)·격수(膈兪)·양지(陽池)·양릉천(陽陵泉)(무반흔뜸[35]).

⑤ 풍지(風池)·백회(百會)를 주혈(主穴)로 하고, 간양증(肝陽證)에는 태계(太谿)·광명(光明), 습담증(濕痰證)에는 중완(中脘)·풍륭(豊隆)·내관(內關), 기혈허증(氣血虛證)에는 족삼리(足三里)·삼음교(三陰交)·기해(氣海), 신허증(腎虛證)에는 신수(腎兪)·태계(太谿)(腎陰虛의 경우), 명문(命門)(腎陽虛의 경우).

⑥ 기혈허증(氣血虛證)에는 비수(脾兪)·족삼리(足三里)·기해(氣海)·백회(百會), 간양증(肝陽證)에는 풍지(風池)·간수(肝兪)·신수(腎兪)·행간(行間)·협계(俠谿), 습담증(濕痰證)에는 풍륭(豊隆)·중완(中脘)·내관(內關)·해계(解谿)·두유(頭維).

⑦ 허증(虛證)에는 백회(百會)·풍지(風池)·격수(膈兪)·신수(腎兪)·족삼리(足三里)를 주혈(主穴)로 하고, 가슴이 두근거리면 내관(內關), 잠을 자지 못하면 신문(神門), 귀에서 소리가 나는 경우에는 청궁(聽宮).

실증(實證)에는 중완(中脘)·음릉천(陰陵泉)·행간(行間)·수천(水泉)·인당(印堂)을 주혈(主穴)로 하고, 옆구리 통증(脇痛)에는 양릉천(陽陵泉), 머리가 몹시 무거운 경우에는 두유(頭維).

35) 즉, 간접구를 말하는 경우가 많다.

⑧ 허증(虛證)에는 백회(百會)·신정(神庭)·태양(太陽)·족삼리(足三里)(뜸)를 주혈(主穴)로 하고, 간수(肝兪)·신수(腎兪)·관원(關元)·기해(氣海)(뜸)를 보조혈로 쓴다.

담화증(痰火證)에는 풍지(風池)·태양(太陽)(피를 빼줌)·합곡(合谷)·풍륭(豊隆)·상성(上星)을 주혈(主穴)로 하고, 중완(中脘)·행간(行間)·협계(俠谿)·대릉(大陵)·신문(神門)을 보조혈로 쓴다.

⑨ 허증(虛證)에는 예풍(翳風)·천주(天柱)·현종(懸鐘)·신수(腎兪)·삼음교(三陰交)·태계(太谿)·족삼리(足三里), 실증(實證)에는 풍지(風池)·행간(行間)·견우(肩髃)·곡지(曲池)·내관(內關)·삼음교(三陰交)·풍륭(豊隆).

담궐현훈(痰厥眩暈) : 외관(外關)·대돈(大敦)·간수(肝兪)·백회(百會).

풍현(風眩) : 임읍(臨泣)·양곡(陽谷)·완골(完骨)·신맥(申脈).

【증례1】 오××, 남자, 29세.

3년 전부터 어지럽고 구토(嘔吐)하는 증상이 있으면서 이명(耳鳴)이 있고 귀가 잘 들리지 않으며, 얼굴이 창백하고 식은땀이 났다.

메니에르증후군으로 진단받고 현대 의학적인 치료를 받았지만 효과가 없었으므로 침치료를 하였다. 즉 예풍(翳風)·풍지(風池)·내관(內關)·족삼리(足三里)·태계(太谿)에 하루건너 한 번씩 중간 정도의 자극을 주면서 침을 놓았다. 모두 14번 놓는 기간에 2번 발작하였다. 30일 쉬고 다시 3~5일에 한 번씩 놓았다. 모두 16번 놓는 기간에 다른 자각증상이 모두 없어졌으며 1년 동안 경과를 관찰해본 결과 재발하지 않았다.

【증례2】 최××, 남자, 54세.

며칠 전부터 까닭 없이 메스꺼우면서 마치 배를 탄 것처럼 어지러운데 약을 먹어도 멎지 않았으므로 본 병원에 찾아왔다.

어지러움을 호소할 뿐 특이한 것을 찾아볼 수는 없었으며, 혀가 붉고 맥은 현활(弦滑)하였다.

간풍(肝風)이 발동한 간양증(肝陽證)으로 변증하고 평간식풍(平肝熄風), 화담진정(化痰鎭靜)시키는 원칙에서 처방 1(百會·風池·內關·太衝·太谿)을 가감하여 침을 놓으면서 영양구등탕(羚羊鉤藤湯)에 진주환(眞珠丸)을 배합하여 썼다. 치료한 지 3일부터 현훈(眩暈)이 멎었으며 다시는 재발하지 않았다.

26. 중풍(中風)

【처방1】 태충(太衝)·양릉천(陽陵泉)·풍부(風府)·상성(上星)·곡지(曲池)·내관(內關)(中風前驅處方).

적응증 : 고혈압(高血壓), 뇌출혈(腦出血) 등 뇌혈관 장애의 전구증상(前驅症狀)이 있을 경우.

증상에 따라 더 쓰는 경혈 : 말이 잘되지 않을 경우에는 염천(廉泉)·통리(通里), 일과성 반신마비가 있을 경우에는 견우(肩髃)·합곡(合谷)·외관(外關)·환도(環跳)·풍시(風市)·족삼리(足三里)·현종(懸鐘)·곤륜(崑崙), 입이 비뚤어진 경우에는 협거(頰車)·지창(地倉)·영향(迎香).

처방해설 : 태충(太衝)은 간경(肝經)의 원혈(原穴)로서 치밀어 오른 간양(肝陽)을 내려주고, 양릉천(陽陵泉)은 담경(膽經)의 합혈(合穴)로서 간담(肝膽)의 경기(經氣)를 조화시키고 혈관경련을 풀어준다. 풍부(風府)는 풍사(風邪)를 없애주고, 상성(上星)은 혈압을 낮추며 현훈(眩暈)을 멎게 해준다. 수양명경(手陽明經)의 합혈(合穴)인 곡지(曲池)는 기혈순환(氣血循環)을 순조롭게 하고 풍열(風熱)을 없애주며 혈압을 낮추어주고, 심포경(心包經)의 낙혈(絡穴)인 내관(內關)은 진정(鎭靜) 작용과 함께 혈압을 조절하고 메스꺼움을 멎게 해준다.

【처방2】 협거(頰車)·지창(地倉)·합곡(合谷)·곡지(曲池)·견우(肩髃)·외관(外關)·환도(環跳)·풍시(風市)·족삼리(足三里)·양릉천(陽陵泉)·현종(懸鐘)·곤륜(崑崙)(中風輕症處方).

적응증 : 뇌혈관장애(腦血管障碍)의 경증형(輕症型).

증상에 따라 더 쓰는 경혈 : 말을 잘 하지 못할 경우에는 염천(廉泉)·풍부(風府)·통리(通里).

처방해설 : 협거(頰車)·지창(地倉)은 얼굴의 국소혈로서 입이 비뚤어진 것을 치료하고, 견우(肩髃)와 곡지(曲池)는 양명경(陽明經)의 경기(經氣)를 통하게 하며, 합곡(合谷)은 수양명경(手陽明經)의 원혈(原穴)로서 팔의 마비와 안면신경마비(顔面神經痲痺)를 치료하는 원격경혈(遠隔經穴)이다. 외관(外關)은 삼초경(三焦經)의 낙혈(絡穴)로서 역시 팔의 마비를 치료하고, 환도(環跳)·풍시(風市)·양릉천(陽陵泉)·현종(懸鐘)·곤륜(崑崙)도 양명경(陽明經)과 소양경(少陽經)의 경기(經氣)를 통하게 하여 기혈순환을 좋게 함으로써 다리마비를 치료하는 데 쓴다.

【처방3】 인중(人中)·12정혈(十二井穴)·풍륭(豊隆)·태충(太衝)·백회(百會)·풍지(風池)·노궁(勞宮)·내관(內關)(中風閉證處方).

적응증 : 중풍폐증(中風閉證)(腦血管障碍의 重症型).

증상에 따라 더 쓰는 경혈 : 이를 악물고 벌리지 못하는 경우에는 협거(頰車)·합곡(合谷), 말을 잘 하지 못하는 경우에는 염천(廉泉)·통리(通里)·아문(瘂門), 입이 비뚤어진 경우에는 지창(地倉)·협거(頰車)·합곡(合谷), 반신마비에는 견우(肩髃)·곡지(曲池)·합곡(合谷)·외관(外關)·환도(環跳)·풍시(風市)·양릉천(陽陵泉)·현종(懸鐘)·곤륜(崑崙)·능동·인대(팔 마비가 잘 풀리지 않으면 大椎·肩外兪, 다리마비가 잘 풀리지 않으면 腰陽關·白環兪·次髎를 더 씀). 팔꿈치와 손목이 뻣뻣하게 되면서 오그라들면 곡지(曲池)·대릉(大陵), 무릎이나 발목이 뻣뻣하게 되면서 오그라들면 곡천(曲泉)·태계(太谿).

처방해설 : 중풍(閉證)인 경우에는 양(陽)이 편승(偏勝)하고 화기(火氣)가 성(盛)하므로 모든 양경(陽經)을 조절하는 독맥(督脈)의 수구(水溝)로 거슬러 오른 양사(陽邪, 陽經의 火邪)를 없애주고, 12정혈(十二井穴)에서 피를 조금 빼주면 삼음삼양(三陰三陽)의 막혔던 경기(經氣)가 잘 통하게 되므로 기혈순환이 순조로워지며 12경맥(十二經脈)의 열사(熱邪)가 없어져 정신이 맑아진다. 간경(肝經)의 원혈(原穴)인 태충(太衝)은 머리에 침습한 간풍(肝風)을 없애주고, 간경(肝經)의 교회혈(交會穴)인 백회(百會)와 풍지(風池)는 거슬러 오른 간풍(肝風)을 억제하고 담화(痰火)를 삭여준다. 위경(胃經)의 낙혈(絡穴)인 풍륭(豊隆)은 비위(脾胃)를 조화시켜 담(痰)을 삭여주고, 심포경(心包經)의 형혈(滎穴)인 노궁(勞宮)은 심화(心火)를 없애주고, 낙혈(絡穴)인 내관(內關)은 강심(降心)·진정(鎭靜) 작용을 한다. 즉, 이 처방은 머리로 거슬러 오른 풍열사(風熱邪)를 없애고 담(痰)을 삭이며 각성(覺醒)시켜 주는 작용이 있다.

【처방4】 관원(關元)·기해(氣海)·신궐(神闕)(中風脫證處方).

적응증 : 중풍탈증(中風脫證)(腦血管障碍의 重症型).

증상에 따라 더 쓰는 경혈 : 맥박(脈搏)이 잘 느껴지지 않으면 내관(內關)·태연(太淵), 담(痰)이 성(盛)하면 풍륭(豊隆), 팔다리가 싸늘하면 족삼리(足三里), 땀이 멎지 않으면 합곡(合谷)·음극(陰郄).

처방해설 : 탈증(脫證)은 양기(陽氣)가 소모된 허탈(虛脫) 상태이므로 양기를 빨리 회복시켜야 소생시킬 수 있다. 그러므로 이때에는 임맥(任脈)과 족삼음경(足三陰經)의 교회혈(交會穴)이며 삼초(三焦)의 원기(元氣)가 나오는 곳이면서 명문(命門,

眞陽)과 밀접한 관계가 있는 관원(關元)에 뜸을 떠서 소모된 원양(元陽)을 회복시켜야 한다. 기해(氣海) 역시 임맥(任脈)의 경혈로서 진기(眞氣)를 회복시키고, 신궐(神闕)에 뜸을 떠서 양기를 회복시킨다. 이 처방은 회양고탈(回陽固脫) 작용이 있다.

【중풍의 개념과 치료방법】

개념 : 갑자기 정신을 잃고 넘어지거나 구안와사(口眼喎斜), 반신불수(半身不遂), 언어장애(言語障碍)와 같은 후유증을 남기는 병증을 말한다. 대체로 심(心)·간(肝)·신(腎) 세 장기의 균형이 무너진 상태에서 지나치게 근심하거나 노(怒)할 때, 술이나 기름진 음식을 지나치게 먹는 등 음식조절을 잘 하지 못할 때, 과로 등으로 간양(肝陽)이 몹시 성(盛)하여 화기(火氣)가 발동(發動)할 때 풍(風)이 생긴다. 혹은 심화(心火)가 성(盛)하고 신수(腎水)가 허(虛)해져도 열기(熱氣)가 몰려 풍증(風症)을 일으킨다.

증상에 따라 중풍전구기(中風前驅期), 중경락(中經絡, 中風輕症), 중장부(中臟腑, 中風重症), 후유증기(後遺症期)로 나누어 치료한다.

전구기(前驅期) 증상은 두통(頭痛), 현훈(眩暈), 팔다리가 힘이 없이 나른한 것, 손가락의 지각장애, 정신적 흥분, 손 떨림, 말이 잘 되지 않는 것, 일과성마비 등이다. 현대 의학적으로는 고혈압(高血壓) 발증이나 뇌혈관경련(腦血管痙攣)에 해당시킬 수 있다.

중경락(中經絡)인 경우에는 정신은 잃지 않고, 다만 입과 눈이 비뚤어지거나 피부감각이 둔하여 반신을 잘 쓰지 못하고 말을 제대로 하지 못한다. 현대 의학적으로는 뇌혈전(腦血栓)이나 뇌전색(腦栓塞)의 경증인 경우에 볼 수 있다.

중장부(中臟腑)인 경우에는 갑자기 의식을 잃고 넘어지는데, 나타나는 증상에 따라 다시 폐증(閉證)과 탈증(脫證)으로 나눈다. 폐증(閉證)인 경우에는 갑자기 의식을 잃고 넘어지는데 주먹을 부르쥐고 이를 악물며, 목안에서 가래 끓는 소리가 몹시 나고 팔다리가 뻣뻣해지면서 오그라들며, 숨소리가 거칠어진다. 대소변 실금(失禁)은 없다. 혀는 마르고 설태(舌苔)가 누렇거나 거무스레하며 혓바늘이 돋고 맥은 실(實)하다. 탈증(脫證)인 경우에는 눈은 감고 있으나 입을 벌리고 코를 골며, 팔다리가 힘없이 늘어져 있으며, 대소변 실금이 있고 얼굴이 창백하며, 땀을 흘린다. 맥은 세약(細弱)하다.

후유증기(後遺症期)에는 반신불수(半身不遂)와 언어장애(言語障碍)가 기본이다.

치료방법 : 전구기(前驅期)에는 거슬러 오른 간양(肝陽)을 내려 주고 경락(經絡)을

통하게 하여 기혈순환(氣血循環)을 순조롭게 하며, 혈압을 낮추어 주는 원칙에서 족궐음간경(足厥陰肝經)과 수궐음심포경(手厥陰心包經), 독맥(督脈)의 경혈을 위주로 하여 평보평사법(平補平瀉法)을 쓴다.

중경락(中經絡)인 경우에는 경기(經氣)를 잘 통하게 하고 혈(血)을 잘 돌게 하며, 풍(風)을 없애주는 원칙에서 수족양명경(手足陽明經)과 수족소양경(手足少陽經)의 경혈을 위주로 쓴다. 반신마비(半身痲痹)에는 수족양명경(足陽明經)의 경혈을 주혈(主穴)로 하고 태양경(太陽經)과 소양경(少陽經)의 경혈을 보조혈로 쓰는데, 초기에는 마비된 쪽에 보법(補法)을 쓰고 좀 경과한 다음에는 건강한 쪽에 사법(瀉法)을 쓴다. 입이 비뚤어진 초기에는 건강한 쪽에 단자법(單刺法)을 쓰고, 잘 낫지 않으면 양쪽에 모두 놓을 수 있다.

중장부(中臟腑)의 폐증(閉證)일 경우에는 치밀어 오른 기(氣)를 내려 주고 청열개규(淸熱開竅)하는 원칙에서 주로 12정혈(十二井穴)과 독맥(督脈), 궐음경(厥陰經)의 경혈에 사법(瀉法)을 쓰고, 탈증(脫證)인 경우에는 회양고탈(回陽固脫)하는 원칙에서 주로 임맥(任脈)의 경혈에 뜸을 뜬다.

치료에서 주의할 것은 중풍(中風)의 급성기에 현대 의학적인 치료와 한약치료를 배합하여 구급대책을 적극적으로 세워야 한다는 점이다. 일단 의식이 회복되고 혈압이 안정된 다음에 침구치료를 할 수 있다. 보통 혈압이 175/98㎜Hg 이상일 경우에는 침치료를 하지 않으며, 또 침자극에 의해 혈압이 20㎜Hg이상 동요할 때에도 침치료를 하지 않는다. 그러나 중장부탈증(中臟腑脫證) 때 허탈(虛脫) 증상이 심한 경우에는 처음부터 현대 의학적인 치료와 침구 치료를 배합하는 것이 좋다.

마비증상이 뚜렷할 경우에는 순수 침구치료만 하지 말고 약침(藥鍼)을 배합하는 것과 함께 안마요법(按摩療法), 재활훈련(再活訓練)을 배합하는 것이 더 좋다. 일반적으로 마비치료 때 침반응이 정상이면 건강한 쪽에 침을 놓는 것이 좋으며, 침반응이 둔하거나 없을 경우에는 건강한 쪽에만 놓을 것이 아니라 앓는 쪽과 교대로 놓는 것이 더 좋다.

【참고처방】

중풍(中風)을 예방하려면 : ① 족삼리(足三里) · 현종(懸鐘)(직접 뜸).
② 혈해(血海) · 족삼리(足三里) · 곡지(曲池) · 태충(太衝) · 인당(印堂) · 풍시(風市).
③ 곡지(曲池) · 족삼리(足三里) · 인당(印堂) · 태충(太衝).

반신불수(半身不遂) : ① 곡지(曲池) · 양계(陽谿) · 합곡(合谷) · 중저(中渚) · 족삼리(足三里) · 곤륜(崑崙).

② 합곡(合谷)·수삼리(手三里)·견정(肩井, 膽經)·곡지(曲池)·환도(環跳)·혈해(血海)·양릉천(陽陵泉)·음릉천(陰陵泉)·족삼리(足三里)·절골(絶骨)·곤륜(崑崙)(먼저 건강한 쪽에 補法으로 놓고 다음에 병든 쪽에 瀉法으로 씀).

③ 백회(百會)·견정(肩井, 膽經)·풍시(風市)·족삼리(足三里)·절골(絶骨)·곡지(曲池)·열결(列缺)·합곡(合谷)·위중(委中)·태충(太衝)·조해(照海)·간수(肝兪)·지구(支溝)·간사(間使)를 증상에 따라 가감하여 거자법(巨刺法, 병든 반대쪽)으로 뜸을 뜬다.

④ 백회(百會)·발제(髮際)·음교(陰交)·풍지(風池)·견우(肩髃)·곡지(曲池)·열결(列缺)·상거허(上巨虛)·강간(强間)·합곡(合谷)·완골(完骨)·환도(環跳)·양릉천(陽陵泉)·관원(關元)·하거허(下巨虛)·상렴(上廉)·하렴(下廉)·양보(陽輔)·상료(上髎)·조해(照海).

⑤ 열결(列缺)·천부(天府)·견우(肩髃)·곡지(曲池)·대거(大巨)·충양(衝陽)·완골(完骨)·부양(跗陽)·조해(照海)·양릉천(陽陵泉).

구안와사(口眼喎斜) : ① 하루는 합곡(合谷)·지창(地倉)·승장(承漿)·대영(大迎)·족삼리(足三里)·간사(間使)에 뜸을 21장 뜨고, 다음날에는 갈대를 길이 5촌 되게 잘라서 한 끝을 귓구멍에 꽂고 그 둘레를 공기가 새지 않게 잘 봉한 다음 다른 한 끝에 뜸봉을 올려놓고 7~14장 태운다. 매일 교대로 치료한다.

② 병든 반대쪽 간사(間使)에 뜸을 뜬다.

중풍(意識障碍) : ① 신도(神道)에 뜸을 뜬다.

② 신맥(申脈)·중충(中衝)·백회(百會)·대돈(大敦)·인당(印堂).

③ 인중(人中)·임읍(臨泣)·합곡(合谷).

중풍(言語障碍) : ① 천돌(天突)·영도(靈道)·음곡(陰谷)·부류(復溜)·풍륭(豊隆)·연곡(然谷).

② 신맥(申脈)·지창(地倉)·협거(頰車)·인중(人中)·합곡(合谷).

③ 협거(頰車)·인중(人中)·백회(百會)·승장(承漿)·염천(廉泉).

중풍(中風) : ① 소상(少商)·상양(商陽)·중충(中衝)·관충(關衝)·소충(少衝)·소택(少澤)(閉證初期).

② 신궐(神闕)에 뜸을 뜬다.

뇌혈전(腦血栓) : ① 풍지(風池)·천주(天柱)·심수(心兪)·곡지(曲池)·공최(孔最)·족삼리(足三里)·양릉천(陽陵泉)·태계(太谿)(병 초기 3주일 동안은 약한 자극을 줌).

② 능동·인대.

③ 백회(百會) · 견중수(肩中兪) · 간수(肝兪) · 대장수(大腸兪) · 족삼리(足三里) · 곡지(曲池)에 쌀알 크기의 뜸봉으로 하루 5~7장씩 뜸을 뜬다.

뇌출혈(腦出血) : ① 초기 구급치료로서 양쪽 유양돌기 아래를 약간 찔러 피를 빼주거나 백회(百會) · 십선혈(十宣穴)을 찔러 피를 빼준 다음, 풍지(風池) · 합곡(合谷) · 수삼리(手三里) · 행간(行間)에 강한 자극을 주면서 침을 놓는다. 그러나 지나치게 강한 자극은 혈압을 높일 수 있으므로 주의하여야 한다. 혹은 신궐(神闕)에 뜸틀뜸[36]을 떠준다(비교적 오랫동안).

② 발작 후 7~10일 지나서 풍지(風池) · 견정(肩井, 膽經) · 신주(身柱) · 고황(膏肓) · 간수(肝兪) · 대장수(大腸兪) · 중완(中脘) · 천추(天樞) · 곡지(曲池) · 사독(四瀆) · 풍시(風市) · 족삼리(足三里) · 현종(懸鐘) · 삼음교(三陰交) 가운데서 한 번에 5~7개 혈을 골라 침을 놓거나 뜸을 뜬다.

의식이 또렷하지 못할 경우에는 12정혈(十二井穴)과 인중(人中), 승장(承漿)에 더 놓고 팔다리가 뻣뻣해지면서 오그라드는 경우에는 신문(神門) · 용천(湧泉)에 뜸을 뜬다.

③ 후유증기(後遺症期)에는 백회(百會) · 풍지(風池) · 견정(肩井, 膽經) · 견우(肩髃) · 곡지(曲池), 혹은 수삼리(手三里) · 합곡(合谷) · 간수(肝兪) · 신수(腎兪) · 풍시(風市) · 족삼리(足三里) · 외구(外丘) · 삼음교(三陰交)에 침을 놓는다.

혈압이 올랐다 내렸다 하지 않을 경우에는 비교적 강한 자극을 주고 20분 정도 유침(留鍼)한다. 팔과 다리에 교대로 놓는 것이 좋다.

④ 손목마디를 잘 쓰지 못할 경우에는 곡지(曲池) · 외관(外關) · 양지(陽池) · 중저(中渚) · 합곡(合谷) · 양계(陽谿)를, 팔을 잘 쓰지 못할 경우에는 능동(상) · 인대(상) · 외관(外關) · 곡지(曲池)를, 다리를 잘 쓰지 못할 경우에는 능동(하) · 인대(하) · 환도(環跳) · 금문(金門) · 족삼리(足三里)를, 말을 잘 하지 못할 경우에는 아문(瘂門) · 천주(天柱) · 신문(神門) · 대돈(大敦), 혹은 통리(通里) · 지창(地倉) · 아문(瘂門)을 쓴다.

【임상자료】

① 중풍 후유증환자 20례(腦血栓 7례, 腦栓塞 1례, 腦出血 4례, 腦血管痙攣 8례)를 침구로 치료한 자료에 의하면, 완치된 환자가 5례, 뚜렷하게 호전된 환자가 10례, 다소 호전된 환자가 4례로서 유효율은 98%였다. 특히 뇌혈관경련(腦血管痙攣)

36) 간접뜸의 하나. 뜸쑥에 불이 잘 붙도록 만든 뜸통을 이용하여 뜸을 뜨는 것이다. 뜸통은 밑으로부터 3~4㎝ 되는 곳에 쇠그물을 가로댄 것이 있다. 그 위에 뜸쑥 한 줌(5~10g 정도)을 넣고 다져서 밑에 불을 붙인 다음 불이 한창 붙기 시작하면 뚜껑을 닫아 뜸뜰 자리에 올려놓는다.

후유증은 3~5번 침을 놓는 사이에 효과가 나타났고, 그 밖의 원인에 의한 것은 10번 이상 치료한 다음 효과가 나타났다.

치료는 다음과 같이 하였다. 즉 실증(實證, 强直性痲痹)은 양쪽에 모두 놓거나 건강한 쪽에 강한 자극을 주는 방법으로 견우(肩髃)・곡지(曲池)・합곡(合谷)・환도(環跳)・풍시(風市)・양릉천(陽陵泉)・족삼리(足三里)・절골(絶骨)을 주혈(主穴)로 하되, 손가락이 강직되었으면 삼간(三間)(평보평사)을, 뼈마디나 근육이 아프면 아시혈(阿是穴)(유침 혹은 온침)을, 발이 내번(內翻)[37]되었으면 조해(照海)(사법)・신맥(申脈)(보법)을, 외번(外翻)[38]되었으면 신맥(申脈)(사법)・조해(照海)(보법)를, 담열(痰熱) 증상이 있거나 변비(便秘)가 있으면 족삼리(足三里)를 빼고 천추(天樞)와 풍릉(豊隆)(透天凉法으로 20분 동안 유침)을, 눈과 입이 비뚤어졌으면 풍부(風府)・풍지(風池)를 더 썼다. 몸에 열이 있거나 말을 못할 경우에는 풍지(風池)와 풍부(風府)에 유침(留鍼)하지 않고 투천량법(透天凉法)을 써서 거풍개규(祛風開竅)시켰다. 혀가 굳어져서 말을 못할 경우에는 금진(金津)・옥액(玉液)에서 피를 빼주고 맥이 현(弦)하고 얼굴이 붉을 경우에는 내관(內關)・족삼리(足三里)에 투천량법(透天凉法)으로 침을 놓고 20~30분 동안 유침(留鍼)하였다.

허증(虛證, 弛緩性痲痹)인 경우에는 마비된 쪽 경혈이나 척수분절(脊髓分節)에 따라 선택하되 경혈 수를 적게 하였다. 즉 팔마비인 경우에는 먼저 대추(大椎)・대저(大杼)에 소산화법(燒山火法)으로 침을 놓아 양기(陽氣)를 발동시킨 다음 같은 방법으로 견우(肩髃)・곡지(曲池)・합곡(合谷)에 침을 놓으며, 다리마비인 경우에는 먼저 신수(腎兪)・관원수(關元兪) 등 허리의 경혈에 소산화법을 써서 신기(腎氣)를 보(補)해준 다음 같은 방법으로 환도(環跳)・풍시(風市)・양릉천(陽陵泉)・족삼리(足三里)・절골(絶骨)에 침을 놓았다. 어깨가 처지고 팔을 들지 못하면 천종(天宗)・견료(肩髎)・노회(臑會)에 소산화법으로 침을 놓았다. 손과 발의 지각마비인 경우에는 후계(後谿)・신맥(申脈)・기해(氣海)에 침을 놓은 다음 뜸대뜸을 떴다. 근육이 위축된 경우에는 10~20분 동안 국소에 뜸대뜸을 떴으며 대소변 실금에는 요수(腰兪)・회양(會陽)에 침을 놓고 뜸대뜸을 10~20분 동안 떴다. 가슴이 두근거리고 맥이 약할 경우에는 내관(內關)을 더 썼다.

② 중풍 후유증 환자 553례를 머리치료법[39]으로 치료한 자료에서는, 완치된 환자가 205례, 뚜렷하게 호전된 환자가 131례, 다소 호전된 환자가 108례, 효과 없

37) 내번(內翻) : talipes varus. 발목이 기형적으로 안쪽으로 꺾이는 것이다.
38) 외번(外翻) : talipes valgus. 발목이 기형적으로 바깥쪽으로 꺾이는 것이다.
39) 頭鍼療法을 말한다.

는 환자가 109례로서 유효율은 79.9%였다.

치료는 다음과 같이 하였다. 즉, 머리의 운동구역을 기본으로 하고 증상에 따라 감각구역과 발 운동 감각구역을 배합하였다. 자극부위를 정확히 정한 다음 소독을 철저히 하고 침을 찌르며(횡자침), 빠른 속도로 회전 각도를 크게 하여 염전자극을 주었다. 보통 3~5분 사이에 적당한 자극량과 자극강도가 보장되게 하였으며 열감(熱感), 마비감(痲痹感), 발한(發汗) 등의 침반응이 나타나도록 하였다.

③ 뇌출혈(腦出血)을 예방하기 위한 임상 연구자료에서는 고혈압(高血壓) 환자 54례를 대상으로 반흔뜸(뜸자리는 참고처방에 있음)을 떴는데, 혈압이 뚜렷하게 내리고 혈액 점조도와 뇌혈류도에서 대조조와 뚜렷한 차이가 있었으며, 17년 사이에 5례에게서 중풍이 생길 수 있는 위험한 증상이 나타났지만 중풍이 생긴 예는 하나도 없었다. 그러나 뜸을 뜨지 않은 대조조(12례)에서는 이 기간 동안 4례가 중풍에 걸렸다고 한다.

이와 같은 사실은 반흔뜸이 고혈압(高血壓) 치료에도 효과가 있지만 중풍을 예방하는 데도 의의가 있다는 것을 보여주고 있다.

【증례1】 노××, 남자, 56세.

1년 전에 뇌혈전(腦血栓)으로 반신을 잘 쓰지 못하고 말을 하지 못하였는데, 점차 반신마비(半身痲痹)는 좀 풀렸으나 언어장애(言語障碍)는 회복되지 않았다.

얼굴은 창백하고 말을 전혀 하지 못했으며 걸쭉한 가래를 뱉었다. 혀는 붉고 설태(舌苔)는 누렇고 미끈거리며 맥은 현활(弦滑)하였다.

간양(肝陽) 상승으로 생긴 열담(熱痰)이 심규(心竅)를 막아서 생긴 언어장애(言語障碍)로 변증하고 평간화담(平肝化痰), 청심개규(淸心開竅)하는 방법으로 백회(百會) · 태충(太衝) · 비수(脾兪) · 풍륭(豊隆) · 심수(心兪) · 신문(神門) · 아문(瘂門) · 염천(廉泉)에 하루에 한 번씩 침을 깊이 놓고 30분 동안 꽂아두었다.

침을 3번 놓은 다음 쉬운 말을 하기 시작하였으며 모두 12번 맞고 언어장애(言語障碍)가 회복되었다.

【증례2】 정××, 남자, 34세.

평소에 늘 혈압이 높았는데 1개월 전에 갑자기 우측 팔다리에 힘이 없어지면서 움직이기 힘들었다. 그밖에 다른 증상은 없었다. 1개월이 지났지만 반신을 쓰지 못하였다.

중풍경증(中風輕症, 中經絡)으로 변증하고 경맥을 잘 통하게 하고 혈(血)이 잘 돌아가게 하는 방법으로 견우(肩髃) · 곡지(曲池) · 합곡(合谷) · 환도(環跳) · 양릉천

(陽陵泉)·절골(絶骨)에 아픈 쪽과 반대쪽에 교대로 침을 놓고 20분 동안 꽂아두었다.

치료한 지 2일부터 부축을 받으면서 조금씩 움직일 수 있었고, 1주일 후부터는 혼자서 조금씩 걸을 수 있었다. 두 치료주기(24번) 후에는 기본적으로 나아서 혼자서 병원에 찾아왔다.

27. 옆구리 통증(脇痛)

【처방1】 기문(期門)·지구(支溝)·양릉천(陽陵泉)·태충(太衝)·아시혈(阿是穴).

적응증 : 기울협통(氣鬱脇痛)(肋間神經痛, 無黃疸型肝炎, 慢性膽囊炎인 경우에 볼 수 있음).

증상에 따라 더 쓰는 경혈 : 입맛이 없으면 장문(章門)·태백(太白)·족삼리(足三里), 불면증(不眠症)에는 신문(神門), 옆구리가 불어나는 듯한 경우에는 아시혈(阿是穴)·첩근(輒筋)·구허(丘墟)·외관(外關).

처방해설 : 간(肝)과 담(膽)은 표리관계에 있고 궐음경(厥陰經)과 소양경(少陽經)은 옆구리에 퍼져 있으므로 간(肝)의 모혈(募穴)인 기문(期門)과 원혈(原穴)인 태충(太衝)에 수소양경(手少陽經)의 지구(支溝)와 족소양경(足少陽經)의 양릉천(陽陵泉)을 배합하면 몰린 간기(肝氣)가 흩어지고 기혈(氣血)이 잘 통하게 되므로 옆구리 통증(脇痛)이 멎는다.

【처방2】 양릉천(陽陵泉)·구허(丘墟)·족임읍(足臨泣)·지구(支溝)·아시혈(阿是穴).

적응증 : 어혈협통(瘀血脇痛)(가슴외상·肋軟骨炎·肋間神經痛 때의 가슴통증).

증상에 따라 더 쓰는 경혈 : 통증이 몹시 심할 경우에는 단중(膻中)·격수(膈兪)·태충(太衝).

처방해설 : 어혈협통(瘀血脇痛)은 옆구리에 어혈이 생겨 소양경맥(少陽經脈)이 잘 통하지 못하여 생기므로 소양경(少陽經)의 양릉천(陽陵泉)·지구(支溝)·구허(丘墟)·족임읍(足臨泣)으로 경기(經氣)를 잘 통하게 하고, 단중(膻中)·격수(膈兪)·태충(太衝)·아시혈(阿是穴)(刺絡附缸)로 국소의 어혈을 없애준다. 즉, 이 처방은 거어통락(祛瘀通絡) 작용이 있다.

【처방3】 간수(肝兪)·신수(腎兪)·기문(期門)·행간(行間)·족삼리(足三里)·삼음교(三陰交)·아시혈(阿是穴).

적응증 : 음허협통(陰虛脇痛)(慢性肝炎·肝硬變症 등 慢性肝疾病 때의 옆구리 통증).

증상에 따라 더 쓰는 경혈 : 현훈(眩暈)이 있으면 백회(百會)·풍지(風池), 조열(潮熱)이 있으면 고황(膏肓).

처방해설 : 음허협통(陰虛脇痛)은 정혈(精血) 부족으로 간(肝)이 자양을 받지 못해서 생기므로 간수(肝兪)·신수(腎兪)·기문(期門)으로 간음(肝陰)과 정혈(精血)을 보(補)해 준다. 행간(行間)은 간경(肝經)의 형혈(滎穴)로서 간열(肝熱)을 내려 준다. 족삼리(足三里)와 삼음교(三陰交)를 배합하면 후천(後天)의 근본인 비위(脾胃)가 든든해져 정혈(精血)을 더 빨리 보충해 준다. 즉, 이 처방은 양음통락진통(養陰通絡鎭痛) 작용이 있다.

【옆구리 통증의 개념과 치료방법】

개념 : 옆구리가 아픈 병증을 말한다. 한의학에서는 협통(脇痛)이라 하는데, 대체로 서열(暑熱)이나 온역사기(溫疫邪氣) 등에 의한 외감(外感)이나 기울(氣鬱)·어혈(瘀血)·담음(痰飮)·식적(食積) 등에 의한 내상(內傷)으로 간(肝)·담(膽) 경맥(經脈)이 막혀서 생긴다. 외감(外感)에 의한 것은 옆구리 통증(脇痛)이 비교적 빨리 나타나고 경과도 빠르며, 오슬오슬 춥고 열이 나는 등 표증(表證)과 함께 나타난다.

내상(內傷)에 의한 것은 천천히 발병하고 경과가 길며 표증이 없이 간기울결(肝氣鬱結), 어혈(瘀血), 간음부족(肝陰不足) 증상이 나타난다.

현대 의학적으로는 급성 및 만성 간염(肝炎)을 비롯한 간장질병(肝臟疾病), 급성 및 만성 담낭염(膽囊炎), 늑막염(肋膜炎), 늑간신경통(神經痛), 대상포진(帶狀疱疹), 옆구리외상 등의 경우에 볼 수 있다.

치료방법 : 실증(實證)에 속하는 협통(脇痛)인 경우에는 족궐음경(足厥陰經)과 족소양경(足少陽經)의 경혈에 사법(瀉法)을 주로 쓰며, 음허협통(陰虛脇痛)에는 해당하는 배수혈(背兪穴)과 해당 경맥의 경혈에 보법(補法)을 쓰거나 평보평사법(平補平瀉法)을 쓴다. 부항이나 뜸을 배합할 수도 있다. 어혈협통(瘀血脇痛)인 경우에는 국소 아시혈(阿是穴)을 배합하는 것이 좋다.

옆구리 통증(脇痛)에서의 침치료 효과는 비교적 좋다. 그러나 진단을 정확히 내리고 해당하는 질병을 같이 치료하여야 한다.

【참고처방】

협통(脇痛) : ① 간수(肝兪)·내관(內關)·어제(魚際)·절골(絶骨).

② 기문(期門)・장문(章門)・절골(絶骨)・신문(神門)・행간(行間)・용천(湧泉).

③ 양곡(陽谷)・완골(腕骨)・지구(支溝)・격수(膈兪)・신맥(申脈).

④ 중려수(中膂兪)・격수(膈兪)・규음(竅陰)・양곡(陽谷)・노식(顱息).

⑤ 기해(氣海)・관원(關元)・기문(期門)・규음(竅陰)(뜸).

⑥ 행간(行間)・유근(乳根)을 주혈(主穴)로 하고, 곡지(曲池)・단중(膻中)・주영(周榮)을 보조혈로 한다.

간울협통(肝鬱脇痛) : ① 중정(中庭)・간수(肝兪)・기문(期門)・협계(俠谿)를 주혈(主穴)로 하고, 신물이 올라오는 경우에는 격수(膈兪), 불면증(不眠症)에는 신문(神門)을 배합한다.

② 간수(肝兪)・담수(膽兪)・지구(支溝)・양릉천(陽陵泉)・족삼리(足三里)・내관(內關).

어혈협통(瘀血脇痛) : ① 대포(大包)・경문(京門)・행간(行間)・격수(膈兪)・삼음교(三陰交)를 주혈(主穴)로 하고, 조열(潮熱)이 있으면 고황(膏肓), 어지러우면 백회(百會)(간접 뜸)를 배합한다.

② 장문(章門)・중완(中脘)・비수(脾兪)・위수(胃兪)・족삼리(足三里)・양릉천(陽陵泉).

습열협통(濕熱脇痛) : 기문(期門)・일월(日月)・지구(支溝)・양릉천(陽陵泉)・태충(太衝)을 주혈(主穴)로 하고, 열이 심하면 대추(大椎), 메스껍거나 헛배가 부르면 중완(中脘)・족삼리(足三里), 가슴이 답답한 경우에는 극문(郄門)을 배합한다.

늑간신경통(肋間神經痛) : ① 지구(支溝)・양릉천(陽陵泉)・아시혈(阿是穴)을 주혈(主穴)로 하고, 간기울결(肝氣鬱結) 증상이 있으면 태충(太衝), 어혈증(瘀血證)에는 격수(膈兪), 담습증(痰濕證)에는 풍륭(豊隆)을 배합한다.

② 양릉천(陽陵泉)・지구(支溝), 혹은 삼양락(三陽絡)・격수(膈兪)・아시혈(阿是穴)을 주혈(主穴)로 하고, 폐나 늑막 질병이 있을 경우에는 열결(列缺)・척택(尺澤), 열이 날 경우에는 대추(大椎)・곡지(曲池)를 배합하며, 대상포진(帶狀疱疹)이 있을 경우에는 포진 둘레에 피내침(皮內鍼)을 놓거나 피부침(皮膚鍼)을 놓는다.

③ 대저(大杼)・풍문(風門)・폐수(肺兪)・심수(心兪)・간수(肝兪)・보랑(步廊)・신장(神藏)・태연(太淵).

【증례】 장××, 여자, 42세.

3개월 전에 기분 나쁜 일이 있은 뒤부터 갑자기 옆구리가 아프면서 가슴이 답답하고 명치 부위가 거북하며 트림이 잦았다. 여러 가지 약물치료를 받았지만 효과가 없었으므로 본 병원에 왔다.

현증(現症)은 옆구리가 불어나는 듯하게 아프며 가슴이 답답하고 대단치 않은 일에 성을 잘 낸다. 설태(舌苔)는 희고 얇으며, 맥은 현(弦)하다.

간기울(肝氣鬱)로 생긴 협통(脇痛)으로 변증(辨證)하고 소간해울(疏肝解鬱)하는 원칙에서 기문(期門)·태충(太衝)·양릉천(陽陵泉)·지구(支溝)에 하루 한 번씩 침을 놓고 20분 정도 유침(留鍼)하였다.

침을 한 번 맞고 나서부터 통증이 뚜렷하게 덜어졌고 트림도 뜸해졌다. 다음날에 한 번 더 맞았는데 통증이 가신 듯이 없어지고 마음이 편안해졌다. 후에 다시 재발하지도 않았다.

28. 요통(腰痛)

【처방1】 위중(委中)·아시혈(阿是穴)(刺絡附缸).

적응증 : 어혈요통(瘀血腰痛)(허리의 打撲·捻挫로 생긴 腰痛).

증상에 따라 더 쓰는 경혈 : 요통(腰痛)이 독맥(督脈) 분포구역에 국한된 경우에는 인중(人中), 어혈증상(瘀血證狀)이 몹시 심한 경우에는 격수(膈兪).

처방해설 : 국소의 아시혈(阿是穴)에 자락부항(刺絡附缸)을 붙이면 국소의 어혈(瘀血)이 빨리 흩어지고 기혈순환(氣血循環)이 좋아지며, 위중(委中)은 허리 부위에 퍼져 있는 방광경(膀胱經)의 경기(經氣)를 잘 통하게 하여 어혈을 없애고 통증을 멎게 해준다. 즉, 이 처방은 어혈을 삭이고 통증을 멎게 하는 작용이 있다.

【처방2】 신수(腎兪)·요양관(腰陽關)·위중(委中)·아시혈(阿是穴).

적응증 : 한습요통(寒濕腰痛)(腰叢神經筋炎, 좌골신경통).

증상에 따라 더 쓰는 경혈 : 요통이 엉덩이 부위에도 뻗치면 환도(環跳)·승부(承扶)·은문(殷門), 다리바깥쪽까지 아프면 풍시(風市)·양릉천(陽陵泉)·곤륜(崑崙).

처방해설 : 신수(腎兪)에 침을 놓고 뜸대뜸을 뜨면 경맥이 잘 통하고 습(濕)을 없애주며, 요양관(腰陽關)과 아시혈(阿是穴)은 국소의 기혈순환을 좋게 한다. 위중(委中)은 방광경맥(膀胱經脈)을 잘 통하게 한다. 즉, 이 처방은 온경통락제습(溫經通絡除濕) 작용을 한다.

【처방3】 간수(肝兪)·신수(腎兪)·양릉천(陽陵泉)·현종(懸鐘)·위중(委中).

적응증 : 노상요통(勞傷腰痛)(허리에 과격한 부담을 주어 생긴 통증).

처방해설 : 과로로 근골(筋骨)이 쇠약해져서 생기므로 근회(筋會)인 양릉천(陽陵泉)과 근(筋)을 주관하는 간의 배수혈(背兪穴)인 간수(肝兪)로 근(筋)을 보(補)하고, 수회(髓會)인 현종(懸鐘)과 신수(腎兪)로 골수(骨髓)를 보(補)해 준다. 위중(委中)은 방광경맥(膀胱經脈)을 잘 통하게 한다. 이 처방은 근골(筋骨)을 보(補)하고 경기(經氣)를 잘 통하게 하는 작용이 있다.

【처방4】 신수(腎兪)·명문(命門)·태계(太谿)·관원수(關元兪).

적응증 : 신허요통(腎虛腰痛).

증상에 따라 더 쓰는 경혈 : 활정(滑精)이 있으면 대혁(大赫)·지실(志室), 몽정(夢精)이 있으면 신문(神門)·심수(心兪), 음위증(陰痿證)이 있으면 관원(關元)·삼음교(三陰交).

처방해설 : 신(腎)의 배수혈(背兪穴)인 신수(腎兪)와 명문(命門)·태계(太谿)·관원수(關元兪)는 모두 신양(腎陽)과 신음(腎陰)을 보(補)하고 신기(腎氣)를 충실하게 해준다.

【요통의 개념과 치료방법】

개념 : 허리가 아픈 병증을 말한다. 대체로 풍(風)·한(寒)·습(濕) 등 육음(六淫)의 사기(邪氣)가 침입하여 방광경맥(膀胱經脈)의 기혈순환을 장애하거나 타박, 높은 데서 떨어지는 것 등의 외상으로 근맥(筋脈)이 상하고 어혈(瘀血)이 몰려서 생긴다. 내상(內傷)이나 오랜 병으로 신정(腎精)이 몹시 쇠약해져도 생기고 노인들의 경우 정혈(精血) 부족으로 근맥을 자양하지 못해도 생긴다.

허리의 힘이 약해지면서 아픈데, 심하면 허리를 굽히지도 돌리지도 못한다.

현대 의학적으로는 척주질병(脊柱疾病)이나 결합조직(結合組織)의 염증(炎症), 부인과질병(婦人科疾病), 일부 비뇨기질병(泌尿器疾病)의 경우에 요통(腰痛)이 나타난다.

치료방법 : 변증형(辨證型)에 따르는 치료방법을 쓴다. 즉, 어혈요통(瘀血腰痛)인 경우에는 허리에 퍼져 있는 독맥(督脈)과 방광경(膀胱經)의 경혈과 아시혈(阿是穴)을 주로 쓰며, 외감요통(外感腰痛)인 경우에는 족태양경(足太陽經)과 독맥(督脈)의 경혈에 평보평사법(平補平瀉法)으로 침을 놓거나 뜸을 뜬다. 노상요통(勞傷腰痛)인 경우에는 근골(筋骨)을 보(補)하는 작용이 있는 경혈에 보법(補法)으로 침을 놓으며, 신허요통(腎虛腰痛)인 경우에는 신(腎)의 배수혈(背兪穴)과 족소음경(足少陰經)의 경혈을 주로 쓰되, 신양허증(腎陽虛證)에는 침과 뜸을 배합하고, 신음허증

(腎陰虛證)에는 보법(補法)으로 침만 놓는다. 만성으로 경과하는 연부조직의 손상으로 오는 요통(腰痛)인 경우에는 부항이나 안마요법을 배합하거나 온열자극을 배합하면 치료효과를 높일 수 있다. 갑자기 허리를 쓰지 못하면서 몹시 아플 경우에는 위중(委中)을 삼릉침(三稜鍼)으로 찔러 피를 조금 빼주는 것이 좋다. 요통(腰痛) 일반에는 국소의 아시혈(阿是穴)에 침을 놓을 수 있으나 반드시 허실(虛實)을 가려서 보사법(補瀉法)을 옳게 적용하여야 한다.

요통(腰痛)의 침구치료효과는 비교적 좋다. 특히 갑자기 허리가 시큰거릴 때 침을 놓으면 바로 효과가 나타난다. 또한 허리의 결합조직의 염증으로 생긴 요통 때에도 침구치료에 대한 반응이 좋다. 그러나 기질적인 장애(變形性脊柱證, 椎間板脫出 등)가 있거나 비뇨생식기염증(泌尿生殖器炎症)으로 생긴 요통(腰痛)에는 일시적인 효과는 있으나 반드시 원인치료를 같이 하여야 한다.

【참고처방】

어혈요통(瘀血腰痛) : ① 아시혈(阿是穴)・위중(委中)(모두 피를 조금 빼줌), 질변(秩邊)・차료(次髎)・격수(膈兪)(모두 사함).

② 위중(委中)・인중(人中)・곤륜(崑崙)・속골(束骨)・양릉천(陽陵泉).

③ 아시혈(阿是穴)・위중(委中)・곤륜(崑崙)을 주혈(主穴)로 하고, 요추(腰椎)나 미추(尾椎)를 중심으로 아프면 인중(人中)・후계(後谿)를 배합한다.

④ 위중(委中)・대추(大椎).

신허요통(腎虛腰痛) : ① 신수(腎兪)・명문(命門)・태계(太谿)・양릉천(陽陵泉)・현종(懸鐘)(모두 보함).

② 신수(腎兪)・위중(委中)・태계(太谿)・백환수(白環兪).

③ 신수(腎兪)・현종(懸鐘)・태계(太谿)・간수(肝兪)・양릉천(陽陵泉).

④ 명문(命門)・지실(志室)・태계(太谿)・신수(腎兪)・위중(委中)・협척(夾脊)・아시혈(阿是穴).

⑤ 신수(腎兪)・차료(次髎)・위중(委中).

⑥ 신수(腎兪)・인중(人中)・위중(委中)・견정(肩井).

한습요통(寒濕腰痛) : ① 신수(腎兪)・현종(懸鐘).

② 신수(腎兪)・요수(腰兪)・환도(環跳)・인중(人中)・양릉천(陽陵泉)・곤륜(崑崙).

③ 풍부(風府)・요양관(腰陽關)・신수(腎兪)・위중(委中)・협척(夾脊)・아시혈(阿是穴).

④ 곤륜(崑崙)・위중(委中)・양릉천(陽陵泉).

⑤ 위중(委中) · 인중(人中).

⑥ 합곡(合谷) · 요양관(腰陽關) · 대추(大椎).

노상요통(勞傷腰痛) : 신수(腎兪) · 척택(尺澤) · 협척(夾脊) · 아시혈(阿是穴) · 격수(膈兪) · 차료(次髎)(모두 보함).

섬좌요통(閃挫腰痛) : ① 척택(尺澤) · 위중(委中) · 인중(人中) · 곤륜(崑崙) · 속골(束骨) · 지구(支溝) · 양릉천(陽陵泉), 혹은 하료(下髎) · 기해(氣海)를 더 배합하여 뜸을 뜨기도 한다.

② 지구(支溝) · 양릉천(陽陵泉) · 위중(委中).

요통(腰痛)에 두루 쓰는 처방 : ① 대장수(大腸兪) · 요양관(腰陽關) · 신수(腎兪) · 아시혈(阿是穴).

② 아시혈(阿是穴), 전기저항이 낮은 점, 위중(委中), 금문(金門).

③ 신수(腎兪) · 대장수(大腸兪) · 위중(委中) · 곤륜(崑崙)을 주혈(主穴)로 하고, 증상에 따라 담경(膽經)과 방광경(膀胱經)의 경혈을 배합한다.

④ 인중(人中)(강한 자극) · 위중(委中) · 연곡(然谷)(모두 피를 조금 빼줌).

⑤ 신수(腎兪) · 위중(委中) · 양릉천(陽陵泉) · 아시혈(阿是穴) · 요양관(腰陽關) · 지실(志室) · 삼음교(三陰交) · 태계(太谿) · 명문(命門).

⑥ 요통(腰痛)이 심할 경우에는 인중(人中)(사함) · 위중(委中), 혹은 명문(命門)(뜸) · 곤륜(崑崙).

⑦ 요수(腰兪) · 방광수(膀胱兪) · 장강(長强) · 기충(氣衝) · 상료(上髎) · 하료(下髎) · 거료(居髎).

⑧ 요통(腰痛)으로 좌우로 돌리지 못하는 경우에는 삼리(三里) · 풍시(風市) · 양보(陽輔) · 여구(蠡溝).

【임상자료】

① 요통(腰痛)을 호소하는 환자 181례(椎間板脫出症, 脊椎變形症, 外傷 등)를 장강(長强) · 위중(委中)에 침을 놓아 치료한 자료에 의하면, 완치율이 77.9%, 뚜렷하게 나은 비율이 17.6%였고 나머지 환자들에게서도 효과가 있었다. 평균 치료횟수는 3.8번이었다.

치료는 다음과 같이 하였다. 즉, 환자를 엎드려 눕히고 발끝을 침대에 지지하고 양 무릎을 침대에서 들게 한 다음 위중(委中)에 침을 놓고 염전자극을 5분 동안 준다. 다음, 환자로 하여금 무릎을 침대에 대고 엉덩이를 들어 허리운동을 4~5번 하게 한다. 이때 요통(腰痛)이 없으면 5분 동안 더 유침(留鍼)하고 침을 뺀다. 그러나 요통이 완전히 멎지 않았으면 다시 장강(長强)에 침을 놓고 염전자극을 준 다음 5분 동안 유침한다. 침을 꽂은 상태에서 허리운동을 하게 한다. 이때 요통(腰痛)이 없으면 5분 동안 더 유침(留鍼)하고 뺀다.

② 요통(腰痛)을 호소하는 환자 60례(허리捻挫, 椎間板脫出, 骨折後遺症 등)를 아시혈(阿是穴)과 양관(陽關), 대장수(大腸兪)에 팥알 크기 만한 뜸봉으로 뜸을 떠서 치료한 자료에서는 평균 28일 동안 치료하여 완치된 환자가 35례, 뚜렷하게 호전된 환자가 18례였다고 한다.

뜸은 첫날에 1장, 다음날에 2장, 그 다음부터는 3장씩 뜨되 통증이 엉덩이부위로 뻗치면 승부(承扶), 장딴지로 뻗치면 풍시(風市)·양릉천(陽陵泉)·현종(懸鐘)에 더 놓았다.

③ 허리염좌 환자 11례를 대상으로 후계(後谿)에 침을 놓아 치료한 자료에서는 염좌된 다음 3일 지나서 찾아온 환자 3례를 제외하고는 모두 침을 1~2번 맞고 나았으며, 3일 지나서 온 환자 3례는 효과가 그리 좋지 못하였다.

【증례1】 차××, 남자, 30세.

치료 전날 무거운 짐을 들다가 삐끗하였는데 그 자리에 주저앉아 움직일 수 없었다. 신발도 스스로 벗지 못하였으며 기침할 때면 통증이 더 심하였다. 그 날 밤에는 아파서 잠을 자지 못하였다.

들것에 실려서 병원에 왔는데 그 당시에는 요통(腰痛)이 우측에 치우쳐 있고 신수(腎兪)에서부터 위수(胃兪) 부위까지 부어 있으며 닿으면 몹시 아파하였다. 허리는 전혀 움직이지 못하고 엉덩이를 땅에 대지 못하며 쪼그리고 앉아 있었다.

어혈요통(瘀血腰痛)으로 변증하고 거어진통(祛瘀鎭痛), 서근통락(舒筋通絡)하는 원칙에서 먼저 양쪽 위중(委中)에 사법(瀉法)으로 침을 놓고 10분 동안 유침(留鍼)하였다. 침을 빼고 운동을 시켜보았더니 통증이 가신 듯 없어졌으나 다시 곤륜(崑崙)에 침을 놓았다. 10분 지나서 일어나 걸어다닐 수 있게 되었다. 3일 후부터는 정상적인 생활을 할 수 있게 되었다.

【증례2】 박××, 남자, 36세.

출장기간 중 찬 곳에서 잠을 자고 난 다음부터 허리와 허벅다리가 아프기 시작하였는데, 몸을 차게 하거나 날씨가 차면 더 심해졌다. 3년째 여러 가지 치료를 받았지만 효과가 없었으므로 본 병원에 왔다.

현증(現症)은 허리가 뻐근하게 아프면서 다리방향으로 뻗치는데, 역시 환절기나 흐린 날에는 더 아프고, 설태(舌苔)는 희고 엷으며, 맥은 부긴(浮緊)하였다.

족태양경맥(足太陽經脈)에 한습(寒濕)이 몰려서 생긴 한습증(寒濕證)으로 변증하고 처방2를 가감하여 침을 놓았다. 즉, 신수(腎兪)·요양관(腰陽關)·요안(腰眼)·환도(環跳)·위중(委中)에 하루에 한 번씩 평보평사법(平補平瀉法)으로 침을 놓고 20분 동안 유침(留鍼)하였다. 치료한 지 10일 사이에 요통(腰痛)과 그 밖의 증상들이 모두 없어졌는데, 원격관찰한 지 6개월 동안 재발하지 않았다.

29. 비증(痹證)

【처방1】 아시혈(阿是穴)(국소혈)·곡지(曲池)·양릉천(陽陵泉)·요양관(腰陽關)·환도(環跳).

적응증 : 풍한습비(風寒濕痹)(류머티즘성관절염, 류머티즘양관절염, 神經痛).

증상에 따라 더 쓰는 경혈 : 풍비(風痹, 行痹)에는 격수(膈兪)·혈해(血海), 한비(寒痹, 痛痹)에는 신수(腎兪)·관원(關元), 습비(濕痹, 着痹)에는 음릉천(陰陵泉)·삼음교(三陰交).

처방해설 : 비증(痹證)은 풍한습사(風寒濕邪)가 침습하여 경락의 기혈순환이 장애되어 생기므로 아시혈(阿是穴)(국소혈)로 국소의 기혈순환을 좋게 하여 통증을 멎게 하고 염증을 없애주며, 곡지(曲池)로 풍한사(風寒邪)를 없애준다. 양릉천(陽陵泉)은 근회(筋會)로서 근육·건·인대·관절의 병을 치료하는 요혈(要穴)이다. 요양관(腰陽關)은 신기(腎氣)를 보(補)하여 허리를 튼튼하게 해주며, 환도(環跳)는 허벅다리와 무릎의 통증을 치료하는 데 쓴다. 격수(膈兪)와 혈해(血海)는 혈병(血病)에 쓰는 기본혈로서 기혈순환을 좋게 하여 어혈을 삭여 준다. 장강(長强)의 요혈인 관원(關元)과 신(腎)의 배수혈(背兪穴)인 신수(腎兪)는 온몸의 양기를 보(補)하여 한사(寒邪)를 없애주며 족삼음경(足三陰經)의 교회혈(交會穴)인 삼음교(三陰交)와 비(脾)의 수혈(兪穴)인 음릉천(陰陵泉)은 비의 기능을 강화하여 습(濕)을 없애준다. 즉, 이 처방은 풍한습(風寒濕)을 없애는 작용이 있다.

【처방2】 대추(大椎)·곡지(曲池)·풍시(風市)·곤륜(崑崙).

적응증 : 열비(熱痹)(급성류머티즘성관절염, 神經炎).

증상에 따라 더 쓰는 경혈 : 어깨 통증에는 견우(肩髃)·견료(肩髎)·노수(臑兪), 팔꿈치와 윗팔의 통증에는 합곡(合谷)·천정(天井)·외관(外關)·척택(尺澤), 등과 등뼈의 통증에는 인중(人中)·신주(身柱)·요양관(腰陽關), 넓적다리뼈마디 통증에는 환도(環跳)·승부(承扶)·거료(居髎)·비관(髀關), 무릎 통증에는 슬안(膝眼)·양관

(陽關)(무릎)·양릉천(陽陵泉)·음릉천(陰陵泉)·위중(委中), 발목 통증에는 신맥(申脈)·조해(照海)·구허(丘墟)·곤륜(崑崙).

처방해설 : 수족삼양경(手足三陽經)의 교회혈(交會穴)인 대추(大椎)는 청열(淸熱) 작용이 강하므로 모든 열증(熱證) 치료에 두루 쓰며, 곡지(曲池) 역시 표열증(表熱證)을 치료하는 작용이 있으므로 팔에 침습한 풍열사(風熱邪)를 없애준다. 풍시(風市)는 풍(風)을 없애고 경락(經絡)을 통하게 하는 작용이 있으며, 곤륜(崑崙)은 족태양경(足太陽經)의 경기(經氣)를 잘 통하게 하여 풍습(風濕)을 없애준다. 기타 국소혈들은 해당 국소의 기혈을 잘 돌게 하여 국소의 염증을 없애고 통증을 멎게 해준다. 즉, 이 처방은 열(熱)을 내려 주고 습(濕)을 없애주며 통증을 멎게 하는 작용이 있다.

【비증의 개념과 치료방법】

개념 : 뼈마디가 아프고 저리며 부으면서 팔다리의 운동장애가 있는 병증을 말한다. 대체로 풍한습사(風寒濕邪)가 침습하여 기혈순환이 장애되므로 생긴다. 흔히 날씨가 차거나 비가 많이 내리는 시기에 몸조리를 잘못하는 것, 습한 곳에서 오랫동안 생활하는 것 등에 말미암아 생긴다.

원인과 증상에 따라 풍비(風痹, 行痹), 한비(寒痹, 痛痹), 습비(濕痹, 着痹)로 나눈다. 풍비(風痹)인 경우에는 통증이 한곳에 고정되어 있지 않고 여기저기 옮겨가며, 한비(寒痹)인 경우에는 통증이 몹시 심하다. 습비(濕痹)인 경우에는 통증이 한곳에 고정되며 무겁고 시큰시큰하다. 이밖에 열증상이 있으면 열비(熱痹), 풍한증상이 같이 나타나면 풍한비(風寒痹), 풍습증상이 같이 나타나면 풍습비(風濕痹)라고도 한다.

현대 의학적으로는 류머티즘성관절염, 류머티즘양관절염, 신경통(神經痛), 신경염(神經炎) 등의 경우에 볼 수 있다.

치료방법 : 사기(邪氣)를 없애고 장애된 기혈순환을 회복시켜 경기를 잘 통하게 하는 방법으로 치료한다. 국소취혈(局所取穴)과 순경취혈(循經取穴)을 배합하거나 아시혈(阿是穴)을 쓴다. 풍비(風痹)인 경우에는 호침(毫鍼)을 얕게 찌르거나 평보평사법(平補平瀉法)으로 피부침을 놓으며, 한비(寒痹)인 경우에는 침을 깊이 찌르고 유침(留鍼)하거나 뜸을 많이 뜬다. 통증이 몹시 심하면 피내침을 놓거나 생강뜸을 뜬다. 습비(濕痹)인 경우에는 침, 특히 온침·피부침, 뜸, 부항 치료를 배합한다. 열비(熱痹)인 경우에는 호침(毫鍼)을 얕게 놓고 사법(瀉法)을 쓰며 피부침을 같이 놓을 수 있다. 국소가 벌겋고 부었으면 잎침으로 피를 빼주는 것이 좋다.

또한 극성기에는 사법(瀉法)으로 침을 놓고 부항을 붙일 수 있으며 만성기에는 침구를 배합하는 것이 좋다.

대체로 하루건너 한 번씩 하며 10번을 한 치료주기로 한다.

비증(痹證)에서의 침구치료효과는 비교적 좋다. 수기요법, 물리치료를 배합하면 치료효과를 더 높일 수 있다.

【참고처방】

풍비(風痹, 行痹) : ① 양보(陽輔)·양관(陽關)·위중(委中).

② 천정(天井)·척택(尺澤)·소해(少海)·위중(委中)·양보(陽輔).

③ 풍시(風市)·양릉천(陽陵泉)·국소혈(局所穴).

④ 격수(膈兪)·혈해(血海).

⑤ 격수(膈兪)·혈해(血海)·풍지(風池)·풍시(風市)·국소아시혈(局所阿是穴).

⑥ 척택(尺澤)·곡지(曲池)·견정(肩貞)·천정(天井).

한비(寒痹, 痛痹) : ① 백회(百會)·환도(環跳)·풍지(風池)·삼음교(三陰交)·고황(膏肓)(피를 조금 빼줌).

② 견우(肩髃)·곡지(曲池)·풍시(風市)·양릉천(陽陵泉).

③ 신수(腎兪)·관원(關元).

④ 관원(關元)(뜸)·국소혈(局所穴).

습비(濕痹, 着痹) : ① 조구(條口)·열결(列缺)·풍륭(豊隆).

② 내관(內關)·족삼리(足三里)·상거허(上巨虛)·하거허(下巨虛)·양릉천(陽陵泉)·삼음교(三陰交).

③ 음릉천(陰陵泉)·상구(商丘)·국소혈(局所穴).

④ 비수(脾兪)·족삼리(足三里)·음릉천(陰陵泉).

열비(熱痹) : ① 대추(大椎)·곡지(曲池)·합곡(合谷).

② 대추(大椎)·곡지(曲池)·합곡(合谷)·삼음교(三陰交)·국소혈(局所穴).

역절풍(歷節風) : ① 임읍(臨泣)·견정(肩井, 膽經)·수삼리(手三里)·곡지(曲池)·위중(委中)·합곡(合谷)·행간(行間)·국소아시혈(局所阿是穴).

② 풍지(風池)·절골(絶骨)·담수(膽兪).

③ 비양(飛揚)·절골(絶骨).

④ 슬관(膝關)(뜸)·풍시(風市)·음시(陰市)(뜸).

⑤ 백회(百會)·환도(環跳).

⑥ 임읍(臨泣)·백회(百會)·견우(肩髃)·견정(肩井, 膽經)·곡지(曲池)·내관(內關).

⑦ 위중(委中)(피를 조금 빼줌).

통증 부위에 따른 처방 : ① 어깨 통증에는 견우(肩髃) · 견정(肩井) · 곡지(曲池) · 외관(外關), 혹은 견료(肩髎) · 견우(肩髃) · 노수(臑俞) · 견정(肩井).

② 팔꿈치 통증에는 곡지(曲池) · 합곡(合谷) · 천정(天井) · 외관(外關) · 척택(尺澤), 혹은 곡지(曲池) · 수삼리(手三里)(尺澤) · 합곡(合谷) · 소해(少海).

③ 손목 통증에는 양계(陽谿) · 양지(陽池) · 완골(腕骨) · 곡지(曲池), 혹은 양지(陽池) · 완골(腕骨) · 양계(陽谿) · 외관(外關).

④ 대퇴부 통증에는 환도(環跳) · 거료(居髎) · 질변(秩邊) · 위중(委中) · 양릉천(陽陵泉) · 풍시(風市), 혹은 환도(環跳) · 거료(居髎) · 비관(髀關) · 현종(懸鐘) · 승부(承扶).

⑤ 무릎 통증에는 독비(犢鼻) · 양구(梁丘) · 양릉천(陽陵泉) · 양관(陽關), 혹은 양구(梁丘) · 슬안(膝眼) · 족삼리(足三里) · 양릉천(陽陵泉) · 학정(鶴頂) · 음릉천(陰陵泉) · 삼음교(三陰交).

⑥ 발목 통증에는 해계(解谿) · 곤륜(崑崙) · 현종(懸鐘), 혹은 신맥(申脈) · 조해(照海) · 곤륜(崑崙) · 구허(丘墟).

⑦ 척추 통증에는 대추(大椎) · 신주(身柱) · 명문(命門) · 요수(腰俞) · 후계(後谿) · 풍문(風門) · 대저(大杼) · 신수(腎俞) · 기해수(氣海俞).

⑧ 목 통증에는 천주(天柱) · 대추(大椎) · 풍지(風池).

⑨ 흉통에는 내관(內關) · 열결(列缺) · 견우(肩髃) · 곡지(曲池).

⑩ 옆구리 통증(脇痛)에는 지구(支溝) · 양릉천(陽陵泉).

⑪ 전신 뼈마디 통증에는 대추(大椎) · 신주(身柱) · 팔료(八髎) · 후계(後谿) · 신맥(申脈) · 외관(外關) · 족삼리(足三里) · 곡지(曲池) · 합곡(合谷).

류머티즘양관절염 : 견우(肩髃) · 곡지(曲池) · 견중수(肩中俞) · 합곡(合谷) · 환도(環跳) · 족삼리(足三里)를 주혈(主穴)로 하고, 손가락마디가 아프면 팔사(八邪), 손목마디가 아프면 양계(陽谿) · 대릉(大陵), 팔꿈치마디가 아프면 곡택(曲澤), 어깨마디가 아프면 견료(肩髎), 무릎마디가 아프면 슬안(膝眼), 발목마디가 아프면 곤륜(崑崙), 발가락마디가 아프면 팔풍(八風), 등뼈대가 아프면 대추(大椎) · 아문(瘂門)을 배합한다.

【증례】 최××, 남자, 39세.

1개월 전부터 양쪽 무릎마디가 부으면서 아프기 시작하였는데 무릎을 굽혔다 폈다 하기도 힘들고 아파서 서 있기조차 힘들었다. 점차 손목과 허리까지도 아파 잠들 수 없었으므로 본 병원에 왔다.

현증은 무릎뼈마디가 아프고 부어 있었으며 손목·허리 통증도 여전하였다. 혀는 희끄무레하고 백태(白苔)가 엷게 끼었으며 맥은 현긴(弦緊)하였다.

한비(寒痹)로 변증하고 온경산한(溫經散寒)하면서 풍한(風寒)을 없애는 방법으로 양구(梁丘)·슬안(膝眼)·양릉천(陽陵泉)·족삼리(足三里)·양지(陽池)·합곡(合谷)·신수(腎兪)·기해(氣海)에 평보평사법(平補平瀉法)으로 침을 놓고 하루건너 한 번씩 뜸을 한 곳에 5장씩 떴다.

치료한 지 이틀 사이에 부은 것이 내리기 시작하였고, 5일 사이에는 통증도 뚜렷하게 덜어져 움직일 수 있게 되었다. 모두 20번 치료하고 다 나았다.

30. 요퇴통(腰腿痛)

【처방】 신수(腎兪)·백환수(白環兪)·환도(環跳)·승부(承扶)·은문(殷門)·위중(委中)·양릉천(陽陵泉).

적응증 : 요퇴통(腰腿痛)(坐骨神經痛, 腰叢神經筋炎).

증상에 따라 더 쓰는 경혈 : 신경간성(神經幹性) 통증[40]에는 환중(環中, 經外奇穴)[41]·비양(飛揚), 신경근성(神經筋性) 통증[42]에는 요양관(腰陽關), 척추장애가 발생한 부위의 협척혈(夾脊穴).

처방해설 : 신수(腎兪)와 백환수(白環兪)는 신양(腎陽)을 보(補)하고 습(濕)을 없애 주며, 그 밖의 경혈들은 해당 경맥의 경기(經氣)를 잘 통하게 하여 통증을 멎게 해 준다. 즉, 이 처방은 서근통락진통(舒筋通絡鎭痛) 작용이 있다.

【요퇴통의 개념과 치료방법】

개념 : 허리와 다리가 아픈 병증을 말한다. 대체로 풍한습사(風寒濕邪)가 침입하여 기혈(氣血)이 막혀서 생기거나 혈허(血虛), 음양허(陰陽虛), 신허(腎虛) 등 내상(內傷)으로도 생긴다. 다리의 바깥쪽 앞기슭이 아픈 것은 양명(陽明), 뒷기슭이 아픈 것은 태양(太陽), 가운데가 아픈 것은 소양(少陽)에 해당되고, 다리의 안쪽 뒷

40) 이는 좌골신경 자체의 염증 등에 의하여 발생하는 腰脚痛을 말한다. 즉 한의학적으로는 風寒濕邪에 의한 요각통에 해당한다.

41) 足少陽膽經인 環跳와 足太陽膀胱經인 腎兪의 중간 자리이며, 좌골신경통 등을 치료한다.

42) 이는 요추추간판탈출증 등과 같은 원인에 의하여 발생하는 척추신경근의 장애에 따른 요각통을 말한다. 한의학적으로는 대부분 腎虛腰痛에 해당한다.

기슭이 아픈 것은 소음(少陰), 앞기슭이 아픈 것은 태음(太陰), 가운데가 아픈 것은 궐음(厥陰)에 해당된다.

현대 의학적으로는 좌골신경통(坐骨神經痛), 요총신경근염(腰叢神經筋炎)에 해당시킬 수 있다.

치료방법 : 아픈 부위에 따라 해당 경맥상의 경혈과 국소혈(阿是穴)을 배합하여 서근통락진통(舒筋通絡鎭痛)하는 원칙에서 한 번에 3~4개의 혈을 선택하여 강한 자극을 주거나 중간 정도의 자극을 주어 저린 감이 다리 쪽으로 퍼지게 한다. 급성기에는 매일 놓고 증상이 점차 좋아지면 하루건너 놓는다.

【참고처방】

요퇴통(腰腿痛) : ① 위중(委中)·곤륜(崑崙)·인중(人中)·음시(陰市).

② 환도(環跳)·풍시(風市)·음시(陰市)·위중(委中)·승산(承山)·곤륜(崑崙)·신맥(申脈).

③ 양릉천(陽陵泉)·현종(懸鐘)·중봉(中封)·족임읍(足臨泣)·족삼리(足三里)·양보(陽輔).

좌골신경통(坐骨神經痛) : ① 다리 뒷면(膀胱經)이 아플 경우에는 금문(金門)·위중(委中)·환도(環跳)를 주혈(主穴)로 하고 곤륜(崑崙)·승산(承山)·비양(飛揚)을 보조혈로 하며, 다리 옆면(膽經)이 아플 경우에는 현종(懸鐘)·양릉천(陽陵泉)·환도(環跳)를 주혈(主穴)로 하고 풍시(風市)·족임읍(足臨泣)을 보조혈로 하여 사법(瀉法)으로 침을 놓거나 온침을 놓는다.

② 능동(하)·인대(하)·환도(環跳)·금문(金門)·족삼리(足三里)에 순서대로 사법(瀉法)으로 침을 놓고 유침(留鍼)하지는 않는다. 마지막에 반대쪽 족삼리(足三里)에 사법(瀉法)으로 침을 놓고 아픈 쪽 다리운동을 시킨다.

③ 상료(上髎)·차료(次髎)·중료(中髎)·은문(殷門)·승부(承扶)(사법).

④ 대장수(大腸兪)·관원수(關元兪)·질변(秩邊)·환도(環跳)·은문(殷門)·위중(委中)·승산(承山)·양릉천(陽陵泉)·현종(懸鐘)·곤륜(崑崙)·족삼리(足三里)·삼음교(三陰交)·아시혈(阿是穴).

⑤ 환도(環跳)·양릉천(陽陵泉)·위중(委中)·풍시(風市)·신수(腎兪)·곤륜(崑崙)·절골(絶骨)·대장수(大腸兪)를 주혈(主穴)로 하고, 승부(承扶)·승산(承山)·요수(腰兪)·팔료(八髎)·협계(俠谿)·족삼리(足三里)·복토(伏兎)·양구(梁丘)·비관(髀關)을 보조혈로 한다.

⑥ 환도(環跳)·양릉천(陽陵泉)을 주혈(主穴)로 하고, 승부(承扶)·풍시(風市)·

은문(殷門)・복토(伏兎)・위중(委中)・족삼리(足三里)・승산(承山)・절골(絶骨)・곤륜(崑崙)을 보조혈로 한다.

요총신경근염(腰叢神經筋炎) : ① 대장수(大腸兪)・소장수(小腸兪)・환도(環跳)・위중(委中)・승산(承山)・곤륜(崑崙)・양릉천(陽陵泉)・현종(懸鐘)・아시혈(阿是穴). ② 대장수(大腸兪)・소장수(小腸兪)・환도(環跳)・승산(承山)・곤륜(崑崙).

【임상자료】

① 좌골신경통(坐骨神經痛) 환자 41례를 침으로 치료한 자료에 의하면, 완치된 환자가 32례(78%), 뚜렷하게 호전된 환자가 7례(17.1%)로서 유효율이 95.1%였으며 평균 치료횟수는 3.6(1~13)번이었다. 통증과 함께 건반사도 회복되었다.

치료는 방광경(膀胱經, 太陽) 주행을 따라 아픈 경우에는 환도(環跳)・위중(委中)・곤륜(崑崙)을 주혈(主穴)로 하고 승산(承山)・금문(金門)을 보조혈로 하였으며, 담경(膽經, 少陽) 주행을 따라 아픈 경우에는 환도(環跳)・양릉천(陽陵泉)・구허(丘墟)를 주혈(主穴)로 하고 족임읍(足臨泣)・위중(委中)을 보조혈로 하였다. 위경(胃經, 陽明) 주행을 따라 아픈 경우에는 대장수(大腸兪)・양릉천(陽陵泉)・태계(太谿)를, 음경(陰經, 太陰・少陰・厥陰) 주행을 따라 아픈 경우에는 대장수(大腸兪)・음릉천(陰陵泉)・삼음교(三陰交)・상구(商丘)를 썼다. 요통(腰痛)이 있을 경우에는 먼저 위중(委中) 혹은 장강(長强)에 사법(瀉法)으로 침을 놓고 허리운동을 시켜 통증이 줄어들면 5분 동안 유침(留鍼)하고 뺀 다음 아픈 경맥선상의 경혈에 침을 놓았다.

② 좌골신경통(坐骨神經痛) 환자 22례를 침과 뜸으로 치료한 다른 자료에서는, 15~45일 사이에 완치된 환자가 9례, 뚜렷하게 호전된 환자가 8례, 호전된 환자가 5례로서 모두 효과가 있었다고 한다.

치료는 다음과 같이 하였다. 즉, 통증이 다리 뒤쪽으로 뻗칠 경우에는 신수(腎兪)・대장수(大腸兪)・환도(環跳)・승부(承扶)・은문(殷門)・위중(委中)・승산(承山)을, 바깥쪽으로 뻗칠 경우에는 신수(腎兪)・대장수(大腸兪)・환도(環跳)・풍시(風市)・양릉천(陽陵泉)・현종(懸鐘)을, 뒤쪽과 바깥쪽으로 모두 뻗칠 경우에는 신수(腎兪)・대장수(大腸兪)・환도(環跳)・풍시(風市)・현종(懸鐘)・위중(委中)을 쓰되, 급성기에는 사법(瀉法)으로 침을 놓고 20~30분 동안 유침(留鍼)하였으며 만성기에는 팥알 크기의 뜸봉으로 한곳에 5장씩 하루 한 번 떴다. 보통 7~10일을 한 치료주기로 하였으며, 더 놓을 경우에는 1주일 동안 쉬고 다시 놓았다.

③ 요총신경근염(腰叢神經筋炎) 환자 12례를 침과 부항으로 치료한 자료에서는

치료 30일 사이에 완치된 환자가 8례, 뚜렷하게 호전된 환자가 3례였으며, 1례는 효과가 없었다고 한다.

치료는 다음과 같이 하였다. 방광경(膀胱經)을 따라 아플 경우에는 환도(環跳) · 승부(承扶) · 위중(委中) · 승산(承山) · 곤륜(崑崙)에, 담경(膽經)을 따라 아플 경우에는 환도(環跳) · 풍시(風市) · 양릉천(陽陵泉) · 족삼리(足三里) · 현종(懸鐘)에 첫 3일 동안은 강한 자극을 주면서 침을 놓고 5분 동안 유침(留鍼)하였으며, 그 다음부터는 평보평사법(平補平瀉法)으로 자극을 주었다.

말초신경마비로 대소변을 받아내야 하는 경우에는 신수(腎兪) · 환도(環跳) · 위중(委中) · 슬관(膝關) · 양릉천(陽陵泉) · 현종(懸鐘)에 강한 자극을 주면서 침을 놓았다.

부항은 하루건너 한 번씩 압통점에 붙이되 침으로 찌르고 붙였다.

【증례】 조××, 남자, 36세.

3개월 전부터 허리와 우측 다리가 아프기 시작하였다. 좌골신경통(坐骨神經痛)으로 진단받고 안마치료와 한약치료를 받았지만 효과가 없었으므로 침구과에 왔다.

현증은 허리 우측과 엉덩이, 허벅다리 뒷면, 아랫다리의 뒤쪽과 바깥쪽으로 뻗치는 통증이 있는데 걷거나 운동을 하면 더 심하였다. 하지직거상 검사(SLR-test)는 양성이었다.

풍한습사(風寒濕邪)가 족태양경(足太陽經)과 족소양경(足少陽經)의 낙맥(絡脈)에 침습하여 경기순환이 장애되어 생긴 통비(痛痹)로 변증하고 서근통락진통(舒筋通絡鎭痛)하는 원칙에서 신수(腎兪) · 백환수(白環兪) · 차료(次髎) · 승부(承扶) · 은문(殷門) · 위중(委中) · 양릉천(陽陵泉) · 비양(飛揚)에 하루에 한 번씩 중간 정도의 자극을 주면서 침을 놓고 20분 동안 유침(留鍼)하였다.

치료 2일째부터 허리와 엉덩이 통증이 줄어들기 시작하였고 당기는 정도도 약해졌다. 치료한 지 10일 사이에 아픈 증상이 멎고 걸음걸이도 정상으로 되었는데, 6개월 동안 경과를 관찰한 결과 재발하지 않았다.

31. 위증(痿證)

【처방】 팔을 쓰지 못하는 경우에는 견우(肩髃) · 곡지(曲池) · 합곡(合谷) · 양계(陽谿), 다리를 쓰지 못하는 경우에는 비관(髀關) · 족삼리(足三里) · 양구(梁丘) · 해계(解谿).

적응증 : 위증(痿證)(小兒痲痺後遺症).

증상에 따라 더 쓰는 경혈 : 폐열증(肺熱證)에는 척택(尺澤)·폐수(肺兪), 습열증(濕熱證)에는 음릉천(陰陵泉)·비수(脾兪), 간신음허증(肝腎陰虛證)에는 간수(肝兪)·신수(腎兪)·태계(太谿)·현종(懸鐘)·양릉천(陽陵泉), 열이 나는 경우에는 대추(大椎)·도도(陶道).

처방해설 : 위증(痿證)은 양명경(陽明經)과 밀접한 관계가 있으므로 위증의 치료에는 종근(宗筋)을 주관하는 양명경의 경혈을 주로 쓴다. 위증 초기에 열이 나면 폐수(肺兪)와 척택(尺澤)으로 폐열(肺熱)을 내려 주고, 음릉천(陰陵泉)과 비수(脾兪)로 습열(濕熱)을 없애주며, 간수(肝兪)·신수(腎兪)·태계(太谿)로 간신(肝腎)의 음(陰)을 보(補)해 준다. 양릉천(陽陵泉)과 현종(懸鐘)은 근골(筋骨)을 든든하게 해 준다.

【위증의 개념과 치료방법】

개념 : 몸의 근맥(筋脈)이 이완되고 팔다리의 근육이 위축되면서 약해져 마음대로 움직이지 못하는 병증을 말한다. 온열병(溫熱病)이나 열증(熱證)으로 음액(陰液)이 몹시 부족해져 근맥(筋脈)을 자양하지 못하여 생기거나 습열(濕熱)이 근맥에 침습되어 기혈순환이 장애될 때에도 생기고, 오랜 병으로 간신(肝腎)의 정혈(精血)이 부족해져 근맥을 자양하지 못할 때에도 생긴다. 대체로 한쪽에 생기며 드물게는 양쪽에 모두 생기는 경우도 있다.

현대 의학적으로는 소아마비후유증(小兒痲痺後遺症), 다발성신경염(多發性神經炎), 진행성근위축증(進行性筋萎縮症), 척수염(脊髓炎), 중증근무력증(重症筋無力症), 주기성마비(週期性痲痺) 등의 경우에 볼 수 있다.

치료방법 : 주로 양명경(陽明經)의 경혈을 쓰는데, 팔에서는 수양명경(手陽明經), 다리에서는 족양명경(足陽明經)의 경혈을 많이 쓴다. 폐열증(肺熱證)·습열증(濕熱證)에는 뜸을 뜨지 않으며 사법(瀉法)으로 침만 놓는다. 피부침을 배합할 수도 있다. 간신음증(肝腎陰證)에는 보법(補法)으로 침을 놓거나 뜸을 뜰 수 있다.

【참고처방】

위증(痿證) : ① 위증(痿證) 초기에는 폐열(肺熱)과 양명열(陽明熱)을 없애는 방법으로 소상(少商)·폐수(肺兪)·해계(解谿)·곡지(曲池)·척택(尺澤)을 사(瀉)해 주고, 마비기(痲痺期)에는 견우(肩髃)·곡지(曲池)·합곡(合谷)(팔마비), 비관(髀關)·환도(環跳)·양릉천(陽陵泉)·족삼리(足三里)·해계(解谿)·신맥(申脈)(다리마비)을 쓴다.

② 중완(中脘)·족삼리(足三里)·폐수(肺兪)·간수(肝兪)·위수(胃兪)·비수(脾兪)·신수(腎兪)·양릉천(陽陵泉)·대저(大杼)·현종(懸鐘)·용천(湧泉)·삼음교(三陰交)·대추(大椎)·견우(肩髃)·곡지(曲池)·외관(外關)·합곡(合谷)·팔료(八髎)·환도(環跳)·풍시(風市)·구허(丘墟)·해계(解谿) 가운데서 병변 부위에 따라 한 번에 5~7개의 혈을 골라 쓴다. 건강한 쪽과 병든 쪽을 교대로 놓는다.

③ 족임읍(足臨泣)·태충(太衝)·곡지(曲池)·대릉(大陵)·합곡(合谷)·수삼리(手三里)·중저(中渚).

④ 현종(懸鐘)·환도(環跳).

⑤ 환도(環跳)·음릉천(陰陵泉)·양릉천(陽陵泉)·양보(陽輔)·태계(太谿)·지음(至陰).

⑥ 족삼리(足三里)·삼음교(三陰交)·부류(復溜)·행간(行間).

⑦ 심수(心兪)·소부(少府)·소택(少澤)·태연(太淵)·신수(腎兪)·환도(環跳)·양릉천(陽陵泉)(脈痿).

⑧ 간수(肝兪)·신수(腎兪)·양릉천(陽陵泉)·행간(行間)·용천(湧泉)(筋痿).

⑨ 비수(脾兪)·음릉천(陰陵泉)·내관(內關)·중완(中脘)·삼음교(三陰交)·부류(復溜)(肉痿).

⑩ 신수(腎兪)·환도(環跳)·풍시(風市)·양릉천(陽陵泉)·현종(懸鐘)·용천(湧泉)(骨痿).

소아마비후유증(小兒痲痺後遺症) : ① 팔 마비에는 견우(肩髃)·곡지(曲池)·합곡(合谷)·대추(大椎)를, 다리 마비에는 대장수(大腸兪)·신수(腎兪)·환도(環跳)·족삼리(足三里)·양릉천(陽陵泉)·현종(懸鐘)을 쓰되, 넓적다리에 힘이 없고 외전(abduction)되었으면 복토(伏兎)를, 넓적다리뼈마디가 늘어진 경우에는 질변(秩邊)·승부(承扶)·위중(委中)을, 무릎뼈마디가 늘어진 경우에는 복토(伏兎)·음시(陰市)·양구(梁丘)를, 발이 외번(eversion)된 경우에는 양보(陽輔)·곤륜(崑崙)을, 어깨뼈마디가 늘어진 경우에는 하렴(下廉)·수삼리(手三里)·외관(外關)을 배합한다.

② 후유증초기(병이 난 지 6개월 이내)에는 위의 경혈을 나이에 맞게 골라 하루에 한 번씩 빨리 찌르고 강한 자극을 주며, 20~30일을 한 치료주기로 하고 7~10일 쉬고 다시 놓는다. 2치료주기가 끝난 다음에는 30~40일 동안 쉰다. 부항치료·뜸치료(건강한 쪽의 督脈經과 膀胱經의 兪穴을 씀)를 배합하는 것이 좋으나 직접 뜸은 뜨지 않는다.

③ 만기후유증(병이 난 지 6개월 이후)은 위의 혈에 장선매몰요법(腸線埋沒療法)을 쓰는데, 허리측만이 있을 경우에는 측만된 부위에 쐐기형궤매기(<)를 하고 넓적다리가 늘어져 쓰지 못하는 경우에는 대장수(大腸兪)·환도(環跳) 부위에 O형 혹은 8자형 궤매기를 한다. 무릎후만인 경우에는 복토(伏兎)·풍시(風市)·은문(殷門)·혈해(血海)에, 발이 외번(外翻, eversion)된 경우에는 승산(承山)·음릉천(陰陵泉)·삼음교(三陰交)에, 발이 내번(內翻, inversion)된 경우에는 족삼리(足三里)·현종(懸鐘)에 O형 혹은 8자형 궤매기를 한다.

실제 임상에서는 여러 부위가 같이 장애되기 때문에 해당하는 경혈을 적당하게 배합하여 교대로 치료한다.

척수염후유증(脊髓炎後遺症) : ① 손상된 척수분절(脊髓分節)에 따라 경혈을 선택한다. 즉 손상된 척수분절의 아래위 추골의 극상돌기 사이에서 옆으로 2치 되는 곳에 있는 방광경(膀胱經) 제1측선의 배수혈(背兪穴)을 쓴다. 예를 들면 7번째 흉추에 해당되는 척수분절의 장애가 있으면 독수(督兪)와 격수(膈兪)를 쓰는 것 등이다. 공통적으로 쓸 수 있는 경혈로는 풍지(風池)·폐수(肺兪)·간수(肝兪)·비수(脾兪)·위수(胃兪)·격관(膈關)·지실(志室)·장강(長强)·장문(章門)·합곡(合谷)·부류(復溜) 등이다.

② 신수(腎兪)·차료(次髎)·삼음교(三陰交)를 한 처방으로 하고, 방광수(膀胱兪)·관원(關元)·곡골(曲骨)·음곡(陰谷)을 한 처방으로 하여 15일 동안 교대로 쓴다.

③ 손상된 윗부분의 배수혈(背兪穴) 2~3개에 뜸을 뜬다.

④ 방광·직장의 기능장애가 있을 경우에는 중완(中脘)·관원(關元)·신수(腎兪)에 하루에 3장씩 20일 동안 뜸을 뜬다.

척수지주막염(脊髓蜘蛛膜炎) : ① 양릉천(陽陵泉)·현종(懸鐘)·복토(伏兎)·풍시(風市)(신경전도속도가 느리고 신경흥분성이 낮을 때).

② 차료(次髎)·신수(腎兪)·명문(命門).

③ 흉수 7분절장애인 경우에는 현종(懸鐘)·복토(伏兎)·풍시(風市)(침), 독수(督兪)·격수(膈兪)·관원(關元)·신수(腎兪)에 뜸을 뜬다.

다발성신경염(多發性神經炎) : ① 합곡(合谷)·양계(陽谿)·수삼리(手三里)·견우(肩髃)·족삼리(足三里)·해계(解谿)·삼음교(三陰交)·비수(脾兪)·대추(大椎)·척택(尺澤)·폐수(肺兪)·팔사(八邪)·팔풍(八風)(肺熱型).

② 위의 처방에 삼초수(三焦兪)·방광수(膀胱兪)를 더 쓴다(濕熱型).

③ 견우(肩髃)·곡지(曲池)·합곡(合谷)·환도(環跳)·양릉천(陽陵泉)·현종(懸鐘)

·족삼리(足三里)·삼음교(三陰交)·수삼리(手三里)를 주혈(主穴)로 하고, 손가락 마비에는 곡지(曲池)·소해(小海)·후계(後谿)→삼간(三間)·팔사(八邪)를, 발가락 마비에는 풍시(風市)·구허(丘墟)·팔풍(八風)을 보조혈로 쓴다.

【임상자료】

① 소아마비 조기후유증 환자는 침과 부항으로, 만기후유증 환자는 장선매몰요법으로 치료한 자료에 의하면, 조기후유증 환자의 완치율은 32.5%로서 약물치료조(0,05% 프로제린(progerin) 0,5ml, 1% 비타민B_1 1ml, 5% 비타민B_6 1ml, 비타민 B_{12} 100γ, 아트리포스(atriphos) 1ml를 하루 한 번 피하주사)의 32.6%와 거의 비슷하였고, 만기후유증 치료조에서는 무릎 후만은 20.7%, 발의 외번은 25.7%, 누워서 다리를 끌지 못하거나 무릎을 세우지 못하던 환자가 21.1% 정상으로 되었으며, 일어서지도 못하던 환자의 76.1%가 일어서게 되었다. 걷지 못하던 환자의 34.6%는 걸을 수 있게 되었다.

치료는 다음과 같이 하였다. 조기후유증 환자는 신수(腎兪)·환도(環跳)·대장수(大腸兪)·양릉천(陽陵泉)·족삼리(足三里)·현종(懸鐘)을 주혈(主穴)로 하고, 넓적다리를 잘 쓰지 못하는 경우에는 승부(承扶), 발이 내번된 경우에는 양보(陽輔)·곤륜(崑崙), 외번된 경우에는 삼음교(三陰交)·태계(太谿)를 배합하여 하루에 한 번씩 40일 동안 침을 놓은 다음 10일 쉬고 다시 20일 동안 놓되 단자법(單刺法)으로 강한 자극을 주었다. 이완된 근육의 기능을 높여주기 위하여 대퇴사두근, 엉덩이, 허리부위에 부항을 5~10분씩 붙였고 원기(元氣)를 회복시키기 위하여 입원기간 동안 대보환(大補丸)을 먹였다.

만기후유증 환자는 장선(腸線)을 O형 혹은 8자형으로 묻어주었는데, 허리측만이 있을 경우에는 만곡된 부위에 쐐기모양(<)으로, 넓적다리를 잘 쓰지 못하는 경우에는 환도(環跳) 부위에, 무릎 후만인 경우에는 복토(伏兎)·은문(殷門)·혈해(血海)에, 발이 외번된 경우에는 승산(承山)·음릉천(陰陵泉)·삼음교(三陰交)에, 발이 내번된 경우에는 승산(承山)·족삼리(足三里)·현종(懸鐘)에, 발목이 내리드리워진 경우에는 족삼리(足三里)·현종(懸鐘)·삼음교(三陰交)·상거허(上巨虛)에 묻어주었다. 이 모든 혈에 한꺼번에 한 것이 아니라 한 번에 2~3곳을 골라 10~14일에 한 번씩 교대로 모두 3번하였다. 더 해야 할 경우에는 1개월 정도 쉬고 다시 하였으며, 치료효과가 있는 대상들에게는 모두 4~5치료주기까지 하였다.

② 소아마비후유증 환자 145례(나이는 9개월~32세 사이, 앓은 기간은 3개월~16년)를 전침으로 치료한 다른 자료에서는 뚜렷하게 호전된 환자가 61례, 호전

된 환자가 43례, 다소 호전된 환자가 29례로서 유효율이 91.7%였다고 한다.

치료는 다음과 같이 하였다. 팔이 마비된 경우에는 마비된 쪽 합곡(合谷)·수삼리(手三里)·곡지(曲池)·비노(臂臑)·견우(肩髃)·양로(養老)·견정(肩貞)·외관(外關)·천정(天井)·천료(天髎)·견료(肩髎)·간사(間使)·신문(神門)에, 다리마비인 경우에는 비관(髀關)·복토(伏兎)·독비(犢鼻)·족삼리(足三里)·풍륭(豊隆)·내정(內庭)·승부(承扶)·은문(殷門)·위중(委中)·승산(承山)·곤륜(崑崙)·환도(環跳)·풍시(風市)·양릉천(陽陵泉)·태계(太谿)·곡천(曲泉)·삼음교(三陰交)·백회(百會)(5세 아래 환자에게만)에 맥동 자극을 60~120번/분 속도로, 전압은 4~10V로 주되 처음에는 약한 자극을 주고 점차 자극강도를 높여 견디어낼 수 있을 정도로 하였다. 하루에 한 번, 한 번에 20~30분씩 10번 놓고 10일 쉰 다음 다시 10번 놓고 20일 동안 쉬게 하였다. 그 다음부터는 하루건너 한 번씩 10번 하는 것을 한 치료주기로 하였다.

【증례1】 동××, 남자, 6세.

2개월 전에 하루동안 열이 났는데 다음날부터 우측 다리를 잘 쓰지 못하였다. 점차 다리가 맥없이 늘어지고 걷지 못하였다.

소아마비후유증(小兒痲痹後遺症)으로 진단받고 갈란타민(galanthamine), 비타민 B_1, B_{12} 등 양약치료를 받았지만 효과가 없었으므로 우리 병원에 왔다.

현증은 우측 다리의 근력이 약하고 건반사도 없으며 잘 걷지 못하였다. 맥은 세삭(細數)하고, 설태(舌苔)가 누렇고 기름때가 낀 것 같았다.

습열(濕熱)이 진액(津液)을 소모시켜 근맥(筋脈)을 자양하지 못하여 생긴 위증(痿證)으로 변증하고, 위증처방(髀關·梁丘·足三里·解谿·陰陵泉·脾兪)으로 중간 정도의 자극을 주고 유침(留鍼)하지 않고 뺀 다음 방광경(膀胱經)·위경(胃經)·비경(脾經)·담경(膽經)의 주행을 따라 피부침 자극을 하루에 한 번씩 주었다.

모두 24번 치료하고 완전히 회복되었으며 다시 재발하지 않았다.

【증례2】 송××, 남자, 45세.

1개월 전 소낙비를 맞으며 훈련을 하고 난 다음 요추 부위에 통증이 있었는데, 하룻밤 자고 나니 허리의 통증은 없어졌으나 양쪽 다리를 쓰기 힘들면서 소변을 보지 못하였다.

급성척수염(急性脊髓炎)으로 진단받고 입원하여 양약치료를 2주일 정도 받았다. 열이 내리고 일반증상도 좋아졌으나 다리를 쓰지 못하는 증상과 소변을 보지 못하는 증상은 여전하였으므로 침구과로 옮겨왔다.

현증은 11번째 흉추 아래부위의 감각이 둔하고 양쪽 다리의 근긴장이 약하였다.

위증(痿證)과 요폐(尿閉)로 변증하고 풍부(風府)·대추(大椎)·협척(夾脊)(10~12)·수도(水道)·중극(中極)·방광수(膀胱兪)·음릉천(陰陵泉)·현종(懸鐘)·천추(天樞)·대장수(大腸兪) 가운데서 한 번에 5~7개 혈씩 사법(瀉法)으로 침을 놓았고, 비수(脾兪)와 족삼리(足三里)에는 보법(補法)으로 침을 놓았다.

치료한 지 1주일 사이에 대소변이 풀리고 다리의 감각도 점차 회복되기 시작하였으며 입맛도 좋아졌다.

사기(邪氣)를 없애고 표(標)와 본(本)을 다 같이 치료하기 위하여 풍부(風府)·대추(大椎)·협척(夾脊)(10~12)·현종(懸鐘)에는 사법(瀉法)으로, 장문(章門)·신수(腎兪)·간수(肝兪)·기문(期門)·비수(脾兪)·중완(中脘)에는 보법(補法)으로 하루 한 번씩 침을 놓았다.

모두 39번 치료하고 완전히 나았다.

32. 구안와사(口眼喎斜, 顔面神經痲痹)

【처방】 풍지(風池)·예풍(翳風)·양백(陽白)·찬죽(攢竹)·사백(四白)·협거(頰車)⇄지창(地倉)·합곡(合谷)·태충(太衝).

적응증 : 구안와사(口眼喎斜)(末梢性顔面神經痲痹).

증상에 따라 더 쓰는 경혈 : 인중(鼻脣溝)이 평탄해진 경우에는 영향(迎香)·거료(巨髎), 인중이 비뚤어진 경우에는 인중(人中), 턱이 비뚤어진 경우에는 승장(承漿)·협승장(夾承漿, 經外奇穴), 혀가 마비되고 미각장애가 있는 경우에는 염천(廉泉).

처방해설 : 풍지(風池)와 예풍(翳風)은 모두 소양경(少陽經)에 속하면서 풍한사(風寒邪)를 없애는 작용이 있는데, 예풍(翳風)은 안면신경간(顔面神經幹)이 나오는 국소혈로서 안면신경염(顔面神經炎)을 치료하는 국소치료 작용이 있다. 양백(陽白)·찬죽(攢竹)·사백(四白)·협거(頰車)·지창(地倉)은 국소의 경을 통하게 하는 작용이 있으며, 합곡(合谷)과 태충(太衝)은 순경취혈법(循經取穴法)으로 선택한 원격경혈(遠隔經穴)로서 머리와 얼굴의 치료 작용이 있는 경혈이다. 침구학고전에도 태충(太衝)을 사(瀉)하면 입이 삐뚤어진 것이 빨리 낫는다고 하였다.

【구안와사의 개념과 치료방법】

개념 : 입과 눈이 한쪽으로 비뚤어지는 병증을 말한다. 풍담(風痰)이 경맥에 침습하

여 기혈(氣血)이 잘 통하지 못하여 생긴다.

현대 의학적으로는 안면신경마비(顔面神經痲痹), 뇌출혈(腦出血) 등의 경우에 볼 수 있다.

안면신경마비(顔面神經痲痹)는 중추성(中樞性)과 말초성(末梢性)으로 나눈다. 중추성안면신경마비(中樞性顔面神經痲痹)를 구와사(口喎斜)라고도 하는데 뇌혈관질병(腦血管疾病), 뇌종양(腦腫瘍)의 경우에 볼 수 있으며 얼굴 윗부분의 표정근마비가 없는 것이 특징이다.

말초성안면신경마비(末梢性顔面神經痲痹)는 면탄(面癱) 혹은 구완와사(口眼喎斜)라고 하는데, 찬 자극에 의하여 안면신경을 영양하는 국소혈관이 졸아들어 신경영양장애를 일으켜서 생기거나 국소의 병소성 감염에 의하여 생긴다. 보통 갑자기 생기는데, 안면신경이 지배하는 표정근들의 이완성마비로 인하여 입과 눈이 비뚤어지고 입귀가 처지며 이마에 주름이 잡히지 않고 마비된 쪽의 눈을 감지 못하며 휘파람을 불지 못한다.

치료방법 : 국소취혈(局所取穴), 인근취혈(隣近取穴), 순경취혈(循經取穴)을 배합하여 수족양명경(手足陽明經)의 경혈과 수족소양경(手足少陽經), 태양경(太陽經)의 경혈을 주로 쓴다.

병이 생긴 초기(7~10일)에는 건강한 쪽에 놓고(巨刺法) 그 다음부터는 앓는 쪽에 놓는데, 건강한 쪽에는 사법(瀉法)을 쓰고 마비된 쪽에는 평보평사법(平補平瀉法)을 쓰거나 보법(補法)을 쓴다. 투침하면 치료효과를 더 높일 수 있다. 침은 매일 혹은 하루건너 한 번씩 10번을 한 치료주기로 한다. 유양돌기 부위가 아프면서 안면신경마비(顔面神經痲痹)의 전구증상이 있을 경우에는 앓는 쪽에 침을 놓지 않는다.

전기침은 병이 발생한 지 1~2주일 후에 놓는 것이 좋다. 특히 침치료 기간에 찬 자극은 받지 않도록 하며 마비된 부위를 열감(熱感)이 나도록 문질러주면 회복을 촉진시킬 수 있다.

【참고처방】

안면신경마비(顔面神經痲痹) : ① 지창(地倉)·협거(頰車)·동자료(瞳子髎)·찬죽(攢竹)·청회(聽會)·이문(耳門)을 주혈(主穴)로 하고, 합곡(合谷)·중저(中渚)·풍지(風池)·양백(陽白)을 보조혈로 한다.

② 지창(地倉)·협거(頰車)·합곡(合谷)·양백(陽白)·사백(四白)을 주혈(主穴)로 하고, 이마주름이 잡히지 않으면 찬죽(攢竹), 비순구(nasolabial sulcus)가 없

어지면 영향(迎香), 미각장애가 있으면 염천(廉泉)을 배합한다.

③ 풍지(風池)·예풍(翳風)·양백(陽白)→어요(魚腰), 태양(太陽)→협거(頰車)→지창(地倉), 사백(四白)→영향(迎香), 찬죽(攢竹)·인중(人中)·승장(承漿)·합곡(合谷)·내정(內庭).

④ 풍지(風池)·예풍(翳風)·협거(頰車)·지창(地倉)·합곡(合谷)·태충(太衝)을 주혈(主穴)로 하고, 증상에 따라 영향(迎香)·화료(和髎)·인중(人中)·승장(承漿)·양백(陽白)·찬죽(攢竹)·사백(四白)·거료(巨髎)를 배합한다.

⑤ 천용(天容)·청회(聽會)·거료(巨髎)·사백(四白)·찬죽(攢竹)·사죽공(絲竹空)·곡빈(曲鬢)·협거(頰車)·동자료(瞳子髎)·지창(地倉)·화료(和髎, 三焦經).

⑥ 풍지(風池), 양백(陽白)→어요(魚腰), 지창(地倉)→협거(頰車), 사백(四白)·합곡(合谷)을 주혈(主穴)로 하고, 인중(人中)·승장(承漿)·협승장(夾承漿)·태양(太陽)·하관(下關)·족삼리(足三里)·내정(內庭)·화료(禾髎, 大腸經)를 보조혈로 쓴다.

구안와사(口眼喎斜) : ① 청회(聽會)·협거(頰車)·지창(地倉)(건강한 쪽에 뜸).

② 협거(頰車)·인중(人中)·열결(列缺)·태연(太淵)·합곡(合谷)·이간(二間)·지창(地倉)·사죽공(絲竹空).

③ 지창(地倉)·협거(頰車)·인중(人中)·청회(聽會)·승장(承漿)·예풍(翳風).

④ 인중(人中)·지창(地倉)·협거(頰車)·합곡(合谷).

⑤ 인중(人中)·십선(十宣)·동자료(瞳子髎).

⑥ 간사(間使)(뜸).

⑦ 합곡(合谷)·협거(頰車).

【임상자료】

① 말초성안면신경마비(末梢性顔面神經痲痹) 환자 2678례를 침으로 치료한 자료에 의하면, 완치율이 66.81%, 유효율이 95.67%였으며, 효과가 없는 경우는 4%안팎이었다고 한다.

치료는 다음과 같이 하였다. 즉, 두유(頭維)·양백(陽白)·태백(太白)·사백(四白)·하관(下關)·협거(頰車)·예풍(翳風)·지창(地倉)·합곡(合谷)을 주혈(主穴)로 하고, 풍지(風池)·찬죽(攢竹)·사죽공(絲竹空)·대영(大迎)·협승장(夾承漿)을 보조혈로 쓰되, 한 번에 4~5개 경혈씩 교대로 매일 혹은 하루건너 한 번씩 급성기에는 건강한 쪽에, 급성기(7~10일)가 지난 다음에는 앓는 쪽에 평보평사법(平補平瀉法) 혹은 보법(補法)으로 침을 놓고 10~20분 동안 유침(留鍼)하였다. 유침 기간에는 1~2번 염전자극을 약하게 주었다. 한 치료주기는 10번으로 하고 5~7일 동안 쉬고 다시 놓았다.

발병초기 염증이 있을 경우에는 얕게 찌르거나 뜸을 떴으며, 마비된 쪽에 통증이 뚜렷하고 정맥노장(靜脈怒張)이 있으면 삼릉침(三稜鍼)으로 피를 조금 빼주었다. 병이 오랫동안 잘 낫지 않으면 뜸 혹은 전기침을 배합하였다.

② 안면신경마비(顔面神經痲痹) 환자 243례를 침구로 치료한 다른 자료에서는, 완치된 환자가 155례(63.8%), 뚜렷하게 호전된 환자가 18례(7.4%), 호전된 환자가 60례(24.7%)로서 유효율이 95.9%였다고 한다. 특히 앓은 기간이 짧을수록(발병 15일 안에 찾아온 환자의 완치율은 78.5%, 3개월 지나서 찾아온 환자의 완치율은 4.6%), 나이가 어릴수록 치료효과가 빨리(치료한 지 20일 사이) 나타나고 좋았다고 한다.

치료는 다음과 같이 하였다. 한 번에 5~8개의 경혈(주로 胃經의 穴)을 선택하여 보법(補法)으로 침을 놓고 10~20분 동안 유침(留鍼)하였다. 몹시 허(虛)한 경우에는 매번 1~2개의 혈에 생강뜸을 3~7장씩 뜨고 나머지 혈에는 뜸대뜸을 5~10분 동안 떴다. 열이 있는 환자에게는 사법(瀉法)으로 침을 놓고 잘 낫지 않는 환자에게는 전기침이나 피부침을 배합하였다. 음허화왕(陰虛火旺) 증상이 있을 경우에는 뜸을 뜨지 않았으며, 외감(外感) 증상이 겹쳐 있을 경우에는 거풍청열(祛風淸熱) 작용이 있는 혈을 배합하였다.

③ 말초성안면신경마비(末梢性顔面神經痲痹) 환자 500례를 침구로 치료한 자료에서는 완치된 환자가 264례(52.8%), 뚜렷하게 호전된 환자가 63례(12.6%), 호전된 환자가 166례(33.2%)로서 유효율이 98.8%였다고 한다. 특히 전기변성반응이 음성(陰性)인 환자의 경우 치료효과가 좋았으며(완치율 90.9%), 전기변성반응이 양성(陽性)인 환자의 완치율은 11.8%였다. 전기변성반응은 병이 생겨 15일 지나서 검사하였다.

치료는 다음과 같이 하였다. 즉, 양명경(陽明經)의 경혈과 국소혈을 배합하되 한 번에 4~8개의 혈에 초기에는 매일 놓고, 5~6일 지나서는 하루건너 한 번씩 놓았다. 초기와 건장한 환자에게는 침(투침배합)을 놓고, 병이 오래되었거나 몹시 허약한 환자에게는 생강뜸과 국소안마, 부항, 피부침, 약침을 배합하였다.

【증례1】 이××, 여자, 50세.

1개월 전에 잠을 자고 난 다음 입과 눈이 비뚤어지고 양치할 때 물이 흘러나오며 음식물을 씹기 힘들었다.

안면신경마비(顔面神經痲痹)로 진단받고 물리치료, 약물치료, 안마 등 여러 가지 치료를 하였지만 효과가 없었으므로 본 병원에 왔다.

현증은 입과 눈이 좌측으로 비뚤어지고 눈을 감지 못하며 이마에 주름이 잡히지 않았다.

앓는 쪽 양백(陽白)·찬죽(攢竹)·사백(四白)·영향(迎香)·지창(地倉)·협거(頰車)·합곡(合谷)에 매일 생강뜸을 3장씩 떴다(물집이 생기지 않도록).

치료한 지 20일 만에 완전히 나았다.

【증례2】 장××, 여자, 30세.

9일 전에 좌측 입귀가 처지고 좌측 이마주름과 비순구가 없어졌으며 휘파람을 불지 못하였다.

좌측 안면신경마비(顔面神經痲痹)로 진단받고 비타민B_1, B_{12}, 프레드니졸론(pred-nisolone), 디바졸(dibazol, 혈관확장제) 등 약물치료와 함께 물리치료를 3번 받았으나 차도가 없었으므로 침구과에 왔다.

외감풍한사(外感風寒邪)의 침습으로 생긴 구안와사(口眼喎斜)로 변증하고 거풍산한(祛風散寒), 서경통락법(舒經通絡法)으로 풍지(風池)·양백(陽白)·찬죽(攢竹)·사백(四白)·지창(地倉)·협거(頰車)·태충(太衝)에 하루에 한 번씩 평보평사법(平補平瀉法)으로 침을 놓고 20분 동안 유침(留鍼)하였다.

치료한 지 4일부터 효과가 나타나기 시작하였으며 모두 8번 맞고 다 나았다.

33. 장조증(臟燥證)

【처방】 인중(人中)·백회(百會)·내관(內關)·신문(神門)·태충(太衝).

적응증 : 장조증(臟燥證).

증상에 따라 더 쓰는 경혈 : 가슴이 답답하고 하품을 자주 하는 경우에는 단중(膻中)·풍륭(豊隆), 정신이 황홀할 경우에는 심수(心兪)·혼문(魂門), 잘 울거나 웃는 경우에는 간사(間使)·후계(後谿).

처방해설 : 인중(人中)과 백회(百會)는 의식을 각성시키는 작용을 하며, 내관(內關)과 신문(神門)은 청심진정(淸心鎭靜) 작용을 한다. 태충(太衝)은 소간해울(疏肝解鬱)한다. 즉, 이 처방은 개규청심(開竅淸心), 소간해울(疏肝解鬱) 작용이 있다.

【장조증의 개념과 치료방법】

개념 : 정신신경장애증상(精神神經障碍症狀)의 하나로서 슬피 우는가 하면 실없이 웃기도 하고 하품과 기지개를 자주 하는 병증을 말한다. 심혈(心血)이 부족하거나 심화(心火)가 왕성해져서 생기거나 간기울결(肝氣鬱結)로 생긴다. 심한 경우에는 경련이 일거나 정신을 잃고 넘어진다.

현대 의학적으로는 히스테리에 해당시킬 수 있는 발작성정신병(發作性精神病)의 한 가지 형태이다. 머리외상으로 생기는 경우가 많고 감염(感染)·중독(中毒) 등으로 생기는 경우도 있다. 반드시 전문의와 협의하여 진단을 내려야 한다.

장조증(臟燥證)의 침치료 효과는 일반적으로 좋다. 침치료는 발작을 멎게 할 수도 있고 재발을 막을 수도 있다. 그러나 이때에도 병을 치료할 수 있다는 믿음을 주고 정신적인 안정을 보장하는 것이 중요하다. 감맥대조탕(甘麥大棗湯)과 배합하면 치료효과를 더 높일 수 있다.

치료방법 : 독맥(督脈)·수소음(手少陰)·수궐음(手厥陰) 및 족궐음경(足厥陰經)의 경혈을 주로 쓰며 사법(瀉法)으로 침을 놓는다.

【참고처방】

장조증(臟燥證) : ① 내관(內關)·족삼리(足三里)·태계(太谿)(보법), 용천(湧泉)·노궁(勞宮)(사법).

② 인중(人中)·합곡(合谷)·대릉(大陵)·소상(少商)·용천(湧泉)·행간(行間)·백회(百會)·신문(神門)·심수(心兪)·간사(間使)·노궁(勞宮)·중완(中脘).

③ 인중(人中)·내관(內關)·신문(神門)·풍륭(豊隆)·용천(湧泉)을 주혈(主穴)로 하고, 말을 못하면 아문(瘂門)·통리(通里), 연하장애(嚥下障碍)가 있으면 천돌(天突)·염천(廉泉), 시력장애(視力障碍)가 있으면 정명(睛明)·광명(光明)을 배합한다.

④ 격수(膈兪)·신수(腎兪)·심수(心兪)·내관(內關)·삼음교(三陰交)를 주혈(主穴)로 하고, 정신이 몽롱하면 인중(人中)·중충(中衝), 팔다리를 떨면 태충(太衝)·양릉천(陽陵泉), 이를 악물면 합곡(合谷)·협거(頰車), 딸꾹질을 하면 중완(中脘)·족삼리(足三里), 잘 듣지 못하면 청회(聽會)·중저(中渚)를 배합한다.

히스테리 : ① 내관(內關)·신문(神門)·인중(人中)·후계(後谿)를 주혈(主穴)로 하고, 히스테리성 발작을 일으킬 경우에는 곡지(曲池)·소상(少商)·양릉천(陽陵泉)·환도(環跳)·합곡(合谷)·태충(太衝)·백회(百會)·대릉(大陵)·소택(少澤)

·인중(人中)·십선(十宣), 목이 뻣뻣하고 불면증(不眠症)이 있으면 대릉(大陵)·용천(湧泉)·백회(百會), 잘 보지 못할 경우에는 정명(睛明)·사죽공(絲竹空)·예명(翳明), 잘 듣지 못할 경우에는 이문(耳門)·예풍(翳風), 목안이 막히는 감이 있을 경우에는 조해(照海)·천돌(天突), 경련이 일 경우에는 격수(膈兪)·내관(內關)·단중(膻中), 마비증상이 있을 경우에는 마비에 쓰는 혈들을 배합한다.

② 대릉(大陵)·신문(神門)(사법), 심수(心兪)·용천(湧泉)(보법)을 주혈(主穴)로 하고, 의식이 몽롱하거나 말이 헛갈리면 인중(人中)·백회(百會)·태충(太衝)·풍륭(豊隆)·간사(間使), 목안이 막히는 감이 있을 경우에는 내관(內關)·조해(照海)·천돌(天突), 연하장애(嚥下障碍)가 있을 경우에는 염천(廉泉)·금진(金津)·옥액(玉液)을 배합한다. 그 밖의 배합혈은 위와 같다.

【임상자료】 이××, 여자, 24세.

어머니의 병이 급하다는 소식을 듣고 갑자기 까무러쳤는데 2시간이 지나서 깨어났다. 그러나 슬피 울다가는 웃고 소리를 치기도 하며 욕설도 퍼부었다. 음식은 전혀 먹지 못하고 잠을 자지 않으며 진찰에도 잘 응하려 하지 않았다.

현증은 눈이 충혈되었을 뿐 다른 증상은 없었다.

장조증(臟燥證)으로 변증하고 입원시킨 날 저녁 8시에 루미날(Luminal, 진정제)을 주사하여 재웠다. 밤11시경에 다시 마구 떠들기 시작하므로 인중(人中)·합곡(合谷)·용천(湧泉)에 강한 자극을 주면서 침을 놓았다. 잠을 설친 다음 바로 진정되어 잠을 잤는데, 그 다음부터는 다시 발작하지 않았으므로 5일 만에 퇴원시켰다.

34. 매핵기(梅核氣)

【처방】 합곡(合谷)·간사(間使)·천돌(天突)·관충(關衝).

적응증 : 매핵기(梅核氣)(咽頭神經證).

증상에 따라 더 쓰는 경혈 : 가슴이 답답한 경우에는 내관(內關)·격수(膈兪), 목에 가래가 막힌 경우에는 풍륭(豊隆)·비수(脾兪), 위기(胃氣)가 거슬러 오른 경우에는 중완(中脘)·족삼리(足三里).

처방해설 : 대장경(大腸經)의 원혈(原穴)인 합곡(合谷)은 인후병(咽喉病)을 치료하는 원격경혈(遠隔經穴)이며, 임맥(任脈)과 음유맥(陰維脈)의 교회혈(交會穴)인 천돌(天突)은 치미는 기(氣)를 가라앉히고 담(痰)을 삭여준다. 간사(間使)는 가슴을 편안하

게 하고 기를 잘 돌게 하며, 단중(膻中)은 기의 회혈(會穴)로서 담을 삭이고 치미는 기를 가라앉혀 준다. 즉, 이 처방은 이기해울화담(理氣解鬱化痰) 작용이 있다.

【매핵기의 개념과 치료방법】

개념 : 목안에 무엇인가 맺혀 있는 듯하여 삼켜도 넘어가지 않고 뱉어도 나오지 않는 병증을 말한다. 칠정(七情)으로 기(氣)가 막혀서 생긴다. 이밖에 가슴이 답답하고 우울하며 딸꾹질이 날 수도 있다.

현대 의학적으로는 신경쇠약증(神經衰弱症), 만성인후염(慢性咽喉炎) 등에 해당시킬 수 있다.

치료방법 : 기(氣)를 잘 돌게 하고 담(痰)을 삭이는 방법으로 수양명대장경(手陽明大腸經)과 수궐음심포경(手厥陰心包經)·임맥(任脈)의 혈을 주로 쓰는데, 평보평사법(平補平瀉法)으로 매일 혹은 하루건너 한 번씩 침을 놓거나 뜸을 뜰 수 있다.

매핵기(梅核氣)는 침치료에 잘 반응한다. 침치료에 효과가 없으면 후박칠물탕(厚朴七物湯)과 같은 이기화담약(理氣化痰藥)을 같이 쓰는 것이 좋다.

【참고처방】

① 양릉천(陽陵泉)·대릉(大陵).
② 간사(間使)·삼간(三間).
③ 단중(膻中)·기해(氣海)·족삼리(足三里).
④ 태충(太衝)·단중(膻中)·풍륭(豊隆)·어제(魚際)·신문(神門).

【증례】 이××, 여자, 47세.

16년 전부터 목안에 무엇이 맺혀 있는 듯한 감이 있는데 좀처럼 없어지지 않았다. 인두신경증(咽頭神經證)으로 진단받고 해당하는 치료를 받았지만 효과가 없었으므로 침구과에 왔다.

현증(現症)은 가슴이 답답하면서 목안에 무엇이 걸려 있는 듯한데 뱉어지지도 않고 삼켜도 없어지지 않았다. 음식물을 먹는 데도 다른 장애는 없었다.

매핵기(梅核氣)로 변증하고 이기화담해울(理氣化痰解鬱)하는 방법으로 천돌(天突)·풍륭(豊隆)·내관(內關)·단중(膻中)·비수(脾兪)·장문(章門)·중완(中脘)·족삼리(足三里)·태충(太衝)에 하루건너 한 번씩 평보평사법(平補平瀉法)으로 침을 놓았다.

침을 2번 맞은 다음부터 가슴이 답답하고 치밀어 오르던 증상이 줄어들고 목안에 맺혀 있는 듯한 감도 완화되기 시작하였다. 모두 7번 맞고 모든 증상이 없어졌으며 재발하지 않았다.

35. 전간(癲癎)

【처방】 인중(人中)·백회(百會)·구미(鳩尾)·신문(神門)·간사(間使)·근축(筋縮)·요기(腰奇, 經外奇穴).

적응증 : 전간(癲癎).

증상에 따라 더 쓰는 경혈 : 어지럽거나 가슴이 답답한 경우에는 풍지(風池)·내관(內關), 밤에 발작하는 경우에는 조해(照海), 낮에 발작하는 경우에는 신맥(申脈), 아무 때나 발작하는 경우에는 신맥(申脈)·조해(照海).

처방해설 : 전간(癲癎)은 풍담(風痰)이 심규(心竅)와 청규(淸竅)를 막을 때 생기므로 위경(胃經)의 낙혈(絡穴)인 풍륭(豊隆)으로 건비화위(健脾和胃)하여 담(痰)이 생기지 않게 하고, 신문(神門)과 간사(間使)는 심경(心經)과 심포경(心包經)의 경기(經氣)를 잘 통하게 하고 정신을 안정시켜 준다. 인중(人中)과 백회(百會)는 독맥(督脈)의 경기를 잘 통하게 하고 청규(淸竅)가 막힌 것을 열어주며, 근축(筋縮)은 뻣뻣하게 되고 오그라드는 것을 풀어준다. 구미(鳩尾)와 요기(腰奇)는 전간(癲癎) 치료의 경험혈이다. 즉, 이 처방은 담(痰)을 삭이고 개규(開竅), 진정(鎭靜)시키는 작용이 있다.

【전간의 개념과 치료방법】

개념 : 발작적인 의식장애(意識障碍)와 경련발작(痙攣發作)을 주증상으로 하는 병증을 말한다. 칠정내상(七情內傷)·음식(飮食)·풍(風) 등으로 인해 간(肝)·비(脾)·신(腎)이 장애되어 담(痰)이 생기고, 이 담(痰)이 위로 치밀어서 생긴다. 유전적 소인과도 관계가 있다. 흔히 어지럽고 머리가 아프며 가슴이 답답하고 하품을 하는 등의 증상이 있다가 갑자기 정신을 잃고 넘어지면서 경련발작이 일어난다(大發作). 때로는 순간적인 의식장애로 하던 말을 채 끝맺지 못하고 멍한 상태에 있거나 무의식적인 행동을 하는데, 깬 다음에는 이런 사실에 대하여 전혀 기억하지 못한다. 일정한 시간(몇 초 혹은 몇 분)이 지나면 거품침을 흘리면서 경련발작이 멎고 의식이 회복된다. 그러나 환자는 몹시 피로해하고 가슴이 답답해하며 두통(頭痛)을 호소하거나 잠을 잔다.

현대의학에서도 전간(癲癎)이라고 한다.

치료방법 : 발작기(發作期)에는 주로 표(標)를 치료하는데, 담(痰)을 삭이고 기(氣)를 통하게 하여 맺힌 것을 풀어주는 방법으로 사법(瀉法)을 쓰고, 발작이 멎는 간헐기(間歇期)에는 본(本)을 치료하는데, 건비화담(健脾化痰)하고 간신음(肝腎陰)과 심혈(心血)을 보(補)해 주고 정신을 안정시키는 방법으로 보법(補法)이나 평보평사법(平補平瀉法)을 쓴다. 혹은 뜸치료를 할 수도 있다.

【참고처방】

① 백회(百會)·신정(神庭)·인중(人中)·양계(陽谿)·간사(間使)·신문(神門)·심수(心兪)·폐수(肺兪)·신맥(申脈)·척택(尺澤)·태충(太衝)·곡지(曲池)(뜸).

② 독수(督兪)와 엄지발가락 발바닥 쪽 가로금의 가운데에 뜸을 뜬다.

③ 후계(後谿)·신문(神門)·신수(腎兪)·간사(間使)(뜸).

④ 백회(百會)·천주(天柱)·신주(身柱)(뜸).

⑤ 장강(長强)에 작은 뜸봉으로 한 번에 5장씩 5일 간격으로 뜸을 뜨거나 삼릉침(三稜鍼)으로 일주일에 한 번씩 피를 빼준다.

⑥ 풍부(風府)·풍지(風池)·인중(人中)·대추(大椎)·요기(腰奇)를 주혈(主穴)로 하고, 신맥(申脈)(낮에 발작할 때), 조해(照海)(밤에 발작할 때), 내관(內關)·간사(間使)·신문(神門)·통리(通里)·합곡(合谷)·태충(太衝)·삼음교(三陰交)·음릉천(陰陵泉)·거궐(巨闕)·중완(中脘)·풍륭(豊隆)·신정(神庭)을 보조혈로 쓴다.

⑦ 내관(內關)·신문(神門)·신정(神庭)(小發作의 경우).

⑧ 관원(關元)·태계(太谿)(발작이 멎은 시기에 뜸을 뜸).

⑨ 백회(百會)·천주(天柱)·신주(身柱)(뜸).

⑩ 인중(人中)·아문(瘂門)·사관(四關, 合谷과 太衝을 합한 4개 혈), 후계(後谿)(發作期에 씀).

⑪ 간사(間使)·풍륭(豊隆)·근축(筋縮)·요수(腰兪)·신맥(申脈)·조해(照海)(間歇期에 씀).

⑫ 찬죽(攢竹)·천정(天井)·소해(小海)·신문(神門)·금문(金門)·상구(商丘)·행간(行間)·통곡(通谷)·심수(心兪)·후계(後谿)·인중(人中)(뜸).

⑬ 용천(湧泉)·심수(心兪)·족삼리(足三里)·구미(鳩尾)·중완(中脘)·소상(少商)·거궐(巨闕).

⑭ 중완(中脘)(뜸).

⑮ 실증(實證)에는 신주(身柱)·본신(本神)·구미(鳩尾)·풍륭(豊隆)·태충(太衝)

을 주혈(主穴)로 하고, 발작기(發作期)에는 인중(人中)·협거(頰車)·신문(神門)을, 밤에 발작하면 조해(照海), 낮에 발작하면 신맥(申脈)을 배합한다. 요기(腰奇)·백회(百會)·풍지(風池)를 배합할 수도 있다.

허증(虛證)에는 통리(通里)·풍륭(豊隆)·신수(腎兪)·양릉천(陽陵泉)·삼음교(三陰交)·근축(筋縮)을 주혈(主穴)로 하고, 발작이 잦거나 발작시간이 길면 용천(湧泉)·기해(氣海)(뜸)를 배합한다. 중완(中脘)·족삼리(足三里)·백회(百會)를 배합할 수도 있다.

⑯ 풍부(風府)·풍지(風池)를 주혈(主穴)로 하고, 통리(通里)·삼음교(三陰交)·내관(內關)·태충(太衝)을 보조로 쓴다. 발작기에는 인중(人中)·용천(湧泉)을 배합하되 한 번에 주혈(主穴) 1개와 보조혈 2개씩 매일 교대로 침을 놓는다.

⑰ 아문(瘂門)·후계(後谿)를 주혈(主穴)로 하고, 풍지(風池)·요기(腰奇)·인중(人中)·내관(內關)을 보조혈로 쓰는데, 요기혈(腰奇穴)에는 침끝이 위로 향하게 사자(斜刺)한다.

【증례】 류××, 남자, 11세.

3세 때부터 몇 개월에 한 번씩 발작하는데 의식을 잃고 경련이 심하며 거품침을 토한다. 보통 10분이 지나서야 발작이 멎는다고 한다. 진성전간(眞性癲癎)으로 진단받고 현대 의학적인 치료를 받아왔지만 효과가 없었으므로 우리 병원에 왔다.

지능은 정상이나 몸이 약하였다. 대체로 며칠에 한 번씩 발작하는데, 의식을 잃고 거품침을 토하며 팔다리가 뻣뻣하고 오그라들었다.

백회(百會)·간사(間使)·신문(神門)·족삼리(足三里)·풍륭(豊隆)·사신총(四神聰)·간수(肝兪)·태충(太衝)·근축(筋縮)·조해(照海) 가운데서 한 번에 3~5개 경혈씩 교대로 하루건너 침을 놓았다. 3개월 동안 침을 놓는 기간에 한 번도 발작하지 않았으며, 치료 전보다 생기가 있고 몸도 훨씬 좋아졌다. 그 후 3개월 동안 경과를 관찰하였는데, 그 기간에 발작하지 않았으므로 학교에 다니기 시작하였으며 3년 후에도 재발하지 않았다.

36. 전광증(癲狂證)

【처방1】 간수(肝兪)·비수(脾兪)·풍륭(豊隆)·심수(心兪)·신문(神門).

적응증 : 전증(癲證).

증상에 따라 더 쓰는 경혈 : 시도 때도 없이 울거나 웃는 경우에는 간사(間使), 입맛이 없는 경우에는 중완(中脘)·족삼리(足三里), 겹쳐 보이는 경우에는 정명(睛明), 환청이 있는 경우에는 청궁(聽宮), 잘 낫지 않는 경우에는 13귀혈(十三鬼穴, 人中·少商·隱白·大陵·申脈·風府·頰車·承漿·勞宮·上星·會陰·曲池·海泉).

처방해설 : 전증(癲證)은 간기울(肝氣鬱)로 비(脾)의 기능이 장애되어 생긴 습담(濕痰)이 신명(神明)을 장애하여 생기므로 간수(肝兪)·비수(脾兪)·풍륭(豊隆)으로 소간해울(疏肝解鬱)하고 비(脾)의 기능을 도와 담(痰)을 삭이게 한다. 그리고 신문(神門)·심수(心兪)로 막힌 심규(心竅)를 열어준다. 즉, 이 처방은 개울화담안신(開鬱化痰安神) 작용을 한다.

【처방2】 인중(人中)·풍부(風府)·소상(少商)·은백(隱白)·대릉(大陵)·곡지(曲池)·풍륭(豊隆).

적응증 : 광증(狂證).

증상에 따라 더 쓰는 경혈 : 머리가 아프고 잠을 자지 못하면 사신총(四神聰)·신문(神門)·심수(心兪), 발작이 멎지 않으면 노궁(勞宮)·용천(湧泉)·간사(間使).

처방해설 : 광증(狂證)은 왕성한 담화(痰火)가 신명(神明)을 장애하여 생기므로 대릉(大陵)과 곡지(曲池)로 심포(心包)와 양명경(陽明經)의 화열(火熱)을 없애주고, 소상(少商)·은백(隱白)으로 청심건비화담(淸心健脾化痰)하며, 풍륭(豊隆)으로 화위화담(和胃化痰)한다. 인중(人中)·풍부(風府)로 정신을 진정시킨다. 즉, 이 처방은 청폐화담(淸肺化痰), 진정(鎭靜) 작용이 있다.

【전광증의 개념과 치료방법】

개념 : 정신이상으로 우울하고 외부자극에 의한 반응이 둔하며, 웃거나 울기도 하고 때로 노래를 부르거나 혼자 중얼거리기도 한다. 또한 앞뒤가 맞지 않게 말하거나 큰소리를 치며 과격한 행동까지 하는 병증이다. 기혈(氣血)이 몹시 허(虛)하거나 기울(氣鬱)로 담화(痰火)가 몰려서 생긴다. 음(陰)이 성하면 전증(癲證)이 되고 양(陽)이 성하면 광증(狂證)이 되는데, 전증은 음증(陰證)이면서 허증(虛證)이고 광증은 양증(陽證)이면서 실증(實證)에 해당된다.

전증(癲證)인 경우에는 우울해 하고, 웃거나 울면서 앞뒤가 맞지 않게 말하거나 환각으로 노래를 부르거나 큰소리를 친다.

광증(狂證)인 경우에는 사람을 가려보지 못하고, 고함을 지르거나 돌아다니며 과격한 행동을 한다.

현대 의학적으로는 정신분열병(精神分裂病), 심인성정신병(心因性精神病), 조울병(躁鬱病), 전간성정신병(癲癎性精神病)에 해당시킬 수 있다.

치료방법 : 전증(癲證)은 개울화담(開鬱化痰)하고 안신(安神)시키는 방법으로 평보평사법(平補平瀉法) 혹은 보법(補法)을 쓰고, 광증(狂證)은 청심화담(淸心化痰)하고 각성(覺醒)시키는 방법으로 사법(瀉法)을 쓴다. 뜸치료도 할 수 있다.

【참고처방】

전증(癲證) : ① 신주(身柱)·본신(本神).

② 상성(上星)·백회(百會)·풍지(風池)·곡지(曲池)·척택(尺澤)·양계(陽谿)·완골(腕骨)·해계(解谿)·신맥(申脈)·곤륜(崑崙)·상구(商丘)·연곡(然谷)·통곡(通谷)·승산(承山).

③ 신문(神門)·대릉(大陵)·인당(印堂)·단중(膻中)·풍륭(豊隆)·삼음교(三陰交)를 주혈(主穴)로 하고, 환시(幻視)가 있을 경우에는 정명(睛明), 환청(幻聽)이 있을 경우에는 청궁(聽宮), 슬피 우는 경우에는 태연(太淵)을 쓴다.

④ 아문(瘂門), 백회(百會)→사신총(四神聰), 인당(印堂)→코의 심구역, 건리(建里)·내관(內關)·통리(通里)·삼음교(三陰交)를 주혈(主穴)로 하고, 증상에 따르는 경혈들을 배합하여 쓴다.

⑤ 백회(百會)·인중(人中)·신문(神門)·대릉(大陵)·내관(內關)·간사(間使)·심수(心兪)·족삼리(足三里)·양릉천(陽陵泉)·행간(行間).

광증(狂證) : ① 소해(小海)·간사(間使)·신문(神門)·합곡(合谷)·후계(後谿)·부류(復溜)·사죽공(絲竹空).

② 인중(人中)·소상(少商)·은백(隱白)·대릉(大陵)·신맥(申脈)·풍부(風府)·협거(頰車)·승장(承漿)·노궁(勞宮)·상성(上星)·회음(會陰)·곡지(曲池)·해천(海泉, 經外奇穴).

③ 곡지(曲池)·절골(絶骨)·백로(百勞)·용천(湧泉).

④ 거궐(巨闕)·심수(心兪)(뜸).

⑤ 상완(上脘)·신문(神門).

⑥ 백회(百會)·음곡(陰谷)·간사(間使)·족삼리(足三里)·부류(復溜)(뜸).

⑦ 곡지(曲池)·합곡(合谷)·인중(人中)·부류(復溜).

⑧ 태을(太乙)·중충(中衝)·신문(神門)·상완(上脘)·신주(身柱)·대릉(大陵)·해계(解谿)·광명(光明)·곡천(曲泉).

⑨ 소해(小海)·간사(間使)·신문(神門)·합곡(合谷)·후계(後谿)·부류(復溜)·사죽공(絲竹空).

⑩ 노궁(勞宮)·인중(人中)·상완(上脘)·대릉(大陵)을 주혈(主穴)로 하고, 열이

심하면 대추(大椎)·백회(百會), 심히 발광하면 태충(太衝)·지구(支溝)를 보조혈로 쓴다.

⑪ 정신(定神)·대추(大椎)·풍지(風池), 구미(鳩尾)→상완(上脘), 간사(間使)→지구(支溝), 풍륭(豊隆)을 주혈(主穴)로 하고, 증상에 따라 노궁(勞宮)·소상(少商)·합곡(合谷)·태충(太衝)을 보조혈로 쓴다.

⑫ 백회(百會)·인중(人中)·풍부(風府)·통리(通里)·신문(神門)·노궁(勞宮)·간사(間使)·중완(中脘)·족삼리(足三里)·풍륭(豊隆).

정신분열병(精神分裂病) : ① 대추(大椎)·도도(陶道)를 주혈(主穴)로 하고, 풍암(風巖)·인중(人中)·삼음교(三陰交)·예명(翳明), 합곡(合谷)→노궁(勞宮), 족삼리(足三里)를 보조혈로 쓴다.

② 정신(定神)·대추(大椎)·풍지(風池)·구미(鳩尾)·상완(上脘)·간사(間使)·지구(支溝)·풍륭(豊隆).

③ 아문(瘂門)·백회(百會)·사신총(四神聰)·신당(神堂)·내관(內關)·통리(通里)·삼음교(三陰交).

【임상자료】

정신분열병(精神分裂病) 환자 403례를 침으로 치료한 자료에 의하면, 완치된 환자가 219례(54.9%), 뚜렷하게 호전된 환자가 71례(17.6%), 호전된 환자가 67례(16.6%), 효과가 없는 환자가 47례(11.4%)로서 유효율은 88.6%였다고 한다.

치료는 다음과 같이 하였다. 즉, 양증(陽證)인 광증(狂證)에는 독맥(督脈)의 대추(大椎)·신정(神庭)을 주혈(主穴)로 하고, 합곡(合谷)→후계(後谿)를 보조혈로 하여 사법(瀉法)으로 침을 놓고, 음증(陰證)인 울증(鬱證)에는 임맥(任脈)의 거궐(巨闕)과 단중(膻中)을 주혈(主穴)로 하고, 내관(內關)→외관(外關)을 보조혈로 하여 보법(補法)으로 침을 놓았다. 망상증(妄想證)은 비(脾)를 보(補)하고 온담(溫膽)하기 위하여 중완(中脘)과 비중(臂中, 손목의 손바닥 쪽 가로금과 팔꿈치의 가로금 사이의 중간 요골과 척골 사이), 삼음교(三陰交)에 보법(補法)으로 침을 놓았다.

37. 무맥증(無脈症)

【처방】 대릉(大陵)·내관(內關)·태연(太淵)·척택(尺澤)·합곡(合谷)·곡지(曲池)·견우(肩髃)·심수(心兪)·궐음수(厥陰兪).

적응증 : 무맥증(無脈症)(血栓性動脈炎).

증상에 따라 더 쓰는 경혈 : 어지러운 경우에는 백회(百會), 팔 마비감이 있으면서 저리고 아픈 경우에는 후계(後谿)·수삼리(手三里).

처방해설 : 대릉(大陵)과 내관(內關)은 수궐음심포경(手厥陰心包經)의 원혈(原穴)과 낙혈(絡穴)로서 혈맥(血脈)을 조화시키고 어혈(瘀血)을 삭여주는 작용이 있고, 폐경(肺經)의 원혈인 태연(太淵)은 맥회(脈會)이며, 척택(尺澤)은 폐경의 합혈(合穴)로서 폐기(肺氣)를 잘 통하게 한다. 합곡(合谷)·곡지(曲池)·견우(肩髃)는 폐경(肺經)과 표리 관계에 있는 수양명대장경(手陽明大腸經)의 경혈로서 폐경의 촌구맥(寸口脈)을 되살리는 데 쓸 수 있다. 심수(心兪)와 궐음수(厥陰兪)는 심(心)과 심포(心包)의 배수혈(背兪穴)로서 심기(心氣)를 조화시키고 어혈(瘀血)을 삭여준다. 즉, 이 처방은 기혈(氣血)을 잘 돌게 하고 어혈(瘀血)을 없애주며 맥을 되살리는 작용(調氣活血復脈)이 있다.

【무맥증의 개념과 치료방법】

개념 : 한쪽 혹은 양쪽 촌구(寸口)에서 맥이 느껴지지 않으면서 팔이 몹시 차고 창백한 병증을 말한다. 대체로 풍한습(風寒濕)이 침습하여 담(痰)이 생기고 기혈순환(氣血循環)이 장애되어 생긴다. 무맥증(無脈症)은 기(氣)와 맥(脈)을 주관하는 폐(肺)와 혈맥(血脈)을 주관하는 심(心)과 밀접한 관계가 있다.

현대 의학적으로는 혈전성동맥염(血栓性動脈炎)인 경우에 볼 수 있다.

치료방법 : 무맥증(無脈症)은 폐(肺)·심(心)과 밀접한 관계가 있으므로 수궐음심포경(手厥陰心包經)·수태음폐경(手太陰肺經)과 표리 관계에 있는 수양명대장경(手陽明大腸經)의 경혈을 주로 쓰며 평보평사법(平補平瀉法) 혹은 보법(補法)으로 침을 놓는다.

무맥증(無脈症)에 대한 침치료는 일정한 효과는 있지만 기능요법과 한약치료를 배합할 때 치료효과가 더욱 좋다. 또한 팔다리를 문지르거나 따뜻하게 찜질해주는 것도 좋다.

【참고처방】

내관(內關)·태연(太淵)·척택(尺澤)을 주혈(主穴)로 하고, 신문(神門)·풍지(風池)·견정(肩井, 膽經)을 보조혈로 하였다.

【증례】 이××, 여자, 20세.

갑자기 머리가 아프고 말이 제대로 나오지 않으면서 우측 얼굴에 경련이 일며,

음식을 씹기 힘들고 침이 흘러내렸다. 이어 우측 팔이 뻣뻣해지고 오그라들며 팔다리에 힘이 없으면서 걷기 힘들었다.

현증은 위의 증상과 함께 우측 요골동맥, 쇄골상동맥, 측두동맥 박동이 만져지지 않고 우측 총경동맥박동도 좌측에 비해 약하였다. 혈압도 우측에서는 잴 수 없었고 좌측에서는 142/82mmHg였다. 안저검사에서는 망막수종 상태가 경하게 있었고, 신경계통검사에서도 마비증상이 있었다.

혈전성동맥염(血栓性動脈炎)으로 진단받고 해당하는 치료를 받았지만 우측 요골동맥은 여전히 만져지지 않았다.

1개월쯤 지나서 우측 내관(內關)에 T자형 침을 꽂고 3일 동안 띠로 고정시켰다.

침을 놓은 다음부터 맥박이 만져지기 시작하였으나 약하였다. 내관(內關)·태연(太淵)·척택(尺澤)·합곡(合谷)·곡지(曲池)·견우(肩髃)에 하루 한 번씩 침을 더 놓았다. 2일 지나서부터는 맥박도 충실해지고 혈압도 나타났는데 좌측(130/80mmHg)보다는 훨씬 낮았다(80/78mmHg). 침을 1주일 동안 계속 놓았더니 혈압이 90/70mmHg로 높아졌으며, 그 밖의 마비증상은 약간 남아 있었다.

제2장 부인과 · 소아과 질병

1. 월경이상(月經異常)

【처방1】 기해(氣海) · 삼음교(三陰交) · 태충(太衝) · 태계(太谿)(淸熱調經方).

적응증 : 월경선기(月經先期)[43].

증상에 따라 더 쓰는 경혈 : 월경이 몹시 잦은 경우(심한 頻發月經)에는 지기(地機) · 혈해(血海), 번열(煩熱)이 있는 경우에는 내관(內關) · 소부(少府), 월경색이 적자색이고 양이 많은 경우에는 곡천(曲泉) · 중극(中極).

처방해설 : 월경이 잦거나 양이 많은 것은 혈(血)이 열(熱)을 받아 망행(妄行)하는 것이므로 기(氣)를 조화시키는 기해(氣海)로 기혈(氣血)을 다스리게 하였고, 삼음교(三陰交)로 비(脾)의 기능을 도와 비(脾)의 통혈(通血) 작용을 강하게 해주었다. 태충(太衝)은 간기(肝氣)를 통하게 하고 간열(肝熱)을 없애주며, 태계(太谿)는 신수(腎水)를 보(補)해 준다. 즉, 이 처방은 충 · 임맥(衝任脈)을 조화시키고 이기활혈(理氣活血), 청열조경(淸熱調經)하는 작용이 있다.

【처방2】 기해(氣海) · 혈해(血海) · 천추(天樞) · 귀래(歸來)(祛寒調經方).

적응증 : 월경후기(月經後期, 希發月經).

증상에 따라 더 쓰는 경혈 : 비위허한(脾胃虛寒) 증상이 있으면 중완(中脘) · 족삼리(足三里) · 삼음교(三陰交), 혈허(血虛) 증상이 있으면 비수(脾兪) · 격수(膈兪).

처방해설 : 천추(天樞)와 귀래(歸來)는 온경산한(溫經散寒)하고, 기해(氣海)와 혈해(血海)는 이기활혈(理氣活血)한다. 즉, 양명경(陽明經)의 한사(寒邪)가 없어지고 기혈(氣血)이 조화되면 월경이 고르게 된다.

이 처방은 거한조경(祛寒調經) 작용을 한다.

【처방3】 기해(氣海) · 신수(腎兪) · 교신(交信) · 삼음교(三陰交) · 비수(脾兪) · 족삼리(足三里).

적응증 : 월경선후무정기(經期錯亂).

---

43) 정상적인 월경예정일보다 7일 이상 월경이 무기에 오는 경우를 말한다.

증상에 따라 더 쓰는 경혈 : 신허(腎虛) 증상이 있으면 명문(命門)·태계(太谿), 간기울(肝氣鬱) 증상이 있으면 태충(太衝)·내관(內關).

처방해설 : 월경이 고르지 않은 것은 선천(先天)의 기(氣)와 후천(後天)의 기혈(氣血)이 모두 허(虛)할 때 생기므로 기해(氣海)·신수(腎兪)·교신(交信)으로 신기(腎氣)와 기혈(氣血)을 보(補)해 주고, 비수(脾兪)·삼음교(三陰交)·족삼리(足三里)로 중초(中焦)의 기능을 좋게 하여 기혈을 더 충실하게 함으로써 월경이 고르게 된다.

【월경이상의 개념과 치료방법】

개념 : 월경이상(月經異常)은 하나의 독립적인 질병단위가 아니라 주기이상, 양과 색의 이상, 월경지속기간의 이상, 월경 때 나타나는 이상증상 등으로 나타나는 생리적 기능의 장애증후이다.

임상적으로는 잦은 월경(月經先期), 드문 월경(月經後期), 고르지 못한 월경(月經先後無定期, 月經錯亂), 월경과다(月經過多), 월경과소(月經寡少), 월경이 없는 것(無月經·經閉), 월경곤란증(痛經), 월경 때의 코피(經行吐衄), 월경 때의 변혈(經行便血), 월경 때의 설사(經行泄瀉) 등 여러 가지로 나누지만 여기서는 잦은 월경, 드문 월경, 고르지 못한 월경만 쓰고 그 밖의 것은 개별적인 질병단위로 쓴다.

잦은 월경은 정서장애로 간기(肝氣)가 울체(鬱滯)되고, 그것이 오래되어 화(火)로 전변될 때 혈(血)이 열(熱)을 받아서 경혈(經血)이 망행(妄行)하게 된다고 본다. 혹은 음식섭취를 잘못하거나 다른 병으로 비기(脾氣)가 허(虛)해지면 기허(氣虛)로 충·임맥(衝任脈)이 경혈(經血)을 고삽(固澁)하지 못하므로 월경이 잦아진다고 본다.

이때에는 월경이 앞당겨지는데, 심하면 1개월에 2번씩 하기도 한다. 월경양은 보통 정상이지만 많아지거나 적어지는 경우도 있다. 그밖에 번열(煩熱)이 나고 입이 마르며 시원한 것을 좋아한다. 혀는 붉고 설태(舌苔)는 누렇다. 맥은 삭(數)하다.

드문 월경은 한사(寒邪)가 침습하여 충·임맥(衝任脈)의 경혈이 제대로 돌지 못하여 생기거나 음혈부족(陰血不足), 양기부족(陽氣不足), 간기울체(肝氣鬱滯), 습담(濕痰) 등에 의해서도 생긴다.

이때에는 월경 주기가 정상일 때보다 길어져 5~6주일, 혹은 그 이상으로 되며, 양은 적어지는 것이 보통이나 정상이거나 많아지는 경우도 있다. 색은 연하거나 거뭇하며, 추위를 잘 타고 더운 것을 좋아한다. 혀는 멀겋고 맥은 지(遲)하다.

고르지 못한 월경인 경우에는 주기가 길어졌다 짧아졌다 하면서 고르지 않고, 양과 월경 지속기간도 일정하지 않다. 색은 멀겋거나 검붉으며, 몸은 허약하고 얼굴색은 누리끼리하며 맥은 세삽(細澁)하다.

원인은 대체로 충·임맥(衝任脈)이 허(虛)해지고 기혈순환(氣血循環)이 문란해지는 데 있다.

현대의학에서는 월경장애(月經障碍)가 뇌하수체전엽과 난소기능장애로 생긴다고 본다.

이 병은 침구치료에 비교적 잘 반응한다.

치료방법 : 임맥(任脈)과 족삼음경(足三陰經) 및 족양명경(足陽明經)의 경혈을 주로 쓰는데, 잦은 월경인 경우에는 뜸을 뜨지 않고 평보평사법(平補平瀉法)을 쓰고, 드문 월경이나 고르지 않은 월경의 경우에는 침과 뜸을 배합하는 것이 좋다.

【참고처방】

월경 양이 많고 거뭇하며, 아랫배가 차고 땀을 잘 흘리는 것은 임맥(任脈)이 허약한 데다 풍한(風寒)이 침입된 것이므로 관원(關元)에 뜸 100장을 뜬다.

월경이 고르지 못하여 핏덩이가 나오는 경우에는 관원(關元)·간사(間使)·음교(陰交)·천추(天樞)에 침을 놓거나 뜸을 7~100장 뜬다.

월경이상(月經異常) : ① 기해(氣海)·중극(中極)·관원(關元).

② 기해(氣海)·중극(中極)·대맥(帶脈)·신수(腎兪)·삼음교(三陰交).

③ 관원(關元)·삼음교(三陰交)를 주혈(主穴)로 하고, 허증(虛證)에는 족삼리(足三里)·혈해(血海)·심수(心兪)를, 실증(實證)에는 태충(太衝)·중극(中極)을 보조혈로 쓴다.

④ 관원(關元)·삼음교(三陰交)를 주혈(主穴)로 하고, 잦은 월경인 경우에는 행간(行間)·혈해(血海)를, 드문 월경인 경우에는 족삼리(足三里)·공손(公孫)을, 고르지 않은 월경인 경우에는 명문(命門)(腎虛證), 내관(內關)·태충(太衝)(肝鬱證)을 보조혈로 쓴다.

⑤ 기충(氣衝)·귀래(歸來)·수도(水道)·곡골(曲骨)·중극(中極)·관원(關元)·기해(氣海).

잦은 월경 : ① 혈열증(血熱證)에는 행간(行間)·태충(太衝)·양릉천(陽陵泉)·혈해(血海)(사법)를, 비허증(脾虛證)에는 삼음교(三陰交)·족삼리(足三里)(보법)·관원(關元)(뜸)을, 간울증(肝鬱證)에는 간수(肝兪)·태충(太衝)·양릉천(陽陵泉)(사법)·기해(氣海)(평보사)를, 허열증(虛熱證)에는 족삼리(足三里)·태계(太谿)·관원(關元)을 쓴다.

② 관원(關元)・삼음교(三陰交)・혈해(血海)・행간(行間)・족삼리(足三里)・공손(公孫).

③ 신수(腎兪)・화료(和髎)・대거(大巨)・척택(尺澤)・족삼리(足三里)・음곡(陰谷)・부류(復溜).

④ 신수(腎兪)・소장수(小腸兪)・관원(關元)・족삼리(足三里)・태계(太谿)(마늘뜸)로 하루에 한 번씩 10번을 한 치료주기로 한다.

⑤ 혈해(血海)・관원(關元)을 주혈(主穴)로 하고 실열(實熱)이 있으면 태충(太衝)・곡지(曲池)를, 허열(虛熱)이 있으면 삼음교(三陰交), 기울(氣鬱) 증상이 있으면 행간(行間)・지기(地機)를, 기허(氣虛) 증상이 심하면 족삼리(足三里)・비수(脾兪)를 보조혈로 쓴다.

⑥ 혈열증(血熱證)에는 곡지(曲池)・삼음교(三陰交)・관원(關元)을, 비허증(脾虛證)에는 중완(中脘)・족삼리(足三里)・삼음교(三陰交)를 쓰되, 가슴이 몹시 답답하면 내관(內關), 월경 색이 흑자색을 띠거나 핏덩이가 나오면 혈해(血海), 잘 노하면 행간(行間)을 더 쓴다.

드문 월경 : ① 관원(關元)・삼음교(三陰交)를 주혈(主穴)로 하고, 태충(太衝)・명문(命門)・내관(內關)을 보조혈로 쓴다.

② 견정(肩貞)・신수(腎兪)・차료(次髎)・음포(陰胞)・삼음교(三陰交).

③ 허한증(虛寒證)에는 관원(關元)・기해(氣海)(뜸), 혹은 천추(天樞)・수천(水泉)을 쓰거나 중극(中極)・신수(腎兪)・기해(氣海)・삼음교(三陰交)를 쓴다.

어혈증(瘀血證)에는 삼음교(三陰交)(사법)・합곡(合谷)(보법)・기해(氣海)・혈해(血海)를, 혈허증(血虛證)에는 족삼리(足三里)・격수(膈兪)(보법)를 쓴다.

④ 기해(氣海)・기혈(氣穴)・삼음교(三陰交)를 주혈(主穴)로 하고, 실한증(實寒證)에는 귀래(歸來)・천추(天樞), 허한증(虛寒證)에는 명문(命門)・태계(太谿), 기체증(氣滯證)에는 여구(蠡溝)를 보조로 쓴다.

⑤ 혈허증(血虛證)에는 기해(氣海)・관원(關元)・삼음교(三陰交)를, 기체어혈증(氣滯瘀血證)에는 혈해(血海)・삼음교(三陰交)・행간(行間)을 쓰되 가슴이 몹시 답답하면 내관(內關)을 배합한다.

고르지 않은 월경 : ① 관원(關元)・삼음교(三陰交)를 주혈(主穴)로 하고, 간울증(肝鬱證)에는 태충(太衝)・간수(肝兪)・기문(期門)을, 신허증(腎虛證)에는 신수(腎兪)・태계(太谿)・수천(水泉)을 보조혈로 쓴다.

② 기해(氣海)・관원(關元)・혈해(血海)・삼음교(三陰交).

【임상자료】

① 월경이상(月經異常)을 주증상으로 하는 불임증환자 129례(드문 월경 환자 39례, 속발성 무월경 환자 59례, 원발성 무월경 환자 17례, 과장월경 환자 14례)를 침과 이침(耳鍼)을 배합하여 치료한 자료에 의하면, 호르몬 및 온천요양 치료효과보다 훨씬 더 좋았다고 한다. 즉, 호른몬 및 온천 치료에서는 치료율이 50~70%였는데, 침 · 이침 배합치료에서는 82~93%였다.

치료는 질병에 따라 다음과 같이 하였다.

원발성 무월경 환자는 삼음교(三陰交) · 합곡(合谷) · 혈해(血海)와 귀의 자궁 · 내분비 · 난소 · 콩팥 · 간 구역을 주혈(主穴)로 하고, 신수(腎俞) · 격수(膈俞) 및 귀의 뇌 구역을 보조혈로 하였고, 대조조(호르몬 치료)에는 폴리쿨린 · 프로게스테론(progesterone, 성호르몬) · 고나도트로핀(gonadotropic hormone, 생식선자극호르몬)을 썼다. 속발성 무월경 환자에게는 삼음교(三陰交) · 혈해(血海) · 합곡(合谷)과 귀의 자궁 · 내분비 · 난소 · 콩팥 · 간 구역을 주혈(主穴)로 하고, 신수(腎俞) · 귀래(歸來) 및 귀의 흥분구역을 보조혈로 하였으며, 대조조에는 원발성 때와 같은 호르몬치료를 하면서 온천욕을 배합하였다.

드문 월경 환자에게는 삼음교(三陰交) · 합곡(合谷) · 혈해(血海)와 위와 같은 이침혈(耳鍼穴)을 주혈(主穴)로 하고, 귀래(歸來) 및 귀의 교감과 뇌 구역을 보조혈로 하고, 대조조에는 위와 같은 호르몬 치료를 하였다.

과장월경 환자에게는 행간(行間) · 음릉천(陰陵泉) · 은백(隱白)과 귀의 자궁 · 뇌 · 내분비 · 간 · 비 · 폐 · 콩팥 구역을 주혈(主穴)로 하고, 부속기 · 외생식기를 보조혈로 하였으며, 대조조에는 옥시토신(Oxytocin, 뇌에서 신경조절물질로 작용) · 염화코다르닌 · 비타민K_3를 썼다.

② 월경이상(月經異常) 환자 수십 명을 자라내기방법으로 치료한 자료에서는 유효율이 훨씬 높았다고 한다. 자라내는 부위는 요양관(腰陽關)과 요수(腰俞) 사이에서 한 곳을 선택하였다(낮은 부위를 선택하는 것이 좋음).

【증례1】 김××, 여자, 28세.

월경주기가 앞당겨지면서 양이 많고 색이 검붉었다. 결혼한 지 3년이 지났으나 임신되지 않았다. 이밖에 월경 때 유방이 불어나는 감이 있고 입맛이 없으며 아랫배와 옆구리가 아팠다.

간기울(肝氣鬱)이 화(火)로 전변되어 자궁에 열(熱)이 몰린 것으로 변증하고 소간이기(疏肝理氣), 청열조경(淸熱調經)하는 원칙에서 행간(行間) · 간수(肝俞)로 간화(肝火)를 내리고 몰린 기(氣)를 흩어지게 하였으며, 혈해(血海)와 지기(地機)로 영분(營分)을 조화시키고 열(熱)을 내리게 하였으며, 족삼음경(足三陰經)의 교회혈(交會穴)인 삼음교(三陰交)로 소간익신(疏肝益腎), 건비통혈(健脾通血), 양혈(養血)하게 하였다.

침은 하루에 한 번씩 20분 동안 꽂아두었으며 평보평사법(平補平瀉法)을 썼다.

침을 4번 맞은 다음부터 월경양이 적어졌으며 색도 정상에 가까워졌다. 그 해에 임신되었다.

【증례2】 오××, 여자, 28세.

4년 전부터 월경이 고르지 않고 여러 가지 증상(입맛이 없는 것, 권태감, 나른한 감, 불면증, 백대, 가슴 두근거림 등)이 나타나면서 임신되지 않는다. 혀는 커져 있고 희끄무레하며 혀 변두리에 잇자국이 있고 맥은 침세(沈細)하였다.

관원(關元)・족삼리(足三里)・삼음교(三陰交)・내관(內關)・중완(中脘)・천추(天樞)에 매월 월경이 시작되기 전에 보법(補法)으로 하루에 한 번씩 침을 놓았다.

2개월 동안 치료한 다음 월경이 정상으로 되었으며 다른 증상들도 없어졌다.

2. 월경통(月經痛)

【처방1】 중극(中極)・차료(次髎)・지기(地機)・합곡(合谷)・삼음교(三陰交)・혈해(血海).

적응증 : 어혈(瘀血)로 생긴 월경통(月經痛)(實證).

증상에 따라 더 쓰는 경혈 : 기체(氣滯)로 배가 아픈 경우에는 기해(氣海), 핏덩이가 나오는 경우에는 행간(行間), 가슴이 답답하면서 메스꺼운 경우에는 내관(內關).

처방해설 : 중극(中極)은 충・임맥(衝任脈)을 조화시켜 잘 통하게 하므로 하복부통(下腹部痛)을 없애주고, 지기(地機)는 비경(脾經)의 극혈(郄穴)로서 비(脾)의 기능을 조화시켜 기혈(氣血)을 잘 통하게 하므로 통증을 멎게 한다. 차료(次髎)는 월경통(月經痛)을 치료하는 경험혈이며, 합곡(合谷)・혈해(血海)・삼음교(三陰交)는 어혈(瘀血)을 삭이고 기혈(氣血)을 잘 통하게 해준다. 즉, 이 처방은 어혈을 풀고 통증을 멎게 하는 작용을 한다.

【처방2】 명문(命門)・신수(腎兪)・관원(關元)・족삼리(足三里)・대혁(大赫)・비수(脾兪).

적응증 : 기혈(氣血)이 허(虛)하여 오는 월경통(月經痛).

증상에 따라 더 쓰는 경혈 : 복통(腹痛)이 멎지 않으면 기해(氣海), 어지럽거나 가슴이 두근거리면 백회(百會)·신문(神門).

처방해설 : 명문(命門)으로는 진양(眞陽)을 보(補)하고 신수(腎兪)와 충·임맥(衝任脈)의 교회혈(交會穴)인 대혁(大赫)(뜸)은 신(腎)을 보(補)하고 양기(陽氣)를 도와준다. 관원(關元)은 하초(下焦)의 원기(元氣)를 보(補)하고 충·임맥을 조화시켜 주며, 족삼리(足三里)와 비수(脾兪)는 기혈(氣血)을 보(補)해 준다. 기혈을 보(補)하고 충·임맥을 조화시켜 기혈을 충실하게 하면 통증이 멎는다.

【월경통의 개념과 치료방법】

개념 : 월경 때마다 주기적으로 아랫배와 허리가 아프면서 메스꺼움, 구토 등 전신장애 증상들이 나타나는 것을 말한다. 통증은 월경을 며칠 앞두고 시작되거나 월경과 함께 시작되어 주기적으로 반복되는 경우(원발성 통증이 있을 수 있는 기질적 병변은 없음)와 월경통이 없던 여자들에게서 도중에 통증이 나타나는 경우(속발성 통증이 있을 수 있는 기질적 병변이 있을 수 있음)가 있다.

보통 실증(實證)과 허증(虛證)으로 나누는데, 실증(實證)은 한랭한 기운(찬 자극)을 받아서 충·임맥(衝任脈)과 자궁의 혈(血)이 제대로 돌지 못하여 생기거나 정서적 변화로 기(氣)가 몰려서 생긴다고 보며, 허증(虛證)은 본래 체질이 허약한데다 기혈(氣血)이 부족하여 생긴다고 본다. 대체로 실증(實證)이 많다.

현대의학에서는 생식기의 국소 병변 혹은 내분비 및 신경정신인자와 관련된다고 보고 있다.

치료방법 : 실증(實證)인 경우에는 임맥(任脈)과 족태음경(足太陰經)의 경혈을 주로 쓰는데, 변증형(辨證型)에 따라 소간해울(疏肝解鬱), 활혈화어(活血化瘀), 온경산한(溫經散寒)하는 방법으로 사법(瀉法)을 주로 쓰고, 허증(虛證)인 경우에는 임맥(任脈)·독맥(督脈)·족소음(足少陰)·족양명경(足陽明經)의 경혈로 비신(脾腎)을 보(補)하여 원양(元陽)을 도와주는 원칙에서 보법(補法)을 쓰거나 뜸을 뜬다.

침구치료는 대체로 월경이 시작되기 5~7일 전부터 하루건너 한 번씩 하며 한 치료주기는 2~3개월이다.

【참고처방】

월경 주기와 색, 양은 정상이나 어지럽고 아랫배가 아픈 경우 : ① 조해(照海)·양교(陽交)·내정(內庭)·합곡(合谷).

② 내정(內庭).

월경통(月經痛) : ① 어혈증(瘀血證)에는 합곡(合谷)(보법)·삼음교(三陰交)·혈해(血海)·귀래(歸來)(사법)·관원(關元)(뜸), 기체증(氣滯證)에는 행간(行間)·태충(太衝)·관원(關元)·기해(氣海)·중극(中極)·차료(次髎)(사법), 기혈부족증(氣血不足證)에는 관원(關元) 혹은 기해(氣海)(뜸)·비수(脾兪)·족삼리(足三里)(보법).

② 기해(氣海)·삼음교(三陰交)·합곡(合谷)을 주혈(主穴)로 하고, 관원(關元)·족삼리(足三里)를 보조혈로 한다.

③ 기체증(氣滯證)에는 행간(行間)·중극(中極)·차료(次髎), 어혈증(瘀血證)에는 합곡(合谷)·삼음교(三陰交)·혈해(血海)·천추(天樞), 허증(虛證)에는 기해(氣海)·관원(關元)·족삼리(足三里)·비수(脾兪)·귀래(歸來).

④ 한습증(寒濕證)에는 중극(中極)·수도(水道)·지기(地機)를 주혈(主穴)로 하고, 통증이 심하면 차료(次髎)·귀래(歸來), 허리 및 복부 통증이 있으면 명문(命門)·신수(腎兪)를 보조혈로 한다.

간기울증(肝氣鬱證)에는 기해(氣海)·태충(太衝)·삼음교(三陰交)를 주혈(主穴)로 하고, 헛배가 부른 경우에는 천추(天樞)·기혈(氣穴)·지기(地機), 옆구리가 당기는 경우에는 양릉천(陽陵泉)·광명(光明), 가슴이 답답한 경우에는 내관(內關)을 보조혈로 쓴다.

간신허증(肝腎虛證)에는 간수(肝兪)·신수(腎兪)·관원(關元)·족삼리(足三里)·소해(小海)를 주혈(主穴)로 하고, 귀에서 소리가 나거나 어지러운 경우에는 현종(懸鐘)·태계(太谿), 배가 아픈 경우에는 대혁(大赫)·기혈(氣穴)을 보조혈로 쓴다.

⑤ 관원(關元)·삼음교(三陰交)를 주혈(主穴)로 하고, 귀래(歸來)·삼음교(三陰交)·족삼리(足三里)·신수(腎兪)를 보조혈로 쓰되, 기체어혈(氣滯瘀血) 증상이 있으면 귀래(歸來)·기해(氣海)를, 허한(虛寒) 증상이 있으면 족삼리(足三里)·신수(腎兪)를 더 쓴다.

침은 대체로 월경 시작 3일 전부터 하루건너 한 번씩 놓으며, 통증이 멎을 때까지 20분 정도 강한 자극을 준다.

⑥ 실증(實證)에는 중극(中極)·합곡(合谷)·혈해(血海)·삼음교(三陰交)·행간(行間)을, 허증(虛證)에는 기해(氣海)·관원(關元)·비수(脾兪)·귀래(歸來)·지기(地機)를 쓴다.

⑦ 관원(關元)·대거(大巨)·수도(水道)·혈해(血海)·삼음교(三陰交)(월경 시작

4~5일 전부터 끝날 때까지 매일 놓음).

⑧ 천추(天樞) · 기해(氣海) · 관원(關元) · 자궁(子宮, 경외기혈) · 삼음교(三陰交).

⑨ 관원(關元) · 중극(中極) · 대거(大巨) · 수도(水道) · 혈해(血海) · 삼음교(三陰交).

【임상자료】

① 월경통(月經痛) 환자 50례를 침으로 치료한 자료에 의하면, 통증이 완전히 없어진 환자가 31례(62%), 뚜렷하게 줄어든 환자가 17례(34%)로서 유효율이 96%였다고 한다.

치료는 아시혈(阿是穴)인 삼음교(三陰交)(89%)와 상성(上星)(35%)에 가는 침을 2~3㎜ 깊이로 횡침(橫鍼)하고 10분 동안 유침(留鍼)하였다. 침은 월경 5일 전부터 월경이 끝날 때까지 매일 놓았다.

② 월경통 환자 83례에게 부항을 붙여 치료한 다른 자료에 의하면, 월경 첫날에 멎은 환자가 15례, 둘째 날에 멎은 환자가 33례, 셋째 날에 멎은 환자가 35례로서 83례 모두 나았다.

부항은 아랫배의 압통점에 1개, 허리 부위에 2개, 장강(長强) 부위에 1개씩 15~20분 동안 붙이는데, 월경 15~17일 전부터 하루에 한 번씩 붙였다.

③ 월경통 환자 83례에게 침을 놓아 치료한 다른 자료에서는, 침을 한 번 맞고 통증이 멎은 환자가 25례, 두 번 맞고 멎은 환자가 29례, 3번 만에 멎은 환자가 5례, 네 번 이상 맞고 멎은 환자가 3례로서 완치율이 76.5%였다.

경혈(經穴)은 관원(關元) · 귀래(歸來) · 삼음교(三陰交)를 주혈(主穴)로 하고, 기체어혈증(氣滯瘀血證)에는 태충(太衝), 한증(寒證)에는 혈해(血海), 기혈허증(氣血虛證)에는 기해(氣海) · 족삼리(足三里)를 더 썼다.

【증례1】 박××, 여자, 29세.

매월 월경이 있기 2~3일 전부터 아랫배가 몹시 아프고 월경 색이 검붉으며 핏덩이가 섞여 나왔다. 맥은 침삽(沈澁)하고 손발이 차며, 백태(白苔)가 엷게 끼어 있었다.

한랭자극으로 생긴 어혈증(瘀血證)으로 변증하고 중극(中極) · 기해(氣海) · 차료(次髎) · 지기(地機) · 행간(行間)에 사법(瀉法)으로 침을 놓은 다음 중극(中極) · 기해(氣海)에 뜸대뜸을 15~20분 동안 떴다.

2번 만에 통증이 멎었다. 그 후 1년 동안 경과를 관찰해본 결과 재발하지 않았다.

【증례2】 유××, 여자, 37세.

8년 전부터 월경 때마다 발작적인 심한 복통(腹痛)과 함께 온몸이 나른하고 어지러우며 허벅지가 아프곤 하였는데, 월경이 끝나면 가신 듯이 없어졌다. 다른 일반 검사에서는 병적 소견을 찾아볼 수 없었다.

월경통으로 진단받고 약물치료를 받았으나 효과가 없었으므로 침치료를 받기 시작하였다.

침은 관원(關元)・합곡(合谷)・삼음교(三陰交)에 놓되 월경시작 2~3일 전부터 놓았다.

침을 3번 맞은 다음부터 월경이 시작되었는데, 통증이 나타나지 않았고 그 밖의 증상들도 뚜렷하게 줄었다. 침을 2번 더 맞고 끊었는데, 월경기간 동안 별다른 증상이 없었다. 1년 동안 경과를 관찰해 보았으나 다른 증상이 나타나지 않았다.

3. 무월경(無月經, 經閉)

【처방1】 비수(脾兪)・신수(腎兪)・기해(氣海)・족삼리(足三里).

적응증 : 음혈부족(陰血不足)으로 생긴 무월경(無月經).

증상에 따라 더 쓰는 경혈 : 월경양이 몹시 적은 경우에는 격수(膈兪)・혈해(血海), 설사하는 경우에는 천추(天樞)・대장수(大腸兪), 가슴이 두근거리거나 어지러운 경우에는 백회(百會)・내관(內關).

처방해설 : 비위(脾胃)는 후천(後天)의 근본으로서 음식물을 소화흡수하여 기혈(氣血)로 변화시키는 작용을 하므로 기혈의 원천이 되고, 비위(脾胃)의 기능이 좋으면 기혈도 충실해진다. 그러므로 족삼리(足三里)와 비수(脾兪)로 비위(脾胃)의 기능을 높이도록 하였고, 선천(先天)의 근본인 신기(腎氣)가 왕성하면 정혈(精血)이 또한 충족되므로 신수(腎兪)와 기해(氣海)로 신기(腎氣)를 보(補)하도록 하였다. 즉, 이 처방은 비(脾)와 신(腎)을 보(補)하여 보혈통경(補血通經)하는 작용이 있다.

【처방2】 중극(中極)・합곡(合谷)・혈해(血海)・삼음교(三陰交)・행간(行間).

적응증 : 기체(氣滯)・어혈(瘀血)・습담(濕痰) 등으로 충임경혈(衝任經血)이 몰려서 생긴 무월경(血滯經閉).

증상에 따라 더 쓰는 경혈 : 어혈증상이 심한 경우에는 기충(氣衝)・지기(地機)・곡천(曲泉), 번열(煩熱)이 나면서 가슴이 답답한 경우에는 내관(內關)・조해(照海).

처방해설 : 중극(中極)은 족삼음경(足三陰經)과의 교회혈(交會穴)로서 충・임맥(衝任脈)을 조화시키고 하초(下焦)의 기능을 조정하여 월경을 통하게 하며, 혈해(血海)와 행간(行間)은 비(脾)의 기능을 돕고 소간해울(疏肝解鬱)하며 막힌 것을 통하게

하므로 어혈(瘀血)을 삭여준다. 합곡(合谷)은 기(氣)를 잘 돌게 하면서 기분(氣分)의 열(熱)을 없애주며, 삼음교(三陰交)는 족삼음경(足三陰經)의 교회혈(交會穴)로서 어혈(瘀血)을 흩어지게 한다. 즉, 이 처방은 어혈을 없애고 월경을 통하게 하는 작용을 한다.

【경폐의 개념과 치료방법】

개념 : 월경이 있어야 할 시기에 월경이 없는 것을 말한다. 월경이 있어야 할 나이에 이른 여자들에게서 월경이 없는 것을 원발성무월경(原發性無月經)이라 하고, 월경이 정상적으로 있다가 병적으로 3개월 이상 없는 경우를 속발성무월경(續發性無月經)이라 한다. 또 생리적 무월경(성발육기 전, 젖먹이는 시기, 임신기, 갱년기)과 병적 무월경으로 나누기도 한다.

병적 무월경은 충·임경혈(衝任經血)이 부족하거나 막혀서 생긴다고 본다. 충·임경혈이 부족해지는 경우는 혈허(血虛), 신허(腎虛), 음혈(陰血) 소모가 많을 때이며, 충·임경혈이 막히는 경우는 어혈(瘀血), 기체(氣滯), 습담(濕痰) 때이다. 이러한 원인들에 따라서 혈허경폐(血虛經閉), 신허경폐(腎虛經閉), 어혈경폐(瘀血經閉), 기체경폐(氣滯經閉), 습담경폐(濕痰經閉) 등으로 변증하여 치료한다.

현대의학에서는 생식기계통이나 내분비계통의 장애 때 생길 수 있고, 기타 다른 장기의 질병으로 전신변화가 있을 때 생긴다고도 본다.

정서장애로 기(氣)가 몰려서 생긴 무월경은 침구치료에 잘 반응하지만 자궁이나 난소의 발육부전, 빈혈 등의 기질적인 변화로 생긴 무월경은 침구치료에 잘 반응하지 않는다. 그러므로 반드시 원인치료를 같이 하여야 한다.

치료방법 : 충·임경혈(衝任經血)이 부족해서 생기는 무월경(血枯經閉)은 음혈(陰血)을 보(補)하는 원칙에서 임맥(任脈)의 경혈과 비신(脾腎)의 배수혈(背兪穴)에 보법(補法)을 주로 쓰거나 뜸을 배합할 수 있고, 충·임경혈이 막혀서 생기는 무월경(血滯經閉)은 어혈(瘀血)을 없애고 혈(血)을 잘 돌게 하는 원칙에서 임맥(任脈)과 족태음(足太陰)·족궐음경(足厥陰經)의 경혈에 사법(瀉法)을 주로 쓴다.

【참고처방】

① 합곡(合谷)·음곡(陰谷)·혈해(血海)·기충(氣衝).

② 삼음교(三陰交)·관원(關元)을 주혈(主穴)로 하고, 허증(虛證)에는 족삼리(足三里)·혈해(血海)·신수(腎兪), 실증(實證)에는 태충(太衝)·중극(中極)을 보조혈로 쓴다.

③ 회음(會陰).

④ 대맥(帶脈).

⑤ 중극(中極)·신수(腎俞)·합곡(合谷)·삼음교(三陰交).

⑥ 요수(腰俞)·조해(照海)(뜸).

⑦ 명문(命門)·관원수(關元俞)·차료(次髎)·관원(關元)·대맥(帶脈)·지기(地機)·요양관(腰陽關)·신수(腎俞)·중료(中髎)·중극(中極)·삼음교(三陰交).

⑧ 명문(命門)·신수(腎俞)·대장수(大腸俞)·장강(長强)·합곡(合谷)·삼음교(三陰交)·지기(地機)·혈해(血海)·사만(四滿)·대혁(大赫)·관원(關元)·중극(中極)·곡골(曲骨)·귀래(歸來)·곤륜(崑崙).

⑨ 혈고경폐(血枯經閉) : 간수(肝俞)·비수(脾俞)·격수(膈俞)·신수(腎俞)·관원(關元)·족삼리(足三里)·삼음교(三陰交).

⑩ 혈체경폐(血滯經閉) : 중극(中極)·지기(地機)·합곡(合谷)·삼음교(三陰交)·태충(太衝)·풍륭(豊隆)·간사(間使)·관원(關元)·중극(中極)·기해(氣海)·천추(天樞)·혈해(血海)·삼음교(三陰交).

⑪ 혈허경폐(血虛經閉) : 비수(脾俞)·위수(胃俞)·중완(中脘)·귀래(歸來)·족삼리(足三里)·삼음교(三陰交).

⑫ 합곡(合谷)·음교(陰交)·혈해(血海)·기충(氣衝).

⑬ 삼음교(三陰交)·곡지(曲池)·지구(支溝)·족삼리(足三里).

【임상자료】

① 원발성무월경(原發性無月經) 환자 19례를 침으로 치료한 자료에 의하면, 월경이 정상으로 된 환자가 9례, 뚜렷하게 호전된 환자(월경이 있기는 한데 주기가 고르지 못하고 색이 멀겋거나 양이 적은 것)가 5례, 호전된 환자(월경이 있기는 한데 침을 놓지 않으면 없어지는 경우)가 4례, 효과가 없는 환자(3개월 이상 침을 놓아도 효과가 없는 것)가 1례였다.

침치료는 관원(關元)·삼음교(三陰交)·혈해(血海)·지기(地機)를 주혈(主穴)로 하고, 합곡(合谷)·귀래(歸來)·자궁(子宮)·족삼리(足三里)를 보조혈로 하여 평보평사법(平補平瀉法)으로 하루에 한 번씩 놓았으며, 10번을 한 치료주기로 하였다. 치료주기 사이에는 3~5일 쉬게 하였다.

② 속발성무월경(續發性無月經) 환자 34례를 침으로 치료한 자료에서는, 3개월 사이에 나은 경우가 55.9%, 유효율이 73.5%였다고 한다. 평균치료 횟수는 3~8번이었다.

【증례】 허××, 여자, 21세.

17세 때 월경이 시작되어 매월 정상적으로 있었는데, 1986년 5월부터 까닭 없이 월경이 없어지고, 가슴과 옆구리가 그득하고 답답하며, 아랫배가 불어나는 듯하고 아프며 명치 밑이 거북하였다. 맥은 현(弦)하고 별일 아닌데도 성을 내곤 하였다.

정서장애로 간기(肝氣)가 울결(鬱結)되어 충 · 임경혈(衝任經血)이 몰려서 생긴 혈체경폐(血滯經閉)로 변증하고 소간해울(疏肝解鬱), 거어통경(祛瘀通經)하는 방법으로 중극(中極) · 합곡(合谷) · 혈해(血海) · 삼음교(三陰交) · 행간(行間) · 수도(水道) · 지기(地機)에 하루에 한 번씩 침을 놓았다.

치료 5일 만에 월경이 시작되었는데, 그 후 계속 정상적으로 있었다.

4. 붕루(崩漏)

【처방1】 중극(中極) · 혈해(血海) · 삼음교(三陰交) · 은백(隱白) · 수천(水泉).

적응증 : 실열형붕루(實熱型崩漏).

증상에 따라 더 쓰는 경혈 : 핏덩이가 나오면 수도(水道), 대변이 굳으면 천추(天樞).

처방해설 : 중극(中極)은 임맥(任脈)과 족삼음경(足三陰經)의 교회혈(交會穴)로서 이 경맥들의 경기(經氣)를 조절하고 어혈(瘀血)을 없애며 열을 내려준다. 은백(隱白)은 비(脾)를 보(補)하여 혈(血)을 잘 통솔하게 한다. 족소음경(足少陰經)의 극혈(郄穴)인 수천(水泉)은 음(陰)을 보(補)하여 허화(虛火)를 없애주며(滋陰降火), 혈해(血海)는 혈분(血分)의 열(熱)을 없애준다. 즉, 이 처방은 청열거어지혈(淸熱祛瘀止血) 작용을 한다.

【처방2】 음교(陰交) · 삼음교(三陰交) · 은백(隱白) · 내관(內關) · 태계(太谿).

적응증 : 음허형붕루(陰虛型崩漏).

증상에 따라 더 쓰는 경혈 : 가슴이 두근거리고 불면증(不眠症)이 있으면 신문(神門) · 심수(心兪), 음허화왕(陰虛火旺) 증상이 있으면 교신(交信) · 합양(合陽).

처방해설 : 임맥(任脈)의 음교(陰交)는 족소음경(足少陰經)과 충맥(衝脈)의 교회혈(交會穴)로서 충 · 임경혈(衝任經血)을 보(補)하고 잘 조절하며 수렴고삽(收斂固澁)해 준다. 은백(隱白)과 삼음교(三陰交)는 비(脾)를 보(補)하여 통혈(通血) 작용을 강하게 해주며, 내관(內關)과 태계(太谿)는 심신(心腎)을 조화시키고 허열(虛熱)을 없애준다. 즉, 이 처방은 자음강화(滋陰降火)하여 피를 멎게 하는 작용이 있다.

【처방3】 관원(關元)·삼음교(三陰交)·비수(脾兪)·족삼리(足三里)·은백(隱白).

적응증 : 기허형붕루(氣虛型崩漏).

증상에 따라 더 쓰는 경혈 : 아랫배가 차고 아프면 기해(氣海), 입맛이 없으면 중완(中脘).

처방해설 : 관원(關元)은 족삼음경(足三陰經)과 충·임맥(衝任脈)의 교회혈(交會穴)로서 충·임맥의 경기(經氣)를 보(補)하고 조절하며 수렴고삽(收斂固澁) 작용을 한다. 삼음교(三陰交)·은백(隱白)은 건비통혈(健脾通血)하여 피를 멎게 해준다. 족삼리(足三里)·비수(脾兪)는 중기(中氣)를 보(補)하여 익기섭혈(益氣攝血)하게 한다. 즉, 이 처방은 비위(脾胃)를 보(補)하여 익기섭혈지혈(益氣攝血止血) 작용을 한다.

【처방4】 관원(關元)·기해(氣海)·삼음교(三陰交)·은백(隱白)·백회(百會).

적응증 : 허탈형붕루(虛脫型崩漏).

증상에 따라 더 쓰는 경혈 : 맥박이 잘 느껴지지 않으면 내관(內關), 땀이 멎지 않으면 음극(陰郄).

처방해설 : 기해(氣海)와 관원(關元)은 모두 허손증(虛損證)을 치료하는 기본혈(氣海는 精氣를 補하고 關元은 元陽을 補함)로서 정기(精氣)를 북돋아주고 양(陽)을 도와 허탈증(虛脫證)을 낫게 하며, 은백(隱白)과 삼음교(三陰交)는 보비통혈(補脾通血)하여 피를 멎게 해준다. 백회(百會)는 맑은 양기(陽氣)를 끌어올려 머리를 맑게 하고 각성시켜 준다. 즉, 이 처방은 회양고탈지혈(回陽固脫止血) 작용을 한다.

【붕루의 개념과 치료방법】

개념 : 여성성기로부터 이상적으로 피가 나오는 것을 말한다. 한의학에서는 피가 나오는 양과 정도에 따라서 붕혈(崩血)과 누혈(漏血)로 나누었다. 즉, 갑자기 피가 많이 나오는 것을 붕혈(崩證), 조금씩 오랫동안 나오는 것을 누혈(漏下)이라고 하였다. 붕루(崩漏)는 대체로 혈열(血熱), 기허(氣虛), 어혈(瘀血) 등이 충·임경혈(衝任經血)을 문란케 하여서 생긴다고 본다. 그러므로 나타나는 증상에 따라서 혈열붕루(血熱崩漏, 實熱型), 기허붕루(氣虛崩漏), 음허붕루(陰虛崩漏), 어혈붕루(瘀血崩漏)로 나누어 치료한다.

혈열증(血熱證, 實熱證)인 경우에는 피나는 양이 많고 색이 빨가면서 보라색을 띠며, 역한 냄새가 나거나 핏덩이가 섞여 나오는 것과 함께 아랫배가 아파서 손을 대지 못하게 한다. 이밖에 대변이 굳고 입안이 마르며, 혀가 붉고 누른 설태(舌苔)

가 끼며, 맥이 유력(有力)하고 현삭(弦數)하다.

음허증(陰虛證)인 경우에는 혈색이 빨갛고 이명(耳鳴)이 있으며, 가슴이 두근거리고 미열(微熱)이 나며, 잠을 잘 자지 못한다. 혀는 연붉고 설태(舌苔)는 없거나 백태(白苔)가 엷게 끼며, 맥은 세삭(細數)하고 힘이 없다.

기허증(氣虛證)인 경우에는 혈색이 멀겋고 컴컴하며, 오랫동안 잘 멎지 않고 아랫배가 늘 차며 아프다. 얼굴은 창백하고 추위를 잘 타며, 누워 있으려고만 한다. 맥은 침세(沈細)하고 혀는 희끄무레하다.

어혈증(瘀血證)인 경우에는 혈색이 검붉고 아랫배가 몹시 아프며, 혀에 어혈반(瘀血斑)이 있거나 혀가 거뭇하고, 맥이 현(弦)하며 유력(有力)하다.

허탈형(虛脫型)은 심한 출혈로 의식이 흐려지거나 식은땀을 몹시 흘리며 몸이 싸늘하다.

현대 의학적으로는 여러 가지 원인으로 생기는 성기출혈, 즉 성기의 기질적 병변(신생물, 이물, 염증, 임신성 변화, 종양 등)으로 오는 출혈과 기능장애로 오는 성기출혈을 모두 포함시킬 수 있지만, 보통 기질적 병변에 의한 것은 해당 질병들에서 취급하고 여기서는 주로 기능장애성 출혈만을 대상으로 한다.

기능장애성 출혈은 성주기조절에 참여하는 신경내분비계통의 장애로 오는 출혈로서 성발육기나 갱년기에 흔히 볼 수 있는 무배란성 출혈과 성성숙기에 보게 되는 배란성 주기출혈로 나눈다. 그러므로 붕루(崩漏)를 침구로 치료하기에 앞서 반드시 전문과적인 진찰을 받고, 해당하는 원인치료를 함께 하여야 한다.

치료방법 : 변증형(辨證型)에 따라 임맥(任脈)과 족삼음경(足三陰經)의 경혈을 주로 쓰는데, 열증(熱證)은 사법(瀉法)으로, 허증(虛證)은 보법(補法)으로 치료하고 뜸을 뜰 수 있다. 열증에는 뜸을 뜨지 않는다.

【참고처방】

붕루(崩漏) : ① 태충(太衝) · 혈해(血海) · 음곡(陰谷) · 연곡(然谷) · 삼음교(三陰交) · 간수(肝兪) · 지구(支溝).

② 혈해(血海) · 음곡(陰谷) · 삼음교(三陰交) · 행간(行間) · 태충(太衝) · 중극(中極).

③ 허한증(虛寒證)에는 비수(脾兪) · 은백(隱白) · 삼음교(三陰交) · 양릉천(陽陵泉), 혹은 교신(交信) · 합양(合陽).

혈열증(血熱證)에는 행간(行間) · 대돈(大敦) · 혈해(血海) · 은백(隱白) · 양릉천(陽陵泉).

어혈증(瘀血證)에는 기해(氣海) · 기충(氣衝) · 은백(隱白) · 삼음교(三陰交) · 양릉

천(陽陵泉).

④ 실증(實證)에는 기해(氣海)·삼음교(三陰交)·은백(隱白)을 주혈(主穴)로 하고, 혈열증(血熱證)에는 혈해(血海)·수천(水泉), 습열증(濕熱證)에는 중극(中極)·음릉천(陰陵泉), 기울증(氣鬱證)에는 태충(太衝)·지구(支溝)·대돈(大敦), 어혈증(瘀血證)에는 지기(地機)·기충(氣衝)·충문(衝門)을 보조혈로 쓴다.

허증(虛證)에는 관원(關元)·삼음교(三陰交)·신수(腎兪)·교신(交信)을 주혈(主穴)로 하고, 기허증(氣虛證)에는 기해(氣海)·비수(脾兪)·고황(膏肓)·족삼리(足三里), 양허증(陽虛證)에는 기해(氣海)·명문(命門)·부류(復溜), 음허증(陰虛證)에는 연곡(然谷)·음곡(陰谷)을 보조혈로 쓴다.

⑤ 기해(氣海)·대돈(大敦)·음곡(陰谷)·관원(關元)·태충(太衝)·연곡(然谷)·삼음교(三陰交)·중극(中極).

⑥ 대돈(大敦)·결분(缺盆)·수돌(水突)·곡천(曲泉)·곡택(曲澤)·위중(委中).

⑦ 족삼리(足三里)·삼음교(三陰交)·혈해(血海)·음릉천(陰陵泉)·신수(腎兪)·관원(關元).

⑧ 관원(關元)·삼음교(三陰交)·중극(中極)·혈해(血海)·자궁(子宮).

⑨ 음교(陰交)·삼음교(三陰交)·비수(脾兪)·간수(肝兪)·은백(隱白)(뜸)을 주혈(主穴)로 하고, 기허증(氣虛證)에는 명문(命門)·관원(關元)(뜸), 혈열증(血熱證)에는 혈해(血海)·대돈(大敦)(피를 빼줌), 출혈이 심하면 백회(百會)(뜸)를 보조혈로 쓴다.

누혈(漏血) : ① 태충(太衝).

② 기해(氣海)·석문(石門).

③ 교신(交信)·음곡(陰谷)·태충(太衝)·삼음교(三陰交).

④ 간수(肝兪)·관원(關元)·삼음교(三陰交)·태충(太衝)·은백(隱白).

붕혈(崩血) : ① 기해(氣海)·대돈(大敦)·음곡(陰谷)·태충(太衝)·연곡(然谷)·삼음교(三陰交)·중극(中極).

② 격수(膈兪)·간수(肝兪)·신수(腎兪)·명문(命門)·기해(氣海)·중극(中極)·간사(間使)·혈해(血海)·부류(復溜)·행간(行間).

기능성자궁출혈(機能性子宮出血) : 자궁(子宮)·삼음교(三陰交)·은백(隱白)(뜸 3장), 출혈이 멎지 않으면 관원(關元)·기해(氣海)·삼음교(三陰交)(뜸 각각 50장).

【임상자료】

① 기능성자궁출혈(機能性子宮出血) 환자 73례를 음교(陰交)·태충(太衝)에 하

루에 한 번씩 침을 놓아 치료한 자료에 의하면, 치료 2~5일 사이에 대상 환자 모두에게서 피가 멎었으며 프로게스테론(progesterone, 여성호르몬)과 비타민K_3, 트롬보플라스틴(thromboplastin, 혈액응고인자)을 쓴 대조조 30례의 치료효과보다 더 좋았다고 한다.

② 기능성자궁출혈 환자 45례를 침[隱白(온침) · 氣海 · 三陰交 · 太衝 · 陷谷을 주혈로 하고, 大都 · 足三里 · 陰陵泉 · 然谷 · 血海 · 百會를 보조혈로 썼음]으로 치료한 다른 자료에서는, 치료 3일 사이에 완전히 멎은 환자가 28례, 뚜렷하게 호전된 환자가 10례, 다소 호전된 환자가 7례로서 치료율이 62.2%였다고 한다.

침은 보통 하루에 한 번 놓되 잘 멎지 않으면 한 번 더 놓았으며, 10분 동안 유침(留鍼)하였다.

③ 기능성자궁출혈 환자 47례를 침(百會 · 氣海 · 關元 · 子宮 · 氣衝 · 三陰交를 주혈로 하고, 章門 · 曲骨 · 中脘 · 飛揚을 보조혈로 하여 매일 침을 놓고 10~20분 동안 유침)으로 치료한 또 다른 자료에서는, 완치된 환자가 32례, 다소 호전된 환자가 11례, 효과가 없는 환자가 4례였다고 한다.

【증례1】 이××, 여자, 18세.

1979년 5월부터 비정상자궁출혈(非正常子宮出血)이 계속되므로 해당 병원에 가서 지혈약과 호르몬제 치료를 받았지만 효과가 없이 온몸이 부석부석하고 머리가 아프며, 어지럽고 가슴이 답답하며 맥이 없었다. 맥박은 96~120/분, 혈압은 100/60㎜Hg, 혈색소 38%, 적혈구 310만이었다. 자궁내막의 조직학적 검사에서도 이상이 없었다.

기능성자궁출혈(機能性子宮出血)로 진단받고 입원치료를 받았다. 입원기간 3번에 걸쳐 750㎖의 피를 수혈하고 호르몬제와 지혈약, 비타민제 치료를 55일 동안 하였지만 효과를 보지 못하였다.

그리하여 침구과로 옮겨와 침치료를 받았다. 양릉천(陽陵泉) · 태충(太衝) · 삼음교(三陰交)에 침을 놓고 20분 동안 꽂아두되 5분 간격으로 침감이 아랫배 방향으로 퍼지도록 강한 자극을 주었다.

침을 맞은 첫날에 벌써 출혈량이 뚜렷하게 적어졌으며, 다음날에 한 번 더 놓자 완전히 멎었다. 피가 멎은 다음 다시 침을 놓지 않았지만 피는 나오지 않았다.

피가 멎은 다음 10일 지나서 혈색소는 68%, 적혈구는 420만으로 늘었으며 자각증상도 없어지고 월경도 정상적으로 있었다.

【증례2】 김××, 여자, 29세.

4개월 전부터 자궁출혈(子宮出血)이 있었는데, 하루 양이 80~100㎖정도였다. 이밖에 맥이 없고 어지러우며, 아랫배가 은은하게 아팠다. 부인과 진찰결과 기능성자궁출혈이라고 하였다. 지혈약, 호르몬제, 한약(膠艾湯) 등 치료를 하였지만 효과가 없었으므로 자궁내막소파술을 하였다. 하지만 역시 효과가 없었으므로 침구치료를 받았다.

혈해(血海)에는 침을 놓고 삼음교(三陰交)에는 뜸을 떴다. 5번 만에 출혈이 멎었으며 점차 자각증상도 좋아졌다.

【증례3】 장××, 여자, 38세.

기능성자궁출혈로 진단받은 지 15일 만에 출혈량이 많아지면서 쇼크에 빠져 전문병원의 구급치료(자궁수축제, 지혈약, 강심제, 수혈 등)를 받고 쇼크에서 벗어났으나 출혈은 멎지 않았다. 이밖에 손발이 싸늘하고 정신이 혼미하며, 얼굴이 창백하고 맥이 미세하여 잘 잡히지 않았다.

기혈부족(氣血不足)으로 오는 허탈형붕루(虛脫型崩漏)로 변증하고 보기지혈(補氣止血), 회양고탈(回陽固脫)하는 방법으로 처방4를 가감하였다. 즉, 은백(隱白)에는 온침하고, 족삼리(足三里)·관원(關元)·기해(氣海)에는 직접뜸을, 백회(百會)에는 뜸대뜸을 떴다.

침구치료를 시작하여 10분 지나서부터 피가 멎기 시작하였고, 20분 정도부터는 팔다리가 따뜻해지면서 혼미하던 의식이 맑아졌다. 이와 함께 한약 삼부탕(蔘附湯)과 십회산(十灰散)을 달여 먹였다. 치료 5일 사이에 피가 완전히 멎고 자각증상도 좋아졌다.

5. 대하(帶下)

【처방1】 대맥(帶脈)·백환수(白環兪)·기해(氣海)·행간(行間)·음릉천(陰陵泉).

적응증 : 습열증(濕熱證).

증상에 따라 더 쓰는 경혈 : 가슴이 두근거리고 불면증(不眠症)이 있으면 신수(腎兪)·태계(太谿), 대변이 굳으면 천추(天樞)·대돈(大敦).

처방해설 : 대맥(帶脈)은 대맥(帶脈)의 고삽(固澁) 작용을 도와 대하(帶下)를 멎게 하고, 백환수(白環兪)·기해(氣海)는 임맥(任脈)과 방광경(膀胱經)의 경기(經氣)를

잘 통하게 하고 습(濕)을 없애주며, 행간(行間)은 간경(肝經)의 형혈(滎穴)로서 간에 몰린 열을 없애준다. 음릉천(陰陵泉)은 비경(脾經)의 습열(濕熱)을 없애준다. 즉, 이 처방은 청열이습(淸熱利濕)하여 대하(帶下)를 없애는 작용을 한다.

【처방2】 관원(關元)(뜸) · 대맥(帶脈) · 족삼리(足三里)(뜸) · 삼음교(三陰交).

적응증 : 한습증(寒濕證).

증상에 따라 더 쓰는 경혈 : 입맛이 없으면 중완(中脘) · 장문(章門) · 비수(脾兪), 설사하면 천추(天樞) · 대장수(大腸兪).

처방해설 : 관원(關元) · 족삼리(足三里)에 뜸을 뜨면 원양(元陽)을 돋우어 하초(下焦)를 따뜻하게 하며 비(脾)를 보(補)하여 습(濕)을 없애준다. 대맥(帶脈)은 대맥(帶脈)의 고삽(固澁) 작용을 도와 대하(帶下)를 없애준다. 삼음교(三陰交)는 비(脾)를 보(補)하여 습을 없애주고 간신(肝腎)의 기능을 조화시켜 준다. 즉, 이 처방은 온중산한(溫中散寒), 건비제습(健脾除濕) 작용을 한다.

【대하의 개념과 치료방법】

개념 : 여성의 성기에서 나오는 분비물을 말한다. 생리적인 대하는 양이 많지 않으므로 생식기 밖으로 흘러나오지 않는다. 월경 전이나 배란기, 임신기에는 그 양이 좀 많아지지만 대하증이라고 하지는 않는다. 대하가 이상적으로 많거나 수반증상들이 나타날 때를 대하증(帶下症)이라고 한다. 대체로 생식기감염증(生殖器感染症)의 경우에 볼 수 있으며, 그 밖의 질병에서도 볼 수 있다.

신기(腎氣)가 부족하거나 비기(脾氣)가 장애되어 임맥(任脈)과 대맥(帶脈)의 기능이 약해져 수습(水濕)이 몰려서 생긴다고 본다.

습열증(濕熱證)인 경우에는 대하(帶下)가 누렇고 찐득찐득하며 역한 냄새가 난다. 이밖에 입안이 쓰고 마르며, 가슴이 두근거리고 잠을 잘 자지 못한다. 대변은 굳고 오줌은 불그레하며, 설태(舌苔)는 누렇고 맥은 현삭(弦數)하다.

한습증(寒濕證)인 경우에는 대하가 희고 묽으며, 약간 비린내가 나고 손발과 아랫배가 차며 소화가 안 된다. 맥은 완약(緩弱)하거나 침지(沈遲)하다.

치료방법 : 임맥(任脈)과 대맥(帶脈) 및 족삼음경(足三陰經)의 경혈을 주로 쓰는데, 습열증(濕熱證)인 경우에는 청열제습(淸熱除濕)하는 방법으로 사법(瀉法)을 기본으로 쓰며 뜸은 뜨지 않는다. 한증(寒證)인 경우에는 온중건비제습(溫中健脾除濕)하는 방법으로 평보평사법(平補平瀉法)을 쓰며 뜸을 많이 뜬다.

【참고처방】

대하(帶下) : ① 관원(關元)·대맥(帶脈)·삼음교(三陰交)를 주혈(主穴)로 하고, 대하의 색이 희끄무레할 경우에는 기해(氣海)·음릉천(陰陵泉)을, 누리끼리할 경우에는 은백(隱白)·족삼리(足三里)·행간(行間)을, 불그레할 경우에는 간사(間使)를 보조혈로 쓴다.

② 대맥(帶脈)·삼음교(三陰交)·기해(氣海)를 주혈(主穴)로 하고, 몸이 몹시 허약하면 관원(關元)·족삼리(足三里)를, 몸이 비교적 뚱뚱하면 행간(行間)·음릉천(陰陵泉)을 보조혈로 쓴다.

③ 오리(五里)·음포(陰胞)·곡천(曲泉) 부위의 반응점.

④ 명문(命門)·신궐(神闕)·중극(中極)(뜸대뜸).

⑤ 중극(中極)·삼음교(三陰交)(뜸).

⑥ 습열증(濕熱證)에는 대맥(帶脈)·백환수(白環兪)·기해(氣海)·삼음교(三陰交)·행간(行間)을, 한습증(寒濕證)에는 대맥(帶脈)·백환수(白環兪)·기해(氣海)·삼음교(三陰交)·행간(行間)·관원(關元)·족삼리(足三里)를 쓴다.

⑦ 비허증(脾虛證)에는 기해(氣海)·대맥(帶脈)·백환수(白環兪)·삼음교(三陰交)·족삼리(足三里)를, 신허증(腎虛證)에는 관원(關元)·대맥(帶脈)·신수(腎兪)·차료(次髎)·조해(照海)를, 습열증(濕熱證)에는 대맥(帶脈)·중극(中極)·음릉천(陰陵泉)·하료(下髎)·행간(行間)을 쓴다.

⑧ 기해(氣海)·소장수(小腸兪).

적백대하(赤白帶下) : ① 대맥(帶脈)·관원(關元)·기해(氣海)·삼음교(三陰交)·백환수(白環兪)·간사(間使).

② 명문(命門)·신궐(神闕)·중극(中極)(뜸 각각 7장).

③ 기해(氣海)·중극(中極)·백환수(白環兪)·신수(腎兪)·삼음교(三陰交)·음교(陰交).

백대하(白帶下) : ① 대맥(帶脈)·삼음교(三陰交)·기해(氣海)를 주혈(主穴)로 하고, 기혈허증(氣血虛證)에는 관원(關元)·족삼리(足三里), 습열증(濕熱證)에는 행간(行間)·음릉천(陰陵泉)을 보조혈로 쓴다.

② 관원(關元)과 삼음교(三陰交), 기해(氣海)와 귀래(歸來)·부류(復溜), 자궁(子宮)과 중극(中極) 이 세 가지 처방을 교대로 쓴다.

적대하(赤帶下) : 대맥(帶脈)·중극(中極)·신수(腎兪)·간수(肝兪)·비수(脾兪)·삼음교(三陰交)(뜸 각각 3~5장).

황대하(黃帶下) : ① 삼음교(三陰交)·음릉천(陰陵泉)·행간(行間)·대맥(帶脈)·중극(中極).

② 석문(石門)(뜸 7~100장).

【임상자료】

① 백대하(白帶下) 환자 28례를 침으로 치료한 자료에 의하면, 완치된 환자가 21례, 호전된 환자가 6례, 효과가 없는 환자가 1례로서 유효율은 96.4%였으며, 평균 치료횟수는 3~4번(가장 긴 것 6번)이었다.

침은 사화혈(四花穴, 膈兪·膽兪)을 주혈(主穴)로 하고, 월경이 고르지 않으면 관원(關元)·삼음교(三陰交)를, 가슴이 두근거리면 내관(內關)·신문(神門)을, 허리가 시큰거리고 힘이 없으면 신수(腎兪)·대맥(帶脈)·족삼리(足三里)·음릉천(陰陵泉)을 보조혈로 하여 하루에 한 번씩 놓되 열이 있으면 사법(瀉法)을, 허(虛)하면 보법(補法)을 썼다.

② 백대하(白帶下)를 주증상으로 하는 자궁경부미란(子宮頸部糜爛) 환자 1010례를 침으로 치료한 다른 자료에서는, 한 치료주기 사이에 완치된 환자가 630례, 호전된 환자가 280례, 효과가 없는 환자가 100례로서 유효율이 90.1%였다고 한다.

침은 삼음교(三陰交)의 약간 뒤쪽 반응점에 침끝이 뒷방향으로 가게 30도 각도로 1~1.5촌 깊이로 사자(斜刺)하고 20~30분 동안 유침(留鍼)하되, 5분에 한 번씩 자극을 주었으며 10번을 한 치료주기로 하였다.

【증례】 김××, 여자, 34세.

2개월 전부터 누렇고 역한 냄새가 나는 대하(帶下)가 계속 흘러서 병원에 갔는데, 자궁경부미란(子宮頸部糜爛)이 있을 뿐 다른 소견은 없었다. 설태(舌苔)는 누렇고 기름때가 낀 것 같았다.

습열형대하(濕熱型帶下)로 변증하고 처방2로 침치료를 하루에 한 번씩 하였다. 침을 3번 맞은 뒤부터 대하가 적어지기 시작하였으며, 6번째는 거의 정상으로 되었고 냄새도 없어졌다. 모두 10번 치료하고 완전히 나았다.

6. 입덧(姙娠惡阻)

【처방】 중완(中脘)·내관(內關)·공손(公孫).

적응증 : 입덧.

증상에 따라 더 쓰는 경혈 : 간화상승(肝火上昇) 작용이 있으면 태충(太衝)·내정(內庭), 습담(濕痰)이 성(盛)하면 비수(脾兪)·풍륭(豊隆).

처방해설 : 중완(中脘)은 위(胃)의 모혈(募穴)로서 거슬러 오른 위기(胃氣)를 내려주고, 내관(內關)은 심포경(心包經)의 낙혈(絡穴)로서 막힌 가슴을 열어주고 토하는 것을 멎게 해준다. 공손(公孫)은 비경(脾經)의 낙혈(絡穴)이며 팔맥교회혈(八脈交會穴)로서 위기(胃氣)를 고르게 하여 토하는 것을 멎게 해준다. 즉, 이 처방은 화위이기강역(和胃理氣降逆)하여 토하는 것을 멎게 하는 작용을 한다.

【입덧의 개념과 치료방법】

개념 : 임신초기, 즉 임신 5주경부터 입맛이 달라지며 하루에도 몇 번씩 메스껍거나 토하면서 밥을 못 먹고 몸이 약해지며, 심하면 중독 증상까지 나타나는 병을 말한다. 이러한 증상은 대체로 임신 8~10주까지 지속되다가 점차 없어진다. 그러나 일부 임신부(10~15%)에게서는 10주가 지나서도 증상이 없어지지 않고 더 심해져 전신중독 증상까지 나타나 노동 능력을 잃게 되는 경우가 있다(심한 입덧). 이런 경우를 치료대상으로 한다.

한의학에서는 음혈(陰血)이 태아를 자라게 하는 데 돌려지는 탓으로 충·임맥(衝任脈)의 경기(經氣)가 상대적으로 왕성해지게 되며, 그 결과 위기(胃氣)가 허약한 여자들에게서 아래로 내려가야 할 위기가 내려가지 못하고 상역(上逆)되어 메스껍거나 토한다고 하였다. 이밖에 간화(肝火)가 왕성하거나 담습(痰濕)이 막히는 경우에도 이러한 증상들이 나타날 수 있다.

현대의학에서는 입덧이 정신신경인자와 내분비장애로 생긴다고 본다. 입덧에 대한 침구치료효과는 비교적 좋으나 임신 5개월이 지나서는 침치료를 하지 않는다. 특히 몸이 약하고 체질이 과민한 입덧환자에게는 침구치료를 삼가야 한다.

치료방법 : 임맥(任脈)과 수궐음경(手厥陰經)·족태음경(足太陰經)의 경혈을 위주로 쓰는데, 화위이기강역(和胃理氣降逆)하는 원칙에서 약한 자극을 준다.

【참고처방】

① 담음증(痰飮證)에는 중완(中脘)·공손(公孫)·내관(內關)·족삼리(足三里), 위기허증(胃氣虛證)에는 족삼리(足三里)·중완(中脘)·비수(脾兪)(보법)·내관(內關)(사법), 혹은 독음(獨陰)(뜸), 혈허증(血虛證)에는 족삼리(足三里)(보법)·행간(行間)·양릉천(陽陵泉)·내관(內關)(사법).

② 중완(中脘)·족삼리(足三里)를 주혈(主穴)로 하고, 메스껍거나 토하면 내관

(內關)·격수(膈兪)를, 신물이 올라오면 간수(肝兪)·태충(太衝)을, 전신중독 증상이 있거나 손발이 오그라들면 양릉천(陽陵泉)·행간(行間)·풍지(風池)를 보조혈로 쓴다.

③ 위허증(胃虛證)에는 족삼리(足三里)·상완(上脘)·중완(中脘)·공손(公孫)을 주혈(主穴)로 하고, 토하면 내관(內關), 헛배가 부르면 하완(下脘)을 보조혈로 쓴다.

간열증(肝熱證)에는 내관(內關)·태충(太衝)·중완(中脘)·족삼리(足三里)를 주혈(主穴)로 하고, 쓴물을 토하면 양릉천(陽陵泉), 옆구리가 그득하고 아프면 단중(膻中)·일월(日月), 머리가 무겁고 어지러우면 백회(百會)·인당(印堂)을 보조혈로 쓴다.

습담증(濕痰證)에는 음릉천(陰陵泉)·풍륭(豊隆)·족삼리(足三里)·중완(中脘)·유문(幽門)을 주혈(主穴)로 하고, 가슴이 답답하면 단중(膻中), 두근거리면 내관(內關)을 보조혈로 쓴다.

④ 상완(上脘)·중완(中脘)·족삼리(足三里)·음릉천(陰陵泉)·내관(內關)·태충(太衝).

⑤ 내관(內關)·족삼리(足三里)를 주혈(主穴)로 하고, 담수(膽兪)·대릉(大陵)·협백(俠白)을 보조혈로 한다.

⑥ 풍지(風池)·간수(肝兪)·대장수(大腸兪)·차료(次髎)·단중(膻中)·불용(不容)·중극(中極).

⑦ 천주(天柱)·담수(膽兪)·소장수(小腸兪)·중료(中髎)·중정(中庭)·승만(承滿)·대맥(帶脈).

⑧ 족삼리(足三里)·내관(內關)·간사(間使)·대릉(大陵)·삼음교(三陰交)·척택(尺澤)·담수(膽兪).

⑨ 내관(內關)→외관(外關), 족삼리(足三里).

⑩ 금진(金津)·옥액(玉液)(피를 빼줌), 중완(中脘)·족삼리(足三里)(뜸).

【임상자료】

심한 입덧 환자 22례를 침구로 치료한 자료에 의하면, 22례 모두가 나았는데 평균 치료횟수는 4.5번(짧은 것 2번, 가장 긴 것 12번)이라고 하였다.

침은 중완(中脘)·건리(建里)·유문(幽門)(사법)·내관(內關)·족삼리(足三里)·삼음교(三陰交)(보법)에 하루에 한 번씩 놓고, 잠자기 전에 뜸대뜸을 국소가 벌개지도록 떴다.

【증례1】 이××, 여자 26세.

임신 2개월부터 메스꺼우면서 입맛을 잃어 음식을 전혀 먹지 못하였으며, 먹기만 하면 토했다. 또한 어지럽고 머리가 아프며, 맥이 없었다.

입덧으로 진단하고 입덧처방을 증상에 맞게 가감하여 평보평사법(平補平瀉法)으로 침을 놓았다. 침을 한 번 맞은 뒤부터 토하는 증상이 뚜렷하게 떨어져 음식물을 조금씩 먹을 수 있게 되었다. 치료 2일째는 토하는 증상이 완전히 멎었으며, 그 밖의 증상도 좋아졌다. 모두 침을 4번 맞고 나았다.

【증례2】 박××, 여자, 24세.

임신 2개월부터 어지러우면서 메스꺼고 입맛을 잃었다. 음식물을 먹기만 하면 토하면서 온몸이 늘어져 움직이기 힘들었다. 또한 기맥(氣脈)이 만져지지 않았다.

입덧으로 진단받고 수액을 비롯한 현대 의학적인 치료를 받았지만 효과가 없었으므로 침치료를 받기 시작하였다.

족삼리(足三里)와 태충(太衝)에는 보법(補法)으로, 내관(內關)에는 평보평사법(平補平瀉法)으로 하루에 한 번씩 침을 놓고 15분 동안 유침(留鍼)하였다.

치료 첫날부터 증상이 줄어들기 시작하였으며 3일 동안에 증상이 모두 없어지고 입맛이 돌았다.

7. 태아위치이상

【처방】 지음(至陰)(뜸).

적응증 : 태아위치이상(臀位, 橫位, 斜位 등).

처방해설 : 족태양방광경(足太陽膀胱經)의 정혈(井穴)인 지음(至陰)은 이 경맥의 경기(經氣)가 시작되는 곳이며, 신(腎)과 방광(膀胱)은 표리관계에 있다. 때문에 이 곳에 뜸을 뜨면 족소음경(足少陰經)의 경기가 조정되면서 신기(腎氣)의 영향을 받는 태아의 위치가 바로잡히게 된다.

【태아위치이상의 개념과 치료방법】

개념 : 임신 30주가 지나서 태아가 생리적 위치에 있지 않는 것을 말한다. 해산에 지장을 줄 수 있으므로 반드시 바로잡아야 한다.

치료방법 : 지음(至陰)을 많이 쓰는데, 대체로 뜸대뜸을 뜬다. 이때에는 반드시 허리

띠를 풀고 눕혀놓고 뜨는 것이 좋으며, 양쪽에 하루 1~2번, 한 번에 15~20분씩 쏘여준다. 혹은 쌀알크기의 뜸봉으로 하루 3~5장씩 직접뜸을 뜨는 것도 좋다.

【임상자료】

① 태아위치이상 환자 2069례를 대상으로 지음(至陰)에 뜸대뜸을 떠서 치료한 자료에 의하면, 태아위치이상이 바로잡힌 환자가 1868례(90.3%)였다고 한다.

② 태아위치이상 환자 111례를 입원시키고 관찰하였는데, 2일 사이에 11례가 저절로 교정되고 나머지 100례에게 지음(至陰)에 뜸대뜸을 하루에 한 번씩 떠서 78례가 바로잡혔다. 그 가운데서 7례는 도졌다.

몇 가지 생리적 지표들이 뜸대뜸을 뜨는 과정에 어떻게 변화하는가 하는 것을 41례에게서 관찰하였는데, 호흡운동은 변화하지 않고 피부혈관은 확장되며, 용적맥파도(혈관의 수축 및 팽창지표)에서 맥박의 진폭이 커지고 피부온도가 높아졌다. 맥박수, 혈압, 백혈구백분율에서의 변화는 나타나지 않았으며, 태아의 심박동이 빨라졌다.

이러한 결과는 뜸이 교감신경계통을 흥분시켜서 태아의 박동을 빠르게 하는 것이 아니라 다른 길을 통하여 태아의 심박동을 빠르게 한다는 것을 보여준다.

뜸대뜸을 뜨는 기간 동안 내분비 동태의 변화를 33례에게서 관찰하였는데, 뜸대뜸을 뜬 다음 오줌 속의 17-히드록시코르티코스테로이드(17β-hydroxysteroid dehydrogenase, 탈수소효소)와 17-케토스테로이드(17-ketosteroids, 17위 케톰을 지니는 안드로겐 대사산물의 총칭) 값이 뚜렷하게 높아졌으며, 혈장 유리 스테로이드 값도 높아졌다.

이것은 뜸이 뇌하수체-신상선피질계통을 흥분시킨다는 것을 보여준다.

다른 기초연구자료에서는 집토끼의 자궁활동곡선을 그린 다음 지음(至陰)에 해당되는 부위에 뜸을 떴는데, 자궁활동곡선의 진폭이 뚜렷하게 넓어졌다고 한다. 즉, 이것은 지음혈에 뜸을 뜰 때 자궁의 움직임이 활발해진다는 것을 보여준다.

다른 자료에서는 지음(至陰)에 뜸을 뜰 때 귀의 자궁 · 내분비 · 삼초에 해당하는 구역의 전기저항이 낮아진다고 하였다. 이것은 지음(至陰)이 자궁 · 내분비 등 장부의 기능을 조절한다는 것을 보여준다.

8. 자간(子癎)

【처방】 백회(百會) · 인당(印堂) · 인중(人中) · 내관(內關) · 풍지(風池) · 행간(行間)

・태충(太衝)・태계(太谿)・삼음교(三陰交).

적응증 : 자간(子癎).

증상에 따라 더 쓰는 경혈 : 이를 악물면 협거(頰車)・하관(下關), 온몸이 뻣뻣해지면서 오그라들거나 허리가 활등처럼 휘면 대추(大椎)・후계(後谿)・양릉천(陽陵泉).

처방해설 : 백회(百會)・인당(印堂)・인중(人中)은 정신이 들게 하고, 내관(內關)・풍지(風池)・행간(行間)・태충(太衝)은 평간식풍(平肝熄風)하며, 태계(太谿)와 삼음교(三陰交)는 신음(腎陰)을 보(補)해 준다. 즉, 이 처방은 보신(補腎), 평간식풍(平肝熄風) 작용을 한다.

【자간의 개념과 치료방법】

개념 : 주로 임신후반기, 드물게는 해산할 때와 해산 후 24시간 안에 갑자기 경련을 일으키며 의식을 잃는 증상이 간헐적으로 거듭되는 것을 말한다. 임신으로 간신(肝腎)의 음(陰)이 허한 데다 간양(肝陽)이 성하고 간풍(肝風)이 동하여 생긴다고 본다.

온몸이 붓고 머리가 아프며, 눈이 잘 보이지 않다가 갑자기 의식을 잃고 눈을 치뜨면서 안면근육부터 시작하여 팔, 다리, 몸에 경련이 인다. 이때 환자는 숨을 쉬지 못하고 몸이 뒤로 젖혀지면서 뻣뻣해진다. 다음에는 팔다리를 휘저으며 움직이다가 거품을 내뿜고 차츰 숨을 쉬기 시작하며 혼수상태에 빠진다. 이런 발작이 잠시 후에 거듭될 수 있다. 이렇게 되면 태아와 산모의 건강에 해를 주게 되며 위험한 지경에까지 이른다. 때문에 임신기간에는 반드시 정기적인 진찰을 받아 자간을 일으킬 수 있는 원발성 질병을 제때에 치료하여야 한다.

치료방법 : 보신(補腎), 평간(平肝), 식풍(熄風)하는 방법으로 족소음신경(足少陰腎經)과 족궐음간경(足厥陰肝經)의 경혈을 주혈(主穴)로, 수궐음심포경(手厥陰心包經)과 독맥(督脈)의 경혈을 보조혈로 하여 사법(瀉法)을 쓴다.

자간(子癎)에 대한 침치료는 반드시 원인치료와 같이 하여야 한다.

【참고처방】

① 절골(絶骨)・태계(太谿).

② 인중(人中)・내관(內關)・족삼리(足三里)・양릉천(陽陵泉)・태충(太衝)・태계(太谿).

③ 백회(百會)・풍지(風池)・내관(內關)・태충(太衝)・삼음교(三陰交)・태계(太谿)를 주혈(主穴)로 하고, 의식장애가 있으면 인중(人中)・용천(湧泉), 이를 악

물면 하관(下關) · 협거(頰車), 어지러우면 사신총(四神聰) · 인당(印堂), 경련이 멎지 않으면 양릉천(陽陵泉) · 곡천(曲泉), 담(痰)이 성(盛)하면 풍륭(豊隆) · 상완(上脘) · 천돌(天突).

【증례】 이××, 24세, 초산부.

해산을 앞두고 어지럽고 메스꺼우며 배가 아래로 처지는 감이 있으면서 아팠다. 몹시 불안해하면서 입술을 때때로 깨물며 몸이 중간 정도로 부어 있었다. 혈압은 180/130㎜Hg였다.

임신자간전구증상(姙娠子癎前驅症狀)이라고 보고 합곡(合谷) · 곡지(曲池) · 삼음교(三陰交)에 전기침자극을 주었다. 그 결과 환자는 점차 안정되고 복통(腹痛)이 줄어들었으며, 혈압은 160/100㎜Hg로 떨어지고 정상 해산을 하였다.

9. 진통미약(陣痛微弱, 難産)

【처방】 합곡(合谷) · 삼음교(三陰交) · 지음(至陰) · 독음(獨陰).

적응증 : 진통미약(陣痛微弱).

증상에 따라 더 쓰는 경혈 : 조기파수(早期破水)로 인한 진통미약(陣痛微弱)이면 차료(次髎).

처방해설 : 합곡(合谷)은 수양명경(手陽明經)의 원혈(原穴)로서 전신의 기(氣)를 잘 통하게 하고, 삼음교(三陰交)는 족삼음경(足三陰經)의 교회혈(交會穴)로서 혈(血)을 주관하므로 합곡(合谷)을 보(補)하고 삼음교(三陰交)를 사(瀉)하면 이기활혈(理氣活血)하므로 해산을 쉽게 하도록 한다. 지음(至陰)과 독음(獨陰, 經外奇穴)은 해산을 빠르게 해주는 요혈(要穴)이다. 즉, 이 처방은 이기활혈하고 자궁수축을 강하게 하여 해산을 빠르게 한다.

【진통미약의 개념과 치료방법】

개념 : 자궁수축력이 약하거나 장애되어 해산과정이 늦어지거나 멎는 것을 말한다. 체질이 몹시 허약하거나 정기(精氣)가 부족하여 생긴다. 혹은 해산이 시작될 때 지나치게 이른 시기에 힘을 써서 기혈(氣血)을 소모하는 경우, 조기파수(早期破水), 지나친 출혈 등으로 기혈이 몹시 쇠약해져도 해산과정이 늦어진다. 이밖에 해산에 대한 공포감과 정신적 과긴장, 임신기간에 지나치게 안정하는 것, 한사(寒邪)의 침습 등의 원인으로도 해산이 늦어질 수 있다.

자궁수축력이 약해져서 생긴 진통미약(陣痛微弱)은 침치료에 잘 반응하지만 기타 원인으로 오는 진통미약은 해당하는 원인치료와 같이 하는 것이 합리적이다.

치료방법 : 자궁구가 두 손가락너비 정도 열렸을 때 침치료를 하는데 수양명경(手陽明經)과 족태음경(足太陰經)·족태양경(足太陽經)의 경혈을 주로 쓰며 15~20분 동안 유침(留鍼)하면서 중간 정도의 자극을 준다. 전기침을 놓을 수도 있고 지음(至陰)과 독음(獨陰)에 뜸을 뜰 수도 있다.

【참고처방】

① 합곡(合谷)(보법), 삼음교(三陰交)(사법), 태충(太衝)(평보평사법).

② 독음(獨陰)·합곡(合谷)·삼음교(三陰交).

③ 합곡(合谷)·삼음교(三陰交)·지음(至陰)(뜸).

④ 충문(衝門)·중봉(中封)·기충(氣衝)·합곡(合谷)·삼음교(三陰交)·견정(肩井).

⑤ 지음(至陰)(뜸).

⑥ 독음(獨陰)·합곡(合谷)·삼음교(三陰交).

⑦ 상료(上髎)·차료(次髎)·합곡(合谷)·삼음교(三陰交).

⑧ 차료(次髎)·삼음교(三陰交)(전기침).

⑨ 기혈허증(氣血虛證)에는 족삼리(足三里)·삼음교(三陰交)·부류(復溜)·지음(至陰), 기체증(氣滯證)에는 합곡(合谷)·삼음교(三陰交)·독음(獨陰).

⑩ 해산증후가 있으나 자궁수축이 늦어지고 수축력이 약할 경우에는 합곡(合谷)·족삼리(足三里)·삼음교(三陰交)·합곡(合谷)(1분 동안 강한 자극을 줌).

⑪ 해산이 임박했을 경우에는 관원(關元)·차료(次髎)·합곡(合谷)·족삼리(足三里)·삼음교(三陰交)를, 해산과정에는 견정(肩井, 膽經)·합곡(合谷)·삼음교(三陰交)·태충(太衝)·곤륜(崑崙)·지음(至陰)을 쓴다.

【임상자료】

① 진통미약(陣痛微弱) 환자 110례를 합곡(合谷)·삼음교(三陰交)·질변(秩邊)에 침을 놓고 15분 동안 유침(留鍼)하는 방법으로 치료한 자료에 의하면, 자궁수축이 뚜렷해진 환자가 48례, 호전된 환자가 43례, 효과가 없는 환자가 19례였으며 부작용은 없었다고 한다.

② 진통미약(陣痛微弱) 환자 40례를 합곡(合谷)·족삼리(足三里)에 5분 동안 강한 자극을 주는 방법으로 치료한 자료에서는 한 번의 침치료로 성공한 환자가 24례, 2번 만에 성공한 환자가 8례, 3번 만에 성공한 환자가 5례, 나머지 3례는 효과가 없었으며, 산모와 태아에게도 나쁜 영향이 없었다고 한다. 두 번째 침을 놓을

경우에는 삼음교(三陰交) 대신 족삼리(足三里)를 썼다.

【증례】 이××, 27세, 초산부.

전날 밤부터 주기적으로 진통이 오기 시작하였다. 이튿날 새벽에 파수되었는데 진통이 약해지면서 해산이 늦어지며 산모는 몹시 괴로워하였다.

정신적 과긴장과 조기파수로 오는 진통미약(陣痛微弱)으로 보고 진통미약처방 상태로 침치료를 하였다. 30분 후부터 진통이 세지면서 바로 해산하였다.

10. 산후복통(産後腹痛, 아침통)

【처방】 관원(關元) · 기해(氣海) · 삼음교(三陰交) · 신수(腎兪).

적응증 : 산후복통(産後腹痛).

증상에 따라 더 쓰는 경혈 : 혈허(血虛) 증상이 심한 경우에는 격수(膈兪) · 비수(脾兪), 오로(惡露)가 잘 나오지 않으면 귀래(歸來) · 지기(地機), 한사(寒邪)에 감촉되었으면 천추(天樞) · 족삼리(足三里), 음식에 체하였으면 중완(中脘) · 공손(公孫).

처방해설 : 관원(關元)과 신수(腎兪)는 하초(下焦)의 원기(元氣)를 보(補)하고 양기(陽氣)를 도와 한사(寒邪)를 없애주며, 기해(氣海)와 삼음교(三陰交)는 이기활혈(理氣活血)하여 통증을 멎게 해준다. 즉, 이 처방은 익기온중(益氣溫中), 활혈거어(活血祛瘀) 작용을 한다.

【산후복통의 개념과 치료방법】

개념 : 해산한 뒤에 주기적으로 아랫배가 아픈 것을 말한다. 늘어났던 자궁이 줄어들면서 생기는 복통은 산후 3~4일 사이에 멎지만 자궁수축이 늦어지거나 자궁강 안에 혈괴, 태반 및 난막 조직이 남아 있을 경우에는 통증이 잘 멎지 않을 수 있다. 이때에는 반드시 자궁강 안의 내용물을 긁어내야 한다. 이렇게 해도 산후복통(産後腹痛)이 잘 멎지 않을 경우에는 침치료를 할 수 있다.

치료방법 : 임맥(任脈)과 족태음경(足太陰經)의 경혈을 주로 쓰되 실증(實證)에는 사법(瀉法)을, 허증(虛證)에는 보법(補法)을 쓰거나 뜸을 뜬다.

【참고처방】

① 산후복통(産後腹痛)이 멎지 않으면서 오로(惡露)가 많은 경우에는 조해(照海) · 수분(水分) · 관원(關元) · 고황(膏肓) · 삼음교(三陰交).

② 기해(氣海)(뜸 100장).

③ 삼음교(三陰交)·합곡(合谷), 혹은 관원(關元)·기해(氣海)·중극(中極)(하루에 한 번씩 놓으며 10~20분 동안 유침).

④ 혈허복통(血虛腹痛)에는 관원(關元)·기해(氣海)·격수(膈兪)·족삼리(足三里)·삼음교(三陰交), 한성복통(寒性腹痛)에는 관원(關元)·기해(氣海)·신수(腎兪)·삼음교(三陰交), 어혈복통(瘀血腹痛)에는 중극(中極)·귀래(歸來)·격수(膈兪)·혈해(血海)·태충(太衝).

【임상자료】

① 산후복통(産後腹痛) 환자 32례를 중극(中極)·삼음교(三陰交), 혹은 관원(關元)·족삼리(足三里)에 침을 놓아 치료한 자료에 의하면, 침을 맞고 바로 멎은 환자가 5례, 통증이 뚜렷하게 줄어든 환자가 21례, 도진 환자가 4례, 효과가 없는 환자가 2례였다고 한다.

침은 사법(瀉法)으로 강한 자극을 주었으며, 통증이 몹시 심한 경우에는 1~2시간 유침(留鍼)하되 이 기간에도 강한 자극을 주었다.

② 산후복통(産後腹痛) 환자 66례를 관원(關元)에 뜸대뜸을 5~10분 동안 떠서 치료한 경험에 의하면 통증이 멎은 환자가 25례, 뚜렷하게 줄어든 환자가 32례, 효과가 없는 환자가 9례로서 유효율은 86.37%였다. 뜸대뜸을 한 번 떠서 나은 환자가 4례였고 나머지는 모두 2~3번 떠서 나았다.

【증례】 한××, 여자, 36세.

3번째 해산한 다음 10시간 사이에 자궁의 경련성통증발작이 여러 번 거듭되므로 관원(關元)·족삼리(足三里)에 침을 놓고 강한 자극을 준 다음 15분 동안 유침(留鍼)하였다. 그 후 복통(腹痛)이 뚜렷하게 줄어들어 10시간 사이에 3번 가벼운 통증발작이 있은 다음에는 완전히 멎었다.

11. 젖 부족증

【처방】 유근(乳根)·단중(膻中)·소택(少澤).

적응증 : 젖 부족증.

증상에 따라 더 쓰는 경혈 : 기혈부족(氣血不足) 증상이 심하면 비수(脾兪)·족삼리(足三里), 간기울(肝氣鬱) 증상이 심하면 간수(肝兪)·기문(期門).

처방해설 : 유방(乳房)은 위경(胃經)에 속하므로 위경(胃經)의 국소혈인 유근(乳根)으로 양명경(陽明經)의 경기를 잘 통하게 하여 젖이 잘 나게 한다. 단중(膻中)은 기(氣)의 회혈(會穴)로서 유근(乳根)의 젖분비작용을 도와준다. 소택(少澤)은 소장경(小腸經)의 정혈(井穴)로서 젖이 잘 나게 하는 요혈(要穴)이다.

【젖 부족증의 개념과 치료방법】

개념 : 해산한 다음 3~4일 지나서도 젖이 극히 적게 나오거나 나오지 않아 갓난아기의 젖 요구량을 충족시키지 못하는 상태를 말한다. 대체로 산모의 기혈(氣血)이 몹시 허(虛)하여 젖 생성이 장애되는 경우와 기혈은 왕성하나 간기울결(肝氣鬱結)로 젖이 잘 나오지 않는 경우가 있을 수 있다. 이밖에 젖 분비와 배출은 유방의 발육상태, 유두의 상태, 젖 빨리기, 산모의 건강상태, 음식물, 잠, 기분상태 등 여러 가지 인자들과 밀접한 관계가 있다.

젖 부족증은 침치료에 비교적 잘 반응한다.

치료방법 : 족양명경(足陽明經)의 경혈을 주로 쓰며, 행기활혈통유(行氣活血通乳)하는 원칙에서 보법(補法)을 쓰거나 뜸을 뜰 수 있다. 실증(實證)에는 평보평사법(平補平瀉法)을 쓴다. 이밖에 단중(膻中)을 쓸 수 있는데, 유방 쪽으로 횡침(橫鍼)하거나 뜸을 뜰 수 있다.

【참고처방】

① 단중(膻中)·소택(少澤).

② 소택(少澤)·합곡(合谷)·단중(膻中).

③ 전곡(前谷).

④ 단중(膻中)·소택(少澤)을 주혈(主穴)로 하고, 유근(乳根)·외관(外關)·합곡(合谷)을 보조혈로 하여 하루에 한 번씩 침을 놓고 15~20분 동안 유침(留鍼)한다.

⑤ 단중(膻中)·유근(乳根)·소택(少澤)을 주혈(主穴)로 하고, 몸이 허약하고 음식을 먹지 못하면 비수(脾兪)·족삼리(足三里)를 배합한다.

⑥ 단중(膻中)(쌀알만한 뜸봉으로 뜸을 13~15장 뜨거나 뜸대뜸을 15~30분 동안 뜸).

⑦ 기혈허증(氣血虛證)에는 소택(少澤)·유근(乳根)·단중(膻中)·격수(膈兪)·족삼리(足三里), 간기울증(肝氣鬱證)에는 소택(少澤)·유근(乳根)·단중(膻中)·내관(內關)·태충(太衝).

⑧ 유근(乳根)・견중수(肩中兪)・부분(附分)・백호(魄戶)・중부(中府)・간수(肝兪)・심수(心兪)・소택(少澤)・통리(通里).

【임상자료】

① 젖 부족증 환자 228례를 3조로 나누어 침치료 한 자료에 의하면, 유효율이 각각 95.4%, 90.8%, 87%였는데, 하루 사이에 효과를 본 환자가 103례, 2일 사이에는 82례, 3일 사이에는 8례에서 효과가 나타났다. 나머지 환자들은 3일 이상 지나서 효과가 나타났거나 효과가 없는 환자들이었다. 특히 산후 침치료를 빨리 시작한 환자들에게 효과가 더 좋았으며, 경산부(經産婦)보다 초산부(初産婦)의 경우 효과가 더 좋았다고 한다.

침치료는 1조(88례)에는 단중(膻中)에 쌀알크기의 뜸봉으로 뜸을 13~15장 뜨고 소택(少澤)에 침을 놓고 15분 동안 유침(留鍼)하였으며, 2조(72례)에는 단중(膻中)에 침 3대로 T자형으로 침을 놓고 15분 동안 유침(留鍼)한 다음 뜸(쌀알크기의 뜸봉)을 7장 떴다. 3조(68례)에는 단중(膻中)・삼음교(三陰交)・합곡(合谷)에 침을 놓고 15분 동안 유침(留鍼)하였다.

② 젖 부족증 환자 32례를 침으로 치료한 다른 자료에서는, 32례 모두에게서 효과가 나타났는데, 빠른 것은 6~8시간 사이에 유방이 불어나기 시작하였고 24시간 이후부터는 젖을 충분히 먹일 수 있었으며, 늦은 것은 치료 3일 사이에 효과가 나타났다고 한다.

경혈은 단중(膻中)・유근(乳根)・소택(少澤)을 썼는데, 단중(膻中)에는 침끝이 위로 향하게 1.5㎝정도 사자(斜刺)하고 침감이 나타나면 침대를 세게 비벼 염전자극을 준 다음 15분 동안 꽂아두되 5분에 한 번씩 자극을 주었다. 다음 침을 피하까지 뽑았다가 다시 한쪽 유두방향으로 유방 실질(parenchyma)을 찌르지 않게 가슴뼈 앞면을 따라 옆으로 찌르되 침감이 겨드랑이 쪽으로 퍼지게 한 다음 2~3번 염전자극을 주고 피하까지 뽑았다가 같은 방법으로 다른 쪽 유두를 향하여 자극을 주었다.

유근(乳根)에는 침끝이 갈비뼈기슭을 따라 위로 향하여 1.5㎝깊이로 찔러 침감이 유방으로 퍼지게 한 다음 5분에 한 번씩 염전자극을 주면서 15분 동안 유침(留鍼)하였고, 소택(少澤)에는 침을 2~3㎜ 깊이로 찌르고 3~4번 비벼서 자극을 주고 뺐다.

이밖에 귀의 신장구역에 이침(耳鍼)을 놓았다.

③ 젖 부족증 환자 56례를 격수(膈兪)・비수(脾兪)・족삼리(足三里)에는 보법

(補法)으로, 곡지(曲池) · 혈해(血海)에는 사법(瀉法)으로 단중(膻中) · 유근(乳根)에는 평보평사법(平補平瀉法)으로 하루에 한 번씩 침을 놓아 치료한 자료에서는 뚜렷하게 호전된 환자가 41례, 호전된 환자가 11례로서 유효율이 94.6%였으며, 보통 치료횟수는 3~4번이었다고 한다.

침자극이 어떤 기전으로 젖 분비를 자극하는가 하는 연구자료에서는 침치료에 효과가 있는 환자들의 혈관 속 젖 분비자극호르몬이 치료 전에 비하여 뚜렷하게 높았으며, 효과가 없는 예에서는 이러한 변화를 찾아볼 수 없었다고 한다. 이것은 침치료가 뇌하수체전엽의 기능을 자극하는 것과 관련된다고 볼 수 있다.

【증례】 최××, 여자, 25세.

해산 후 한 달 남짓해서 불쾌한 일이 있은 다음부터 젖양이 줄어들고 유방이 불어나면서 아프기 시작하였다. 이와 함께 가슴과 옆구리가 그득하고 트림을 해도 시원하지 않았으며, 어지럽고 신경질적이었다.

간기울(肝氣鬱)로 생긴 젖 부족증으로 변증하고 소간해울(疏肝解鬱), 활혈통유(活血通乳)하는 방법으로 단중(膻中) · 기문(期門) · 태충(太衝) · 소택(少澤)에 하루에 한 번씩 연속 3일 동안 침을 놓았는데, 젖 분비량이 정상으로 되고 그 밖의 증상도 모두 없어졌다.

12. 자궁하수 · 자궁탈출(陰挺, 陰脫)

【처방】 백회(百會) · 기해(氣海) · 기충(氣衝) · 유도(維道) · 삼음교(三陰交).

적응증 : 자궁하수(子宮下垂) 및 자궁탈출(子宮脫出).

증상에 따라 더 쓰는 경혈 : 기허(氣虛) 증상이 심하면 관원(關元), 습열(濕熱) 증상이 심하면 대돈(大敦) · 곡천(曲泉) · 음릉천(陰陵泉) · 조해(照海).

처방해설 : 백회(百會) · 기해(氣海)는 승양익기(升陽益氣) 작용이 있는 경험혈이며, 족양명위경(足陽明胃經)의 국소혈인 기충(氣衝)은 충맥(衝脈)과의 교회혈(交會穴)이며, 유도(維道)는 족소양경(足少陽經)과 대맥(帶脈)의 교회혈이므로 자궁하수(子宮下垂) 및 자궁탈출(子宮脫出)에 쓸 수 있다. 삼음교(三陰交)는 비경(脾經) · 간경(肝經) · 신경(腎經)의 교회혈로서 간(肝) · 비(脾) · 신(腎)을 보(補)하고, 그 기능을 조화시켜(자궁은 간 · 비 · 신과 밀접한 관계에 있음) 자궁을 제 위치로 끌어올리게 한다. 즉, 이 처방은 승양익기(升陽益氣) 작용을 하여 처진 자궁을 끌어올린다.

【자궁하수 및 자궁탈출의 개념과 치료방법】

개념 : 자궁이 정상위치로부터 질(膣)을 따라 아래로 처진 것을 말하는데, 외자궁구가 질 입구까지 내려온 것을 자궁하수(子宮下垂)라 하고, 자궁의 일부 혹은 자궁전체가 질 밖으로 나온 것을 자궁탈출(子宮脫出)이라고 한다.

한의학에서는 본래 몸이 허약하거나 산후에 정기(精氣)가 채 회복되지 않은 데다 무거운 것을 들 때, 중기(中氣)가 몹시 허(虛)한 때에 자궁이 아래로 처지는 하함(下陷) 증상이 나타난다고 본다.

현대의학에서는 해산할 때 질이나 회음이 찢어져서 생기거나 산부인과 수술 때 자궁을 받쳐주는 장치들이 손상될 때, 산후에 자궁이 정상위치로 되돌아가지 못하는 경우, 노인성 변화 등으로 생긴다고 본다.

치료방법 : 임맥(任脈)과 독맥(督脈)의 경혈을 주로 쓰되, 보법(補法)을 쓰거나 뜸을 뜬다.

침은 반드시 탈출된 자궁을 손으로 촉지한 다음 엉덩이를 높인 자세에서 놓으며, 침을 맞은 다음에는 30분 동안 무릎을 가슴에 대고 누워 있게 하는 것이 좋다. 침치료 기간에 무거운 것을 들거나 힘든 일을 하지 말며, 항문거상근단련요법을 하루에 10~15분씩 하는 것이 좋다.

일부 중한 경우에도 효과를 보는 경우가 있다.

【참고처방】

자궁탈출(子宮脫出) : ① 음교(陰交)·곡골(曲骨)·곡천(曲泉)·조해(照海)·대돈(大敦)·태계(太谿)(뜸).

② 유포(維胞, 五樞穴에서 안쪽으로 1.5촌 되는 곳, 침감이 아랫배와 회음부로 전달되도록 침을 놓음)를 주혈(主穴)로 하고, 자궁(子宮)·삼음교(三陰交)를 보조혈로 쓴다.

③ 백회(百會)·기충(氣衝)·유도(維道)·삼음교(三陰交)를 주혈(主穴)로 하고, 기해(氣海)·음릉천(陰陵泉)·태충(太衝)·곡천(曲泉)을 보조혈로 쓴다.

④ 기허증(氣虛證)에는 신궐(神闕)·관원(關元), 혹은 기해(氣海)·백회(百會), 습열증(濕熱證)에는 행간(行間)·해계(解谿)·음릉천(陰陵泉)(사법)·백회(百會)·회음(會陰)(보법).

⑤ 백회(百會)·기충(氣衝)·음도(陰都)·삼음교(三陰交)·기해(氣海)·음릉천(陰陵泉)·태충(太衝)·곡천(曲泉).

⑥ 기해(氣海) · 삼음교(三陰交)(뜸대뜸).

자궁하수(子宮下垂) : ① 조해(照海).

② 곡천(曲泉) · 대돈(大敦) · 조해(照海).

③ 기해(氣海) · 관원(關元) · 대혁(大赫) · 수도(水道) · 삼음교(三陰交) · 곡천(曲泉)을 주혈(主穴)로 하고, 비폐(脾肺)가 허(虛)하면 비수(脾兪) · 폐수(肺兪)를 보조혈로 쓴다.

④ 백회(百會) · 관원(關元) · 족삼리(足三里) · 중완(中脘) · 중극(中極) · 대맥(帶脈) · 삼음교(三陰交)를 주혈(主穴)로 하고, 습열(濕熱) 증상이 있으면 대돈(大敦) · 팔료(八髎) · 곡천(曲泉) · 기해(氣海) · 음릉천(陰陵泉) · 조해(照海)를 보조혈로 쓴다.

⑤ 비허증(脾虛證)에는 백회(百會) · 기해(氣海) · 유도(維道) · 족삼리(足三里) · 삼음교(三陰交), 신허증(腎虛證)에는 관원(關元) · 자궁(子宮) · 대혁(大赫) · 조해(照海).

【임상자료】

자궁탈출증(子宮脫出症) 환자 285례를 침으로 치료한 경험에 의하면, 완치된 환자(자궁이 정상위치에 고정되고 걷거나 일하여도 탈출되지 않으며 자각증상도 모두 없어진 것)가 170례(59.6%), 뚜렷하게 호전된 환자(자각증상이 없어졌고 자궁이 정상위치에 있으나 힘든 일을 하면 처지는 것)가 43례(15.1%), 호전된 환자(2~3도가 1~2도로 된 것)가 39례(13.7%), 효과가 없는 환자가 33례(11.6%)로서 유효율은 88.4%였다.

완치된 환자 170례 가운데서 자궁탈출 1도 환자가 83례, 2도 환자가 40례, 3도 환자가 47례였다.

치료는 다음과 같이 하였다. 즉, 자궁(子宮) · 유포(維胞) · 곡골(曲骨) · 횡골(橫骨) · 관원(關元) · 명문(命門) · 환상(꼬리뼈와 대전자를 연결한 선의 중심에서 위로 2촌 되는 곳에서 바깥 위쪽으로 5푼 되는 곳)을 주혈(主穴)로 하고, 기충(氣衝) · 족삼리(足三里) · 음릉천(陰陵泉) · 하거허(下巨虛) · 삼음교(三陰交) · 태충(太衝) · 곤륜(崑崙)을 보조혈로 하여 하루에 한 번씩 양쪽을 교대로 침을 놓되 비비지도 않고 유침(留鍼)하지도 않는다.

환상에 침을 놓을 경우에는 반드시 소변을 보게 하고 모로 눕히되, 위에 놓인 다리를 구부리게 하고 윗몸은 약간 굽히게 한다. 침은 4~6촌 정도 깊이(환자상태에 따라 조절)로 찌르되 침끝이 오목한 오금 양쪽의 방향으로 향하게 하며 침감이 성기와 아랫배에 퍼지도록 찌른 다음 3~4번 정도 제삽작탁(提揷雀啄)하여 마치 자궁이 끌어당기는 듯한 감이 있게 한다.

일반자료에서는 나이가 모두 26~64세이었는데, 특히 50세 이상 환자가 많았고 앓은 기간은 10년 이상 환자가 80%를 차지하였다.

병기별에서는 1도 탈출이 83례, 2도 탈출이 142례, 3도 탈출이 60례였다.

【증례】 이××, 여자, 37세.

두 번째 아이를 낳고 4개월 지나서 자궁이 처져 아랫배가 당기며 엉덩이가 아프고 월경이 고르지 않아 본 병원에 왔다.

탈출정도는 2도였는데 탈출 국소에 염증소견은 없고 깨끗하였다.

첫째 날에는 기충(氣衝)과 삼음교(三陰交)에, 둘째 날에는 백회(百會)·기해(氣海)·유도(維道)·삼음교(三陰交)에 보법(補法)으로 침을 놓고 20분 동안 유침(留鍼)하였다.

하루 지나 4일째 되는 날에는 자궁이 제 위치에 고정되어 있었지만 둘째 날 처방대로 침을 더 놓았으며 하루건너 한 번씩 거듭 6번 더 놓았다.

그 후 4년 동안 경과를 관찰하였는데 다시 재발하지 않았다.

13. 소아발열(小兒發熱)

【처방1】 대추(大椎)·외관(外關)·소상(少商)·합곡(合谷).

적응증 : 외감성발열(外感性發熱).

증상에 따라 더 쓰는 경혈 : 열은 있으나 땀이 나지 않으면 부류(復溜), 번조(煩躁)불안해하면 소부(少府), 의식장애가 있으면 중충(中衝).

처방해설 : 대추(大椎)·외관(外關)·합곡(合谷)은 해표청열(解表淸熱)하며, 소상(少商)(피를 빼줌)은 폐열(肺熱)을 없애준다. 왕성한 이열(裏熱)이 심포(心包)에 영향을 주면 번조불안해하고 헛소리를 하거나 의식장애가 생기는데, 이때에는 소부(少府)·중충(中衝)으로 심열(心熱)을 없애고 각성시켜야 한다.

【처방2】 상양(商陽)·관충(關衝)(각각 피를 빼줌), 중완(中脘)·족삼리(足三里).

적응증 : 식체발열(食滯發熱).

증상에 따라 더 쓰는 경혈 : 헛배가 부르면 공손(公孫)·상거허(上巨虛), 입안이 마르고 번조불안해하면 내관(內關)·조해(照海).

처방해설 : 상양(商陽) · 관충(關衝)은 대장경(大腸經)과 삼초경(三焦經)의 열을 없애 주고, 중완(中脘)과 족삼리(足三里)는 식체(食滯)를 삭여 준다.

【소아발열의 개념과 치료방법】

개념 : 열은 감염 및 기타 여러 가지 요인에 대한 생체방어작용의 부분적 현상으로 소아질병의 거의 모든 예에서 찾아볼 수 있는 중요한 증상의 하나이다. 가장 많이 보게 되는 것은 감기(感氣)와 식체(食滯)(單純性消化不良症) 때이다. 따라서 열이 나면 먼저 열이 나게 된 원인질병을 밝혀내고 원인치료를 하면서 열을 낮추기 위한 치료를 하여야 한다.

치료방법 : 외감병(外感病)으로 열이 날 경우에는 수소양경(手少陽經)과 수양명경(手陽明經) · 수태음경(手太陰經)의 경혈을, 식체(食滯)로 열이 날 경우에는 수소양경(手少陽經)과 수족양명경(手足陽明經)의 경혈을 주로 쓰며, 해표청열(解表淸熱)하는 원칙에서 사법(瀉法)을 쓰거나 피를 조금 빼준다.

열이 몹시 나면서 대변이 굳을 경우에는 공하법(攻下法)으로 설사시키거나 관장시켜 대변이 통하게 한 다음 침을 놓는다.

【참고처방】

소아발열(小兒發熱) : ① 대추(大椎) · 합곡(合谷) · 태충(太衝).

② 대추(大椎) · 합곡(合谷) · 소상(少商)(피를 빼줌), 상양(商陽) · 족삼리(足三里)(경련이 일면 十宣 · 四縫穴을 더 씀).

③ 소상(少商)(피를 빼줌), 상양(商陽)(피를 빼줌), 합곡(合谷)을 주혈(主穴)로 하고, 대추(大椎) · 곡지(曲池) · 간사(間使) · 관충(關衝)을 보조혈로 한다.

외감발열(外感發熱) : ① 대추(大椎) · 풍문(風門) · 합곡(合谷).

② 폐수(肺兪) · 곡지(曲池) · 열결(列缺) · 대추(大椎).

식체발열(食滯發熱) : ① 족삼리(足三里) · 중완(中脘) · 내정(內庭).

② 족삼리(足三里) · 천추(天樞) · 사관(四關, 經外奇穴).

【임상자료】

현대 의학적 치료에 의하여 열이 내리지 않는 환자 10례를 대상으로 사봉(四縫) · 십이정혈(十二井穴) · 내관(內關) · 족삼리(足三里)에 침을 놓아 치료한 경험에 의하면, 한 번 침을 놓아 열이 내린 환자는 5례, 2번에 내린 환자는 3례, 3번에 내린 환자는 1례, 나머지 1례는 4번 맞고 내렸다. 특히 60일 동안 열이 지속되던 환자도 침치료에 의하여 열이 내렸다.

침은 매 혈에 단자법(單刺法)으로 놓았으며 사봉(四縫)에서는 피를 조금 빼주었다.

【증례】 조××, 남자, 3세.

잘 먹고 잘 놀던 아이가 갑자기 열이 나면서 불안해하였다. 병원에 가서 감기치료를 받았으나 열이 떨어지지 않고 40.2℃로 오르면서 경련을 일으켰다. 폐열(肺熱)이나 단순성소화불량증 증상은 없고 다른 병적 소견도 찾아볼 수 없었다.

감기처방1에 소부(少府)와 소충(少衝)을 배합하여 침을 놓았다. 경련이 풀리고 열도 39℃로 떨어졌다. 다음날 다시 같은 방법으로 침을 놓았다. 전날보다 일반상태가 더 좋아지고 열도 38.7℃로 내렸다. 3일째 되는 날에는 대추(大椎)·외관(外關)·소상(少商)·합곡(合谷)에 침을 놓았는데, 그날 오후부터 열이 정상으로 떨어지면서 아이는 잘 놀았다.

14. 경풍(驚風)

【처방1】 인중(人中)·대추(大椎)·합곡(合谷)·십선(十宣)·양릉천(陽陵泉)·태충(太衝)·내관(內關).

적응증 : 급경풍(急驚風).

증상에 따라 더 쓰는 경혈 : 높은 열이 나면서 의식이 혼미하면 곡지(曲池)·용천(湧泉), 담(痰)이 몹시 성하면 인당(印堂)·풍륭(豊隆).

처방해설 : 인중(人中)은 독맥(督脈)의 경기(經氣)를 통하게 하며 각성시켜 준다. 대추(大椎)는 양기(陽氣)를 잘 통하게 하여 표(表)에 침입한 사기(熱邪)를 없애준다. 합곡(合谷)은 대장경(大腸經)의 원혈(原穴)이지만 폐경(肺經)과 표리관계에 있으므로 폐기(肺氣)를 통하게 하여 폐열(肺熱)을 없애준다. 십선(十宣)에서 피를 빼주어도 모든 경맥의 열을 없애고 각성시킬 수 있다. 양릉천(陽陵泉)은 근회(筋會)로서 경련(痙攣)을 풀어준다. 태충(太衝)은 간(肝)을 편안하게 하고 풍(風)을 없애주며, 내관(內關)은 심혈(心血)을 없애고 마음을 진정시켜 준다.

【처방2】 중완(中脘)·장문(章門)·비수(脾兪)·위수(胃兪)·기해(氣海)·천추(天樞)·족삼리(足三里)·행간(行間).

적응증 : 만경풍(慢驚風).

증상에 따라 더 쓰는 경혈 : 입맛이 없으면 사봉(四縫), 설사경향이 있으면 대장수(大腸兪), 뒷목이 뻣뻣하면 대추(大椎)·신주(身柱), 팔다리가 뻣뻣하고 오그라들면 곡지(曲池) · 후계(後谿) · 양릉천(陽陵泉) · 승산(承山).

처방해설 : 중완(中脘) · 장문(章門) · 비수(脾兪) · 위수(胃兪) · 족삼리(足三里)는 모두 후천(後天)의 근본인 비위(脾胃)를 보(補)하고, 기해(氣海)는 원기(元氣)를 보(補)하고 기(氣)를 조화시켜 비위(脾胃)의 기능을 도와준다. 천추(天樞)(뜸)는 양기(陽氣)를 도와 허한증(虛寒證)을 없애주고 설사를 멎게 하며, 행간(行間)은 간기(肝氣)를 고르게 하여 풍(風)을 없애준다. 즉, 이 처방은 비위(脾胃)를 보(補)하고 원기(元氣)를 돋우어 경풍(驚風)을 치료하는 작용을 한다.

【경풍의 개념과 치료방법】

개념 : 갑자기 의식을 잃고 팔다리가 뻣뻣해지고 오그라들며 경련을 일으키는 병증을 말한다. 대체로 외감육음(外感六淫)과 식적(食積), 담적(痰積), 혹은 갑자기 몹시 놀라거나 무서워한 것 등으로 인해 생긴다고 본다. 혹은 비(脾)가 허하거나 신음(腎陰)이 허할 때에도 생길 수 있고 간양(肝陽)이 성해서도 생긴다.

실증(實證)으로 경과하는 것을 급경풍(急驚風), 허증(虛證)으로 경과하는 것을 만경풍(慢驚風)에 해당시킨다.

급경풍(急驚風)은 원인에 따라서 외감경풍(外感驚風), 담열경풍(痰熱驚風), 경공경풍(驚恐驚風)으로 나누는데, 증상은 갑자기 열이 나면서 번조불안해하고 자주 놀라며 얼굴이 붉고 팔다리가 싸늘하며 의식이 혼미해지고 눈을 치뜨며 팔다리가 뻣뻣해지고 오그라든다. 때로 경련발작이 있다 없다 하거나 계속되는 때도 있다. 1~5세 사이의 소아들에게서 자주 보이며 계절에는 관계가 없다.

만경풍(慢驚風)은 병을 오래 앓아 비기(脾氣)가 허해지고 음양(陰陽)이 모두 허해져서 생기거나 간양(肝陽)이 성하여 생긴다. 대체로 천천히 발병하고 열이 없으며 경련은 있다 없다 하면서 완만하게 진행된다. 증상은 얼굴이 누리끼리하고 여위며 맥없이 나른하고 입맛이 없으며 숨결이 약하고 날숨이 서늘하다. 또한 팔다리가 차고 눈을 뜨고 자며 숫구멍이 들어간다. 비양(脾陽)이 몹시 허할 경우에는 소화되지 않은 묽은 변을 설사하며 발등과 얼굴이 부석부석 붓는다. 간신음(肝腎陰)이 허할 경우에는 허번증(虛煩證)으로 몹시 보챈다. 맥은 침지무력(沈遲無力)하고 지문(指紋)은 연한 보라색을 띤다.

현대 의학적으로는 급성열성질병(急性熱性疾病), 중독성소화불량증(中毒性消化不良症), 뇌막염(腦膜炎), 뇌척수지주막염(腦脊髓蜘蛛膜炎) 등의 경우에 볼 수 있다.

치료방법 : 급경풍(急驚風)인 경우에는 독맥(督脈)과 수양명경(手陽明經) · 족궐음경(足厥陰經)의 경혈을 위주로 하여 청열사화(淸熱瀉火), 평간식풍(平肝熄風), 진경

안신(鎭驚安神)시키는 방법으로 사법(瀉法)이나 단자법(單刺法)을 주로 쓰며 피를 빼주기도 한다. 만경풍(慢驚風)인 경우에는 족양명경(足陽明經)과 족태양경(足太陽經)의 경혈을 위주로 하여 비위(脾胃)를 보(補)하고 원기(元氣)를 돋우는 방법으로 보법(補法)을 쓰거나 뜸을 뜬다.

그러나 침구치료로 경련발작을 일시적으로 멎게 할 수는 있지만 원인질병을 치료하기 전에는 도지는 것을 완전히 막기는 힘들다. 그러므로 반드시 원인치료를 함께 하여야 한다.

【참고처방】

급경풍(急驚風) : ① 소상(少商)·인중(人中)·용천(湧泉).

② 완골(完骨).

③ 인중(人中)·소상(少商)·중충(中衝)·대추(大椎)(고열이 나면 二間·後谿에 배합함).

④ 풍지(風池)·풍부(風府)·태충(太衝)·양릉천(陽陵泉)·행간(行間).

⑤ 십선(十宣)·백회(百會)·인중(人中)·인당(印堂).

⑥ 인중(人中)·합곡(合谷)·양릉천(陽陵泉)을 주혈(主穴)로 하고, 내관(內關)·풍지(風池)·용천(湧泉)을 보조혈로 쓴다.

⑦ 백회(百會)·인당(印堂)·인중(人中)·십선(十宣)·합곡(合谷)·외관(外關)·내관(內關)·양릉천(陽陵泉)·태충(太衝).

⑧ 외감경풍(外感驚風)인 경우에는 대추(大椎)·합곡(合谷)·태충(太衝)·양릉천(陽陵泉)·십이정혈(十二井穴).

⑨ 담열경풍(痰熱驚風)인 경우에는 인중(人中)·노식(顱息)·중완(中脘)·풍륭(豊隆)·신문(神門)·태충(太衝).

⑩ 경공경풍(驚恐驚風)인 경우에는 전정(前頂)·인당(印堂)·신문(神門)·용천(湧泉).

만경풍(慢驚風) : ① 비수(脾兪)·중완(中脘)·천추(天樞).

② 태충(太衝)·간수(肝兪).

③ 백회(百會)(뜸).

④ 백회(百會)·대추(大椎)·간수(肝兪)·합곡(合谷)·족삼리(足三里)·태충(太衝).

⑤ 백회(百會)(뜸)·신주(身柱)·천주(天柱).

⑥ 합곡(合谷)·태충(太衝)·양릉천(陽陵泉)·내관(內關).

⑦ 대추(大椎)·비수(脾兪)·천추(天樞)·관원(關元)·족삼리(足三里).

⑧ 대추(大椎)・비수(脾兪)・위수(胃兪)・관원(關元)・기해(氣海)・족삼리(足三里)(뜸)를 주혈(主穴)로 하고, 백회(百會)・신주(身柱)・간수(肝兪)・장문(章門)・천추(天樞)를 보조혈로 쓴다.

⑨ 대추(大椎)・근축(筋縮)・후계(後谿)・양릉천(陽陵泉)을 주혈(主穴)로 하고, 신주(身柱)・합곡(合谷)・태충(太衝)・인중(人中)을 보조혈로 쓴다.

15. 감질(疳疾)

【처방】 중완(中脘)・족삼리(足三里)・공손(公孫)・사봉(四縫).

적응증 : 감질(疳疾)(營養失調症).

증상에 따라 더 쓰는 경혈 : 허열(虛熱)이 있으면 대추(大椎), 소화장애(消化障碍)가 있으면 비수(脾兪)・위수(胃兪)・간수(肝兪), 충(蟲)이 있으면 백충와(百蟲窩).

처방해설 : 중완(中脘)・족삼리(足三里)・공손(公孫)은 비위(脾胃)의 기능을 조화시켜 소화흡수를 돕고, 사봉(四縫)은 감질(疳疾)을 치료하는 경험혈이다.

【감질의 개념과 치료방법】

개념 : 소아들의 영양장애를 말한다. 즉, 몸이 여위고 핏기가 없이 창백하거나 누리끼리하며, 헛배가 부르고 소화가 안 되며, 힘없이 나른해하고 발육이 늦어진다. 대체로 비위(脾胃)의 기능이 미숙한 데다 음식조절을 잘못하여 생기거나 기생충(寄生蟲), 육음(六淫), 역독(疫毒) 등으로 비위(脾胃)가 상해서도 생긴다.

감질(疳疾)이 있는 소아들은 설사를 잘하고 전해질평형장애가 온다.

현대 의학적으로는 영양실조증(營養失調症), 만성소화불량증(慢性消化不良症), 만성소모성질병(慢性消耗性疾病) 등의 경우에 볼 수 있다.

치료방법 : 족태음경(足太陰經)과 족양명경(足陽明經)의 경혈을 위주로 하여 건비소적(健脾消積)하는 원칙에서 보법(補法)(유침하지 않음)을 쓴다. 또한 사봉(四縫)을 많이 쓰는데, 삼릉침(三稜鍼)으로 피를 빼주거나 자라낸다.

【참고처방】

식적감질(食積疳疾) : ① 신궐(神闕)(뜸틀뜸).

② 중완(中脘)・족삼리(足三里)・내정(內庭).

③ 수삼리(手三里)(자라냄).

④ 사봉(四縫)(피를 조금 빼줌).

충적감질(蟲積疳疾) : ① 요안(腰眼)(뜸).

② 백충와(百蟲窩)(사법).

③ 신궐(神闕)(뜸틀뜸), 중완(中脘)·족삼리(足三里)(보법). 날척법(捏脊法)을 배합한다.

④ 거궐(巨闕)·중완(中脘)·천추(天樞)·백충와(百蟲窩)·족삼리(足三里).

감질(疳疾) : ① 사봉(四縫)·중완(中脘)·천추(天樞)·비수(脾兪)·위수(胃兪)·족삼리(足三里)를 주혈(主穴)로 하고, 조열(潮熱)이 있으면 대추(大椎), 토하면 내관(內關), 헛배가 부르거나 배가 아프면 기해(氣海)·공손(公孫)을 보조혈로 쓴다.

② 백로(百勞)·위수(胃兪)·요수(腰兪)·장강(長强).

③ 장문(章門)(뜸).

④ 내관(內關)·족삼리(足三里)·중봉(中封)·여태(厲兌)·장문(章門)·요안(腰眼)(단자법).

⑤ 신주(身柱)(마늘뜸).

⑥ 사봉(四縫).

⑦ 손바닥자라치료.

⑧ 중완(中脘)·장문(章門)·비수(脾兪)·위수(胃兪)·족삼리(足三里)·공손(公孫)·사봉(四縫).

⑨ 사봉(四縫)·합곡(合谷)·족삼리(足三里)·삼초수(三焦兪)·비수(脾兪)·위수(胃兪).

【임상자료】

소아감질(小兒疳疾) 환자 760례를 사봉(四縫)(침)과 장강(長强)(장선매몰요법)으로 치료한 경험에 의하면, 완치된 환자가 533례(72.7%), 뚜렷하게 호전된 환자가 181례(23.8%), 효과가 뚜렷하지 않은 환자가 26례(3.5%)였다.

장강(長强)에는 1~2번 매몰요법을 하였고, 사봉(四縫)에는 하루건너 한 번씩 침을 놓았다.

※ 사봉(四縫)에 침을 놓을 때 위장관의 운동기능이 좋아지고 포도당의 내당능력도 높아지며, 혈색소·호산성백혈구·혈청단백·백혈구탐식능력·혈청단백의 요드결합능력이 모두 높아진다고 한다. 또한 정상에서는 혈청 칼슘(Ca)과 인(P), 알카리성포스파타제(alkaline phosphatase)의 변화가 없지만 구루병환자에게서는 혈청 칼슘과 인의 함량을 높이고 알카리성포스파타제의 활성을 낮춘다고 한다.

회충증(蛔蟲證) 소아들의 사봉(四縫)에 침을 놓을 때 장 안의 췌장의 단백분해효소와 전분 및 지방 분해효소의 함량이 높아진다는 자료도 있다.

이와 같은 사실은 사봉(四縫)의 침자가 신경체액적 기전으로 영양실조증을 회복시킨다는 것을 보여준다.

【증례】 박××, 남자, 5세.

1년 전부터 헛배가 몹시 부르면서 설사하는데, 치료해도 잘 멎지 않고 얼굴이 누래지면서 아이는 더 약해졌다. 잘 먹지 않고 식은땀을 흘리며 피부가 거칠어지고 머리털에 윤기가 없으며, 배가 복어처럼 불어났다.

영양실조증(營養失調症)으로 보고 사봉(四縫) · 중완(中脘) · 천추(天樞) · 족삼리(足三里)에 하루건너 한 번씩 침을 놓았다. 2일 지나자 팽팽하던 배가 좀 꺼지고 설사가 멎었으며, 대변성상이 좋아지기 시작하였다. 모두 5번 맞고 식사량이 늘고 소화가 잘 되었으며 대변성상도 정상으로 되었다. 5개월 후에는 몸무게가 5kg이나 늘었다.

16. 소아설사(小兒泄瀉)

【처방】 족삼리(足三里) · 천추(天樞) · 중완(中脘) · 사봉(四縫).

적응증 : 설사(泄瀉)(單純性消化不良症).

증상에 따라 더 쓰는 경혈 : 토하는 경우에는 내관(內關) · 공손(公孫), 비허한(脾虛寒) 증상이 심한 경우에는 비수(脾兪) · 음릉천(陰陵泉) · 삼음교(三陰交), 팔다리가 몹시 찬 경우에는 신수(腎兪) · 관원(關元), 열이 있으면 내정(內庭) · 합곡(合谷).

처방해설 : 족양명경(足陽明經)의 합혈(合穴)인 족삼리(足三里)는 위장병(胃腸病)을 치료하는 원격경혈(遠隔經穴)이고, 천추(天樞)는 대장(大腸)의 모혈(募穴)로서 소대장병(小大腸病)을 치료하는 기본혈이다. 위(胃)의 모혈(募穴)이며 육부(六腑)의 회혈(會穴)인 중완(中脘) 역시 소대장병을 치료한다. 사봉(四縫)은 체기를 내려 주고 음식물의 소화를 도우며 영양을 좋게 한다. 즉, 이 처방은 건비화위(健脾和胃)하는 작용이 있다.

【설사증의 개념과 치료방법】

개념 : 소화되지 않은 물 같은 변을 누는 것을 말하는데, 육음(六淫), 식적(食積), 담(痰), 비위허약(脾胃虛弱), 명문화(命門火)의 쇠약, 칠정내상(七情內傷) 등으로 인

해 비위(脾胃)의 기능이나 소장의 청탁분리(淸濁分離) 기능이 장애되어 생긴다고 본다. 대체로 젖먹이들과 젖 뗄 무렵의 소아들에게 잘생기며, 특히 여름철에 많다.

한의학에서는 원인과 장부, 증상에 따라 여러 가지로 나누지만 현대의학에서는 전신중독증상이 없이 국소 증상과 가벼운 대사장애만을 일으키는 경증형(輕症型)과 몸 안의 여러 계통의 심한 중독증상을 나타내는 중증형(重症型)으로 나누거나 급성(急性)과 만성(慢性)으로 나눈다.

급성은 음식을 지나치게 많이 먹거나 변질된 음식으로 장관성 세균감염을 받아서 생긴다. 증상은 물 같은 설사를 쫙쫙하는데 3~4일 지나도 멎지 않고 더했다 덜했다 하나 물염류대사장애와 단백 및 비타민 대사 장애가 없는 상태를 말한다.

그러나 만성설사인 경우에는 설사는 그리 심하지 않고 중독증상이 심하며, 물염류대사장애와 단백 및 비타민 대사 장애가 있다. 영양실조가 있거나 구루병이 있는 소아, 삼출성체질 소아에게 잘 생기며 치료에 잘 반응하지 않는 것이 특징이다.

설사를 주증상으로 하는 소아병에는 단순성 및 중독성 소화불량증, 소대장염(小大腸炎), 장성바이러스 감염증, 장결핵(腸結核), 장티푸스 등도 포괄시킬 수 있다.

치료방법 : 족양명경(足陽明經)과 족태음경(足太陰經)·임맥(任脈)의 경혈을 위주로 하여 비위(脾胃)를 보(補)하고 조화시키며 설사를 멈추게 하는 방법으로 치료하되, 습열증(濕熱證)에는 뜸을 뜨지 않고 침만 놓으며 허한증(虛寒證)에는 침구를 배합하는 것이 좋다. 이밖에 사봉(四縫)에서 피를 빼주거나 조직액을 빼준다.

【참고처방】

단순성소화불량증(單純性消化不良症) : ① 내관(內關)·공손(公孫)·중완(中脘).

② 수분(水分)·기해(氣海)·천추(天樞).

③ 족삼리(足三里)·합곡(合谷)·중완(中脘).

④ 신궐(神闕)(뜸).

⑤ 족삼리(足三里)와 상거허(上巨虛) 사이, 간수(肝兪)와 대장수(大腸兪) 사이, 아랫배, 중완(中脘)(피부침).

⑥ 족삼리(足三里)·중완(中脘)(捏脊法을 배합함).

⑦ 신궐(神闕)(소금뜸, 뜸틀뜸).

⑧ 내정(內庭)·합곡(合谷)·족삼리(足三里)(열이 있을 때, 單刺法).

⑨ 신주(身柱)(뜸), 음교(陰交).

만성설사(慢性泄瀉) : ① 내관(內關)·중완(中脘)·천추(天樞)·족삼리(足三里)·중봉(中封)·내정(內庭).

② 수분(水分) · 기해(氣海).

③ 중완(中脘) · 천추(天樞) · 관원(關元)(생강뜸).

급성설사(急性泄瀉) : ① 중완(中脘) · 기해(氣海) · 내관(內關) · 공손(公孫) · 대추(大椎)(열이 있을 때만 씀).

② 합곡(合谷) · 대추(大椎) · 족삼리(足三里).

소아설사증(小兒泄瀉症) : 습열증(濕熱證)에는 중완(中脘) · 천추(天樞) · 족삼리(足三里) · 곡지(曲池) · 내정(內庭)을 주혈(主穴)로 하고, 열(熱)이 심하면 합곡(合谷) · 대추(大椎), 습(濕)이 심하면 음릉천(陰陵泉)을 보조혈로 쓴다.

식체증(食滯證)에는 중완(中脘) · 건리(建里) · 천추(天樞) · 기해(氣海) · 족삼리(足三里) · 이내정(裏內庭)을 주혈(主穴)로 하고, 토하면 내관(內關) · 상완(上脘), 헛배가 부르면 하완(下脘) · 합곡(合谷)을 보조혈로 쓴다.

허한증(虛寒證)에는 관원(關元) · 중극(中極) · 중완(中脘) · 양문(梁門)을 주혈(主穴)로 하고, 배가 아프면서 손발이 차면 기해(氣海) · 천추(天樞), 헛배가 부르면 삼음교(三陰交)를 보조혈로 쓴다.

양허증(陽虛證)에는 비수(脾兪) · 신수(腎兪) · 족삼리(足三里) · 장문(章門)을 주혈(主穴)로 하고, 헛배가 부르면 기해(氣海) · 공손(公孫), 배가 아프면 신궐(神闕)(뜸), 손발이 차면 관원(關元)을 보조혈로 쓴다.

【임상자료】

① 젖먹이의 단순성소화불량증(單純性消化不良症) 환자 50례를 대상으로 배꼽둘레에 피부침을 놓아 치료한 경험에 의하면, 한 번 자극으로 나은 환자가 18례, 2번 자극으로 나은 환자가 16례, 3번 자극으로 나은 환자가 4례, 4번 자극으로 나은 환자가 3례, 5번 자극으로 나은 환자가 2례로서 모두 43례가 나았으며 나머지 7례도 뚜렷하게 좋아졌다.

치료는 다음과 같이 하였다. 침끝의 직경이 2~3㎜되는 솔처럼 만든 피부침으로 배꼽둘레가 벌겋게 되도록 자극을 주되 보통 젖먹이는 3분, 그보다 좀 큰 어린이는 5분 동안 자극을 주었다. 병이 심할 때에는 중완(中脘) · 천추(天樞) · 족삼리(足三里)에 피부침을 더 놓았다.

② 중독성소화불량증(中毒性消化不良症) 환자 79례를 침구로 치료한 자료에서는, 설사와 토하는 증상이 한 번의 치료에 의하여 80% 나았고, 장마비증상은 2~3일 사이에 50%가 없어졌다고 한다.

침은 중완(中脘) · 천추(天樞) · 태백(太白)에 놓았으며, 헛배가 몹시 부를 경우에는 천추(天樞)와 중완(中脘)에 뜸을 떴다.

③ 소아설사증(小兒泄瀉症) 환자 298례를 합곡(合谷)·족삼리(足三里)·천추(天樞)·사봉(四縫)에 약한 자극(유침하지 않음)을 주는 방법으로 치료한 자료에서는, 완치된 환자가 280례(93.9%), 뚜렷하게 호전된 환자가 8례(2.7%), 효과가 없는 환자가 10례(3.4%)였다고 한다.

족삼리(足三里)와 사봉(四縫)에 하루에 한 번씩 침을 놓는 방법으로 소아설사증 환자 178례를 치료한 경험에서는 완치된 환자가 159례(89.3%), 뚜렷하게 호전된 환자가 16례(9%), 호전된 환자가 3례(1.7%)로서 효과가 없거나 나빠진 환자는 1례도 없었다.

④ 소아만성설사증(小兒慢性泄瀉症) 환자 89례를 중완(中脘)·천추(天樞)(각각 20분), 관원(關元)(30~50분)에 뜸대뜸을 뜨는 방법(잠잘 때)으로 치료한 경험에서는, 완치된 환자가 82례, 효과가 없는 환자가 7례였다. 특히 비신양허증(脾腎陽虛證) 환자에게서 효과가 더 좋았다.

뜸대뜸을 쏘여주는 거리는 처음에는 5㎝정도 떨어진 거리에서 시작하고 점차 거리를 좁혀가되 소아가 놀라서 깨거나 데지 않도록 잘 조절해야 한다.

【증례1】 노××, 남자, 5세.

갑자기 열이 나고 배를 아파하면서 물 같은 설사를 하루에 15번 정도 하였다. 입이 마르고 물을 마시려 하며 소변양이 적었다. 혀에는 누른 설태(舌苔)가 두껍게 끼고, 맥은 완(緩)하였으며, 체온은 38.5℃였다.

설사증(단순성소화불량증)으로 변증하고 첫날에는 천추(天樞)와 족삼리(足三里)에 침을 놓았고, 다음날에는 천추(天樞)·족삼리(足三里)·곡지(曲池)에 침을 놓았다.

치료 2일 사이에 열도 내리고 설사횟수도 5번으로 줄었다. 그 밖의 증상들도 좋아져갔다. 모두 4번 맞고 나았다.

【증례2】 박××, 남자, 1세.

이유식을 먹이기 시작해서부터 하루에 4~5번 정도 소화되지 않은 설사를 하였다. 소화제(효모)를 비롯한 지사약(양약, 한약)을 썼지만 효과가 없이 한달 남짓 계속되면서 소아는 잘 먹지 않고 여위어갔다.

관원(關元)·천추(天樞)·중완(中脘)에 뜸대뜸을 20~30분 정도씩 2번 떴는데 설사가 멎고 입맛이 돌아 먹기 시작하였다. 점차 몸도 좋아지면서 다시 앓지 않았다.

제3장 외과 · 피부과 질병

1. 파상풍(破傷風)

【처방1】 대추(大椎) · 풍부(風府) · 근축(筋縮) · 요양관(腰陽關) · 하관(下關) · 협거(頰車) · 합곡(合谷) · 곡지(曲池) · 곤륜(崑崙) · 태충(太衝) · 신맥(申脈).

적응증 : 성인파상풍(成人破傷風).

증상에 따라 더 쓰는 경혈 : 이를 악물면 인중(人中) · 승장(承漿), 후궁반장(後弓反張)이 있으면 신주(身柱) · 후계(後谿) · 풍지(風池), 팔다리가 뻣뻣해지고 오그라들면 곡지(曲池) · 양릉천(陽陵泉), 숨쉬기가 가빠지면 척택(尺澤) · 내관(內關) · 단중(膻中).

처방해설 : 풍독사(風毒邪)는 양경(陽經), 특히 독맥(督脈)과 족태양경(足太陽經) · 족양명경(足陽明經)에 잘 침습되므로 대추(大椎) · 근축(筋縮) · 요양관(腰陽關)으로 독맥(督脈)을 잘 통하게 하고, 곤륜(崑崙) · 신맥(申脈)으로 태양경(太陽經)의 경기를 잘 통하게 하여 후궁반장(後弓反張)과 목이 곧아지는 것을 낫게 한다. 협거(頰車) · 합곡(合谷) · 곡지(曲池)로는 양명경(陽明經)을 잘 통하게 하여 이를 악무는 것(牙關緊急)을 치료한다. 간경(肝經)의 원혈(原穴)인 태충(太衝)과 근(筋)의 회혈(會穴)인 양릉천(陽陵泉)으로 팔다리의 근맥(筋脈)이 뻣뻣해지고 오그라드는 것을 치료한다. 태충(太衝)에 합곡(合谷)을 배합하면 평간식풍(平肝熄風) 작용이 강해진다.

【처방2】 인중(人中) · 백회(百會) · 지창(地倉) · 협거(頰車) · 합곡(合谷) · 곤륜(崑崙) · 연곡(然谷).

적응증 : 소아파상풍(小兒破傷風).

증상에 따라 더 쓰는 경혈 : 목덜미가 곧아지는 경우에는 대추(大椎) · 후계(後谿) · 인당(印堂), 후궁반장(後弓反張)이 있으면 풍부(風府) · 근축(筋縮), 팔다리가 뻣뻣하고 오그라들면 곡지(曲池) · 양릉천(陽陵泉) · 태충(太衝).

처방해설 : 독맥(督脈)과 수족양명경(手足陽明經)의 회혈(會穴)인 인중(人中)은 의식

을 각성시키고, 수족삼양경(手足三陽經)과 독맥(督脈), 간경(肝經)의 교회혈(交會穴)인 백회(百會)는 평간식풍(平肝熄風)하며 의식을 각성시킨다. 양경(陽經)이 퍼져 있는 얼굴의 경련은 협거(頰車)·지창(地倉)·합곡(合谷)으로, 태양경(太陽經)과 독맥(督脈)의 장애로 생기는 후궁반장(後弓反張)과 목덜미가 곧아지는 것은 곤륜(崑崙)으로 치료한다. 연곡(然谷)은 소아파상풍(小兒破傷風)을 치료하는 경험혈이다. 즉, 이 처방은 거풍진경(祛風鎭痙) 및 각성(覺醒) 작용이 있다.

【파상풍의 개념과 치료방법】

개념 : 상처(다친 상처, 덴 상처, 언 상처, 해산할 때의 상처, 갓난아이배꼽)로 들어간 풍독사기(風毒邪氣)가 기육(肌肉)과 근맥(筋脈)에 들어가 영위불화(榮衛不和)를 일으켜 근맥을 자양하지 못하게 되므로 경련을 일으키는 병증을 말한다. 증상은 처음에 머리가 아프고 오슬오슬 추우며 열이 난다. 점차 상처가 조여들고 아프다가 입을 벌리지 못하고(牙關緊急) 쓴웃음을 짓는 듯한 표정을 나타낸다. 소아는 젖을 빨지 못한다. 더 지나면 팔다리가 뻣뻣해지면서 오그라들고 목이 곧아지며(項部强直) 등이 뒤로 젖혀지면서(後弓反張) 전신을 움직일 수 없게 된다.

현대의학에서는 혐기성막대균의 감염으로 생기는데 잠복기는 5~15일이며 혐기성막대균이 분비하는 신경친화성독소에 의하여 증상이 나타난다.

치료방법 : 독맥(督脈)과 수족태양경(手足太陽經), 양명경(陽明經)의 경혈을 위주로 거풍진경(祛風鎭痙)하는 원칙에서 사법(瀉法)(오랫동안 유침하며 경혈을 많이 쓰고 강한 자극을 줌)을 쓰며 증상이 좋아지는 데 따라 경혈수와 유침시간, 자극의 세기를 점차 줄인다.

파상풍(破傷風)의 경우 침치료는 어디까지나 보조적인 치료수단에 지나지 않는다. 그러므로 적극적으로 현대 의학적 치료를 하면서 침치료를 배합하여야 한다.

【참고처방】

파상풍(破傷風) : ① 후계(後谿)·대돈(大敦)·합곡(合谷)·행간(行間)·십선(十宣)·태양(太陽).

② 풍부(風府)·태충(太衝)·대추(大椎)·합곡(合谷)·백회(百會)·간수(肝兪)·근축(筋縮)·양릉천(陽陵泉)·협거(頰車).

③ 풍지(風池)·인중(人中)·태충(太衝)을 주혈(主穴)로 하고, 합곡(合谷)·태계(太谿)·하관(下關)을 보조혈로 하여 단자법(單刺法)으로 침을 놓는다.

④ 백회(百會)·대추(大椎)·인중(人中)·위중(委中)·후계(後谿)·풍륭(豊隆)·

삼간(三間)을 주혈(主穴)로 하고, 이를 악무는 경우에는 하관(下關) · 지창(地倉) · 협거(頰車) · 합곡(合谷) · 내정(內庭)을, 후궁반장(後弓反張)에는 승산(承山) · 양릉천(陽陵泉) · 지구(支溝) · 외관(外關)을, 팔다리가 뻣뻣해지고 오그라드는 경우에는 태충(太衝) · 풍시(風市) · 곡지(曲池)를, 정기(精氣)가 몹시 허약한 경우에는 족삼리(足三里) · 기해(氣海)를 보조혈로 쓴다.

⑤ 풍지(風池) · 인중(人中) · 태충(太衝)을 주혈(主穴)로 하고, 합곡(合谷) · 후계(後谿) · 하관(下關)을 보조혈로 쓴다. 하루 2~3번 놓거나 피내침을 며칠 동안 꽂아두기도 한다.

영아파상풍(嬰兒破傷風, 臍風) : ① 연곡(然谷) · 태충(太衝) · 합곡(合谷).

② 신궐(神闕)(뜸).

③ 지창(地倉) · 협거(頰車).

④ 연곡(然谷)(뜸 3장).

⑤ 연곡(然谷) · 조해(照海)를 주혈(主穴)로 하고, 지창(地倉) · 협거(頰車)를 보조혈로 쓴다. 이를 악물면 지창(地倉) · 협거(頰車), 팔다리가 뻣뻣해지고 오그라들면 간사(間使) · 용천(湧泉)을 더 쓴다.

⑥ 풍부(風府) · 인중(人中) · 합곡(合谷) · 대추(大椎).

후궁반장(後弓反張) : ① 오처(五處) · 신주(身柱) · 위중(委中) · 위양(委陽) · 곤륜(崑崙).

② 간수(肝兪).

이를 악무는 경우(牙關緊急) : ① 은교(齦交) · 상관(上關) · 대영(大迎) · 예풍(翳風).

② 협거(頰車) · 승장(承漿) · 합곡(合谷).

【임상자료】

파상풍(破傷風) 환자 26례를 양약과 침을 배합하여 치료한 자료에 의하면, 나은 환자가 23례였고, 나머지 3례는 사망하였다고 한다. 평균 치료일수는 16.2일(가장 짧은 것 3일, 가장 긴 것 20일)이었다.

치료는 다음과 같이 하였다. 즉, 경증형(輕症型)에는 침치료만 하고 비교적 중한 예들은 진정제, 항생제, 수액, 파상풍혈청 등 종합치료를 하면서 침치료를 배합하였다.

경혈(經穴)은 백회(百會) · 대추(大椎) · 신주(身柱) · 지양(至陽) · 근축(筋縮) · 명문(命門) · 요양관(腰陽關) · 위중(委中) · 족삼리(足三里) · 협거(頰車) · 삼음교(三陰交) · 합곡(合谷) · 내관(內關)을 주혈(主穴)로 하고, 후정(後頂) · 풍부(風府) · 도도

(陶道)·현추(懸樞)·척중(脊中)·신수(腎兪)·승산(承山)·곤륜(崑崙)·하관(下關)·환도(環跳)·양릉천(陽陵泉)·수삼리(手三里)를 보조혈로 하여 강한 자극을 주면서 환자상태에 따라 유침시간은 1~48시간으로 달리 하였다.

【증례】 강××, 여자, 15세.

얼마 전에 손가락을 상하였는데 그로부터 20일 지나서 갑자기 입을 벌리기 힘들면서 전신이 지긋지긋하였다. 점차 불안해하면서 얼굴에 쓴웃음을 짓는 듯한 표정을 지으며, 목이 곧아져 잘 돌리지 못하였다. 점차 팔다리도 뻣뻣해지면서 오그라들고 등이 휘어지는 등 전형적인 파상풍증상이 나타났다.

파상풍혈청을 주사한 다음 침치료를 하였는데, 먼저 풍부(風府)와 장강(長强)에 강한 자극을 주고 유침(留鍼)한 다음 백회(百會)·강간(强間)·하관(下關)·협거(頰車)·족삼리(足三里)에 침을 놓았다. 이에 안면경련이 좀 풀리고 입을 벌릴 수 있게 되었다. 다음날에는 신주(身柱)와 승장(承漿)에 더 놓고 그 다음부터는 장강(長强)을 주혈(主穴)로 하고 나머지 혈들은 증상에 따라 배합하였다.

모두 침을 5번 맞고 경련이 풀렸다.

2. 단독(丹毒)

【처방】 합곡(合谷)·곡지(曲池)·위중(委中)·혈해(血海)·삼음교(三陰交)·아시혈(阿是穴)(피를 빼줌).

적응증 : 단독(丹毒).

증상에 따라 더 쓰는 경혈 : 고열이 나면 대추(大椎), 머리가 아프면 태양(太陽)·풍지(風池), 토하면 내관(內關)·족삼리(足三里), 뻣뻣해지고 오그라들면 인중(人中)·후계(後谿)·양릉천(陽陵泉), 의식장애가 있으면 인중(人中)·용천(湧泉)·대릉(大陵).

처방해설 : 합곡(合谷)과 곡지(曲池)는 양명경(陽明經)의 열을 없애주고, 혈해(血海)·위중(委中)·아시혈(阿是穴)은 혈분(血分)에 몰린 열(熱)과 어혈(瘀血)을 없애주며, 삼음교(三陰交)는 족삼음경(足三陰經)의 습사(濕邪)를 없애준다. 즉, 이 처방은 청열제습(淸熱除濕)하고 활혈거어해독(活血祛瘀解毒)하는 작용을 한다.

【단독의 개념과 치료방법】

개념 : 단독(丹毒)은 피부 및 점막의 임파간격에 생기는 급성진행성 염증인데, 그 특

징은 갑자기 생기고 오슬오슬 춥고 열이 나며, 국소 피부가 붉어지면서 건강한 피부와의 경계가 뚜렷해지고 빨리 퍼져나가는 것이다.

한의학에서는 발생부위에 따라 머리에 생기는 것을 포두화단(抱頭火丹), 옆구리와 허리에 생기는 것을 내발단독(內發丹毒), 다리에 생기는 것을 유화단(流火丹), 여기저기에 생기는 것을 적유단(赤遊丹)이라고 하였다.

현대의학에서는 염증반응의 특성에 따라서 홍반성단독(紅斑性丹毒), 농포성단독(膿疱性丹毒), 봉와직염성단독(蜂窩織炎性丹毒)으로, 염증이 확대되는 형태에 따라서 유주성단독(遊週性丹毒), 포리성단독(疱理性丹毒)으로 나누며, 이밖에도 재발성단독(再發性丹毒), 습관성단독(習慣性丹毒), 무열성단독(無熱性丹毒) 등이 있다.

원인균은 대부분 독성이 강한 용혈성연쇄상구균(溶血性連鎖狀球菌)이다. 창상이나 오염된 손상에 의해서도 생길 수 있고 먼 부위의 화농성염증으로부터 임파행성, 혈행성으로 감염될 수도 있다.

한의학에서는 화사(火邪)가 혈분(血分)에 침습하고 열사(熱邪)가 피부(皮膚)와 기육(肌肉)에 머물러서 생기거나 피부점막에 생긴 상처로 사독(邪毒)이 침습하여 경락이 막히고 기혈순환이 장애되어 생긴다고 보았다.

단독(丹毒)이 생기면 갑자기 연지를 찍은 것처럼 피부가 붉어져 건강한 피부와의 경계가 뚜렷하고 사방으로 급속히 퍼지며, 아프고 붓는다. 붉어진 중심부에는 크고 작은 물집이 생긴다.

단독(丹毒)에 대한 침구치료는 효과가 있지만 보통 다리에 생긴 단독 때에만 침치료를 하고 머리와 얼굴에 생긴 단독에는 침치료를 하지 않는다. 혼합감염이 있고 궤양이 생긴 패혈농독증(敗血膿毒症, septicopyemia) 등 중한 합병증이 있는 경우에는 현대 의학적 치료를 배합하여 종합적인 치료를 하여야 한다.

치료방법 : 수족양명경(手足陽明經)과 수궐음경(手厥陰經)의 경혈을 위주로 하여 청열(淸熱), 이습(利濕), 활혈(活血), 거어(祛瘀), 해독(解毒)하는 원칙에서 사법(瀉法)을 쓰거나 삼릉침(三稜鍼)으로 단독 국소의 아시혈(阿是穴)에서 피를 빼준다. 위중(委中)과 혈해(血海)에서 1~2방울의 피를 빼주기도 한다. 몹시 붓고 아플 경우에는 피부를 소독한 다음 삼릉침 혹은 피부침으로 아픈 곳을 찔러 피를 뽑아 독을 뺀다. 곪아서 파동이 있으면 째고 고름을 뺀 다음 화농성창상치료를 한다.

【참고처방】

① 백회(百會)·곡지(曲池)·족삼리(足三里)·위중(委中).

② 병소 부위를 소독하고 삼릉침으로 20~30번 찌르거나 자석침으로 찔러도 효

과가 묘하게 나타난다.

③ 대추(大椎)·곡지(曲池)·합곡(合谷)·위중(委中)을 주혈(主穴)로 하고, 머리가 아프면 태양(太陽), 입맛이 없으면 내관(內關)·족삼리(足三里)를 보조혈로 쓴다. 위중(委中)과 그 주변에서 1~2방울의 피를 뽑아주거나 자락부항(刺絡附缸)을 붙이기도 한다.

④ 풍열증(風熱證)에는 곡지(曲池)·태계(太谿)·위중(委中)·풍문(風門)·아시혈(阿是穴)을 쓰되, 열이 심하면 도도(陶道), 가슴이 답답하면 내관(內關)을 더 쓴다.

습열증(濕熱證)에는 합곡(合谷)·족삼리(足三里)·혈해(血海)·음릉천(陰陵泉)·아시혈(阿是穴)을 쓰되, 열이 높고 경련이 일면 십선(十宣), 토하면 내관(內關)·중완(中脘)을 더 쓴다.

⑤ 대추(大椎)·곡지(曲池)·합곡(合谷)·위중(委中)(피를 빼줌)을 주혈(主穴)로 하고, 태양(太陽)·내관(內關)·족삼리(足三里)를 보조혈로 쓴다.

【증례】 최××, 남자, 34세.

이틀 전에 갑자기 오슬오슬 춥고 열이 나면서 머리가 아프고 입이 마르며 전신이 노곤하였다. 얼마 지나서 우측 아랫다리에 자그마한 홍반(紅斑)이 나타났는데 지지는 듯이 아팠다. 점차 주위 피부와의 경계가 뚜렷해지면서 두드러지고 빨리 퍼져나갔다. 서혜임파절이 붙어나고 아팠다.

단독(丹毒)으로 진단하고 합곡(合谷)·곡지(曲池)·대추(大椎)·혈해(血海)·위중(委中)·음릉천(陰陵泉)·삼음교(三陰交)·아시혈(阿是穴)에 하루에 한 번씩 침치료를 하였다. 치료 첫날에 열이 내리고 통증도 덜어졌다. 3일 지나서는 부은 것도 점차 내리고 통증이 멎었다. 침을 3번 더 맞고 완전히 나았다.

3. 급성화농성감염증(急性化膿性感染症, 瘡瘍)

【처방】 영대(靈臺)·합곡(合谷)·위중(委中).

적응증 : 뾰루지, 뾰루지몰림, 근염(筋炎), 봉와직염, 생손앓이, 임파관염(淋巴管炎) 등.

증상에 따라 더 쓰는 경혈 : 얼굴의 수양명경(手陽明經)이 분포된 부위에 생겼으면 상양(商陽)·곡지(曲池), 둘째손가락 끝에 생겼으면 곡지(曲池)·영향(迎香), 얼굴의 족소양경(足少陽經)이 분포된 부위에 생겼으면 양릉천(陽陵泉), 둘째 및 넷째발가락에 생겼으면 양릉천(陽陵泉)·청회(聽會), 고열이 나면 곡지(曲池)·대추(大椎).

처방해설 : 일반적으로 화농성감염증(化膿性感染症)은 팔다리의 양경(陽經)이 분포된 부위에 잘 생기므로 양경의 경기를 잘 통하게 하면 기혈순환이 좋아져 화농성감염증이 낫게 된다. 그런데 독맥(督脈)이 모든 양경(陽經)을 주관하므로 독맥(督脈)의 영대(靈臺)로 양경의 경기를 잘 통하게 하였다. 이와 함께 양명경(陽明經)은 기혈(氣血)이 많은 경맥이므로 수양명경(手陽明經)의 원혈(原穴)인 합곡(合谷)으로 기혈순환이 잘 되게 하고 기표(肌表)의 열사(熱邪)를 없애게 하여 양명경과 기표의 화독(火毒)을 풀게 하였다. 또한 급성화농성감염증(急性化膿性感染症)은 열독(熱毒)이 기혈순환을 장애하여 생긴 것이므로 극혈(郄穴)인 위중(委中)으로 혈분(血分)의 열독을 없애게 하였다. 즉, 이 처방은 모든 양경의 경기를 잘 통하게 하여 청열(淸熱), 해독(解毒), 소염(消炎) 작용을 한다.

【화농성감염증의 개념과 치료방법】

개념 : 급성화농성감염증(急性化膿性感染症)에는 뾰루지, 뾰루지몰림, 봉와직염, 생손앓이, 임파관염 등이 해당된다. 한의학적으로는 절(癤), 옹(癰), 정창(疔瘡) 등에 해당시킬 수 있다. 뾰루지(癤)는 모낭과 피지선에 생기는 급성화농성염증으로 그 자체는 중하지 않지만 얼굴에 생긴 것을 곪기 전에 짜거나 째면 패혈증(敗血症)을 일으킬 수 있으므로 주의하여야 한다.

뾰루지몰림(癰)은 결합조직의 급성화농성염증으로서 뾰루지가 한곳에 여러 개 생겨 서로 몰려서 생긴다.

치료방법 : 독맥(督脈)과 수양명경(手陽明經)의 경혈을 위주로 하여 청열(淸熱), 해독(解毒), 소염(消炎)시키는 원칙에서 사법(瀉法)을 쓰거나 삼릉침으로 피를 빼준다. 뾰루지의 초기에는 뾰루지 위에 간접뜸을 떠주면 바로 가라앉는다.

【참고처방】

정창(疔瘡) : ① 합곡(合谷) · 곡지(曲池) · 족삼리(足三里) · 위중(委中).

② 견정(肩井) · 수삼리(手三里) · 위중(委中) · 임읍(臨泣) · 행간(行間) · 통리(通里) · 소해(小海) · 태충(太衝)(등에 생겼을 때).

③ 합곡(合谷) · 족삼리(足三里) · 신문(神門)(뜸, 얼굴에 생겼을 때).

④ 기죽마(騎竹馬)(뜸).

⑤ 견정(肩井) · 위중(委中) · 영도(靈道)(뜸).

⑥ 폐수(肺兪)(피를 조금 빼고 부항을 붙임).

⑦ 정창(疔瘡, 靈道에서 위로 2.5촌 되는 곳에서 안쪽으로 3푼 되는 곳, 혹은 神

門에서 위로 4촌 되는 곳에서 안쪽으로 3푼 되는 곳)에 뜸을 뜬다.

⑧ 정창 부위를 누르면 4번째손가락과 5번째손가락 부위에 아픈 감이 있는데 이 부위에 뜸을 50장 뜨면 통증이 멎고 부은 것이 내린다.

정창이 중심부에 있거나 양쪽에 모두 있으면 양쪽을 다 같이 뜨고, 한쪽에 치우쳐 있으면 아픈 쪽에만 뜬다.

⑨ 합곡(合谷)(얼굴과 입 모서리에 생겼을 때).

⑩ 노궁(勞宮)·대릉(大陵).

⑪ 신주(身柱)·영대(靈臺)·합곡(合谷)·위중(委中).

생손앓이 : ① 곡지(曲池)(뜸).

② 앓는 손톱에 마늘뜸을 뜬다.

뾰루지몰림 : ① 기죽마(騎竹馬)(뜸).

② 뾰루지 중심부에 온침을 놓거나 마늘뜸을 뜬다.

③ 합곡(合谷)·곡지(曲池)·수삼리(手三里)(뜸, 얼굴에 생겼을 때).

【임상자료】

급성임파관염(急性淋巴管炎, 紅絲疔) 환자 138례를 침구를 배합하여 치료한 경험에 의하면, 한 번 치료하여 나은 환자가 109례(78.9%), 2번 치료하여 나은 환자가 18례(13%), 3번 치료하여 나은 환자가 7례(5.1%)였고, 나머지 4례(3%)는 증상이 좋아지고 붉은 줄이 없어졌으나 본래의 종처(腫處)는 아물지 않은 상태로 있었다.

일반자료는 남자 84례, 여자 54례였고, 나이는 가장 어린 환자가 7세, 가장 많은 환자가 56세로서 평균 22세였다. 모든 예들에서 다 손이나 다리의 피부에 손상을 입은 병력이 있었다. 대체로 피부손상 후 3일 안에 벌겋게 붓고 아프면서 붉은 줄이 뻗치었다.

이밖에 열이 나고 오슬오슬 추워하거나 머리가 아픈 등 전신증상이 있었다. 78례의 환자들은 현대 의학적인 치료를 받다가 찾아온 환자들이었다.

치료는 다음과 같이 하였다.

붉은 줄이 시작되는 부위와 끝나는 부위의 아시혈(阿是穴)에 호침(毫鍼)을 꽂고 붉은 줄이 끝나는 쪽에서 시작되는 방향으로 천천히 이동하면서 뜨거운 감을 느낄 정도로 15~20분 동안 뜸대뜸을 떴다. 그 후 바로 침을 뽑았다. 이렇게 하루에 1번 치료하였다.

【증례1】 최××, 남자, 2세.

이틀 전부터 코의 근부가 벌겋게 되면서 부었다. 눈꺼풀까지 올라가 부으면서 38℃

의 열이 났다.

정창(疔瘡)으로 진단하고 백회(百會)·신주(身柱)·장강(長强)·인중(人中)을 삼릉침(三稜鍼)으로 1푼 정도 찔러서 피를 약간 내주었다. 다음날에도 같은 방법으로 치료하였는데, 눈꺼풀 부종(浮腫)이 내리고 벌겋던 종처(腫處)도 줄어들었다. 3번 치료하고 나았다.

【증례2】 노××, 남자, 29세.

밤에 자다가 깨어보니 아랫입술 우측이 근질근질하고 벌겋게 되면서 붓고 아팠다.

정창(疔瘡)으로 진단하고 우측 폐수(肺兪)(눌러보니 반응점이 있었음)에 사법(瀉法)으로 침을 놓고 5분 동안 유침(留鍼)한 다음 빼고 쌀알만한 뜸봉으로 직접뜸을 5장 떴다.

다음날에 붓고 아프던 증상이 뚜렷하게 줄어들었다. 우측 폐수(肺兪)에 침을 한 번 더 놓고 나았다.

4. 유행성이하선염(流行性耳下腺炎)

【처방】 예풍(翳風)·관충(關衝)·외관(外關)·협거(頰車)·합곡(合谷).

적응증 : 유행성이하선염(流行性耳下腺炎).

증상에 따라 더 쓰는 경혈 : 열이 날 경우에는 곡지(曲池)·대추(大椎), 붓고 아픈 경우에는 소상(少商)·상양(商陽), 고환염(睾丸炎)이 잇달아 생긴 경우에는 혈해(血海)·삼음교(三陰交)·곡천(曲泉)·행간(行間).

처방해설 : 이 병은 외감풍열사(外感風熱邪)가 소양경(少陽經)에 침습하여 생기므로 주로 소양경에 몰린 열을 없애는 방법으로 치료한다. 예풍(翳風)은 수족소양경(手足少陽經)의 교회혈(交會穴)로서 병소 국소에 몰린 기혈(氣血)을 흩어지게 하고, 수족양명경(手足陽明經)의 합곡(合谷)과 협거(頰車)는 청열해독(淸熱解毒)하며, 외관(外關)과 관충(關衝)은 삼초(三焦)의 경기(經氣)를 통하게 하여 소풍청열(消風淸熱)하고 부은 것을 내려준다.

【유행성이하선염의 개념과 치료방법】

개념 : 유행성이하선염(流行性耳下腺炎)은 이하선이 붓고 열이 나면서 아픈 증상을 위주로 하는 병인데, 주로 겨울과 봄철에 생기며 5~15세 사이의 소아에게서 자주 나타난다. 드물게는 어른에게서 볼 수도 있는데 증상이 소아들보다 더 심하다.

한의학에서는 자시(痄腮)라고 하는데, 유행성 사기(邪氣) 혹은 풍열사(風熱邪)가 소양경(少陽經)과 양명경(陽明經)에 침입하여 생긴다고 본다. 만약 병이 소양경(少陽經)에서 궐음경(厥陰經)으로 퍼지면 경궐(驚厥)이나 고환염(睾丸炎)이 따라 나타날 수 있다.

현대 의학적으로는 여과성바이러스가 기도를 통해 침입하여 생기는 이하선(耳下腺)의 비화농성전염성질병(非化膿性傳染性疾病)이다.

임상증상을 보면 거의 모든 경우 앞선 증상 없이 먼저 이하선부위가 붓는다. 일부 환자들에게서는 하루이틀 동안 발열(發熱), 두통(頭痛), 식욕부진(食慾不振), 무맥증(無脈症) 등 앞선 증상이 있다가 이하선이 붓고 통증이 나타난다. 보통 한쪽 이하선이 먼저 붓고 다른 쪽으로 퍼지는데, 때로는 양쪽이 동시에 붓는 경우도 있다. 국소의 통증과 압통이 뚜렷하고 입을 벌리기 힘들어 한다. 산성 음식물을 먹거나 음식물을 씹을 때 통증이 더 뚜렷하게 나타난다. 보통 4~5일 지나서 점차 가라앉는다. 극히 부분적인 경우에 뇌막염(腦膜炎), 고환염(睾丸炎), 담도염(膽道炎) 등이 따를 수 있다.

이 병이 생기면 즉시 3주일 동안 격리하여 전염을 막아야 한다.

이 병에 대한 침구치료는 효과가 좋다. 합병증에 대해서는 제때에 해당하는 치료를 하여야 한다.

치료방법 : 수소양경(手少陽經)과 양명경(陽明經)의 경혈을 위주로 하여 청열소종(淸熱消腫)하는 원칙에서 사법(瀉法)을 쓴다.

【참고처방】

자시(痄腮) : ① 협계(俠谿)·화료(禾髎)·협거(頰車).

② 소상(少商).

③ 찬죽(攢竹)·옥침(玉枕)(뜸 3장), 거료(巨髎)(뜸 5장).

④ 양곡(陽谷)·완골(腕骨)·전곡(前谷)·상양(商陽)·구허(丘墟)·협계(俠谿)·수삼리(手三里).

⑤ 합곡(合谷)·열결(列缺)·지창(地倉)·협거(頰車)·승장(承漿)·수삼리(手三里)·금진옥액(金津玉液).

유행성이하선염(流行性耳下腺炎) : ① 예풍(翳風)과 협거(頰車)에 침을 좀 깊이 놓고 중간 정도의 자극을 주며, 상양(商陽)에 약한 자극을 준다. 침은 하루에 한 번씩 2~3일 동안 놓는다.

② 예풍(翳風)에 쌀알만한 뜸봉으로 하루 3장씩 2~3일 동안 뜸을 뜬다. 신주(身

柱)에 마늘뜸을 뜨는 것도 좋다.

③ 협거(頰車) · 예풍(翳風) · 외관(外關) · 합곡(合谷)을 주혈(主穴)로 하고, 열이 심하면 대추(大椎) · 상양(商陽)(피를 빼줌)을 더 쓴다(경증 때).

④ 화료(禾髎) · 외관(外關) · 관충(關衝) · 합곡(合谷) · 곡지(曲池) · 상양(商陽) · 풍륭(豊隆)을 주혈(主穴)로 하고, 고열이 나면 대추(大椎)와 12정혈(十二井穴)에 침을 놓고 피를 빼준다. 고환이 붓고 아프면 태충(太衝)과 곡천(曲泉), 머리가 아프면 협계(俠谿)와 풍지(風池), 까무러치면 인중(人中)을 더 쓴다(중증 때).

⑤ 앓는 쪽 귀끝(耳尖)에 피부가 벌겋게 될 때까지 뜸대뜸을 뜬다.

⑥ 피부침으로 1~5경추 양쪽과 풍지(風池) · 천추(天樞), 이하선 부위를 국소가 붉어질 때까지 가볍게 두드려준다. 이와 함께 예풍(翳風) · 협거(頰車) · 합곡(合谷) · 풍지(風池)에 호침(毫鍼)을 놓고 30분 동안 유침(留鍼)한다.

⑦ 합곡(合谷) · 곡지(曲池)를 주혈(主穴)로 하고, 고환염(睾丸炎)이나 난소염(卵巢炎)이 합병되었을 경우에는 삼음교(三陰交)를 배합한다. 또한 양지(陽池)와 경문(京門)의 1촌 아래에 침을 놓고 강한 자극을 주며 30분 동안 유침(留鍼)한다.

⑧ 예풍(翳風) · 하관(下關) · 협거(頰車) · 합곡(合谷) · 중충(中衝) · 내관(內關) · 아시혈(阿是穴)에 사법(瀉法)으로 침을 놓는다.

⑨ 예풍(翳風) · 협거(頰車) · 합곡(合谷)을 주혈(主穴)로 하고, 열이 심하면 곡지(曲池), 몹시 붓고 아프면 소상(少商) · 상양(商陽)(피를 빼줌), 고환염(睾丸炎)이 합병되었으면 혈해(血海) · 곡천(曲泉) · 행간(行間) · 삼음교(三陰交)에 더 쓴다.

⑩ 등심초(燈心草)나 성냥개비로 광채혈(光彩穴, 귀끝에서 위로 0.2촌 되는 곳에서 앞으로 0.1촌 되는 곳의 우묵한 곳)과 각손(角孫)을 지지면 효과가 좋다.
등심초(燈心草)에 식물성기름을 묻힌 다음 불을 붙여 앓는 쪽의 광채(光彩)나 각손(角孫)에 재빨리 대었다가 뗀다. 보통 한 번 지지면 부은 것이 내린다. 다 내리지 않으면 다음날에 다시 한 번 지진다.
민간에서는 등심초(燈心草) 대신에 성냥개비를 이용할 수 있다.

【임상자료】

① 소아유행성이하선염(小兒流行性耳下腺炎) 환자 140례를 소상(少商)(피를 빼줌), 합곡(合谷)과 예풍(翳風)(사법으로 하루 2번씩 침을 놓았음)에 침을 놓는 방법으로 치료한 경험에 의하면 평균 2~5번 치료하여 효과를 보았다. 앓은 기간이 짧을수록 효과가 빨랐다.

② 소아유행성이하선염(小兒流行性耳下腺炎) 환자 27례(양쪽이 모두 부은 환자

16례, 한쪽만 부은 환자 11례, 열이 38.5℃~40℃ 사이의 환자가 25례, 열이 없는 환자가 2례)를 대상으로 자시(귓방울 아래 3푼 되는 곳)·협거(頰車)·견정(肩井)·합곡(合谷)에 침을 놓고, 3~5분에 한 번씩 강한 자극을 주면서 15~30분 동안 유침(留鍼)하는 방법으로 치료한(중한 경우에는 하루 2번 침을 놓았음) 자료에 의하면, 모두 3일 만에 다 나았다고 한다. 부은 것이 하루 사이에 내린 환자가 11례, 2일 안에 내린 환자가 8례, 3일 안에 내린 환자가 8례였고, 열이 하루 사이에 내린 환자가 15례, 2일 안에 내린 환자가 12례였다.

【증례1】 김××, 남자, 8세.

열이 난 지 5일째 되는데, 메스껍고 토하며 머리를 아파하고 밥맛을 잃었다. 우측 귀밑이 부었는데, 부은 가장자리의 경계가 똑똑하지 못하고 압통이 뚜렷하였다. 국소에 열감이 있고 인후두 부위가 벌겋게 부었다. 음식을 씹지 못하였다.

유행성이하선염(流行性耳下腺炎)에 인후염(咽喉炎)이 겹친 것으로 보고 합곡(合谷)·예풍(翳風)·하관(下關)·협거(頰車)·편도체(扁桃體, 하악각 절흔 안쪽기슭에서 인후두부 쪽으로 1.5촌 정도 찔렀음)에 하루에 1번씩 3일 동안 침을 놓았다. 부은 것이 내리고 열도 내렸다.

【증례2】 송××, 여자, 18세.

이틀 전부터 좌측 귀밑이 붓고 아프기 시작하였다. 열은 38.5℃였다. 양의치료를 받았으나 효과가 바로 나타나지 않아 한의치료를 받으러 왔다. 급성이하선염(急性耳下腺炎)으로 진단하고 앓는 쪽 각손(角孫)에 성냥개비에 불을 붙였다가 불어서 끈 다음 바로 한 번 대었다가 뗀 다음, 예풍(翳風)과 곡지(曲池)에 사법(瀉法)으로 침을 놓고 20분 동안 유침(留鍼)하되 10분에 한 번씩 자극하였다. 다음날에 왔을 경우에는 열이 내리고 붓고 아픈 것도 퍽 좋아졌다. 예풍(翳風)과 협거(頰車)(大迎쪽으로 투침함)에 침을 놓아 치료효과를 공고히 하였다. 3일째 되는 날에는 다 나았다.

5. 젖앓이(乳癰)

【처방】 기문(期門)·족삼리(足三里)·견정(肩井)·척택(尺澤)·단중(膻中).

적응증 : 급성유선염(急性乳腺炎).

증상에 따라 더 쓰는 경혈 : 유방(乳房)이 붓고 아프면 유근(乳根)·양구(梁丘), 오슬오슬 춥고 열이 나면 대추(大椎)·합곡(合谷), 젖이 잘 나오지 않으면 소택(少澤).

처방해설 : 유두(乳頭)는 족궐음간경(足厥陰肝經)에 속하고 유방(乳房)은 족양명위경(足陽明胃經)에 속하므로 간의 모혈(募穴)인 기문(期門)으로 소간해울(疏肝解鬱)하고, 위경(胃經)의 하합혈(下合穴)인 족삼리(足三里)와 극혈(郄穴)인 양구(梁丘)로 위경(胃經)의 경기를 잘 통하게 하면 유방이 붓고 아픈 것이 치료된다. 폐경(肺經)의 합혈(合穴)인 척택(尺澤)과 기(氣)의 회혈(會穴)인 단중(膻中), 국소혈인 유근(乳根)은 유방의 기혈순환을 좋게 하여 염증을 낫게 하고 젖이 잘 나오게 한다. 견정(肩井)은 족소양담경(足少陽膽經)·수소양삼초경(手少陽三焦經)·족양명위경(足陽明胃經) 및 양유맥(陽維脈)의 교회혈(交會穴)로서 가슴과 유방을 연계시키고 이 경맥들의 경기를 잘 통하게 하므로 유옹(乳癰)을 치료하는 데 효과적이다. 이 처방은 유방의 염증을 낫게 하고 통증을 멎게 하는 작용(淸熱·消腫·鎭痛)을 한다.

【젖앓이의 개념과 치료방법】

개념 : 급성젖앓이는 유방의 선조직에 생긴 급성염증으로서 젖먹이는 시기, 특히 해산 후 3~4주 안에 잘 생긴다. 한의학에서는 유옹(乳癰)이라고 한다.

급성유선염(急性乳腺炎)은 세균감염에 의해 생기는데, 그 유인으로는 유두(乳頭)의 미란(糜爛)·균열(龜裂)·습진(濕疹) 기타 작은 창상(創傷)들을 들 수 있다. 특히 유선 안에 젖이 많이 고이면 세균의 침습을 쉽게 받을 수 있다. 세균은 림프관과 유선을 통하여 감염되거나 혈관을 따라 감염된다.

임상증상은 젖앓이의 경과에 따라 다르다. 초기에는 유방에 딴딴한 멍울이 생겨 점차 커지고 젖이 잘 나오지 않으면서 아프다. 오슬오슬 춥고 열이 나며, 전신이 무겁고 나른한 감이 있다. 유방을 만져보면 긴장되어 있고 열감과 압통이 있다.

병이 더 진행되면 염증성 침윤이 생긴다. 이때는 유방이 더 붓고 피부는 발개지며 높은 열이 난다. 경계가 뚜렷하지 않은 침윤성 종물이 만져지고 압통이 심하다.

설태(舌苔)는 어지럽거나 누런 색을 띠며 맥은 현활(弦滑)하면서 빠르다. 이런 증상이 여러 날 지나도 낫지 않고 계속되면서 딴딴하던 젖멍울이 점차 연해지고 누르면 손가락자리가 바로 없어지며 파동이 있으면 곪았다는 것을 말한다. 이때에는 종종 액하(腋下)임파절염이 생긴다. 이 고름집을 제때에 치료하지 않으면 염증이 온 유방에 퍼지고 고열이 계속되며 환자상태가 중해진다. 때로 유방이 전반적으로 혹은 부분적으로 염증성괴사(炎症性壞死)에 빠질 수 있다. 이때에는 종종 패혈증(敗血症) 증상이 나타난다. 고름집이 터져야 부었던 유방이 내리고 통증이 적어지며, 열도 떨어지고 점차 아물면서 낫는다. 만약 고름집이 터진 다음에도 잘 아물지 않고 누관이 생기면 종종 잘 낫지 않는 '유루(乳漏)'가 생길 수 있다.

침구치료는 젖앓이의 초기에 효과가 있다. 염증 국소에 대한 더운물찜질을 배합하는 것이 더 좋다. 고열이 있고 몹시 붓고 아프면 한약 및 양의 약물 치료를 결합하는 것이 좋으며, 이미 고름집이 생겼을 경우에는 외과전문치료를 받아야 한다.

치료방법 : 족궐음간경(足厥陰肝經)과 족양명경(足陽明經)의 경혈을 기본으로 하여 소간(疏肝), 해울(解鬱), 청열(淸熱), 소종(消腫)하는 원칙에서 사법(瀉法)을 쓴다.

【참고처방】

① 족임읍(足臨泣)·신문(神門)·태계(太谿)·족삼리(足三里)·내관(內關)·격수(膈兪)·기죽마(騎竹馬)(뜸).

② 응창(膺窓)·족임읍(足臨泣)·신봉(神封)·유근(乳根)·족삼리(足三里)·하거허(下巨虛)·천계(天谿)·협계(俠谿).

③ 하렴(下廉)·수삼리(手三里)·협계(俠谿)·어제(魚際)·위중(委中)·소택(少澤).

④ 단중(膻中)·대릉(大陵)·위중(委中)·소택(少澤)·수부(兪府).

⑤ 초기에 양구(梁丘)·견정(肩井)·유근(乳根)·천종(天宗)에 침을 놓는다.

⑥ 기죽마(騎竹馬)에 뜸을 뜬다(5~7장 정도). 곪기 전에 뜨면 곪는 것을 막을 수 있다. 열이 날 경우에는 대추(大椎)·곡지(曲池), 혹은 수삼리(手三里)와 합곡(合谷)을 배합하여 침을 놓을 수 있다.

⑦ 단중(膻中)·소택(少澤)·유근(乳根)·천종(天宗)에 비교적 강한 자극을 주고 20~30분 동안 유침(留鍼)하되 하루 2~3번 놓을 수 있다.

⑧ 단중(膻中)·천종(天宗)·수삼리(手三里)에 중간 정도의 뜸봉으로 하루 7~10장 정도 뜸을 뜨는 것이 좋다.
고황(膏肓)에 하루 7~10장 정도 뜨기도 한다.

⑨ 유옹(乳癰)으로 젖이 잘 나오지 않고 부으면서 아프면 삼양낙혈(三陽絡穴)에 침을 놓고 강한 자극을 주어 통증을 멎게 하고 젖을 짜낸다.

⑩ 유옹(乳癰) 초기에는 양구(梁丘)·견정(肩井)·유근(乳根)·격수(膈兪)·단중(膻中)·천종(天宗) 가운데서 3~4개의 경혈을 골라 사법(瀉法)으로 침을 놓고, 곪을 우려가 있을 경우에는 기죽마(騎竹馬)에 뜸을 떠준다. 열이 날 경우에는 대추(大椎)·곡지(曲池), 혹은 수삼리(手三里)·합곡(合谷)을 더 쓴다.

⑪ 단중(膻中)·소택(少澤)·견정(肩井)·기문(期門)·족삼리(足三里)를 주혈(主穴)로 하고, 합곡(合谷)·유근(乳根)·내관(內關)·양구(梁丘)를 보조혈로 쓴다.

⑫ 단중(膻中)·소택(少澤)·견정(肩井)·곡택(曲澤)·상거허(上巨虛)·태충(太

衝)(강한 자극).

⑬ 응창(膺窓)·천계(天谿)·유근(乳根)·보랑(步廊)·간수(肝兪)·극천(極泉)·천천(天泉)·고황(膏肓)·신당(神堂)·견정(肩井)·단중(膻中)·대릉(大陵)·소택(少澤)·위중(委中)·족삼리(足三里).

⑭ 단중(膻中)·합곡(合谷)·곡지(曲池)·독수(督兪)(중간 자극).

⑮ 단중(膻中)·소택(少澤)·유근(乳根)을 주혈(主穴)로 하고, 내관(內關)·천정(天井)을 보조혈로 쓴다.

⑯ 위열증(胃熱證)에는 응창(膺窓)·하거허(下巨虛)·풍륭(豊隆)·온류(溫溜)를 주혈(主穴)로 하고, 젖이 잘 나오지 않으면 단중(膻中)·소택(少澤)·위중(委中)·족삼리(足三里).

기울증(氣鬱證)에는 기문(期門)·행간(行間)·내관(內關)·천지(天池)·견정(肩井)을 주혈(主穴)로 하고, 증상에 따라 유근(乳根)·천계(天谿)·양구(梁丘)·대릉(大陵)·족임읍(足臨泣)을 골라 쓴다.

⑰ 단중(膻中)·곡지(曲池)·족삼리(足三里)·합곡(合谷)·내관(內關)·견추(肩髎와 小腸經의 肩貞을 연결한 선의 중간점)를 주혈(主穴)로 하고, 견정(肩井)·천종(天宗)·견정(肩貞)·유근(乳根)·중저(中渚)·외관(外關)·행간(行間)을 보조혈로 한다.

보통 사법(瀉法)을 쓰는데 30~60분 동안 유침(留鍼)하되, 그 사이에 염전제삽법(捻轉提揷法)으로 자극을 준다. 침을 놓은 다음 뜸대뜸을 뜬다. 심하면 하루 2번 놓을 수 있다.

⑱ 견정(肩井)·유근(乳根)을 주혈(主穴)로 하고, 곡지(曲池)·수삼리(手三里)·족삼리(足三里)를 보조혈로 한다(뜸대뜸을 5~10분 동안씩 하루 1~2번 뜸).

【임상자료】

① 급성유옹(急性乳癰) 환자 50례를 대상으로 단중(膻中)·곡지(曲池)·합곡(合谷)에 침을 하루에 한 번씩 놓아(30~60분 동안 유침하되 10분마다 강한 자극을 주었음) 치료한 경험에 의하면, 47례는 1~2번 침을 맞고 곪지 않고 나았으며, 나머지 발병기일이 좀 늦어서 찾아온 3례는 곪아서 외과적 치료를 받았다.

② 급성유옹(急性乳癰) 환자 26례를 앓는 쪽 견정(肩井)과 풍문(風門)에 침을 놓고 1~2분 정도 비벼주고 10~20분 동안 유침(留鍼)한 다음 풍문혈에 부항을 5분 정도 붙이는 방법으로 치료한 자료에서는, 침을 한 번 맞고 나은 환자가 5례, 2번 맞고 나은 환자가 7례, 3번 맞고 나은 환자가 14례였다. 특히 8례는 항생제치료

를 받았으나 멍울이 잘 풀리지 않고 끌던 환자들이었다.

【증례】 박××, 여자, 27세.

산후 1개월 만에 우측 유두가 갈라 터졌는데 젖을 먹일 때 몹시 아팠으므로 한쪽만 먹이고 아픈 쪽은 먹이지 않았다. 그 결과 젖이 몰리면서 멍울이 생겨 딴딴해지고 아프기 시작하면서 오슬오슬 춥고 39.3℃의 열이 났다. 압통은 뚜렷하나 파동은 없었다. 급성유옹(急性乳癰)으로 진단하고 소간화위청열(疏肝和胃淸熱)하는 방법으로 아픈 쪽 기문(期門)·족삼리(足三里)·견정(肩井)·척택(尺澤)·단중(膻中)·대추(大椎)에 사법(瀉法)으로 침을 놓고 40분 동안 유침(留鍼)하였다.

침을 맞은 다음날에 열이 좀 내리고 다른 증상도 좀 줄어들었다. 2번 맞은 다음에는 부은 것도 내리기 시작하였다. 치료 3일 만에는 전신 및 국소 증상이 모두 없어졌다.

6. 장옹(腸癰, 急性蟲垂炎)

【처방】 족삼리(足三里)·상거허(上巨虛)·곡지(曲池)·천추(天樞)·양구(梁丘)·충수(蟲垂).

적응증 : 장옹(腸癰)(急性單純性蟲垂炎).

증상에 따라 더 쓰는 경혈 : 열이 있으면 합곡(合谷)·내정(內庭), 배가 아프면 기해(氣海)·아시혈(阿是穴), 메스껍거나 토하면 중완(中脘)·내관(內關), 변이 굳거나 소변양이 줄고 붉으면 풍륭(豊隆)·지기(地機)·음릉천(陰陵泉).

처방해설 : 위경(胃經)의 합혈(合穴)인 족삼리(足三里)와 대장경(大腸經)의 하합혈(下合穴)인 상거허(上巨虛), 대장(大腸)의 모혈(募穴)인 천추(天樞)는 수족양명경(手足陽明經)의 경기(經氣)를 통하게 하는 것과 함께 병소 부위의 기혈순환을 잘되게 하고, 위경(胃經)의 극혈(郄穴)인 양구(梁丘)는 복통(腹痛)을 멎게 한다. 대장경(大腸經)의 합혈(合穴)인 곡지(曲池)는 열(熱)을 사(瀉)하고 염증을 없애준다. 충수(蟲垂)는 경험혈이다. 즉, 이 처방은 청열(淸熱), 진통(鎭痛), 소염(消炎) 작용을 한다.

【장옹의 개념과 치료방법】

개념 : 장옹(腸癰)은 소·대장(小大腸)에 생긴 옹(癰)을 말하는데, 장에 습담(濕痰)이나 한열사(寒熱邪)가 침습하거나 외상(外傷), 이물(異物) 등에 의하여 기혈순환(氣

血循環)이 장애되어 어혈(瘀血)이 생기고, 이것이 열로 전변되어 생긴다고 본다. 증상은 아랫배가 붓고 아프며, 오슬오슬 춥고 열이 나며, 뱃가죽이 팽팽해진다.

현대 의학적으로는 급성(急性) 및 만성충수염(慢性蟲垂炎), 충수주위농양(蟲垂周圍膿瘍), 대장봉와직염(大腸蜂窩織炎), 급성화농성복막염(急性化膿性腹膜炎) 등을 해당시킬 수 있다.

충수염(蟲垂炎)은 여러 가지 병적 자극, 특히 위장관의 병적 자극으로 감수성이 높아지고 반사적으로 충수의 혈관이 연축되어 영양 및 신경장애를 일으켜 충수벽의 저항성이 약화됨으로써 세균감염을 일으켜 생긴다고 본다.

충수의 병리해부학적 변화, 임상경과, 환자상태에 따라 차이가 있으나 일반증상은 다음과 같다.

전형적인 증상에 앞서 불안감과 오슬오슬 추운 감, 피로감이 있고 때로 가벼운 설사가 있을 수 있다. 앞선 증상 없이 발작적인 복통(腹痛)으로 시작되는 경우가 많다. 처음부터 회맹부(回盲部)가 아픈 때도 있으나 종종 상복부 혹은 복부 전체의 통증으로 시작되어 1~6시간 혹은 12시간 안에 점차 통증이 회맹부에 국한된다. 발병초기에 반사적 기능장애로 메스꺼움과 구토 등 위장관 증상이 있을 수 있다.

타각증상으로 회맹부의 압통과 복벽근긴장, 반발압통(rebound tenderness), 우하복부 통증 등이 있다. 충수염(蟲垂炎) 초기에는 회맹부(回盲部)에서 종물(腫物)이 만져지지 않지만 충수주위 침윤이나 농양이 생기면 만져진다. 체온은 정상이거나 37℃~38℃ 정도이며 복막염(腹膜炎)이 합병되는 경우에는 높은 열이 난다. 맥박도 정상이거나 약간 빨라진다. 혈액검사에서 백혈구증다증, 핵좌방이동 등이 있다. 항생제를 지나치게 쓰거나 반응성이 낮은 사람에게서는 염증성변화가 심해도 백혈구가 정상이거나 체온이 낮을 수 있다.

급성충수염(急性蟲垂炎)을 제때에 진단치료하지 않으면 충수천공성 국한성 및 미만성복막염(瀰漫性腹膜炎), 혈전성문맥염(血栓性門脈炎), 간농양(肝膿瘍) 등의 합병증이 생길 수 있다.

이러한 경우에는 침구치료를 하지 않는다.

급성충수염(急性蟲垂炎)의 치료에서 기본은 수술적 치료이지만 충수염의 초기(單純性蟲垂炎), 충수주위침윤, 임신후반기충수염(單純性 및 蜂窩織炎性蟲垂炎), 다른 장기계통에 중한 질병이 있거나 그밖에 수술적 치료를 미루거나 혹은 할 수 없는 여러 가지 조건이 있을 경우에는 고식적 치료를 하는 경우가 있는데, 이러한 대상들이 침구치료대상으로 될 수 있다. 특히 급성단순성충수염(瘀滯型)은 침구치료효과가 비교적 좋다. 그러나 증상이 심하고 백혈구가 2만 정도이고 호중성백혈구가

90%이상이면서 충수에 농양이 생기거나 천공될 우려가 있는 경우에는 침구치료만을 할 수는 없으며, 반드시 전문과의 치료를 받아야 한다.

치료방법 : 수족양명경(手足陽明經)의 경혈을 위주로 하여 행기화어(行氣化瘀), 청열해독(淸熱解毒)하는 원칙에서 사법(瀉法)을 쓰며 20~40분 동안 유침(留鍼)한다. 보통 하루 1~2번 침을 놓으며, 병이 심하면 4시간 간격으로 침을 자주 놓는다. 1~2번 치료하여 자각증상과 타각증상이 없어졌거나 좋아졌다고 하여 중도에서 침치료를 중단하면 재발할 수 있으므로 완전히 나을 때까지 일정한 기간 침을 계속 놓는다.

【참고처방】

장옹(腸癰) : ① 태백(太白)·합곡(合谷)·대장수(大腸兪).

② 상거허(上巨虛)·천추(天樞)·지기(地機)·충수(蟲垂)를 주혈(主穴)로 하고, 열이 나면 내정(內庭)·곡지(曲池), 토하면 내관(內關)·상완(上脘), 헛배가 부르면 기해(氣海), 변이 굳으면 복결(腹結)·양릉천(陽陵泉)을 보조혈로 쓴다.

충수염(蟲垂炎) : ① 충수(蟲垂) 혹은 족삼리(足三里)·상거허(上巨虛)·부사(府舍)·기해(氣海)·합곡(合谷), 혹은 곡지(曲池)에 30분 이상 유침(留鍼)한다.

복통(腹痛)이 심하면 양구(梁丘)·기해(氣海)·충문(衝門)을, 메스껍거나 토하면 내관(內關)·족삼리(足三里)를, 열이 있으면 곡지(曲池)·합곡(合谷)·대추(大椎)를 더 쓴다. 곪을 위험이 있으면 기죽마(騎竹馬)에 뜸을 뜬다. 수술 대상에게는 침을 놓지 않는다.

② 충수(蟲垂)와 족삼리(足三里)에 1.5촌 깊이로 침을 놓고 2시간 유침(留鍼)하되, 15분에 한 번씩 침을 비벼 자극을 준다. 침을 뽑은 다음 4시간 쉬고 다시 거듭할 수 있으며 하루 3~4번까지 놓는다.

③ 양쪽 충수(蟲垂)에 침을 놓고 30분 이상 유침(留鍼)하면서 10~15분마다 한 번씩 침대를 비벼주는 방법으로 강한 자극을 준다.

④ 중완(中脘)·천추(天樞)·기해(氣海)·족삼리(足三里)·양구(梁丘)에 침을 놓고 자극을 주면서 30분 동안 유침(留鍼)한다.

⑤ 통증이 회맹부(回盲部)에 국한되었을 경우에는 그 부위에 산침을 놓는다(1cm 간격, 1cm 깊이로 여러 곳에 놓음).

⑥ 충수(蟲垂)·족삼리(足三里)·상거허(上巨虛)·양구(梁丘)를 주혈(主穴)로 하고, 천추(天樞)·합곡(合谷)·곡지(曲池)·내관(內關)을 적당히 배합하여 하루에 1~2번, 20~30분 정도씩 침을 놓되 10분에 한 번씩 비벼주는 방법으로 자극을

준다.

열이 있으면 곡지(曲池)·합곡(合谷)·척택(尺澤), 메스껍거나 토하면 내관(內關)·상완(上脘), 배가 몹시 아프면 양구(梁丘)·기해(氣海)·충문(衝門)을 배합한다.

⑦ 배의 아시혈(阿是穴)에 침을 놓거나 기죽마(騎竹馬)·곡지(曲池)에 뜸을 뜰 수 있다.

⑧ 족삼리(足三里)·충수(蟲垂)·곡지(曲池)·천추(天樞).

⑨ 급성충수염(急性蟲垂炎)에는 혈해(血海)·위중(委中)·음릉천(陰陵泉)·지기(地機)·삼음교(三陰交)·행간(行間)·천정(天井)·곡지(曲池)·합곡(合谷), 만성충수염(慢性蟲垂炎)에는 기해수(氣海兪)·대장수(大腸兪)·거료(居髎)·충문(衝門)·혈해(血海)·음릉천(陰陵泉)·삼음교(三陰交)·아시혈(阿是穴)(뜸대뜸).

⑩ 급성충수염(急性蟲垂炎)에는 족삼리(足三里)·황수(肓兪)·부사(府舍)·내관(內關)·곡지(曲池)·기해수(氣海兪)·대장수(大腸兪).

⑪ 충수(蟲垂)·상거허(上巨虛)·족삼리(足三里)를 주혈(主穴)로 하고, 합곡(合谷)·내관(內關)·곡지(曲池)·천추(天樞)를 보조혈로 한다(하루 2~3번 침을 놓되 1~2시간 유침하는데, 15분 간격으로 2~3분씩 염전보사의 사법을 씀).

⑫ 충수(蟲垂)·족삼리(足三里)를 주혈(主穴)로 하고, 상거허(上巨虛)·행간(行間)·곡지(曲池)·합곡(合谷)을 보조혈로 쓴다. 염전제삽보사법(捻轉提揷補瀉法)의 사법(瀉法)을 쓰되, 급성초기에는 하루에 2~6번 침을 놓고 30~60분 유침(留鍼)한다. 경하면 유침하지 않을 수도 있고, 심하면 2시간 이상 유침할 수도 있다. 증상이 좋아지는 데 따라 침놓는 횟수를 줄이고 유침 시간도 짧게 한다.

【임상자료】

① 급성충수염(急性蟲垂炎) 환자 322례를 양쪽 충수(蟲垂)와 족삼리(足三里)를 주혈(主穴)로 하고, 환자상태에 따라 곡지(曲池)·외관(外關)·대장수(大腸兪)를 배합하여 치료한 자료(첫날에는 침을 일정한 깊이까지 놓고 雀啄法으로 자극을 준 다음 2시간 동안 유침하되, 그 사이에 2~3번 강한 자극을 주었다. 이렇게 4시간 사이를 두고 2~3번 놓았다. 둘째 날에는 하루 1~2번 놓고 1시간 정도 유침하였음)에 의하면, 치료 첫날에 벌써 자각증상이 거의 없어지고 회맹부압통은 평균 3일 만에 없어졌다.

말초혈액상에서 백혈구수가 정상으로 되고 상대적으로 임파구가 늘어났다. 평균 치료일수는 4~5일이었으며, 수술적 방법보다 일시적 노동능력상실일수가 적었다.

5년 동안 322례의 충수염(蟲垂炎) 환자를 위와 같은 방법으로 치료한 경험에 의하면, 5~6일 사이에 대상 환자의 거의 모두에게서 임상증상이 모두 없어졌다. 원격관찰에서는 퇴원 후 6개월 안에 도진 환자가 26례였다.

② 급성단순성충수염(急性單純性蟲垂炎) 환자 500례, 국한성복막염(局限性腹膜炎)을 합병한 환자 78례, 침윤성충수염(浸潤性蟲垂炎) 환자 12례, 모두 590례를 족삼리(足三里)·상거허(上巨虛)를 주혈(主穴)로 하고, 열이 38℃ 이상이면 곡지(曲池), 헛배가 부르면 대장수(大腸兪)·차료(次髎)를 배합하여 사법(瀉法)으로 침을 놓고, 1시간 정도 유침(留鍼)하는 방법으로 하루 1~3번씩 침을 놓아 치료한 자료에 의하면, 완치된 환자가 356례(60.3%), 호전된 환자가 162례(27.5%), 효과가 없는 환자가 72례(12.2%)였고, 평균 입원일수는 6.3일이었다고 한다. 호전된 환자 가운데서 18례가 도져서 수술치료를 받았다.

원격관찰에 의하면 나았거나 좋아진 급성단순성충수염(急性單純性蟲垂炎) 환자 391례 가운데서 1년 반 만에 도진 환자가 42.2%이고, 4년 만에 도진 환자는 153례 중에서 41.3%였다고 한다.

③ 급성충수염(急性蟲垂炎) 환자 80례[급성단순형이 46례(57.5%), 만성재발형이 17례(21.3%), 국한성복막염이 12례(15%), 임신충수염이 5례]를 침구와 한약을 배합하여 치료한 자료에서는, 완치된 환자가 66례(그 가운데서 11례는 한약배합), 호전된 환자가 3례(4.7%)였고, 나머지 11례는 치료 도중에 나빠져서 수술치료를 하였다.

복통(腹痛)은 평균 3일 만에(빠른 것 1시간, 긴 것 5일) 없어졌고, 백혈구증다증은 평균 2일 안(가장 빠른 것 6시간, 가장 긴 것 14일)에 정상으로 회복되었고, 체온은 1~3일 안에 정상으로 되었다. 평균 치료일수는 5.2일(가장 빠른 것 2일, 가장 긴 것 21일)이었다. 그 가운데서 단순형경증형(單純型輕症型)은 평균 3.6일, 중증형(重症型)은 4.4일, 재발형경증형(再發型輕症型)은 7.6일, 중증형(重症型)은 8.5일, 국한성복막염(局限性腹膜炎)을 합병한 것은 8.4일이었다.

치료는 다음과 같이 하였다. 즉, 충수(蟲垂)를 주혈(主穴)로 하고, 복통(腹痛)이 심하면 반대쪽 충수(蟲垂)나 천추(天樞), 열이 심하면 곡지(曲池)·행간(行間)·합곡(合谷)에 하루에 1~3번까지 사법(瀉法)으로 침을 놓고 30~60분 동안 유침(留鍼)하였으며, 자극은 제삽염전(提揷捻轉), 영수보사(迎隨補瀉), 투천량(透天凉) 수법으로 주었다. 경한 경우에는 유침(留鍼)하지 않았으며 임신부에게는 평보평사법(平補平瀉法)을 썼다.

열이 높지 않고 배가 은은하게 아프거나 침윤의 흡수가 더딘 경우에는 아랫배의 충수압통점이나 난미(蘭眉, 經外奇穴)에 뜸대뜸을 한 번에 5~10분 동안씩 치료 전 기간에 1~5번씩 쏘여주었다.

복통(腹痛)이 심하고 열이 높으며 치료에 잘 반응하지 않을 경우에는 가감대황목단피탕(加減大黃牧丹皮湯)이나 가감청장음(加減淸臟飮)을 썼다.

【증례1】 박××, 남자, 35세.

우측 하복통(下腹痛)이 있는데 숨쉬기가 힘들고 기침할 때마다 그 통증이 더 심해지며, 걸을 경우에는 우측 아랫배가 팽팽하게 당겨서 걷기 힘들었다. 전형적인 압통점이 있고 복벽근긴장과 눌렀다 뗄 때 통증이 있었다. 우측 충수(蟲垂) 부위의 압통도 뚜렷하였다. 체온은 37.8℃이고 백혈구 수는 17,300이었다.

급성충수염(急性蟲垂炎)으로 진단하고 충수(蟲垂)에 3번 침을 놓았는데, 2일 안에 복통(腹痛)이 없어지고 활동할 수 있었다. 3일 후에는 다 나아서 퇴원시켰다.

【증례2】 장××, 여자, 22세.

우측 아랫배가 아픈 지 이틀 되었다. 처음에는 윗배가 아프다가 10시간 정도 지나서부터 통증이 우측 아랫배에 국한되었다.

배는 평탄하고 복벽이 유연하며 종물은 만져지지 않았으나 국소의 압통이 있고 눌렀다 뗄 때 통증이 더 심하였다. 체온은 36.8℃, 백혈구 수는 8,200이었는데, 특히 호중성백혈구가 63%였다.

급성충수염(急性蟲垂炎)으로 진단하고 상거허(上巨虛)와 내정(內庭)에 제삽보사(提揷補瀉)와 사법(瀉法)으로 침을 놓고 전기침자극을 2시간 정도 주었다. 이와 같은 방법으로 3번 치료한 다음부터 복통(腹痛)과 기타 타각적 소견들이 모두 없어졌다. 계속 더 치료하여 치료효과를 공고히 하였다. 6개월 후에도 재발되지 않았다.

7. 관격(關格)

【처방】 상거허(上巨虛) · 하거허(下巨虛) · 관원(關元) · 천추(天樞) · 대장수(大腸兪) · 내관(內關) · 족삼리(足三里).

적응증 : 관격(關格)(腸不通症).

증상에 따라 더 쓰는 경혈 : 복통(腹痛)에는 내정(內庭), 변비(便秘)에는 풍륭(豊隆), 기체(氣滯) 증상이 심하면 기해(氣海), 충적(蟲積)에는 백충와(百蟲窩).

처방해설 : 대장(大腸)의 하합혈(下合穴)인 상거허(上巨虛)와 모혈(募穴)인 천추(天

樞), 소장(小腸)의 하합혈(下合穴)인 하거허(下巨虛)와 모혈(募穴)인 관원(關元), 대장의 배수혈(背兪穴)인 대장수(大腸兪)는 소・대장의 기능을 조화시켜 막힌 것을 열어주어 대변을 통하게 하고, 내관(內關)과 족삼리(足三里)는 위(胃)의 기능을 조화시키고 토하는 것을 멎게 해준다. 즉, 이 처방은 위(胃)를 조화시켜 구토를 멎게 하고 적(積)을 삭이며, 위장관을 통하게 하는 작용을 한다.

【관격의 개념과 치료방법】

개념 : 토하면서 점차 대변과 오줌을 누지 못하는 병증으로서 음식조섭을 잘못하거나 외감육음(外感六淫), 칠정내상(七情內傷) 등으로 기혈(氣血)이 제대로 돌지 못하거나 회충덩이가 막혀서 생긴다고 보았다.

현대 의학적으로는 장불통증(腸不通症)에 해당시킬 수 있다. 장불통증은 장관의 유착, 식상물, 장벽의 종물, 장간막이 긴 것, 장관의 연동운동이상, 신경기능장애로 오는 장마비(腸痲痹)나 장경련(腸痙攣) 등에 의하여 생기는 경우가 많으며 원인을 찾기 어려운 경우도 있다.

국소 증상으로는 복통(腹痛), 메스꺼움 및 구토(嘔吐), 배변배기장애(排便排氣障碍), 장연동불온(腸蠕動不穩), 복부창만(腹部脹滿) 등이 있다. 복통(腹痛)은 주기성을 띠는데 폐쇄성장불통증(閉鎖性腸不通症)인 경우에는 비교적 완만하나 교약성(constrictive)인 경우에는 장간막신경이 교약견인되어 격심하다. 초기에는 반사적으로 위(胃)의 내용물을 토하다가 점차 장관의 역연동운동(逆蠕動運動)으로 장 내용물을 토한다.

토하는 증상은 막힌 부위가 높을수록 빨리 나타난다. 배변기장애(排便器障碍)는 장불통증(腸不通症)의 기본증상의 하나인데, 상부장관이 막혔을 때 초기에는 아랫장관의 내용물이 나오는 경우가 있다. 장중첩증(腸重疊症)으로 오는 장불통증인 경우에는 점액혈변을 볼 수 있다. 장연동운동이 세지면 복벽에서 장관이 파도처럼 움직이는 것을 볼 수 있다. 장마비가 있을 경우에는 나타나지 않는다. 장관 안에 액체와 가스가 차서 배는 불어나나 보통 복벽은 유연하고 긴장되어 있지 않다. 폐쇄성장불통증(閉鎖性腸不通症)인 경우에는 전신증상이 비교적 가벼우나 교약성인 경우에는 매우 중하며 일반상태가 갑자기 나빠지고 혈액농축(血液濃縮), 산알카리평형장애, 쇼크, 허탈(虛脫), 탈수(脫水) 등의 증상들이 나타난다. 복막염(腹膜炎)이 생기면 체온이 높아지고 백혈구수가 많아진다.

복부단순투시상에서는 액체수평음영과 가스음영이 나타난다. 기타 혈액과 소변에서 해당하는 변화가 나타난다.

지난 시기에는 이 병에 침치료를 하지 못하는 것으로 되어 있었으나 최근에 와서는 침치료를 적절히 배합하여 좋은 효과를 보고 있다. 침치료를 할 경우에는 적응증을 옳게 선정하여야 하며, 침치료를 한 다음에는 6~24시간 동안 경과관찰을 세밀히 하여 증상의 변화를 제때에 알아내어 해당하는 대책을 세워야 한다. 풀리지 않으면 반드시 수술치료를 하여야 한다.

치료방법 : 족양명위경(足陽明胃經)의 경혈을 위주로 하여 사법(瀉法)을 쓰는데, 보통 20~30분 동안 유침(留鍼)하고 5~10분 간격으로 자극을 준다. 하루에 3~5번까지 침을 놓을 수 있다.

【참고처방】

급성장불통증(急性腸不通症) : ① 상거허(上巨虛)·하거허(下巨虛)·관원(關元)·천추(天樞)를 주혈(主穴)로 하고, 토하면 내관(內關)·족삼리(足三里), 변비(便秘)가 있으면 대장수(大腸兪)를 보조혈로 쓴다.

② 한결형(寒結型)에는 상거허(上巨虛)·하거허(下巨虛)·족삼리(足三里)·내관(內關)·천추(天樞)·관원(關元)·신궐(神闕), 식적형(食積型)에는 상거허(上巨虛)·하거허(下巨虛)·족삼리(足三里)·내관(內關)·천추(天樞)·관원(關元)·중완(中脘), 울열형(鬱熱型)에는 하거허(下巨虛)·상거허(上巨虛)·족삼리(足三里)·천추(天樞)·관원(關元)·내정(內庭), 충적형(蟲積型)에는 하거허(下巨虛)·상거허(上巨虛)·족삼리(足三里)·천추(天樞)·관원(關元)·사봉(四縫)·백충와(百蟲窩)를 쓴다.

③ 기해(氣海)→관원(關元), 족삼리(足三里)를 주혈(主穴)로 하고, 지구(支溝)·대장수(大腸兪)를 보조혈로 쓴다.

④ 복통(腹痛)에는 중완(中脘)·천추(天樞)·내관(內關)·족삼리(足三里)·합곡(合谷)·대장수(大腸兪)·비수(脾兪)·차료(次髎)를, 토하는 경우에는 상완(上脘)·중완(中脘)·족삼리(足三里)·곡지(曲池)·내관(內關)을 쓴다.

【임상자료】

① 급성장불통증(急性腸不通症) 환자 50례를 약침으로 치료한 자료에 의하면, 42례가 48시간 안에 장불통증(腸不通症)이 풀렸고, 나머지 6례는 효과가 없었으므로 수술치료를 하였다.

병이 나서 입원할 때까지의 시간은 6시간~4일, 가장 오랜 것이 9일이었다. 원인은 장염전(腸捻轉)과 장중첩증(腸重疊症)이 9례이고, 나머지는 기능적 장불통증(腸不通症)이었다.

치료는 족삼리(足三里)·천추(天樞)·상완(上脘)·하완(下脘)·중완(中脘)·합곡(合谷)·기해(氣海)·대장수(大腸兪)(복통이 심하면 關元을 더 썼음)에 0.25%~0.5% 프로카인(procaine)을 한 개 혈에 1~2ml씩 약침하였다.

약침(藥鍼)을 놓은 다음 48~72시간이 지나도 증상이 풀리지 않는 경우, 복통(腹痛)과 복부창만(腹部脹滿) 증상이 심해지면서 복막자극증상이 있는 경우에는 수술치료를 하였는데, 그들은 중독 증상이 심한 교약성장불통증, 선천성기형과 암성압박으로 온 장불통증(腸不通症), 전신증상이 나쁜 완전기계적장불통증 환자들이었다.

② 회충증(蛔蟲證)으로 생긴 불완전장불통증(不完全腸不通症) 환자 15례를 침치료한 경험에 의하면, 침을 5번까지 놓은 환자도 있지만 대체로 2번 맞은 다음 복통(腹痛)이 멎고 점차 그 밖의 증상이 좋아졌으며 재발하지 않았다. 치료는 천추(天樞)·대장수(大腸兪)·족삼리(足三里)·아시혈(阿是穴)을 주혈(主穴)로 하고, 복결(腹結)·관원(關元)·대횡(大橫)을 보조혈로 하여 침을 놓고 30~60분 동안 유침(留鍼)하되 5~10분에 한 번씩 강한 자극을 주었다. 아시혈(阿是穴)에 뜸대뜸을 배합하였다.

③ 불완전장불통증(不完全腸不通症) 환자 51례(회충성장애불통증이 44례, 마비성불통증이 4례, 장중첩증이 2례, 유착성장불통증이 1례)를 침구치료한 경험에 의하면, 47례가 단 한 번 치료로 나았고, 4례는 중독증상이 심하여 수술치료를 하였다. 보통 침을 놓은 다음 3~5분 만에 장연동운동(腸蠕動運動)이 나타나고 장음(腸音)이 들렸으며 부분적인 병례는 30분 지나서 메스꺼움과 토하는 증상이 있었고, 2시간 만에는 설사하고 가스가 나왔다.

치료는 다음과 같이 하였다. 천추(天樞)와 복결(腹結)을 주혈(主穴)로 하고, 대장수(大腸兪)·족삼리(足三里)·중완(中脘)을 보조혈로 하여 침을 놓고 30~60분 동안 유침(留鍼)하되, 5분에 한 번씩 강한 자극을 주었다. 동시에 배꼽에 30분 동안 뜸을 떴다.

8. 급성담낭담도질병(急性膽囊膽道疾病)

【처방1】 영향(迎香)→사백(四白), 족삼리(足三里)·공손(公孫)·양릉천(陽陵泉)·구허(丘墟).

적응증 : 담도회충증(膽道蛔蟲症).

증상에 따라 더 쓰는 경혈 : 몹시 아프면 거궐(巨闕)·대돈(大敦)(뜸 각각 3~7장),

메스껍거나 토하면 중완(中脘) · 내관(內關).

처방해설 : 영향(迎香)과 사백(四白)은 얼굴에 분포된 양명경(陽明經)의 경혈로서 이 경혈에 투침하면 양명경의 경기(經氣)가 잘 통하여 진통효과를 나타낸다. 족삼리(足三里)와 공손(公孫)은 건비화위(健脾和胃) 작용을 하며, 양릉천(陽陵泉)과 구허(丘墟)는 이담진통(利痰鎭痛) 작용을 한다. 즉, 이 처방은 안회(安蛔), 진통(鎭痛), 이담(利痰), 화위(和胃) 작용을 한다,

【처방2】 양릉천(陽陵泉) · 담낭(膽囊) · 일월(日月) · 족삼리(足三里) · 내관(內關).

적응증 : 급성담낭염(急性膽囊炎), 담석증(膽石症).

증상에 따라 더 쓰는 경혈 : 담석(膽石)으로 몹시 아파하면 간수(肝兪) · 담수(膽兪), 혹은 협척(夾脊, 특히 胸 8~9椎), 황달(黃疸)이 있으면 지양(至陽) · 담수(膽兪) · 완골(腕骨), 변비(便秘)가 있으면 천추(天樞) · 대장수(大腸兪).

처방해설 : 양릉천(陽陵泉) · 담낭(膽囊) · 일월(日月)로는 담낭의 소설(疏泄)기능을 도와 통증을 멎게 하고 염증을 낫게 하며, 내관(內關)으로는 위(胃)를 조화시켜 토하는 증상을 멎게 한다.

【급성담낭담도질병의 개념과 치료방법】

개념 : 급성담도질병(急性膽道疾病)은 임상에서 흔히 볼 수 있는 급성복증(急性腹症)의 하나로서 주요한 것은 담도회충증(膽道蛔蟲症)과 급성담낭염(急性膽囊炎) 및 담석증(膽石症)이다.

담도회충증(膽道蛔蟲症)은 회충이 담도(膽道)에 들어가서 생기는 급성복증으로서 젊은이들과 소아들에게서 흔히 볼 수 있다. 설사, 변비, 임신, 불합리한 회충약의 사용, 한랭자극 등이 유인으로 된다.

한의학적으로는 회궐(蛔厥), 충심통(蟲心痛)에 해당시킬 수 있다.

임상증상으로는 검상돌기 아래에서 우측으로 조금 치우친 곳에 압통이 있으나 보통 복벽긴장은 없다. 담낭염(膽囊炎)이 합병되면 상복부 전반에 압통이 나타난다. 얼굴에 회충반(蛔蟲斑)이 나타날 수 있다.

급성담낭염(急性膽囊炎)과 담석증(膽石症)은 청장년들에게서 많이 보이며 남자보다 여자에게 더 많다.

급성담낭염의 원인은 주로 담낭입구의 폐쇄와 세균성감염이다. 감염을 일으키는 세균은 장관에서 올 수 있는데, 담관(膽管)을 거쳐 담낭(膽囊)에 이르며 늘 담석증(膽石症)이나 담도회충증(膽道蛔蟲症)을 합병한다. 또한 혈행(血行) 및 임파행성(淋巴行性)으로도 담낭에 감염을 일으킬 수 있다. 담석증(膽石症)은 주로 담낭감

염, 담즙울체, 콜레스테롤대사장애 및 회충조각을 핵으로 하여 생긴다.

한의학적으로는 이 병을 협통(脇痛)이나 황달(黃疸)에 소속시킨다.

급성담낭염(急性膽囊炎) 때의 주된 증상은 담낭부위의 자발통과 압통이다. 이밖에 복벽근긴장, 눌렀다 뗄 때의 통증 등이 종종 있다. 담낭종대(膽囊腫大)가 있을 수도 있다. 특히 화농성담낭염(化膿性膽囊炎)과 담석(膽石)에 의하여 담관이 막힌 경우에는 불어난 담낭을 만질 수 있다. 괴저성담낭염(壞疽性膽囊炎)이나 담낭천공(膽囊穿孔)으로 복막염(腹膜炎)이 생겼을 경우에는 담낭을 만지기 어렵다. 전신증상으로 소화장애(消化障碍), 메스꺼움, 구토(嘔吐), 발열(發熱)이 있고 때로 황달(黃疸)이 있을 수 있다. 실험검사에서 소변에 담즙색소가 나타나고, 혈액검사에서 백혈구증다증과 핵좌방이동이 있다.

담석증(膽石症) 때의 기본증상은 선통발작 담낭 및 담도염(膽道炎) 증상, 기계적 황달(黃疸) 등이다.

급성단순성담낭염(急性單純性膽囊炎)과 담석이 비교적 작은 담석증(膽石症)은 침구치료 효과가 뚜렷하다. 적당한 약물치료와 배합하면 치료효과를 더욱 높일 수 있다. 보존적 치료로 낫지 않는 화농성(化膿性) 및 괴저성담낭염(壞疽性膽囊炎), 재발성담낭염(再發性膽囊炎), 담낭천공성복막염(膽囊穿孔性腹膜炎) 등은 수술적 방법으로 치료하여야 한다.

담도회충증(膽道蛔蟲症)도 침구치료에 일정하게 반응하는데, 침을 놓아 통증이 멎은 다음에는 충분한 양의 회충약을 주어 구충대책을 세워야 한다.

담낭염(膽囊炎)을 비롯한 합병증이 심하면 한의학 및 양의학 치료를 병합하여야 한다. 보존적 방법으로 낫지 않으면 충수담관절개술을 한다.

치료방법 : 담도회충증(膽道蛔蟲症)은 수족양명경(手足陽明經)과 족소양경(足少陽經)의 경혈을 위주로 하여 안회(安蛔)・진통(鎭痛)・이담(利痰)・화위(和胃)의 원칙에서 사법(瀉法)을 쓰고, 급성담낭염(急性膽囊炎)과 담석증(膽石症)인 경우에는 족소양경(足少陽經)과 족양명경(足陽明經)의 경혈을 위주로 하여 청열이습(淸熱利濕)하고 소간화위(疏肝和胃)하는 원칙에서 사법(瀉法)을 쓴다.

【참고처방】

회충통(蛔蟲痛) : ① 거궐(巨闕)(뜸 27장)・대도(大都)・태백(太白)・족삼리(足三里)・승산(承山).

② 거궐(巨闕).

③ 여태(厲兌)・중독(中瀆).

담도회충증(膽道蛔蟲症) : ① 영대(靈臺)(강한 자극).

② 영향(迎香)→사백(四白), 족삼리(足三里) · 곡지(曲池) · 인중(人中)(강한 자극).

담석증(膽石症) : ① 간수(肝兪) · 담수(膽兪) · 완골(腕骨) · 양릉천(陽陵泉) · 족임읍(足臨泣) · 행간(行間)에 침을 놓고 통증발작이 있을 경우에는 제삽염전법(提挿捻轉法)으로 강한 자극을 준다.

② 담낭(膽囊)을 주혈(主穴)로 하고, 양릉천(陽陵泉) · 족삼리(足三里) · 일월(日月, 우측) · 지양(至陽) · 태충(太衝) · 담수(膽兪) 가운데서 몇 개의 혈을 골라 강한 자극을 준다.

③ 담수(膽兪) · 중완(中脘) · 족삼리(足三里)(강한 자극).

④ 삼초수(三焦兪) · 신수(腎兪) · 기해수(氣海兪) · 대장수(大腸兪) · 상완(上脘) · 구미(鳩尾) · 외관(外關) · 족삼리(足三里) · 장문(章門)(우측) · 경문(京門)(우측).

단순성담낭염(單純性膽囊炎) : ① 양릉천(陽陵泉) · 족삼리(足三里)를 주혈(主穴)로 하고, 열이 있으면 곡지(曲池) · 부류(復溜), 황달(黃疸)이 있으면 간수(肝兪) · 담수(膽兪)를 보조혈로 쓴다. 이밖에 내정(內庭) · 족임읍(足臨泣) · 행간(行間)을 쓸 수 있다.

주혈(主穴)에는 사법(瀉法)을 쓰며 2시간까지 유침(留鍼)하되 15분에 한 번씩 강한 자극을 준다. 그 밖의 경혈에는 20분 정도 유침(留鍼)한다.

② 담수(膽兪) · 간수(肝兪) · 양릉천(陽陵泉)을 주혈(主穴)로 하고, 기문(期門) · 행간(行間)을 보조혈로 쓴다. 유침(留鍼)시간은 2시간 정도로 하되 10~15분에 한 번씩 강한 자극을 준다.

담석성담낭염(膽石性膽囊炎)으로 선통발작이 있으면 태충(太衝)을 배합한다.

급성담낭염(急性膽囊炎) 및 담석증(膽石症) : ① 담낭(膽囊) · 내관(內關)을 주혈(主穴)로 하고, 양릉천(陽陵泉) · 족삼리(足三里) · 일월(日月)(우측) · 협척(夾脊, 胸 8~9椎)을 보조혈로 쓴다.

통증 발작인 경우에는 몇 분 동안 지속적으로 강한 자극을 주어 통증을 완화시킨 다음 유침(留鍼)하거나 피내침을 몇 시간~하루 이틀 매몰해둔다. 효과가 뚜렷하지 않으면 보조혈을 더 쓴다.

담도회충증(膽道蛔蟲症)에도 쓸 수 있다.

② 간수(肝兪) · 담수(膽兪) · 기문(期門) · 일월(日月) · 양릉천(陽陵泉) · 태충(太衝) · 중완(中脘) · 장문(章門).

【임상자료】

① 담도계통(膽道系統)의 감염증(感染症)과 담석증(膽石症)의 침구치료 때 유기체의 방어능력과 대사기능이 높아지며, 해당하는 기관과 조직의 기능을 조정하는 작용이 있다는 것이 임상실천을 통해 실증(實證)되었다. 모르핀으로 담췌관팽대괄약근을 경련성수축상태로 만들고 침을 놓으면 경련상태가 풀리는 것을 볼 수 있다.

침은 또한 진통작용과 담낭·담도를 수축시켜 담석을 내보내는 작용도 한다.

담낭혈(膽囊穴)에 침을 놓거나 초음파자극을 주고 45분 지나서 대조조와 비교하여 보면 대조조의 담낭용적은 변화되지 않지만 침자극조와 초음파자극조에서는 담낭용적이 뚜렷하게 작아졌다. 이것은 담낭혈의 자극이 담낭운동에 뚜렷한 영향을 준다는 것을 보여주는 것이다.

또한 담석증(膽石症) 환자의 경우 구허(丘墟)·양릉천(陽陵泉)·일월(日月)에 침을 놓으면 열물 배출량이 뚜렷하게 많아지는 것을 볼 수 있다.

양릉천(陽陵泉)에 침을 놓아 득기(得氣)가 나타나면 담낭이 바로 수축하여 침을 뺀 다음 10분 만에 그 수축이 더 뚜렷하였다. 이처럼 양쪽 양릉천혈에 대한 침자극은 담낭 운동과 배설 능력에 좋은 작용을 한다.

담낭절제술을 받은 환자를 선택하여 담경(膽經)의 구허(丘墟)·양릉천(陽陵泉)·일월(日月)에 침을 놓고 관찰한 자료에서는, 침을 놓고 30분 지나서 총수담관의 규칙적인 수축이 일어나서 조영제가 십이지장으로 흘러나왔다.

우측 거궐(巨闕)·불용(不容)·양릉천(陽陵泉)·족삼리(足三里)에 침을 놓아도 간취팽대괄약근의 경련상태가 뚜렷하게 풀리며 총수담관의 수축이 강해졌다.

② 담석증(膽石症) 환자 14례를 침치료한 경험에 의하면, 모두 3일 사이에 통증이 멎었고 입맛이 돌았으며, 체온·황달지수·백혈구수가 정상으로 되었고 공막황달(鞏膜黃疸)도 없어졌다. 복부투시에서 담석이 나타나던 환자(1례)도 침을 7번 맞은 다음 담석이 없어졌다. 평균 치료일수는 13일이었다.

치료는 다음과 같이 하였다. 장문(章門)·기문(期門)·일월(日月)·간수(肝兪)·담수(膽兪)·족삼리(足三里)·합곡(合谷)·태충(太衝)·양릉천(陽陵泉)·행간(行間)·족임읍(足臨泣)을 썼는데, 주혈(主穴)인 장문(章門)·기문(期門)·일월(日月)·간수(肝兪)·담수(膽兪)에는 매일 놓고 5분 정도 자극을 주었고, 팔다리의 혈은 하루에 2개씩 골라 침을 놓고 30분 정도 자극을 주었다. 통증이 심할 경우에는 하루에 2번 놓았다.

③ 담관결석(膽管結石) 환자 522례를 우측 일월(日月)·기문(期門)을 주혈(主

穴)로 하고, 상복통(上腹痛)이 심하고 담낭이 커진 경우에는 우측 담수(膽兪)·거궐(巨闕)과 복애(腹哀)의 중간점에 오전에 전기침을 놓고 50%류산마그네시움[magnesium sulfate, hydrous] 40㎖를 먹이는 방법으로 치료한 자료(중독성쇼크, 탈수, 산독증 등의 증상이 있으면 그에 대한 현대 의학적인 대책을 세우면서 침치료를 하였음)에서는, 담석이 빠져나간 환자가 409례(78.4%)였는데, 그 가운데서도 급성발작형의 효과가 좋았다(89.7%). 담석이 빠지지 않은 환자 가운데서 증상이 호전된 환자는 97례(18.2%)로서 유효율은 96.6%였고, 효과가 없어서 수술을 받은 환자는 16례(3.1%)였다.

류산마그네시움만 먹인 대조조(74례)에서는 담석이 빠져나간 환자가 20례(27.2%), 담석은 나오지 않았지만 증상이 호전된 환자가 33례(45.4%)로서 유효율은 72.6%였다.

전기침으로 담석이 빠지지 않은 병례들은 담관벽의 수종, 비후, 담관 내 열물의 저류, 총수담관, 차단부위의 섬유화 혹은 담관협착, 반흔, 게실과 큰 결석 등이 있었다.

침을 놓아 결석이 빠지는 기전을 밝히기 위한 동물(개)실험 자료에 의하면, 일월(日月)과 기문(期門)에 강한 전기침자극을 주면 개의 열물 유출량이 뚜렷하게 많아져 침을 놓아 30~40분이면 최고에 이르며, 이 기간에 간취팽대괄약근의 긴장도도 높아진 상태에 있었다. 침을 뺀 다음 10분 지나서부터 열물 유출량이 줄어들고 간취팽대괄약근의 긴장도 풀렸다.

임상관찰에서도 일월(日月)과 기문(期門)에 전기침을 놓을 때 열물 분비량이 많아지고 담낭이 수축하며, 간취팽대괄약근의 긴장이 높아져 담도내압이 높아지는 결과 담석이 이동되었다. 이때 침을 빼고 류산마그네시움을 먹이면 간취팽대괄약근의 긴장이 풀리고 담도내압이 갑자기 떨어지면서 담석이 담도를 따라 빠져나왔다.

④ 담도회충증(膽道蛔蟲症) 환자 271례를 구충약과 함께 중완(中脘)과 상완(上脘)을 주혈(主穴)로 하고, 우측 배가 아프면 우측 양문(梁門)과 통증이 터지는 어깨부위의 아시혈(阿是穴)에 강한 자극을 주는 방법으로 배합하여 치료한 자료에서는, 완치된 환자가 231례(85.2%)였으며 평균 치료횟수는 3~5번이었다. 그 가운데서 77례는 침을 맞기 전에 아트로핀(atropine), 모르핀(morphine) 등 진통제를 썼으나 통증이 멎지 않았는데, 침을 맞은 다음에는 2례를 제외하고 모두 통증이 멎었다.

⑤ 담도회충증(膽道蛔蟲症) 환자 252례를 족삼리(足三里) 아래에서 압통점을 찾아서 강한 자극을 주는 방법(환자의 상태에 따라 유침시간과 자극의 세기를 달리

하였으며, 유침하는 동안에 통증발작이 계속되면 강한 자극을 계속 주었다. 한편 산성약물이나 식초 적당한 양을 하루 3번 먹였다. 이밖에 지방이 많은 음식을 주었다. 통증이 완화된 다음 24시간 지나서 2일 동안 구충약을 먹였음)으로 치료한 자료에서는, 1례를 제외하고 모두 효과를 보았다.

【증례】 심××, 여자, 17세.

1982년 8월 4일 아침에 갑자기 윗배가 아프기 시작하였는데, 점차 더 심해지더니 2마리의 회충을 토했다. 그래도 우측 윗배의 통증이 계속되고 메스꺼우면서 다시 토했다. 얼굴은 누렇고 여윈 편이었다. 공막(鞏膜)에 남색반점이 있고 얼굴에는 흰색의 회충반(蛔蟲斑)이 있었으며, 아랫입술 안쪽에 흰색의 작은 과립이 널려 있었다. 대변검사에서는 회충알이 강양성이었다.

담도회충증(膽道蛔蟲症)으로 진단하고 영향(迎香)→사백(四白)(우측)에 침을 놓고 30분 동안 유침(留鍼)하는 사이에 10분에 한 번씩 중간 정도의 자극을 주었다.

침을 놓고 3분 지나서부터 통증이 줄어들기 시작하였다. 10분 후에 다시 자극하니 통증이 뚜렷하게 완화되었다. 20분 후에 다시 자극한 다음부터는 통증이 멎었다. 이어 바로 오매환(烏梅丸)을 먹었는데 그 이튿날에 8마리의 회충이 나왔다.

9. 나력(瘰癧)

【처방】 백로(百勞)·주첨(肘尖)·아시혈(阿是穴).

적응증 : 나력(瘰癧)(淋巴節結核).

증상에 따라 더 쓰는 경혈 : 귀 뒤에 생겼을 경우에는 예풍(翳風)·천정(天井)·족임읍(足臨泣), 목에 생겼을 경우에는 노수(臑兪)·수삼리(手三里)·대영(大迎), 겨드랑이에 생겼을 경우에는 견정(肩井)·내소해(內小海)·양보(陽輔).

처방해설 : 백로(百勞)·주첨(肘尖)·아시혈(阿是穴)은 나력(瘰癧)을 치료하는 경험혈로서 이곳에 뜸을 뜨면 온양통리(溫陽通理), 화담산결(化痰散結) 작용을 하며 나력(瘰癧)을 삭여 준다. 예풍(翳風)·천정(天井)·족임읍(足臨泣)은 수족소양경(手足少陽經)의 경기를 통하게 하므로 수족양명경(手足陽明經) 부위(목)에 생긴 나력(瘰癧)을 삭여 준다. 견정(肩井)·내소해(內小海)·양보(陽輔)는 수소음경(手少陰經)과 족소양경(足少陽經)의 경기를 통하게 하므로 겨드랑이에 생긴 나력(瘰癧)을 삭여 준다.

【나력의 개념과 치료방법】

개념 : 목 혹은 겨드랑이에 멍울이 지는 병증을 말하는데, 폐(肺)와 신(腎)의 음(陰)이 허한 데다 간기울결(肝氣鬱結)로 화(火)가 성하여 담(痰)이 생기거나 풍열사독(風熱邪毒)에 의하여 생긴다고 본다. 목의 앞면에 생긴 것을 나력(瘰癧), 옆면에 생긴 것을 연주창(連珠瘡), 목 전반에 생긴 것을 반사력(蟠蛇癧), 여러 개의 멍울이 연결된 것은 천주(串珠)라고 하였다.

몸이 허약한 아이들에게 잘 생긴다. 처음에는 한두 개의 콩알크기만한 멍울이 생기는데 딴딴하고 아프지도 않고 열도 나지 않는다. 점차 커지면서 여러 개가 잇달아 생겨 마치 구슬을 꿴 것처럼 된다. 오래되면 약간 아프고 멍울이 합쳐지면서 밀어도 잘 움직여지지 않는다. 곪아터지면 멀건 고름과 함께 비지 같은 것이 섞여 나오며 창구는 오랫동안 잘 아물지 않는다.

현대 의학적으로는 임파절결핵(淋巴節結核)에 해당시킬 수 있다. 임파절결핵은 결핵균의 감염에 의하여 생기며 급성목임파절염은 화농균의 감염에 의해서도 생긴다.

나력(瘰癧)에 대한 침치료는 초기에는 일정한 효과가 있으나 일단 곪아터진 다음에는 약물치료와 외과전문치료를 받아야 한다.

치료방법 : 주로 경외기혈(經外奇穴)에 보법(補法)을 쓰고 뜸을 배합한다.

【참고처방】

나력(瘰癧) : ① 백로(百勞)에 뜸을 21~100장 뜨고, 주첨(肘尖)에 뜸을 100장 뜬다. 혹은 처음 생긴 멍울의 중심을 침으로 찌르고 그 위에 석웅황(石雄黃) 가루를 찐 쑥에 섞어 만든 뜸봉으로 뜸을 21장 뜨면 멍울이 삭아 없어진다.

② 견우(肩髃)(뜸), 혹은 곡지(曲池)·천지(天池)·천정(天井)(뜸 27장), 삼간(三間)(뜸 37장).

③ 견우(肩髃)·주첨(肘尖)·인영(人迎)(뜸 7장), 견외수(肩外兪)(뜸 27장), 천정(天井)(뜸 27장), 기죽마(騎竹馬)(뜸 37장).

④ 견정(肩井)·곡지(曲池)·천정(天井)·삼양락(三陽絡)·음릉천(陰陵泉).

⑤ 간울기체증(肝鬱氣滯證)에는 장문(章門)·천정(天井)·족임읍(足臨泣), 심음허증(心陰虛證)에는 천정(天井)·소해(小海)·백로(百勞)·신수(腎兪)·비수(脾兪)·주첨(肘尖)·지구(支溝)·장문(章門).

임파절결핵(淋巴絶結核) : ① 기죽마(騎竹馬)에 중간 정도의 뜸봉으로 뜸을 한 번에 5~7장씩 하루건너 한 번씩 뜬다.

② 커진 임파절 중심에 온침을 놓고 그 위에 석웅황뜸(석웅황 3, 뜸쑥 7의 비례로 섞어서 콩알크기만한 뜸봉을 만듦)을 한 번에 3장씩 뜨고 5일 동안 쉰다. 증상에 따라 3~5번 거듭 뜬다.

③ 폐수(肺兪)・비수(脾兪)・척택(尺澤)・수삼리(手三里)・중완(中脘)・족삼리(足三里)・지기(地機)에 하루건너 한 번씩 보법(補法)으로 침을 놓는다.

④ 커진 임파절 주위에 산침을 놓는다.

⑤ 풍문(風門)・신주(身柱)・비수(脾兪)・곡지(曲池)・족삼리(足三里)에 중간 정도의 뜸봉으로 한 번에 5장씩 15일 동안 마늘뜸을 뜨고 10~15일 동안 쉬고 다시 뜬다.

⑥ 소해(小海)・견우(肩髃)・천주(天柱)・격수(膈兪)에 팥알크기의 뜸봉으로 하루에 한 번씩 뜸을 뜨는데, 소해(小海)・견우(肩髃)・천주(天柱)에는 3~5장, 격수(膈兪)에는 10~15장 뜬다. 10번을 한 치료주기로 한다.

⑦ 기죽마(騎竹馬)에 쌀알크기만한 뜸봉으로 7장씩 뜸을 뜬다.

⑧ 견정(肩井)・예풍(翳風)・천정(天井)・곡지(曲池)・구허(丘墟)・태충(太衝)・족임읍(足臨泣)에 침을 놓는다.

⑨ 기죽마(騎竹馬)・격수(膈兪)・간수(肝兪), 압통점(제4・5흉추 사이에 압통점이 있을 수 있음) 등에 자라치료(길이 1㎝, 깊이 0.2~0.3㎝정도로 째고 노출된 피하지방을 떼냄)를 10~15일에 한 번씩 1~5번 하는 것이 좋다.

목임파절결핵 : ① 천종(天宗)・백로(百勞)・예풍(翳風)・곡지(曲池)・천정(天井)・주첨(肘尖)을 주혈(主穴)로 하고, 태충(太衝)・구허(丘墟)・족임읍(足臨泣)을 보조혈로 하여 침을 놓고 5~10분 동안 유침(留鍼)한다. 백로(百勞)와 주첨(肘尖)에는 뜸만 뜬다.

② 태충(太衝)・백로(百勞)・견정(肩井)을 주혈(主穴)로 하고, 목 뒤에 생긴 경우에는 예풍(翳風)・지구(支溝)・족임읍(足臨泣), 겨드랑이에 생긴 경우에는 소해(小海)・천정(天井)・양보(陽輔)・곡천(曲泉)을 더 쓴다.

③ 터지지 않은 시기에는 모든 결절에 온침을 2~3일에 한 번씩 놓고 터진 다음에는 마늘뜸을 뜨되 처음에는 여러 장 떠주고 다음부터는 한 번에 3~5장씩 떠준다. 이밖에 주첨(肘尖)・기죽마(騎竹馬)를 쓸 수 있다.

【임상자료】

임파성결핵(淋巴性結核) 환자 106례를 신도(神道)와 신주(身柱) 사이, 제4흉추의 바로 밑의 압통점 부위, 고황(膏肓)・격수(膈兪)・간수(肝兪) 등에 15일에 한 번씩 자라치료를 한 자료에 의하면, 완치된 환자가 20.7%, 1/3정도로 작아진 환자가 58.8%였다. 특히 침윤형의 완치율이 높았다. 완치된 환자의 평균 치료횟수는 3~4번이었다.

【증례】 서××, 여자, 28세.

우측 목에 복숭아씨만한 결절(結節)이 두 개 생겼는데 발적(發赤)이나 열감(熱感)은 없고 이동성이 있었다. 목임파절결핵으로 진단받고 8개월 동안 스트렙토미찐을 비롯한 항결핵치료와 한약치료를 하였지만 효과가 없었으므로 나력(瘰癧) 처방대로 침치료를 하루에 한 번씩 하였다. 모두 18일 동안 침치료 하였더니 멍울이 없어졌다.

10. 단순성갑상선종(單純性甲狀腺腫, 癭氣)

【처방】 아시혈(阿是穴)·천돌(天突)·천정(天鼎), 혹은 수돌(水突)·합곡(合谷)·족삼리(足三里)·협척(夾脊)(경추 3~5).

적응증 : 단순성갑상선종(單純性甲狀腺腫).

증상에 따라 더 쓰는 경혈 : 가슴이 답답하면 단중(膻中)·내관(內關), 땀이 나면 신문(神門)·음극(陰郄), 성질이 조급하고 잘 노하면 태충(太衝)·택전(澤前, 尺澤 앞 1촌 되는 곳), 갑상선종대(甲狀腺腫大)가 심하면 기영(氣癭, 經外奇穴), 담(痰)이 성하면 풍륭(豊隆).

처방해설 : 아시혈(阿是穴)과 천돌(天突)·천정(天鼎)·수돌(水突)은 갑상선 국소의 경혈로서 갑상선의 기혈순환을 좋게 하고, 목에는 수족양명경(手足陽明經)이 분포되어 있으므로 합곡(合谷)과 족삼리(足三里)로 양명경(陽明經)의 기혈순환을 좋게 하여 종물(腫物)을 가라앉게 한다. 협척(夾脊)(경추 3~5)은 신경간취혈법(神經幹取穴法)으로 선택한 경혈로서 갑상선종(甲狀腺腫)을 치료하는 경험혈이다. 즉, 이 처방은 목에 생긴 어혈(瘀血)을 헤치고 부은 것을 내려 주며 갑상선종(甲狀腺腫) 치료작용이 있다.

【단순성갑상선종의 개념과 치료방법】

개념 : 단순성갑상선종(單純性甲狀腺腫)은 갑상선기능항진증상(甲狀腺機能亢進證狀)은 없이 단순히 갑상선이 비후증식(肥厚增殖)하는 병인데, 식료품 가운데 요오드가 모자라 갑상선호르몬의 합성이 약해지거나 요구량이 많아질 때, 뇌하수체전엽의 갑

상선자극호르몬의 분비가 강해질 때 생긴다.

단순성갑상선종(單純性甲狀腺腫)은 지방적(地方的)으로 생기는 것과 산발적(散發的)으로 생기는 것이 있다.

지방병성갑상선종(地方病性甲狀腺腫)은 바다에서 멀리 떨어진 고산지대에 사는 사람들에게서 일제식민지 통치시기에 발생되었으나 해방 후에는 산간지대의 주민들에게도 요오드가 풍부한 미역과 다시마, 해초가 넉넉히 공급됨으로써 이 병이 철저히 예방되었다. 산재성갑상선종(散在性甲狀腺腫)은 성장발육기(특히 사춘기여자), 임신기, 젖먹이는 기간 및 폐경기에 요오드에 대한 인체의 요구량이 많아지기 때문에 생긴다.

한의학적으로는 영기(癭氣)·영류(癭瘤)에 해당시킬 수 있는데, 칠정장애(七情障碍)와 외감육음(外感六淫) 및 수토장애(水土障碍)로 기혈(氣血)이 제대로 순환하지 못하여 담(痰)과 어혈(瘀血)이 목에 몰려서 생긴다고 보았다.

단순성갑상선종(單純性甲狀腺腫)인 경우에는 갑상선이 대체로 미만성(瀰漫性)으로 커지지만 결절성(結節性)으로 오는 경우도 있다. 종물(腫物)의 피부색은 정상이고 아프지 않으며 비교적 유연하다. 일반적으로 전신증상은 없으나 식물신경장애증상들이 동반되는 경우가 있다.

지방병성갑상선종(地方病性甲狀腺腫)은 때때로 몹시 증대되어 앞 목을 가득 채우므로 이때에는 국소 장기에 대한 압박증상, 즉 숨가쁨, 기침, 연하장애 등이 있을 수 있다. 산재성갑상선종(散在性甲狀腺腫)은 종물(腫物)이 그리 크지 않고 평탄하며 비교적 유연하다. 대체로 대칭성이고 삼키는 운동을 할 때 아래위로 움직인다. 오래 경과하면 종물이 점차 굳어지거나 결절(結節)을 이룬다.

단순성갑상선종(單純性甲狀腺腫)은 침치료에 비교적 잘 낫는 병이다. 요오드제를 쓰면서 침구치료를 하면 치료효과가 더 빠르다.

갑상선 국소혈을 쓸 경우에는 기관, 후두, 큰 혈관들을 찌르지 않도록 주의하며, 침을 빼고 바로 침구멍을 막아주어 피가 나거나 혈종이 생기는 것을 막아야 한다.

갑상선종대(甲狀腺腫大)가 심하여 압박증상이 있고 보존적 치료에 반응하지 않으면 수술치료를 한다. 갑상선낭종(甲狀腺囊腫)이나 아급성갑상선종(亞急性甲狀腺腫)도 침치료에 대한 반응이 좋다.

치료방법 : 수소양경(手少陽經) 및 양명경(陽明經)의 국소혈을 위주로 평보평사법(平補平瀉法)을 쓰며 뜸을 뜨지 않는다.

【참고처방】

영기(癭氣) : ① 천돌(天突) · 견우(肩髃).

② 뇌호(腦戶) · 통천(通天) · 소락(消濼) · 천돌(天突).

③ 부돌(扶突) · 천돌(天突) · 천장(腨腸) · 결분(缺盆) · 수부(兪府) · 중부(中府) · 단중(膻中) · 합곡(合谷) · 십선(十宣)(피를 빼줌) · 열결(列缺).

④ 천부(天府) · 노회(臑會) · 기사(氣舍).

단순성갑상선종(單純性甲狀腺腫) : ① 천돌(天突) · 천주(天柱) · 합곡(合谷) · 예풍(翳風)과 4개의 국소혈에 호침(毫鍼)을 놓고, 30~40분 동안 유침(留鍼)한다. 15일 동안 매일 놓거나 하루건너 한 번씩 15번 놓는다.

국소에 놓는 침은 갑상선주위의 건강한 피부에서 갑상선중심을 향하여 빗찔러서 침끝이 서로 맞닿게 놓는다.

② 기영(氣癭) · 합곡(合谷) · 협척(夾脊)(경추 3~5)을 주혈(主穴)로 하고, 천돌(天突) · 곡지(曲池) · 풍지(風池) · 중저(中渚)를 보조혈로 쓴다.(氣癭은 水突 부위인데 腫物의 크기에 따라 약간 차이가 있다.)

기영(氣癭)에 침을 놓을 경우에는 45도 각도로 갑상선체의 주위에서 종물 중심을 향하여 4곳을 찌른다. 합곡(合谷)에는 염전법(捻轉法)으로 강한 자극을 주되 이틀에 한 번씩 놓는다. 기영(氣癭)에 여러 번 놓기 힘들면 협척(夾脊)을 쓴다.

비결절성선종(非結節性腺腫)일 경우에는 종대(腫大) 정도를 보아 일반적으로 갑상선이 종대된 부위의 혈 1~2개를 골라서 침을 놓는다. 침을 놓고 제삽법(提揷法)을 2~6번 하는데, 효과가 더디게 나타나면 제삽법을 여러 번 거듭한다. 효과있는 방법은 갑상선종(甲狀腺腫)의 중심을 직접 호침(毫鍼)이나 동침(銅鍼), 삼릉침(三稜鍼)으로 찌르는 것이다.

• 대저(大杼) · 신주(身柱) · 신수(腎兪) · 수부(兪府) · 중완(中脘) · 태계(太谿)에 하루 5장씩 매일 뜸을 뜨는데, 15번 뜨는 것을 한 치료주기로 한다. 이 병은 성성숙기 여자들에게 많이 생기므로 흠집을 남기지 않는 뜸을 떠야 한다.

③ 국소혈을 주로 쓴다. 선종(腺腫)이 있는 네 모서리(양쪽과 위아래)에서 중심을 향하여 침끝이 서로 맞닿게 침을 놓는다. 이밖에 천돌(天突) · 천주(天柱) · 합곡(合谷) · 예풍(翳風)을 배합한다. 침은 가는 것을 쓰며 사법(瀉法)으로 자극을 주고 유침(留鍼) 시간은 30분 정도로 한다.

나타나는 증상에 따라 가슴이 두근거리고 메스꺼우면 내관(內關), 가슴통증에는 지구(支溝), 신경증상(神經症狀)이 있으면 백회(百會) · 심수(心兪) · 간수(肝兪)

를 배합한다.

④ 국소혈을 위주로 하되 다음과 같은 방법으로 한다.

갑상선종(甲狀腺腫)이 뚜렷할 경우에는 종물(腫物)을 시계판 글자처럼 나누고 먼저 2시 부위에 침을 놓고 침을 피하까지 뽑아 8시 방향으로 사자(斜刺)한다. 다음 10시 부위에 침을 놓고 4시 방향으로 사자한다. 선종(腺腫)이 뚜렷하지 않을 경우에는 기관의 양쪽 바깥에서 0.5㎝정도로 사자한다. 이밖에 내관(內關)·곡지(曲池)·족삼리(足三里)·현종(懸鐘)·태충(太衝)·기문(期門)을 보조혈로 쓰되 한 번에 1~2개 혈씩 선택하여 침을 놓는다. 침은 하루에 한 번씩 놓으며 10번을 한 치료주기로 한다.

혹은 2시 부위에서 8시 부위를 향하여 사자(斜刺)한 다음 그 침을 피하까지 뽑았다가 다시 7시, 9시 방향으로 사자한다. 다음날에는 다른 부위(3시, 4시 부위 등)를 선택하여 위와 같은 방법으로 침을 놓는다. 이밖에 곡지(曲池)·합곡(合谷)·열결(列缺)·기사(氣舍)·양로(養老)에서 위로 1촌 되는 곳, 항천(抗喘, 大椎에서 위로 1.5촌 되는 곳에서 옆으로 한 손가락너비 나간 곳), 항갑상선1(抗甲狀腺1, 항천에서 위로 1촌 되는 곳), 항갑상선2(抗甲狀腺2, 흉쇄유양근의 뒷기슭 중간점에서 갑상선 쪽으로 5푼 경사지게 찌름), 항갑상선3(抗甲狀腺3, 유양돌기 정점을 지나는 수직선과 大椎를 지나는 수평선이 만나는 점, 침은 5푼), 항갑상선4(抗甲狀腺4, 쇄골의 1/3아래 우묵한 곳, 침은 3~5푼) 등을 보조혈로 쓰되 한 번에 1~2개 혈씩 쓴다.

하루에 한 번씩 중간 정도의 자극을 주거나 강한 자극을 주며 10~15번을 한 치료주기로 한다.

선종(腺腫)이 딴딴할 경우에는 피부침으로 선종의 둘레나 선종 부위에 중간 정도의 자극을 주어 약간의 피하출혈을 일으키게 한다. 선종이 줄어들어 피부주름이 뚜렷해지면 목 뒤를 일주일에 2번씩 자극한다.

⑤ 선종(腺腫) 둘레의 몇 곳에 3~5푼 깊이로 침을 놓는다. 보통 하나의 결절(結節)에 1대씩 놓으며 선종이 클 경우에는 3대까지 놓는다. 혹은 선종의 둘레나 선종 위에 피부침을 놓는데, 한곳에 3~5번 정도 자극을 준다.

⑥ 선종(腺腫)의 가장 도드라진 곳과 천돌(天突)·곡지(曲池)에 하루에 한 번씩 단자법(單刺法)으로 강한 자극을 준다. 7~10번을 한 치료주기로 한다.

⑦ 택전(澤前, 經外奇穴)·천돌(天突)·곡지(曲池)·합곡(合谷)·인영(人迎)·수돌(水突)에 침을 놓고, 선종 국소에 여러 대의 침을 놓거나 피부침 자극을 준다.

⑧ 풍지(風池)·대추(大椎)·대저(大杼)·천돌(天突)·수돌(水突)·명문(命門)·

중저(中渚)를 한 처방으로 하고, 천주(天柱)·신주(身柱)·풍문(風門)·염천(廉泉)·인영(人迎)·상관(上關)·대맥(帶脈)을 다른 처방으로 하여 교대로 중간 정도의 자극을 준다.

⑨ 대추(大椎)·심수(心兪)·견정(肩井)·곡지(曲池)·족삼리(足三里)·삼음교(三陰交)·천돌(天突)·견외수(肩外兪)·폐수(肺兪)·신수(腎兪)·신문(神門)을 쓰되, 하루에 몇 개 혈씩 교대로 침을 놓은 다음 종물 위에 간접뜸을 뜬다.

【임상자료】

① 단순성갑상선종(單純性甲狀腺腫) 환자 216례를 폐수(肺兪)(침감이 어깨 쪽으로 퍼지도록), 6·7경추 사이에서 옆으로 1촌 되는 곳(침감이 목으로 퍼지도록), 합곡(合谷)(침감이 둘째손가락으로 퍼지도록), 곡지(曲池)(침감이 손목·팔꿈치로 퍼지도록)에 하루건너 한 번씩 강한 자극을 주면서 침을 놓는 방법으로 치료한 자료에 의하면, 유효율이 97.2%(211례)였다고 한다.

② 단순성갑상선종(單純性甲狀腺腫) 환자 60례를 선종 둘레에 침을 놓는 방법으로 치료한 자료에서는, 완치된 환자가 33.8%, 호전된 환자가 66.4%로서 유효율은 96.7%였고 평균 치료횟수는 11.4번이었다고 한다.

11. 갑상선기능항진증(甲狀腺機能亢進證, 癭瘤)

【처방】 기영(氣癭)·협척(夾脊)(경추 3~5)·간사(間使)·삼음교(三陰交).

적응증 : 갑상선기능항진증(甲狀腺機能亢進證).

증상에 따라 더 쓰는 경혈 : 땀을 많이 흘리면 음극(陰郄)·부류(復溜)·후계(後谿), 가슴이 두근거리고 불면증(不眠症)이 있으면 신문(神門)·안면(安眠), 성질이 조급하고 금세 얼굴이 벌겋게 되면서 성을 잘 내면 풍지(風池)·태충(太衝), 삭맥(數脈)이 나타나면 내관(內關)·통리(通里), 안구(眼球)가 나왔으면 찬죽(攢竹)·사백(四白)·천주(天柱)·풍지(風池).

처방해설 : 경외기혈(經外奇穴)인 기영(氣癭)과 협척(夾脊)(경추 3~5)은 갑상선종대(甲狀腺腫大)를 가라앉게 하며, 갑상선기능을 조화시키는 경험혈이고, 삼음교(三陰交)는 족삼음경(足三陰經)의 경기를 통하게 하여 간(肝)·비(脾)·신(腎)의 기능을 조정하며, 간사(間使)는 심화(心火)를 사(瀉)하여 갑상선기능을 조화시킨다.

【갑상선기능항진증의 개념과 치료방법】

개념 : 갑상선기능이 항진(亢進)되어 생기는 병으로서 심한 머리외상, 정신적 충동, 임신, 해산, 감염, 요오드제와 갑상선제를 잘못 쓴 것과 관련하여 생긴다. 흥분하기 쉬운 사람, 청장년, 특히 여자에게 잘 생긴다.

주증상은 가슴 두근거림, 갑상선종(甲狀腺腫), 안구돌출(眼球突出) 등이다. 가슴 두근거림과 삭맥(100~160번/분)은 이른 시기에 나타나며, 갑상선은 양쪽이 모두 커지는데 굳기는 연하고 혈관성박동이 눈에 뛰고 혈관성잡음이 들린다. 이밖에 손가락, 눈꺼풀이 떨리고 갑상선호르몬이 많아지며 기초대사가 높아진다.

한의학적으로는 영류(癭瘤)에 해당시킬 수 있다.

이 병도 침치료에 일정한 효과가 있지만 단순성갑상선종(單純性甲狀腺腫)에 비해 효과가 더디게 나타난다. 비록 그 효과가 떨어지나 오랫동안 꾸준히 치료하면 나을 수 있다.

약물치료와 배합하면 더 좋다. 만약 경과과정에 고열(高熱), 메스꺼움, 구토(嘔吐), 번조불안(煩躁不安), 섬망(譫妄), 삭맥(數脈) 등 중독증상이 나타난다면 이때에는 반드시 현대 의학적인 구급대책을 세워야 한다.

치료방법 : 먼저 간사(間使)에 침을 놓고 10번 정도 비벼주며(평보평사), 삼음교(三陰交)에는 평보평사법(平補平瀉法)으로 15분 동안 유침(留鍼)한다. 기영(氣癭)에는 유침(留鍼)하지 않는다. 기영(氣癭)에 여러 번 침을 놓기 불편하면 목의 협척(夾脊)을 매번 한 쌍씩 선택하여 자극한다.

【참고처방】

갑상선기능항진증(甲狀腺機能亢進證) : ① 대추(大椎)·심수(心兪)·간수(肝兪)·곡지(曲池)·양릉천(陽陵泉)·삼음교(三陰交)에 한 번에 5~7장씩 하루 한 번 뜸을 뜬다.

② 인영(人迎)→천돌(天突)을 주혈(主穴)로 하고, 합곡(合谷)·족삼리(足三里)·택전(澤前)·태계(太谿)·내관(內關)·삼음교(三陰交)를 보조혈로 하여 침을 놓되, 인영(人迎)에서 천돌(天突)에 투침(透鍼)할 경우에는 침날이 종대(腫大)된 갑상선실질을 통과하므로 혈관의 손상이 없도록 하여야 한다. 20분 동안 유침(留鍼)하고 중간 정도의 자극을 준다. 보조혈은 1~2개씩 골라 교대로 쓴다. 불면증(不眠症)이 있으면 안면(安眠)·풍지(風池)·태양(太陽)을 배합한다. 하루에 한 번씩 15번을 한 치료주기로 한다.

③ 염천(廉泉) · 인영(人迎) · 족삼리(足三里) · 합곡(合谷) · 간사(間使)를 주혈(主穴)로 하고, 삼음교(三陰交) · 곡지(曲池) · 내관(內關) · 양릉천(陽陵泉) · 외관(外關) · 신문(神門) · 풍지(風池) · 백로(百勞) · 태충(太衝)을 보조혈로 쓴다.

④ 선체혈(線體穴, 갑상선체의 중심), 평영혈(제 4 · 5경추 사이에서 옆으로 7푼 되는 곳), 상천주혈(上天柱穴, 天柱穴에서 위로 5푼 되는 곳)에 사법(瀉法)(투천량법) 혹은 평보평사법(平補平瀉法)으로 매일 혹은 하루건너 한 번씩 침을 놓고 10분 동안 유침(留鍼)한다. 10~20번을 한 치료주기로 하여 한 치료주기가 끝나면 1주일 쉬고 다시 놓는다.

영류(癭瘤) : 음허화왕증(陰虛火旺證)에는 노회(臑會) · 기사(氣舍) · 태충(太衝) · 태계(太谿)를 주혈(主穴)로 하고, 안구(眼球)가 나왔으면 천주(天柱) · 풍지(風池), 불면증(不眠症)이 있으면 담수(膽兪) · 심수(心兪), 조열(潮熱)이 나면 대추(大椎) · 노궁(勞宮), 식은땀이 나면 음극(陰郄) · 후계(後谿), 많이 먹는데도 여위면 삼음교(三陰交) · 족삼리(足三里)를 보조혈로 쓴다.

기음양허증(氣陰兩虛證)에는 합곡(合谷) · 천창(天窓) · 천돌(天突) · 관원(關元) · 조해(照海)를 주혈(主穴)로 하고, 가슴이 두근거리면 내관(內關) · 신문(神門), 설사하면 천추(天樞) · 공손(公孫) · 비수(脾兪)를 보조혈로 쓴다.

【임상자료】

① 갑상선기능항진증(甲狀腺機能亢進證) 환자 51례를 간사(間使) · 신문(神門) · 삼음교(三陰交) · 태충(太衝) · 태계(太谿) · 부류(復溜)에 침을 놓는 방법으로 치료한 자료에 의하면, 1치료주기(3개월) 사이에 완치된 환자(혈청총 T_4 · T_3 함량이 정상화되고 갑상선기능항진증상이 없어진 환자)가 22례, 호전된 환자(혈청 T_4 · T_3 함량이 치료 전에 비해 낮아지고 갑상선기능항진증상이 호전된 환자)가 17례, 효과 없는 환자가 12례로서 유효율은 76.5%였다고 한다.

② 갑상선기능항진증(甲狀腺機能亢進證) 환자 20례를 침구치료한 경험에서는 남자 1례, 여자 19례, 나이가 가장 어린 환자가 16세, 가장 많은 환자가 44세, 앓은 기간이 가장 짧은 환자가 2개월, 가장 긴 환자가 7년이었다. 모든 환자들이 다 우울하고 성질이 조급하였다. ^{131}J흡수율이 정상보다 높은 환자가 12례, T_4가 정상보다 높은 환자가 4례, T_3이 정상보다 높은 환자가 1례, 그리고 11례는 기초대사율이 정상보다 높은 환자들이었다. 이전에 갑상선수술을 받은 환자가 3례, 항갑상선약물치료를 받은 환자가 14례, ^{131}J로 치료받은 환자가 2례였다.

거의 모든 환자들이 항갑상선약물에 부작용이 있었고 수술을 받았거나 ^{131}J 치료를 받은 예들은 안구가 몹시 나와 약물을 쓰지 않았다.

치료는 종대(腫大)된 갑상선 중심부위(人迎 부위에 해당)를 주혈(主穴)로 하고, 한 손으로 선체를 잡아 쥐고 침을 25°각도로 선체중심부를 향하여 찌른 다음 제삽보사법(提挿補瀉法)으로 평보사하였다.

안구(眼球)가 나온 경우에는 사죽공(絲竹空)·승읍(承泣)·풍지(風池), 삭맥(數脈)에는 내관(內關)·신문(神門), 많이 먹는데도 여위면서 땀을 많이 흘리면 삼음교(三陰交)와 족삼리(足三里)에 평보평사법(平補平瀉法)으로 자극을 주되 유침(留鍼)하지 않고 매일 혹은 하루건너 한 번씩 놓았다.

20례 가운데서 임상적으로 완치된 환자(임상증상이 없어지고 기초대사가 정상으로 된 것)가 10례, 뚜렷하게 호전된 환자(안구가 1~2도로 나와 있으나 대사항진 등 임상증상이 기본적으로 없어지고 기초대사가 정상에 가까워진 것)가 6례, 다소 호전된 환자(위의 지표들이 좀 좋아진 것)가 4례였다. 치료일수가 가장 짧은 것은 22일, 가장 긴 것은 124일이었다.

③ 갑상선기능항진증(甲狀腺機能亢進證) 환자 50례를 침으로 치료한 경험에서는 남자 16례, 여자 34례였고, 나이는 12~20세 사이가 5례, 21~30세 사이가 15례, 31~40세 사이가 20례, 41~70세 사이가 10례였으며, 그 가운데서 안구가 나온 환자가 17례였다.

치료는 다음과 같이 하였다. 즉, 선체혈(線體穴, 갑상선체의 중심)을 주혈(主穴)로 하고, 안구(眼球)가 나온 경우에는 사죽공(絲竹空)·찬죽(攢竹)·정명(睛明)·풍지(風池)·사광(四光, 안구 둘레 상하좌우)을, 가슴이 두근거리는 경우에는 내관(內關)·신문(神門)을, 많이 먹으면서도 여위며 땀을 많이 흘리는 경우에는 삼음교(三陰交)·족삼리(足三里)를 보조혈로 하여 평보평사법(平補平瀉法)으로 자극을 주고 유침(留鍼)하지 않았다.

50례 가운데서 40례는 임상증상이 모두 없어지고 검사소견이 정상범위로 되었으며, 8례는 임상증상은 없어졌지만 실험검사를 하지 못하였다. 나머지 2례는 침치료에 효과가 없었으므로 수술하였다.

④ 갑상선기능항진증(甲狀腺機能亢進證) 환자 74례를 변증형에 따라 침치료한 자료에서는 남자 9례, 여자 65례였고, 나이가 가장 어린 환자가 9세, 가장 많은 환자가 65세였으며, 20~40세 사이의 청장년이 42례(56.7%)였다. 앓는 기간이 가장 짧은 것이 3개월이었고 1~3년 사이가 43례로서 67.2%를 차지하였다. 목둘레는 평균 30~37㎝(가장 작은 것이 25.4㎝, 가장 큰 것이 41㎝)였고, 종물의 크기는 보통 5~6×3~5㎝(가장 작은 것이 3×4㎝, 가장 큰 것이 18×6㎝)였다.

기초대사율을 71례만 검사하였는데 +15% 아래가 9례였다. 이 9례는 이미 다른 병원에서 약물치료를 받아서 기초대사율은 그리 높지 않았지만 임상증상은 여전하였기 때문에 치료조에 망라시켰다. 기타 ^{131}J, T 등 검사는 부분적인 예들에서만 하였는데, 모두 병적상태에 있었다.

치료는 다음과 같이 하였다. 즉, 영기울결형(癭氣鬱結型, 갑상선이 미만성으로 커져 있고 경동맥 박동이 강하며 설태가 어지럽고 맥은 현삭함)은 평영(4~5경추 사이에서 양 옆으로 7푼 되는 곳, 침감이 후두결절 아랫방향으로 전달되게 자극을 줌), 간사(間使)·합곡(合谷)에 사법(瀉法)을 썼고, 심화증(心火證, 안구가 나오고 성질이 조급하며 얼굴이 벌겋고 손을 떨며 혀 변연이 붉고 설태는 적으며 맥은 현함)에는 상천주(上天柱)·풍지(風池)(1.3촌 정도 찔러서 침감이 눈에 이르게 염전자극을 줌), 간사(間使)·태충(太衝)에 사법(瀉法)으로, 삼음교(三陰交)에는 보법(補法)으로 침을 놓았다. 신음허형(腎陰虛型, 가슴이 두근거리고 숨이 차며 불면증이 있고 땀을 많이 흘리며 입안이 마르고 소변이 잦다. 혀는 붉고 맥은 세삭함)에는 간사(間使)·신문(神門)에 사법(瀉法)으로, 부류(復溜)에 보법(補法)으로 침을 놓았다.

위(胃)는 실하고 비(脾)가 약한 형(소화가 잘 되므로 금방 배가 고프나 설사경향이 있고 여위며 기운이 없음)에는 간사(間使)·내관(內關)·합곡(合谷)에 사법(瀉法)으로, 족삼리(足三里)에 보법(補法)으로 침을 놓았다.

74례 가운데서 완치된 환자가 23례(31.1%), 뚜렷하게 호전된 환자가 24례(32.4%), 호전된 환자가 24례(32.4%), 효과 없는 환자가 3례(4.1%)로서 유효율은 95.9%였다.

침치료 후에 종물(腫物)이 없어졌거나 줄어든 것은 95.8%(없어진 것 23례, 줄어든 것 46례, 효과 없는 것 3례)였고, 안구가 나온 17례의 34안구 가운데서 76.5%에서 효과가 있었다(기본적으로 나은 것 11례, 뚜렷하게 좋아진 것 2례, 좋아진 것 13례, 효과 없는 것 8례). 기초대사율도 대부분 떨어졌는데 평균 +10% 아래로 떨어진 환자가 23례였다.

【증례1】 이××, 여자, 60세.

번열(煩熱)이 나면서 가슴이 두근거리고 숨이 차며 번조불안(煩躁不安)하였다. 점차 목이 불어나고 안구가 나왔다. 기초대사율이 +64%, 선종(腺腫)의 크기는 8×3㎝였다. 혀는 담홍색을 띠고 맥은 현삭(弦數)하였다.

영류(癭瘤)의 음허화왕증(陰虛火旺證)으로 변증하고 부백(浮白)·동자료(瞳子髎)

·합곡(合谷)·간사(間使)·천주(天柱)·상천주(上天柱)에 하루건너 한 번씩 침을 놓았다. 모두 20번 놓는 사이에 종물(腫物)이 점차 줄어들고 임상증상도 좋아졌으며, 기초대사율도 +11.5%로 낮아졌고 눈도 들어갔다.

※ 상천주(上天柱)는 안구(眼球)가 나온 경우에 효과가 있는 경험혈이다. 천주(天柱)에서 위로 5푼 떨어진 곳인데, 안구가 나온 환자의 경우 이 부위에 압통이 나타나며 그 부위에 침을 놓으면 침감이 안구에 전달된다.

【증례2】 최××, 여자, 50세.

갑상선기능항진증(甲狀腺機能亢進證)으로 진단받은 지가 4년이 된다. 번열(煩熱)이 나고 땀이 많이 나며 얼굴이 벌겋고 가슴이 답답하며 피로감이 심하였다. 안구가 나오고 갑상선이 부어 있었다. 손가락과 혀가 떨렸다.

대추(大椎)·천추(天樞)·동자료(瞳子髎)·천돌(天突)·염천(廉泉)·합곡(合谷)·백회(百會)·수돌(水突)·내관(內關)·풍지(風池)·족삼리(足三里)로 1개월 동안 치료하였는데, 여러 가지 자각증상이 없어지고 안구가 뚜렷하게 들어갔다. 그 후 반년 동안 원격관찰을 하였는데 그 사이에는 재발하지 않았다.

12. 치질(痔疾)

【처방】 장강(長强)·회양(會陽)·승산(承山).

적응증 : 치질(痔疾), 치질출혈(痔疾出血), 치루(痔漏), 내치핵(內痔核)으로 인한 탈항(脫肛).

증상에 따라 더 쓰는 경혈 : 치핵출혈(痔核出血)이 있으면 이백(二白)·삼음교(三陰交), 치루(痔漏)에는 명문(命門)·신수(腎兪), 내치질(內痔疾)로 인한 탈항(脫肛)에는 상선(5요추 아래 우묵한 곳), 백회(百會).

처방해설 : 장강(長强)과 회양(會陽)은 국소혈로서 혈(血)을 잘 돌게 하여 어혈(瘀血)을 없애주고, 방광경(膀胱經)의 경별(經別)이 꼬리뼈 쪽으로 5푼 내려가서 항문으로 갈라져 들어가기 때문에 방광경(膀胱經)의 승산(承山)으로 항문부위의 경기(經氣)를 통하게 하고 열(熱)을 없애주며 혈(血)을 잘 돌게 하여 피나는 것을 멈추게 한다. 즉, 이 처방은 행기활혈거어(行氣活血祛瘀) 작용을 한다.

【치질의 개념과 치료방법】

개념 : 치질(痔疾)은 치정맥총(痔靜脈叢)의 정맥류성(靜脈瘤性) 확장인데 직장하단부

와 항문부위의 정맥총이 매듭모양으로 불어난 것이다. 직장항문질병 가운데서 가장 많은 병으로서 20~40세 남자에서 많고 소아와 늙은이에게는 적다. 생긴 부위에 따라 하치정맥(下痔靜脈)에 생긴 것(치상선 아래쪽에 생긴 것)을 외치핵(外痔核), 상치정맥(上痔靜脈)에 생긴 것(치상선 윗쪽에 생긴 것)을 내치핵(內痔核)이라고 한다. 임상형에 따라서 정맥류형(靜脈瘤型), 혈관종형(血管腫型), 섬유종형(纖維腫型)으로 나눈다. 원인에 따라서는 항문 자체의 병변으로 생긴 것을 1차성치질(一次性痔疾), 문맥압항진증(門脈壓亢進症)을 비롯한 기타 다른 원인으로 생긴 것을 2차성치질(二次性痔疾)이라고 한다.

치정맥총(痔靜脈叢)의 울혈(鬱血)을 일으키는 여러 가지 조건이 조성되면 치정맥총의 내압과 정맥벽의 저항력 사이의 균형이 파탄되면서 저항이 약한 쪽으로 확장되어 나온다. 외치핵(外痔核)은 아무런 증상이 없이 경과하는 경우가 많은데, 때때로 항문부위에 가려운 감이나 이물감이 있다. 피가 나는 증상은 거의 없다. 항문주위 피하 혹은 항문정맥 아래에서 청자색의 치핵결절(痔核結節)을 볼 수 있다.

피부성외치핵(皮膚性外痔核)인 경우에는 피부로 덮인 콩알크기의 결절이 보이는데, 특별한 증상 없이 지낸다. 혈전성외치핵(血栓性外痔核)은 결절이 딴딴하고 아프며, 검푸른 혈전덩어리가 비치어 보인다. 혈전이 없어지면 치핵결절은 항문부위의 피부주름형태로 남게 된다. 정맥류성외치핵(靜脈瘤性外痔核)인 경우에는 결절이 피부로 덮이면서 혈관증식이 우세하고 검은자주색을 띠며, 만져보면 쉽게 작아지고 통증도 없다.

내치질(內痔疾)은 초기에는 특별한 증상 없이 지낸다. 그러다가 점차 이물감, 불쾌감, 뒤볼 때 둔한 통증과 함께 출혈이 있다. 항문경으로 볼 때 이발선 위에서 점막으로 덮인 자남색의 치핵결절이 보인다. 크기는 작은 콩알크기로부터 밤알크기까지이며, 3시, 7시, 11시 부위에 잘 생긴다. 출혈은 변비(便秘) 혹은 점막의 기계적 손상에 의해 생기며, 주로 대변을 본 뒤에 나타난다. 출혈정도는 각각 다르며 2차성빈혈을 일으키는 경우도 있다. 내치핵(內痔核)인 경우 치핵의 탈출과 감돈현상(嵌頓現狀)을 자주 보게 된다. 탈출된 치핵결절이 들어가지 못하고 항문에 끼여 압박되면 염증성부종(炎症性浮腫)이 심하고 괴사(壞死)될 수 있다. 통증은 치핵결절에 혈전이 생기거나 점막 밑 염증, 미란이 있을 때에만 있다. 치핵(痔核)은 치루(痔漏), 항문열상(肛門裂傷), 탈항(脫肛) 등을 합병하기 쉽다.

한의학에서는 오랫동안 앉아서 일하거나 무거운 것을 지고 먼 길을 걷거나 자극성 음식물을 먹을 때, 이질(痢疾)을 오래 앓거나 해산을 여러 번 하여 중기(中氣)가 약해지는 경우, 또 칠정내상(七情內傷)으로 경기(經氣)가 잘 통하지 않는 경우,

그리고 변비(便秘) 등이 있으면 항문 국소의 기혈순환이 장애되고 어혈이 생겨 치핵이 생긴다고 보았다. 이러한 것들은 모두 치정맥총(痔靜脈叢)의 울혈(鬱血)을 일으킬 수 있는 조건이 될 수 있다.

치핵(痔核)에 대한 침구치료는 소염, 진통 및 지혈효과가 있으므로 치핵염증의 초기에 효과가 있다. 그러나 더 진행되면 전문과적인 치료를 받아야 한다.

치료방법 : 독맥(督脈)과 족태양경(足太陽經)의 경혈을 위주로 하여 사법(瀉法)을 쓴다.

【참고처방】

치질(痔疾) : ① 승산(承山)·장강(長强).

② 척중(脊中)(혹은 廻氣)에 뜸 100장을 뜬다.

③ 똑바로 서서 배꼽 높이에 있는 척주에 뜸 7장을 뜨거나 그 추골에서 양 옆으로 각각 1촌씩 나가서 7장씩 뜬다.

④ 치질(痔疾)로 아플 경우에는 승근(承筋)·비양(飛揚)·위중(委中)·승부(承扶)·찬죽(攢竹)·회음(會陰)·상구(商丘).

⑤ 젖꼭지처럼 뾰족하게 나온 치핵결절(痔核結節)에 뜸을 100장 뜨면 바로 없어진다.

⑥ 위중(委中)·승산(承山)·비양(飛揚)·양보(陽輔)·부류(復溜)·태충(太衝)·협계(俠谿)·기해(氣海)·회음(會陰)·장강(長强).

⑦ 치질(痔疾)로 탈항(脫肛)된 경우에는 이백(二白)·백회(百會)·정궁(精宮)·장강(長强).

⑧ 백환수(白環兪)·장강(長强)·승산(承山)(백환수에는 아랫방향으로 사자하여 침감이 항문 주위로 퍼지게 하고 장강에는 직자하여 침감이 나타난 다음 사방으로 투침하여 침감이 항문 주위로 퍼지게 한다. 승산에는 강한 자극을 준다. 하루 한 번씩 10~15번을 한 치료주기로 함).

⑨ 백회(百會)·대장수(大腸兪)·요수(腰兪)·천추(天樞)·공최(孔最)에 중간 정도의 뜸봉으로 하루에 5~7장씩 15일 동안 뜸을 뜨고 7일 동안 쉬고 다시 뜬다.

⑩ 치질혈(痔疾穴, 5번째 미추와 미골 사이)에 뜸을 5~7장 뜨고 다음 공최(孔最)에 1~3장 뜬다.

⑪ 습열어체형(濕熱瘀滯型)에는 차료(次髎)·장강(長强)·회양(會陽)·승산(承山)·이백(二白)을 주혈(主穴)로 하고, 항문이 붓고 아프면 질변(秩邊)·찬죽(攢竹), 피가 나오면 혈해(血海)·기해(氣海), 변비(便秘)가 있으면 대장수(大腸兪)

· 상거허(上巨虛)를 보조혈로 쓴다.

기허하함증(氣虛下陷證)에는 백회(百會) · 신궐(神闕) · 관원수(關元兪) · 격관(膈關)을 주혈(主穴)로 하고, 항문이 붓고 아프면 회양(會陽), 항문에 열감이 있으면서 아프면 노궁(勞宮)을 보조혈로 쓴다.

⑫ 치질반응점(7흉추에서 요천부 사이의 척주 양쪽에 하나 혹은 여러 개의 빨간 구진이 나타나는 곳)에 자라치료를 한다.

치질출혈(痔疾出血) : ① 삼백(三百, 20추 아래에서 양 옆으로 각각 3촌 나간 곳)에 뜸 21장을 뜨고, 승산(承山)에 5장 뜨면 잘 낫는다.

② 여러 가지 오래된 치질(痔疾)과 장풍(腸風)에는 2요추 아래에서 좌우로 각각 1촌씩 나가서 뜸을 뜬다.

③ 척중(脊中) · 공최(孔最) · 양릉천(陽陵泉) · 양구(梁丘)(뜸).

치루(痔漏) : 명문(命門) · 신수(腎兪) · 장강(長强) · 삼음교(三陰交) · 승산(承山).

【임상자료】

치질출혈(痔疾出血) 환자 28례를 치유(命門穴 양쪽에서 각각 1촌 되는 곳), 회양(會陽) · 장강(長强) · 승산(承山)을 주혈(主穴)로 하고, 출혈에는 이백(二白), 탈항(脫肛)에는 기해(氣海) · 신수(腎兪)를 보조혈로 하여 하루에 2~3개 경혈에 전기침자극(참을 수 있을 정도)을 6분 동안 일주일에 2~3번 주는 방법으로 치료한 자료에 의하면, 28례 모두가 침을 1~2번 맞고 피가 멎었으며, 치핵결절이 뚜렷하게 작아졌다.

특히 내치핵(內痔核) 환자 5례 가운데서 4례에게서는 치핵이 모두 없어지고, 1례는 뚜렷하게 작아졌다. 그러나 나머지 외치핵(外痔核)은 뚜렷하게 작아지지 않았다.

【증례】 김××, 남자, 27세.

4년 전부터 대변을 본 다음 빨간 피가 흘렀다. 직장경 검사에서 8시와 10시 부위에 대추알크기의 치핵결절(痔核結節)이 2개 있었다. 소치환(消痔丸)을 비롯한 한약을 쓰고 2년 동안 별일 없이 지냈는데, 한 달 전부터 또다시 대변을 볼 때마다 5~7㎖ 정도의 빨간색 피가 흘렀다.

장강(長强) · 회양(會陽) · 승산(承山) · 상선에 평보평사법(平補平瀉法)으로 하루 건너 한 번씩 침치료를 하였다.

침을 3번 놓은 다음부터 피가 멎고 치핵결절이 작아지기 시작하였다. 3번 더 놓고 치료를 그만두었는데, 그 후 8개월 동안 재발하지 않았다.

13. 탈항(脫肛)

【처방】 백회(百會)・장강(長强)・대장수(大腸兪).

적응증 : 탈항(脫肛).

증상에 따라 더 쓰는 경혈 : 치루(痔漏)가 있으면 명문(命門)・승산(承山)・이백(二白), 중기부족(中氣不足)인 경우에는 기해(氣海)・관원(關元)・족삼리(足三里).

처방해설 : 항문은 대장이 연속되는 부분이므로 대장수(大腸兪)로 대장의 기능을 도와주도록 하였다. 백회(百會)는 독맥(督脈)과 삼양경(三陽經)의 경기(經氣)가 교회(交會)하는 경혈이고 전신의 양기(陽氣)는 독맥(督脈)이 총괄적으로 관할하므로 백회(百會)에 뜸을 뜨면 양기가 왕성해지고 아래로 처진 것을 끌어올리는 작용을 하게 된다. 장강(長强)은 독맥(督脈)의 낙혈(絡穴)이면서 항문의 국소혈이므로 항문의 괄약기능을 강하게 한다. 즉, 이 처방은 처진 항문을 끌어올려서 고정하는 작용을 한다.

【탈항의 개념과 치료방법】

개념 : 항문 및 직장점막 혹은 전층이 항문 밖으로 빠져나오는 병증을 말한다. 설사나 기침을 오래하거나 중한 병을 앓고 난 다음에 하초(下焦)의 원기(元氣)가 약해지고 중기가 몹시 부족(中氣下陷)하여 생기거나 습열(濕熱)이 몰려서 생긴다. 늙은이나 허약한 부인들, 소아들에게서 자주 보인다.

초기에는 대변을 볼 때 나왔다가 저절로 들어가지만 오래되면 서 있거나 걸을 때, 무거운 것을 들 때, 기침할 때에도 나오며 손으로 밀어 넣어야 들어간다.

현대 의학적으로는 직장점막하층의 조직과 항문괄약근이 이완되어 폐쇄하는 기능을 못하거나 직장발육부전이나 직장 주위의 지지조직(항문거상근, 골반인대 등)이 이완되는 경우에 복압(腹壓)이 높아지는 조건(변비, 치핵, 설사 등)이 갖추어졌을 때 탈항(脫肛)이 생긴다고 본다.

탈항(脫肛)의 침구치료는 일정한 효과가 있으나 탈항이 심하고 감염이 합병되면 외과전문치료를 받아야 한다.

치료방법 : 독맥(督脈)의 경혈을 위주로 평보평사법(平補平瀉法)을 쓰며 뜸을 뜰 수도 있다.

【참고처방】

① 대장수(大腸兪) · 백회(百會) · 장강(長强) · 견정(肩井) · 합곡(合谷) · 기충(氣衝).

② 신궐(神闕)(뜸), 횡골(橫骨)(뜸), 미골 끝(뜸).

③ 소아탈항(小兒脫肛)이 잘 낫지 않으면 백회(百會)(뜸).

④ 기혈허증(氣血虛證)에는 신궐(神闕)(뜸), 장강(長强)(뜸 3장), 수분(水分)(뜸 100장).

⑤ 탈항(脫肛)이 오랫동안 낫지 않으면 신궐(神闕)(나이 수만큼 뜸), 백회(百會)(뜸 3~7장), 방광수(膀胱兪)(뜸 3장).

⑥ 이백(二白) · 백회(百會) · 정궁(精宮, 經外奇穴) · 장강(長强).

⑦ 소아탈항(小兒脫肛)에는 신궐(神闕)(뜸 3장), 백회(百會) · 장강(長强) · 대장수(大腸兪).

⑧ 장강(長强)과 승산(承山)을 주혈(主穴)로 하고, 백환수(白環兪) · 백회(百會)를 보조혈로 쓴다.

장강(長强)에는 침을 직장후상방으로 깊게 직자(直刺)한 다음 자극을 주고 침을 피하까지 뺐다가 다시 좌측, 우측, 앞쪽으로 찔러서 항문주위 전반에 침감이 퍼지게 한다. 승산(承山)에는 강한 자극을 준다. 효과가 없으면 백환수(白環兪)에 안쪽 아랫방향으로 침을 사자하여 침감이 항문에 퍼지도록 한다. 백회(百會)에는 뜸을 뜬다. 하루에 한 번씩 10번을 한 치료주기로 한다.

【임상자료】

탈항(脫肛) 환자 35례(모두 탈항 정도가 심한 환자)를 침으로 치료한 자료에 의하면, 완치된 환자가 24례였고, 뚜렷하게 호전된 환자가 10례, 효과 없는 환자가 1례로서 유효율은 97.1%였다. 완치된 환자 22례를 1년 동안 관찰하였는데 재발하지 않았다.

치료는 다음과 같이 하였다.

10례는 백회(百會) · 족삼리(足三里) · 장강(長强) · 승산(承山)에, 16례는 장강(長强) · 승산(承山) · 환문(患門, 항문 양쪽 3시, 9시 되는 부위인데 점막과 피부의 경계점에 흉복식와위를 하게 하고 침을 1.5촌 정도 깊이 찔렀음)에, 9례는 장강(長强) · 환문(患門) · 승산(承山) · 백회(百會)(보법으로 침을 놓고 3~5분 동안 유침)에 하루건너 한 번씩 침을 놓았다.

【증례1】 석××, 남자, 38세.

이질(痢疾)을 앓고 난 뒤에 탈항(脫肛)이 생겼는데, 지금까지 16년이 되었다. 이질이 나은 다음 초기에는 대변을 볼 때 항문이 나왔는데, 그때마다 손가락으로 밀어 넣으면서 지냈다. 최근에는 몇 해째 조금만 힘을 써도 항문이 빠져나오면서 아프기 시작하였다. 보중익기탕(補中益氣湯)을 30여 첩 썼으나 효과가 없었다.

얼굴색이 누렇고 몸은 여위며, 정신이 나지 않고 머리가 어지러우며, 눈앞이 아찔해지고 이따금 가슴이 두근거렸다. 혀는 멀겋고 희고 엷은 설태(舌苔)가 끼며, 맥은 세약(細弱)하였다. 탈항(脫肛) 국소는 벌겋고 약간 부어 있었다.

이 환자는 이질(痢疾)을 앓으면서 몸이 쇠약해진 데다가 무리하게 일하여 대장근맥(大腸筋脈)이 늘어나서 탈항(脫肛)이 된 것으로 변증하고 보중익기(補中益氣)하여 처진 기를 끌어올리는 원칙에서 탈항처방을 가감하여 썼다. 즉, 지구(支溝)로 삼초(三焦)의 기능을 조화시키고, 기해(氣海)·관원(關元)·족삼리(足三里)로 중기(中氣)를 보(補)하며, 백회(百會)로 처진 기를 끌어올리고, 장강(長强)으로 탈출된 항문을 들어가게 하였다. 하루건너 한 번씩 침을 놓고 20분 동안 유침(留鍼)하였으며, 침을 뺀 다음에는 뜸대뜸을 떠주었다.

4번 치료한 다음부터 대변이 잘 나올 뿐 아니라 항문이 탈출되지 않았다. 거듭 5번 치료한 다음에는 무거운 것을 들거나 힘을 써도 항문이 나오지 않았다. 모두 12번 치료하고 나았다.

【증례2】 유××, 남자, 56세.

탈항(脫肛)이 생긴 지 반년이 넘었다. 급성세균성적리(急性細菌性積痢)를 앓고 난 다음부터 무리하거나 변비(便秘)가 오면 항문이 빠지곤 하였다. 탈항 정도는 비교적 심하였다. 직장하단부가 거의 6㎝ 정도 빠져나오는데, 밀어 넣지 않으면 저절로는 들어가지 않았다. 탈출된 부위의 염증소견은 없었다.

중기하함(中氣下陷)으로 오는 탈항(脫肛)으로 변증하고 승산(承山)·회양(會陽)에는 하루에 한 번씩 침을 놓고, 관원수(關元兪)·기해수(氣海兪)·대장수(大腸兪)·비수(脾兪)에는 뜸을 각각 3장씩 떴다.

모두 12번 치료하고 나았으며, 1년 동안의 경과관찰에서도 재발하지 않았다.

14. 변혈(便血)

【처방1】 비수(脾兪)·소장수(小腸兪)·태백(太白)·족삼리(足三里)·관원(關元)·삼음교(三陰交).

적응증 : 변혈(虛證).

증상에 따라 더 쓰는 경혈 : 기허증(氣虛證)에는 명문(命門), 비허(脾虛)로 소화가 안 되면 장문(章門) · 공손(公孫).

처방해설 : 비(脾)가 허(虛)하여 혈(血)을 통솔하지 못하면 피가 나게 된다. 때문에 비경(脾經)의 원혈(原穴)인 태백(太白)과 교회혈(交會穴)인 삼음교(三陰交)에 비수(脾兪)와 족삼리(足三里)를 배합하여 비위(脾胃)를 보(補)하게 함으로써 비(脾)의 통혈(通血) 작용을 제대로 하게 하였다. 먼저 대변이 나오고 다음에 피가 나는 것은 그 병이 대부분 소장(小腸)에 있는 것이기 때문에 관원(關元)과 소장수(小腸兪)로 수모배혈(兪募配穴)하여 소장의 기능을 조화시켰다. 이렇게 하여 기(氣)가 조화되면 혈(血)도 조화되어 변혈(便血)이 멎게 된다. 즉, 이 처방은 보비통혈(補脾通血)하는 작용을 한다.

【처방2】 천추(天樞) · 대장수(大腸兪) · 상거허(上巨虛) · 장강(長强) · 승산(承山).

적응증 : 변혈(便血)(實證).

증상에 따라 더 쓰는 경혈 : 열이 나면 합곡(合谷) · 곡지(曲池), 습(濕)이 성하면 음릉천(陰陵泉) · 행간(行間).

처방해설 : 대장(大腸)이 습열사(濕熱邪)를 받으면 변혈(便血)이 생기므로 천추(天樞) · 대장수(大腸兪) · 상거허(上巨虛)로 장애된 대장기능을 회복시켜 주면 대장의 전도기능이 정상화되고, 기(氣)가 잘 통하면 습열(濕熱)도 저절로 없어지고 혈(血) 순환도 정상화되어 피가 멎는다. 장강(長强)과 승산(承山)은 항문부위의 열사(熱邪)를 없애준다. 장강(長强)은 항문부위에 있는 독맥(督脈)의 낙혈(絡穴)이면서 족태양경별(足太陽經別)이 항문으로 들어가는 부위이므로 열(熱)을 쳐서 변혈을 멎게 한다. 즉, 이 처방은 청열지혈(淸熱止血)하는 작용이 있다.

【변혈의 개념과 치료방법】

개념 : 항문으로 대변과 함께 피가 나오는 것을 말하는데, 섞여 나오는 경우도 있고 피만 나오는 경우도 있다.

한의학에서는 본래부터 중기(中氣)가 약한 데다가 비기(脾氣)를 상하게 하는 여러 가지 원인이 작용하여 비(脾)의 통혈(通血) 기능이 장애되거나 간(肝)이 장혈(藏血) 기능을 제대로 하지 못하면 피가 나온다고 하였다. 또한 습열(濕熱)이 대장의 혈맥을 손상하는 경우에도 변혈(便血)이 생긴다.

대변을 보기 전에 빨간 피가 먼저 나오는 것을 장풍하혈(臟風下血), 대변을 본 후에 컴컴한 피가 나오는 것을 장독하혈(臟毒下血)이라고 하였다.

변혈(便血)의 원인에 따라서 습열증(濕熱證), 열독증(熱毒證) 등으로 나누기도 하였다.

현대 의학적으로는 위 및 십이지장궤양 때에 가장 많이 보이며, 그밖에 간 장애로 오는 문맥울혈(門脈鬱血), 장결핵(腸結核), 심한 황달(黃疸), 자반병(紫瘢病) 등의 경우에도 볼 수 있다. 또한 장벽의 기질적 변화가 없이 오는 신경성출혈(神經性出血)과 여성들에게서 월경 대신에 오는 대장성장출혈(大腸性腸出血)도 있다.

변혈(便血)에 대한 침구치료는 일정한 효과가 있으나 하혈(下血)할 경우에는 현대 의학적 지혈대책을 기본으로 하면서 원인치료를 하고 침구치료는 보조수단으로 배합한다. 특히 장결핵(腸結核)이나 장암(腸癌) 등 예후가 좋지 못한 병에는 처음부터 한의학과 양의학을 결합하여 적극적으로 치료를 하여야 한다.

치료방법 : 실증변혈(實證便血)에는 대장(大腸)의 배수혈(背兪穴)과 모혈(募穴) 및 하합혈(下合穴)을 위주로 하여 사법(瀉法)을 쓰고, 허증(虛證)에는 족태음경(足太陰經)과 양명경(陽明經)의 경혈 및 소장(小腸)의 배수혈(背兪穴)과 모혈(募穴)을 위주로 보법(補法)을 쓰거나 뜸을 뜬다.

【참고처방】

변혈(便血) : ① 배꼽과 대칭되는 척주 위에 뜸을 7장 뜬다.

② 은백(隱白)·부류(復溜)·태충(太衝)·회양(會陽)·하료(下髎)·노궁(勞宮)·장강(長强).

③ 승산(承山)·태충(太衝)·태백(太白).

④ 비수(脾兪)·대장수(大腸兪)·열결(列缺).

⑤ 양구(梁丘)·양릉천(陽陵泉).

⑥ 양구(梁丘)(뜸), 대장수(大腸兪)·소장수(小腸兪)(침).

⑦ 승산(承山)·비수(脾兪)·장강(長强)·지실(志室)(침).

⑧ 실증변혈(實證便血)에는 회양(會陽)(뜸), 허증변혈(虛證便血)에는 신수(腎兪)(뜸).

⑨ 장독(臟毒)으로 붓고 아프면서 변혈(便血)이 멎지 않는 경우에는 내관(內關)·승산(承山)·간수(肝兪)·격수(膈兪)·장강(長强).

⑩ 간비허증(肝脾虛證)에는 은백(隱白)·삼음교(三陰交)·양릉천(陽陵泉)(보법) 혹은 격수(膈兪)(뜸), 간울증(肝鬱證)에는 태충(太衝)·행간(行間)·양릉천(陽陵泉)·간수(肝兪)(보법) 혹은 격수(膈兪)(뜸), 습열증(濕熱證)에는 대장수(大腸兪)·천추(天樞)·음릉천(陰陵泉)·상거허(上巨虛)(사법) 혹은 이백(二白)(뜸 7장), 승산(承山)(뜸 5장).

장출혈(腸出血) : ① 소장수(小腸兪) · 양릉천(陽陵泉) · 부류(復溜) · 외구(外丘) · 수삼리(手三里)(뜸).
② 비수(脾兪) · 소장수(小腸兪) · 대장수(大腸兪) · 기해(氣海) · 관원(關元)(침).
③ 대장수(大腸兪) · 장강(長强) · 승산(承山)을 주혈(主穴)로 하고, 장풍하혈(臟風下血)에는 혈해(血海) · 삼음교(三陰交) · 족삼리(足三里) · 내정(內庭), 장독하혈(臟毒下血)에는 음릉천(陰陵泉)을 보조혈로 쓴다.

15. 산증(疝症)

【처방1】 관원(關元), 삼음교(三陰交), 대돈(大敦).

적응증 : 산증(疝症)(寒疝).

증상에 따라 더 쓰는 경혈 : 음낭이 싸늘하고 아프면 낭저(囊低) · 기해(氣海), 고환이 딴딴해지고 아랫배까지 당기면서 아프면 아시혈(阿是穴) · 행간(行間) · 곡천(曲泉).

처방해설 : 족궐음간경(足厥陰肝經)이 성기(性器)와 연계되고 족삼음경(足三陰經)이 임맥(任脈)과 교차되므로 관원(關元)과 대돈(大敦) 및 삼음교(三陰交)에 침을 놓고 뜸을 뜨면 한사(寒邪)의 침습으로 장애된 경맥을 데워주어 경기를 잘 통하게 하여 통증을 멎게 한다. 이 처방은 온경산한(溫經散寒)하는 작용을 한다.

【처방2】 관원(關元) · 귀래(歸來) · 태충(太衝) · 음릉천(陰陵泉) · 삼음교(三陰交).

적응증 : 산증(疝症)(濕熱疝).

증상에 따라 더 쓰는 경혈 : 오슬오슬 춥고 열이 나면 대추(大椎) · 곡지(曲池), 고환이 붓고 아프면 곡천(曲泉) · 조해(照海).

처방해설 : 관원(關元)과 태충(太衝)을 배합하여 족궐음간경(足厥陰肝經)과 임맥(任脈)의 경기(經氣)가 잘 통하게 하고, 양명경(陽明經)은 종근(宗筋, 전음 혹은 남자의 외생식기)과 관계되어 있으므로 양명경의 귀래(歸來)로 양명경맥(陽明經脈)을 잘 통하게 하였다. 음릉천(陰陵泉)과 삼음교(三陰交)로 습열(濕熱)을 없애면 붓고 열이 나면서 아프던 증상이 없어진다. 즉, 이 처방은 청열이습(淸熱利濕) 작용이 있다.

【처방3】 관원(關元) · 기문(氣門, 經外奇穴) · 삼각구(三角灸, 經外奇穴) · 대돈(大敦).

적응증 : 호산(狐疝).

증상에 따라 더 쓰는 경혈 : 아랫배와 음낭 부위가 붓고 아프면 기해(氣海) · 곡천(曲

泉), 아랫배가 몹시 아프면 삼음교(三陰交)·태충(太衝).

처방해설 : 관원(關元)은 원기(元氣)를 보(補)하며 중기부족(中氣不足)으로 내장이 아래로 처진 것을 끌어올리며, 경외기혈인 기문(氣門, 關元에서 옆으로 3촌 되는 곳)과 삼각구(三角灸)에 일상적으로 뜸을 뜨면 관원(關元)의 처진 기를 끌어올리는 작용을 도와준다. 대돈(大敦)은 산증(疝症) 치료에 흔히 쓰는 요혈(要穴)이다. 즉, 이 처방은 원기(元氣)를 보(補)하여 중기부족(中氣不足)으로 내장이 아래로 처진 것을 치료하는 작용을 한다.

【산증의 개념과 치료방법】

개념 : 고환이나 음낭이 커지면서 아프거나 아래배가 켕기면서 아픈 병증을 말한다. 한습사(寒濕邪)가 침습하거나 내상(內傷)으로 기혈(氣血)이 제대로 돌지 못하여 생기는데, 주로 족궐음간경(足厥陰肝經)과 임맥(任脈)의 장애와 관련되어 있다. 이밖에 원기(元氣)가 허(虛)한 데다 무거운 것을 들거나 과로하여 중초(中焦)의 기(氣)가 아래로 처져서 생기기도 한다.

한의학고전에서는 산증(疝症)을 여러 가지로 나누었지만 임상증상에 따라 3가지 유형으로 나누어볼 수 있다. 즉, 배 안의 내용물이 복벽의 간극을 통해서 겉으로 나왔다 들어갔다 하는 것(水疝·㿉疝), 배가 몹시 아프면서 대소변을 보지 못하는 것(衝疝) 등이다. 이밖에 원인에 따라서 한산(寒疝)과 열산(熱疝), 습열산(濕熱疝) 등으로 나누기도 한다. 흔히 보게 되는 것은 호산(狐疝)과 한산(寒疝), 습열산(濕熱疝)이다.

현대 의학적으로는 음낭헤르니아, 서혜헤르니아, 음낭수종(陰囊水腫), 고환염(睾丸炎), 부고환염(副睾丸炎) 등이 산증의 범주에 속한다. 산증(疝症)의 임상증상의 특성에 기초하여 최근에는 강동성장기의 경련성통증(위경련, 장유착이나 협착 및 폐쇄에 의한 통증, 담석증이나 신석증 때의 통증 등)과 장 안의 이상발효, 유문협착(幽門狹窄), 위암(胃癌), 소화장애(消化障碍) 등으로 해당 장기가 늘어지거나 하수되면서 생기는 복통(腹痛), 복막염(腹膜炎)이나 담낭염(膽囊炎), 충수염(蟲垂炎) 등으로 해당 국소의 복벽이 긴장하거나 경결물이 만져지면서 아픈 것, 그밖에 배의 혈관경화증(血管硬化症), 장간막혈관경색(腸間膜血管梗塞) 및 신경성복통(神經性腹痛)도 산증(疝症)의 범주에 넣을 수 있다고 한다.

한산(寒疝)과 습열산(濕熱疝)은 침구치료에 비교적 효과가 좋다. 그러나 호산(狐疝)은 초기에는 침구치료에 일정한 효과가 있으나 오래되고 심한 것은 전문과적인 수술치료를 하여야 한다.

치료방법 : 한산(寒疝)은 온경산한(溫經散寒)하는 원칙에서 임맥(任脈)과 족궐음간경(足厥陰肝經)의 경혈을 위주로 하여 사법(瀉法)을 쓰거나 뜸을 같이 뜬다. 습열산(濕熱疝)은 청열이습(淸熱利濕)하는 원칙에서 임맥과 족궐음간경, 족태음경(足太陰經)의 경혈을 위주로 사법(瀉法)을 쓰며, 호산(狐疝)은 보기(補氣)하여 처진 장기를 끌어올리는 원칙에서 임맥의 경혈을 위주로 뜸을 뜬다.

【참고처방】

산증(疝症) : ① 관원(關元)(뜸 21장), 대돈(大敦)(뜸 7장).

② 대돈(大敦)·행간(行間)·태충(太衝)·중봉(中封)·여구(蠡溝)·관문(關門)·관원(關元)·수도(水道)·삼음교(三陰交)·족삼리(足三里).

③ 장문(章門)·기해(氣海)·충문(衝門)·대맥(帶脈)·회음(會陰)·태계(太谿)·은백(隱白)·승장(承漿)·용천(湧泉)·연곡(然谷)·수도(水道)·합곡(合谷)·곡원(曲垣).

호산(狐疝, 小腸氣) : ① 풍시(風市)·기해(氣海)(뜸), 혹은 독음(獨陰)·태충(太衝)(뜸).

② 외릉(外陵, 神闕에서 양 옆으로 각각 1.5촌 되는 곳).

③ 관원(關元)·삼각구(三角灸)·대돈(大敦).

④ 귀래(歸來)·관원(關元)·삼각구(三角灸).

⑤ 상구(商丘)·기충(氣衝)·조해(照海).

⑥ 상구(商丘)·거궐(巨闕)·태충(太衝).

퇴산(㿗疝) : ① 대거(大巨)·지기(地機)·중봉(中封)·교신(交信)·용천(湧泉).

② 삼각구(三角灸)(병든 반대쪽에 뜸을 뜸).

③ 기충(氣衝).

④ 곡천(曲泉)·중봉(中封)·태충(太衝)·상구(商丘).

⑤ 금문(金門)·합양(合陽)·태계(太谿)·곡천(曲泉)·사만(四滿)·신수(腎兪).

한산(寒疝) : ① 기문(氣門)·대돈(大敦)·기해(氣海), 궐역증상(厥逆症狀)이 있으면 신궐(神闕)·족삼리(足三里)(뜸)를 더 쓴다.

② 관원(關元)·삼음교(三陰交)·대돈(大敦).

③ 신수(腎兪)·기해(氣海)·관원(關元)·삼음교(三陰交)·연곡(然谷)·대돈(大敦)(뜸).

④ 음시(陰市)·태계(太谿)·간수(肝兪).

⑤ 오추(五樞)·간수(肝兪)·음교(陰交)·중도(中都)·중봉(中封)·연곡(然谷).

열산(熱疝) : 대돈(大敦)·조해(照海)·음릉천(陰陵泉), 아랫배가 불어나면 태계(太谿)·관원(關元), 열이 나면 합곡(合谷)·외관(外關)을 더 쓴다.

수산(水疝) : 신수(腎兪)·기해(氣海)·관원(關元)·삼음교(三陰交)·연곡(然谷)·대돈(大敦)·곡천(曲泉)·곤륜(崑崙).

혈산(血疝) : ① 신수(腎兪)·중극(中極)·혈해(血海)·삼음교(三陰交)·연곡(然谷). ② 신수(腎兪)·기해(氣海)·관원(關元)·삼음교(三陰交)·연곡(然谷)·대돈(大敦)·중극(中極)·행간(行間).

【증례1】 황××, 남자, 8세.

배에 힘을 주면(몹시 우는 경우) 좌측 음낭이 불어나곤 하였는데, 학교에 다니면서부터는 피곤하면 불어나곤 하였다. 따라서 먼 곳을 걸어갈 수 없고 체육활동에도 참가하지 못했다. 최근에는 3일째 좌측 음낭이 크게 불어나 걷기 불편해하면서 이따금 아파하였다.

호산(狐疝)으로 진단하고 삼각구(三角灸)에 하루건너 한 번씩 뜸을 3장씩 20번 정도 떴는데, 통증이 멎고 불어났던 음낭도 정상으로 되었다. 치료하는 동안에는 누워서 안정하게 하였다.

그 후 성장해서도 재발하지 않았다.

【증례2】 최××, 남자, 32세.

갑자기 오슬오슬 추우면서 열이 나다가 좌측 고환이 부으며 아프기 시작하였다. 페니실린과 해열진통약을 썼더니 열은 내렸으나 고환은 여전히 붓고 아팠다. 고환염(睾丸炎)으로 진단하고 입원시킨 다음 페니실린과 스트렙토미찐(streptomycin)을 5일 동안 썼으나 고환은 여전히 아프고 부은 것이 내리지 않았다. 혈액검사에서는 이상소견이 없었다.

산증(疝症)으로 변증하고 삼각구(三角灸)와 관원(關元)·수도(水道)·삼음교(三陰交)·태충(太衝)에 침치료를 하였는데, 삼각구(三角灸)에는 침감이 아랫배에 퍼지도록 놓고, 관원(關元)에는 침감이 음경 끝으로 퍼지도록 놓았으며, 수도(水道)에는 침감이 항문 주위로 퍼지도록 놓았다. 삼음교(三陰交)에는 침감이 고환에 이르게 놓았고, 태충(太衝)에는 대퇴 안쪽으로 올라가서 아랫배에 이르게 놓았다. 특히 삼음교(三陰交)에 침을 놓을 경우에는 고환이 위로 당기는 감, 몹시 졸아드는 감이 있어 아프다고 소리를 쳤다. 침을 맞고 난 다음 놀라우리만큼 통증이 줄어들었고 고환도 작아졌다. 거듭 3일 동안 더 놓았는데 모든 증상이 다 없어졌다.

16. 폐쇄성동맥내막염(閉鎖性動脈內膜炎)

【처방】 팔 : 협척(夾脊)(목6~가슴3), 합곡(合谷)→후계(後谿), 외관(外關)→내관(內關), 곡지(曲池)→소해(小海).

다리 : 협척(夾脊)(허리1~3), 양릉천(陽陵泉)→음릉천(陰陵泉), 현종(懸鐘)→삼음교(三陰交).

적응증 : 폐쇄성동맥내막염(閉鎖性動脈內膜炎).

증상에 따라 더 쓰는 경혈 : 팔이 아프고 손가락에 마비감이 있으면서 시린 경우에는 팔사(八邪)·십선(十宣), 발가락 끝이 시리고 마비감이 있으면서 피부색이 창백하거나 보라색을 띠는 경우에는 팔풍(八風)·기단(氣端).

처방해설 : 합곡(合谷)과 후계(後谿), 외관(外關)과 내관(內關), 곡지(曲池)와 소해(小海)를 각각 투침(透鍼)하고 협척(夾脊)에 침을 놓으면 수삼양경(手三陽經)의 경기가 잘 통하여 팔의 기혈순환이 좋아진다. 근(筋)의 회혈(會穴)인 양릉천(陽陵泉)과 음릉천(陰陵泉), 수(髓)의 회혈인 현종(懸鐘)과 삼음교(三陰交)에 각각 투침하고 협척(夾脊)(허리 1~3)에 침을 놓으면 족삼양경(足三陽經)의 경기가 잘 통하고 어혈(瘀血)이 풀려 다리의 기혈순환이 좋아지게 된다. 즉, 이 처방은 활혈거어통락(活血祛瘀通絡)하는 작용을 한다.

【폐쇄성동맥내막염의 개념과 치료방법】

개념 : 팔다리의 동맥내강이 좁아지면서 혈액순환이 잘 되지 않아 생기는 병이다. 주로 20~40세의 남자에게서 보이는데, 팔에 오는 경우는 드물고, 비대칭성으로 온다.

초기(기능적 변화기)에는 다리가 저리고, 특히 발끝이 시리며, 간헐성 파행이 나타난다. 기질적 변화기에 들어서면 다리의 빈혈성통증이 심해지며, 발가락이 검붉어지면서 말초동맥박동(족배동맥, 슬국동맥, 후경골동맥 등)이 약해지거나 없어지며, 간헐성 파행이 더 심해진다. 더 진행되어 괴사기(壞死期)에 들어가면 발가락 끝에 빈혈성반점, 물집, 궤양, 괴사 등이 생기며, 몹시 아파서 잠을 자지 못한다.

발끝은 자남색을 띠며 근육 및 뼈가 위축되고, 발톱에 주름이 생긴다. 건성괴저(乾性壞疽)는 자주 혼합감염을 일으켜 습성괴저(濕性壞疽)로 되며, 봉와직염(蜂窩織炎), 임파관염(淋巴管炎)을 합병한다.

한의학적으로 초기는 맥비(脈痹)에, 만기는 탈저(脫疽)에 해당시킬 수 있다. 한랭

(寒冷)과 한습(寒濕)이 경락에 침습하여 기혈순환이 장애되어 생기거나 술과 담배를 지나치게 하거나 화독(火毒)이 생겨 장부의 음(陰)을 상하게 할 때, 칠정내상(七情內傷)으로 혈(血)이 몰릴 때 생긴다고 보았다.

이 병의 초기에는 침구치료도 효과를 본다. 특히 진통 효과가 좋다. 활혈거어(活血祛瘀), 소염진통(消炎鎭痛)하는 한약치료와 배합하면 치료효과를 더 높일 수 있다. 말기에는 반드시 외과전문치료와 배합하여야 한다.

치료방법 : 수양명경(手陽明經)과 족소양경(足少陽經)의 경혈을 위주로 하여 사법(瀉法)을 쓰거나 뜸을 배합할 수 있다. 전기침을 놓기도 한다. 침은 하루에 1번씩 놓으며 15~20번을 한 치료주기로 한다.

【참고처방】

혈전성동맥염(血栓性動脈炎) : 신수(腎兪)·격수(膈兪)·양릉천(陽陵泉)·삼음교(三陰交)·현종(懸鐘) 가운데서 2~3개 혈에 5%당귀주사액을 매 혈에 0.5ml씩 하루 한 번 약침하는데, 10번을 1치료주기로 한다.

탈저(脫疽) : ① 병소 부위에 하루 한 번씩 5~10분 동안 뜸대뜸을 뜬다.
② 혈해(血海)·족삼리(足三里)·해계(解谿)를 주혈(主穴)로 하고, 신맥(申脈)·조해(照海)·삼음교(三陰交)·곤륜(崑崙)·태계(太谿)를 보조혈로 쓴다.

【임상자료】

폐쇄성동맥내막염(閉鎖性動脈內膜炎) 환자 58례(21~51세 사이의 남자환자로서 궤양, 괴사가 있는 3기 환자)를 뜸조(30례)와 한약조(28례)로 나누어 뜸조에는 앓는 쪽 다리의 부류(復溜)·태계(太谿)·중봉(中封)·상구(商丘)·곤륜(崑崙)·광명(光明)·구허(丘墟)·신맥(申脈)과 혈해(血海)·신수(腎兪)·위중(委中)·승근(承筋)에 하루 2~4번씩 뜸대뜸을 떴고, 한약조의 열독형(熱毒型)에는 사물탕(四物湯)이나 지백지황환(知柏地黃丸)을, 한습울체형(寒濕鬱滯型)에는 당귀사백탕(當歸四白湯)을 물에 달여 먹이는 방법으로 치료한 자료에 의하면, 한약조에서 뚜렷하게 호전된 환자(부골이 빠져나가고 3개월 안에 아문 것)가 15례, 호전된 환자(3개월 이상 지나서 아문 것)가 13례였고, 뜸조에서 뚜렷하게 호전된 환자가 22례, 호전된 환자가 8례였다.

【증례】 조××, 남자, 27세.

한 달 전부터 우측 세 번째부터 다섯 번째 발가락이 아프기 시작하였는데, 밤이면 참지 못할 정도로 아팠다. 점차 발가락이 붉어지면서 궤양(潰瘍)이 생겼다. 우측 부양맥(趺陽脈), 태계맥(太谿脈), 태충맥(太衝脈)이 만져지지 않았다.

폐쇄성동맥내막염(閉鎖性動脈內膜炎)으로 진단받고 기죽마(騎竹馬)와 격수(膈兪)에 뜸을 떠서 구창(口瘡)이 생기게 하였고, 우측 태연(太淵)·중양에 마늘뜸을 떴다. 족삼리(足三里)·삼음교(三陰交)·태계(太谿)에는 온침을 놓고, 질변(秩邊)에는 침을 놓았으며, 우측 관원수(關元兪)와 방광수(膀胱兪)에 자라치료를 하였다. 국소는 한약 탕액으로 씻어주고 한약고약을 붙여주었다. 이런 방법으로 2번 치료하니 통증이 뚜렷하게 줄어들었고 3번 치료한 다음에는 통증이 기본적으로 없어졌다.

10번 치료하였을 경우에는 궤양면이 깨끗이 아물었다. 모두 31번 치료하고 발가락통증이 멎었을 뿐 아니라 궤양이 아물고 피부색이 정상으로 되었으며 우측 부양맥(趺陽脈), 태충맥(太衝脈), 태계맥(太谿脈)이 모두 만져졌다. 그 후 5년 동안 관찰하였는데 재발하지 않았다.

17. 신장결석(腎臟結石)·요로결석(尿路結石)

【처방】 신수(腎兪)·경문(京門)·음릉천(陰陵泉)·삼음교(三陰交)·태계(太谿).

적응증 : 신석증(腎石症), 요관결석(尿管結石), 방광결석(膀胱結石).

증상에 따라 더 쓰는 경혈 : 신석(腎石)이 막혀서 오줌이 잘 나오지 않을 경우에는 관원(關元)·대돈(大敦), 요관(尿管) 윗부분 결석인 경우에는 천추(天樞)·삼초수(三焦兪), 중간부나 아랫부분 결석이나 방광결석(膀胱結石)인 경우에는 수도(水道)·중극(中極)·방광수(膀胱兪), 습열증(濕熱證)에는 위양(委陽), 신양허증(腎陽虛證)에는 명문(命門)·관원(關元).

처방해설 : 신수(腎兪)와 경문(京門)은 수모배혈(兪募配穴)로서 신기(腎氣)를 잘 통하게 하고 소변이 잘 나오게 하며, 음릉천(陰陵泉)은 하초(下焦)의 습열(濕熱)을 없애고 소변이 잘 나오게 한다. 삼음교(三陰交)와 태계(太谿)는 비(脾)·신(腎)을 보(補)하고 습사(濕邪)를 없애준다. 즉, 이 처방은 이뇨(利尿), 배석(排石), 진통(鎭痛) 작용을 한다.

【신장결석 및 요로결석의 개념과 치료방법】

개념 : 신장(腎臟)과 요도(尿道)에 결석(結石)이 생겨서 요로통과장애(尿路通過障碍) 증상과 소변울체(小便鬱滯)에 의한 요로감염(尿路感染) 및 신장기능장애에 의한 여러 가지 증상이 나타나는 것을 말하는데, 어떤 결석이 어느 부위에 있는가에 따라 증상에서 차이가 있지만 주되는 증상은 통증(선통발작)과 요혈(尿血) 및 소변장애

이다. 신장선통발작은 작은 결석이 아래로 내려가면서 신우나 요관의 경련성수축을 일으켜 생기는 것이다. 작은 결석이나 중간 정도의 결석(1.0×0.6㎝)은 저절로 나오는 경우(약 80%)가 있지만 침구치료와 기타 보조요법(물충격요법, 운동요법)을 배합하면 진통효과가 좋을 뿐 아니라 결석이 빨리 나올 수도 있다.

한의학적으로는 석림(石淋)이나 사림(砂淋)에 해당시킬 수 있다. 결석의 직경이 1.5㎝이상 되거나 그보다 작더라도 3~6개월 정도 지났는데도 저절로 나오지 않으면 수술치료를 하여야 한다. 신장결석(腎臟結石)으로 신장기능장애가 있고 감염이 심한 경우에도 수술치료를 한다.

치료방법 : 족태양경(足太陽經), 족소음경(足少陰經) 및 족태음경(足太陰經)의 경혈을 위주로 하여 사법(瀉法)을 쓴다. 하루 한 번씩 놓고 30분 동안 유침(留鍼)하되, 10분에 한 번씩 강한 자극을 준다. 10번을 한 치료주기로 한다. 요관압통점과 대칭되는 점에 전기침 자극을 주는 것도 좋다.

【참고처방】

석림(石淋) : 관원(關元)·기문(期門)·대돈(大敦)에 뜸을 각각 30장 뜬다.

신장결석(腎臟結石) : ① 삼초수(三焦兪)·신수(腎兪)·기해수(氣海兪)·대맥(帶脈)·곤륜(崑崙)·음곡(陰谷)·태계(太谿)(강한 자극을 줌).

② 신수(腎兪)·용천(湧泉).

③ 신수(腎兪)·지실(志室)·부류(復溜)·태계(太谿)·대맥(帶脈)(강한 자극을 줌).

④ 지실(志室)·방광수(膀胱兪)·삼음교(三陰交)(뜸).

⑤ 신수(腎兪)·방광수(膀胱兪)·복결(腹結)·대횡(大橫)·혈해(血海)·경골(京骨)(뜸).

18. 전립선염(前立腺炎)

【처방】 신수(腎兪)·방광수(膀胱兪)·관원(關元)·삼음교(三陰交).

적응증 : 전립선염(前立腺炎).

증상에 따라 더 쓰는 경혈 : 소변이 잦고 보기 힘들면 기해(氣海)·음릉천(陰陵泉), 성욕이 없거나 유정(遺精)이 있으면 대혁(大赫)·정궁(精宮).

처방해설 : 신수(腎兪)는 신기(腎氣)를 보(補)하고, 방광수(膀胱兪)는 방광의 습사(濕邪)를 없애준다. 관원(關元)과 삼음교(三陰交)는 족삼음경(足三陰經)의 경기를

조절하고 보(補)하며 하초(下焦)의 원기(元氣)를 도와준다. 하초(下焦)의 원기(元氣)가 튼튼해져 신기(腎氣)가 충족되고 방광의 습사(濕邪)가 없어지면 전립선염(前立腺炎)도 낫는다. 즉, 이 처방은 소염이뇨(消炎利尿) 작용을 한다.

【전립선염의 개념과 치료방법】

개념 : 전립선(前立腺)에 오는 염증(炎症)으로서 급성과 만성으로 앓는다. 병원균은 요도로부터 역행성(逆行性)으로 침습하거나 혈행성(血行性), 임파행성(淋巴行性)으로 침입한다.

급성은 카타르성, 여포성 및 실질성 전립선염으로 나누고, 만성은 대부분 급성에서 온다.

카타르성전립선염인 경우에는 염증이 배설관과 선체에 국한되어 있다. 빈뇨, 소변 볼 때의 통증, 회음부압박감 등의 증상이 있고, 직장내진에서 선체는 크지 않으나 압통이 있다. 여포성전립선염(濾胞性前立腺炎)인 경우에는 전립선염이 진행되어 선안에 수많은 고름집을 만든다. 따라서 열이 나고 종말요혈을 보거나 고름 소변을 보며 회음부통증이 있다. 직장내진에서는 선체 안에 압통성경결이 있을 수 있다. 실질성전립선염(實質性前立腺炎)인 경우에는 전체 전립선에 염증이 퍼져서 오슬오슬 춥고 열이 나며 소변장애가 있다. 직장내진에서 커진 전립선을 만질 수 있고 파동이 있으며 압통이 심하다. 때로는 주위조직봉와직염, 패혈증(敗血症)이 생길 수 있다. 만성인 경우에는 일반적으로 회음부압박감이 있거나 소변 볼 때나 대변 볼 때 항문방산통이 있으며 전립선이 부어있고 압통이 심하다.

한의학적으로는 요탁(尿濁)에 해당시킬 수 있으며 신(腎)이 허(虛)하거나 습열(濕熱)이 몰려서 생긴다.

전립선염(前立腺炎)에 대한 침구치료는 일정한 효과가 있다. 한약치료와 배합하면 치료효과를 더 높일 수 있다. 오슬오슬 춥고 열이 몹시 날 경우에는 현대 의학적 치료를 배합하여야 한다.

치료방법 : 족태양경(足太陽經) · 임맥(任脈) 및 족태음경(足太陰經)의 경혈을 위주로 하여 원기(元氣)를 보(補)하면서 소염이뇨(消炎利尿)시키는 원칙에서 보통 사법(瀉法)을 쓴다. 매일 혹은 하루건너 한 번씩 10번을 1치료주기로 한다.

【참고처방】

① 급성기에는 기해(氣海) · 혈해(血海) · 음릉천(陰陵泉) · 삼음교(三陰交) · 태계(太谿) · 조해(照海)(강한 자극).

만성기에는 요수(腰兪)·백회(百會)·중극(中極)·대혁(大赫)·삼음교(三陰交)(침 혹은 뜸으로 약물자극을 줌).

② 귀래(歸來)·자궁(子宮)·관원(關元)·축빈(築賓)·삼음교(三陰交).

③ 관원(關元)·중극(中極)·음릉천(陰陵泉)과 회양(會陽)·신수(腎兪)를 교대로 쓰되 회양혈에는 2~3촌 깊이로 찔러 회음부가 불어나는 감이 있을 때 3~5번 제삽염전(提揷捻轉)하고 빼며, 신수혈에는 척주방향으로 1촌 정도 찔러 국소가 시큰거리고 불어나는 감이 있으면 뺀다. 매일 혹은 하루건너 한 번씩 10번을 한 치료주기로 한다.

【증례】 차××, 남자, 33세.

3년 전부터 소변이 잦고 참기 어려우며 소변 볼 때 통증이 있었다. 또한 회음부와 대퇴안쪽이 저리고 붓는 감이 있었다. 전립선액 검사에서 백혈구가 있었다.

전립선염(前立腺炎)으로 진단받고 양약과 한약(八正散·導赤散·知柏地黃丸 등) 치료를 받아 증상이 좋아졌다. 그런데 최근 또 소변이 시원히 나오지 않고 외요도구에서 흰색분비물이 나오며 허리가 시큰거리고 허벅다리에 맥이 없다. 또한 회음부가 당기는 감이 있으면서 불쾌하고 음위증(陰痿證)이 있었다.

신기(腎氣)가 허약하고 습열(濕熱)이 하초(下焦)에 몰려서 생기는 임탁(淋濁)으로 변증하고 신기를 보(補)하고 습열을 없애는 원칙에서 전립선처방대로 하루에 한 번씩 침을 놓으면서 지백지황탕(知柏地黃湯)에 오령산(五苓散)을 배합하여 썼다. 침을 10번 맞고 한약을 20첩 쓴 다음부터 모든 증상이 다 없어졌다.

19. 견관절주위염(肩關節周圍炎)

【처방】 견우(肩髃)·견료(肩髎)·거골(巨骨)·능동(상)·인대(상)·천종(天宗)을 주혈(主穴)로 하고, 곡지(曲池)·합곡(合谷)·견정(肩貞)·외관(外關)·후계(後谿)·척택(尺澤)·양지(陽池)·태연(太淵)을 보조혈로 쓴다.

적응증 : 견관절주위염(肩關節周圍炎), 극상근의 근염과 건염, 견봉하의 활액낭염(滑液囊炎) 등.

증상에 따라 더 쓰는 경혈 : 팔을 위로 쳐들지 못하면 조구(條口)→승산(承山), 팔을 안쪽으로 움직이지 못하거나 안쪽으로 돌리지 못하면 노수(臑兪)·견정(肩貞), 어깨가 아파서 팔을 바깥쪽으로 움직이지 못하거나 바깥쪽으로 돌리지 못하면 후계(後谿)·양로(養老).

처방해설 : 이 병은 풍한습사(風寒濕邪)가 어깨에 침습하여 경락이 막히고 기혈(氣血)이 잘 통하지 못하여 해당하는 경근(經筋)의 작용이 장애되어 생기므로 어깨부위의 국소혈과 수삼양경(手三陽經)의 경혈을 위주로 쓴다. 어깨부위의 국소혈들은 국소의 막힌 경맥을 통하게 하여 기혈순환을 좋게 함으로써 통증을 멎게 하고, 합곡(合谷)과 곡지(曲池)는 소풍청열(消風淸熱) 작용을 하며, 외관(外關)과 태연(太淵)은 행기활혈(行氣活血) 작용을 하여 통증을 멎게 한다. 척택(尺澤)과 양지(陽池)는 삼초(三焦)의 경기를 소통시키고 습(濕)을 없애준다. 즉, 이 처방은 어깨와 팔의 기혈을 잘 통하게 하여 통증을 멎게 하는 작용을 한다.

【견관절주위염의 개념과 치료방법】

개념 : 견관절주위염(肩關節周圍炎)은 견관절낭과 관절부위의 연부조직에 온 퇴행성 염증성질병(退行性炎症性疾病)이다. 남자보다 여자에게 더 많으며 50세 안팎에서 잘 생기므로 '오십견(五十肩)'이라고도 한다. 이 병은 어깨의 가벼운 염좌(捻挫), 지나친 운동, 외상 및 찬 자극 등이 원인으로 되는 경우가 있으나 종종 뚜렷한 발병유인을 찾을 수 없는 경우도 많다.

증상은 어깨부위의 만성적인 통증이다. 이 통증은 낮에는 가볍고 밤에 더 심한데, 자다가 아파서 깨어날 정도로 심한 경우도 있다. 아침에 자고 나서 좀 움직이기 시작하면 통증이 도리어 약해지는 것이 특징이다. 아픈 국소의 넓은 부위에 압통이 있고 외선(外旋)·외전(外轉) 운동이 제한된다. 병이 진행됨에 따라 병든 조직에서 유착이 생기면서 운동장애도 더 심해져 견관절운동이 완전히 제한된다. 때문에 이 병의 초기에는 통증이 기본이고, 말기에는 운동장애가 기본으로 된다.

한의학적으로는 견비통(肩臂痛)에 해당시킬 수 있다.

견관절주위염(肩關節周圍炎)인 경우에는 침구치료를 위주로 하나 잘 낫지 않고 폐용성 위축이나 유착이 와서 견관절이 강직되면 침구치료와 함께 기능단련요법을 병합하여야 한다.

치료방법 : 국소혈과 수삼양경(手三陽經)의 경혈을 위주로 하여 경기(經氣)를 소통시켜 기혈순환(氣血循環)을 좋게 하며, 통증을 멎게 하는 원칙에서 보통 급성기에는 강한 자극을 주고 만성기에는 중간 정도의 자극을 준다.

기능장애가 심할 때(급성기)에는 원격경혈(遠隔經穴)에 침을 놓고 앓는 어깨를 운동시키거나 무자법(繆刺法)을 쓰면서 기능요법을 시킨다. 허한증(虛寒證)에는 소산화법(燒山火法)을 쓸 수 있다. 잘 낫지 않으면 뜸을 뜨거나 온침 혹은 전기침을 놓을 수도 있다.

이밖에 부항요법(附缸療法)과 안마요법(按摩療法)을 배합하는 것이 좋다.

【참고처방】

어깨가 몹시 아플 경우 : 양로(養老)·천추(天樞).

어깨가 무겁고 아파서 팔을 들어올리지 못할 경우 : 곡지(曲池)·천료(天髎).

견비통(肩臂痛) : ① 견우(肩髃)·천정(天井)·곡지(曲池)·양곡(陽谷)·관충(關衝).

② 견우(肩髃)·완골(腕骨)·지구(支溝)·관충(關衝)·천종(天宗)·용천(湧泉)·거골(巨骨).

③ 팔을 움직일 때 통증이 팔 바깥쪽으로 퍼지면 외관(外關)·견료(肩髎)·아시혈(阿是穴), 뒤로 퍼지면 후계(後谿)·견정(肩井)과 노수(臑兪)의 중간부위에 생기는 아시혈(阿是穴), 앞으로 퍼지면 견우(肩髃)·곡지(曲池)·합곡(合谷)·척택(尺澤)·중부(中府).

④ 천주(天柱)·견우(肩髃)·곡지(曲池)에 침을 놓고 15분 동안 유침(留鍼)하되 5분에 한 번씩 비벼서 자극을 준다.

⑤ 앓는 쪽 능동(상)·인대(상)·외관(外關)·곡지(曲池)와 반대쪽 곡지에 침을 놓는다.

⑥ 앓는 쪽 어깨와 팔의 아시혈(阿是穴)과 대칭되는 건강한 쪽에 침을 놓는다.

⑦ 견우(肩髃)·견정(肩貞)·비노(臂臑)·곡지(曲池)·외관(外關)을 주혈(主穴)로 하고, 팔 안쪽 앞 기슭이 아프면 척택(尺澤)·태연(太淵), 팔 바깥쪽 앞 기슭이 아프면 합곡(合谷)·열결(列缺)을 보조혈로 쓴다.

이밖에 아시혈(阿是穴)·견내수(肩內兪)·곡원(曲垣)·대저(大杼)·풍지(風池)·수삼리(手三里)·견료(肩髎)·천종(天宗)을 쓸 수도 있다.

⑧ 견정(肩貞)→극천(極泉), 양로(養老)→내관(內關), 견우(肩髃), 조구(條口)→승산(承山).

⑨ 견우(肩髃)·천종(天宗)·견료(肩髎)·견내수(肩內兪)·거골(巨骨)을 주혈(主穴)로 하고, 지합(地合)·합곡(合谷)·척택(尺澤)·태연(太淵)·사독(四瀆)·양지(陽池)를 보조혈로 쓴다.

⑩ 국소혈로 견우(肩髃)·능동(상)·인대(상)·곡지(曲池)·외관(外關)·후계(後谿)를 주혈(主穴)로 하고, 천주(天柱) 혹은 통혈(通穴, 經外奇穴)을 보조혈로 쓴다.

⑪ 견응(肩凝, 天宗에서 1.5촌 안쪽)에 침을 놓되 견갑골 안쪽으로부터 어깨 쪽을 향해 사자(斜刺)하여 어깨에 저린 감이 퍼지게 한 다음 강한 자극을 주고 부

항을 붙인다.

⑫ 견우(肩髃) · 견정(肩貞) · 곡지(曲池) · 비노(臂臑)를 주혈(主穴)로 하여 중간 정도의 자극을 주거나 강한 자극을 준다. 뜸을 배합하는 것도 좋다.

⑬ 주로 분절성신경지배영역에 위치하는 경혈, 즉 대저(大杼) · 대추(大椎) · 견정(肩井) · 견외수(肩外兪) · 노수(臑兪) · 견우(肩髃) · 극천(極泉) · 견정(肩貞) · 심수(心兪) · 고황수(膏肓兪) · 소해(小海) · 신문(神門) · 내관(內關) · 대릉(大陵) · 비노(臂臑) · 곡지(曲池) · 수삼리(手三里) · 합곡(合谷) · 양지(陽池) · 외관(外關) 등을 쓰되, 급성기에는 강한 자극을 주고 만성기에는 중간 정도의 자극을 준다. 근육이 위축되고 근력이 약해졌을 경우에는 신경지배영역과 근육 부위에 있는 여러 개의 경혈에 약한 자극을 준다. 침은 앓는 쪽에만 놓을 수도 있고 건강한 쪽에 놓을 수도 있다(繆刺法).

⑭ 견우(肩髃)→극천(極泉).

견관절주위염(肩關節周圍炎) : 견우(肩髃) · 인대(상) · 견정(肩貞) · 견료(肩髎)를 주혈(主穴)로 하고, 곡지(曲池) · 비노(臂臑) · 견우하(肩髃下) · 전견우(前肩髃) · 노회(臑會) · 외관(外關) · 후계(後谿) · 노수(臑兪) · 천종(天宗) · 척택(尺澤) · 양릉천(陽陵泉) 등을 보조혈로 쓴다.

【임상자료】

견관절주위염(肩關節周圍炎) 환자 50례(병을 앓는 기간이 1년 이상 된 환자가 19례, 나머지는 1년 미만이었음)를 앓는 쪽 견우(肩髃) · 견료(肩髎) · 견정(肩貞) · 노수(臑兪)에 침을 놓고 강한 자극을 주되 유침(留鍼)하지 않았으며, 반대쪽의 조구(條口)→승산(承山)에 투침하고 30분 동안 유침(留鍼)하면서 아픈 쪽 팔을 움직이게 하는 방법으로 치료한 자료에 의하면, 완치된 환자가 32례(64%), 뚜렷하게 호전된 환자가 12례(24%), 호전된 환자가 6례(12%)로서 효과가 없거나 나빠진 환자는 한 예도 없었다. 앓은 기간이 짧고 몸이 건강한 사람들은 보통 1~2번 침을 맞고 나았으며, 앓은 기간이 오래고 관절연축이 있으며 몸이 허약한 환자들은 보통 20~30일 동안 치료한 다음에야 효과가 나타났다.

【증례】 서××, 남자, 45세.

우측 어깨가 저리고 아파서 제대로 놀리지 못한 지가 거의 1년이 되는데, 흐린 날이면 더 심하였다. 이미 병원에서 견관절주위염(肩關節周圍炎)으로 진단받고 히드로코르티존(hydrocortisone), 프레드니졸론(prednisolone)을 비롯한 양약을 쓰고 증상이 퍽 좋아졌는데 최근 일을 지나치게 한 탓으로 다시 도졌다.

견관절을 제대로 놀리지 못하고 팔을 들어올리지 못하는데, 특히 바깥쪽으로 움직이질 못하였다. 통증은 저녁에 더 심하고 견관절 국소가 약간 부었으며 압통이 심하였다. 맥은 부완(浮緩)하였다.

과로한 데다 풍한습사(風寒濕邪)가 침습하여 경기가 막혀 기혈순환이 장애된 견비통으로 변증하고, 서근활혈진통(舒筋活血鎭痛)하는 원칙에서 앓는 쪽의 견우(肩髃)·천종(天宗)·견료(肩髎)·견내수(肩內兪)·거골(巨骨)·노수(臑兪) 가운데서 하루에 3~4개씩 쓰되, 천종에는 부항을 붙이고 나머지 혈에는 평보평사법(平補平瀉法)으로 침을 놓고 뜸대뜸을 떠주었다. 이와 함께 서근활혈진통하는 한약(獨活·羌活·薑黄·桂枝·白灼藥·威靈仙·當歸·紅花 등)을 하루에 한 첩씩 달여 먹였다.

첫날 치료를 받고 나서부터 어깨통증이 뚜렷하게 줄었다.

치료 5일째부터는 부은 것이 다 내리고 팔을 들거나 회전할 때만 견관절이 저리고 아팠다. 5번 더 치료한 다음에는 어깨를 마음대로 놀릴 수 있게 되었다. 그러나 어깨운동을 심하게 하고 나면 어깨에 힘이 없고 약간 저린 감이 있었다. 견정(肩井)·곡지(曲池)에 침을 2번 더 놓았더니 그런 증상이 모두 없어졌다. 그 후 1년 동안 경과관찰을 하였는데 재발하지 않았다.

20. 건초염(腱鞘炎)

【처방】 아시혈(阿是穴)·양계(陽谿)·열결(列缺)·합곡(合谷).

적응증 : 요골경상돌기 부위의 협착성건초염(狹窄性腱鞘炎), 지굴근건초염(指屈筋腱鞘炎).

처방해설 : 아시혈(阿是穴)은 국소의 기혈순환을 좋게 하고 통증을 멎게 한다. 양계(陽谿)·합곡(合谷)은 소풍(消風), 청열(清熱), 서근(舒筋) 작용을 한다. 열결(列缺)은 행기활혈통락(行氣活血通絡) 작용을 한다. 즉, 이 처방은 서근활락진통(舒筋活絡鎭痛) 작용을 한다.

【건초염의 개념과 치료방법】

개념 : 건초염(腱鞘炎)은 근육의 끝 부분이나 건(腱), 건을 둘러싸고 있는 건초(腱鞘)에 생기는 화농성 및 비화농성 염증이다. 협착성건초염(狹窄性腱鞘炎)은 외상을 받거나 손목이나 손가락을 무리하게 놀릴 때 해당하는 건초에 섬유소성변형이 오면서 근육과 건의 운동이 장애되어 생긴다. 혹은 화농성세균의 감염에 의해서도 생기

고 류머티즘나 결핵에 의해서도 생긴다. 급성은 주로 화농성·류머티즘성으로 오는 경우가 많고, 만성은 결핵성과 단순성으로 오는 경우가 많다. 대체로 근골과 엄지손가락, 집게손가락, 가운데손가락에 잘 생기고 손목관절에도 잘 생긴다. 생긴 부위에 따라서 기능성장애증상과 다를 수 있지만 일반적으로는 건주위가 붙어나고 아프며 손발을 움직일 때 건의 주행을 따르는 통증이 있을 수 있다.

한의학적으로는 근비(筋痹)에 해당시킬 수 있다.

치료방법 : 요골경상돌기 부위의 협착성건초염(狹窄性腱鞘炎)인 경우에는 처방대로 매일 혹은 하루건너 한 번씩 침치료를 하는데, 10번을 1치료주기로 한다. 지굴근건초염(指屈筋腱鞘炎)인 경우에는 아시혈(阿是穴)을 위주로 하여 뜸대뜸을 하루에 1~2번, 한 번에 10~20분 정도씩 대주거나 생강뜸을 하루에 1~3번, 한 번에 3~5장 떠준다.

【참고처방】

손목건초염 : ① 열결(列缺)·양계(陽谿).

② 곡지(曲池)·완골(腕骨).

엄지손가락건초염 : 척택(尺澤)·공최(孔最)·수삼리(手三里)·태연(太淵)·어제(魚際)·양계(陽谿).

집게손가락건초염 : 곡지(曲池)·수삼리(手三里)·삼양락(三陽絡)·양지(陽池)·양계(陽谿)·합곡(合谷).

근골근건초염(跟骨筋腱鞘炎) : ① 신수(腎兪)·대장수(大腸兪)·위중(委中)·승산(承山)·부양(跗陽)·곤륜(崑崙)·부류(復溜)·태계(太谿).

② 승산(承山)·곤륜(崑崙)·태계(太谿).

【임상자료】

① 건초염(腱鞘炎) 환자 154례(급성 94례, 만성 60례, 병이 생긴 기간이 가장 짧은 것이 1일, 가장 긴 것이 8개월)를 아시혈(阿是穴)과 곡지(曲池)에 2~3일에 한 번씩 약침(급성기에는 0.25~0.5% 염산프로카인 1~3ml, 만성에는 히드로코르티존 0.2~0.5ml+0.5% 염산프로카인 2ml)하는 방법으로 치료한 경험에 의하면, 급성기 환자 94례 가운데서 한 번 치료하여 완치된 환자가 84례, 2번 치료하여 완치된 환자가 5례, 호전된 환자가 3례였고(나머지 2례는 장악하지 못함), 만성 환자 60례 가운데서 한 번 치료하여 완치된 환자가 12례, 2~3번 치료하여 완치된 환자가 26례, 5번 치료하여 완치된 환자가 13례, 호전된 환자가 6례였고, 3례는 효과를 보지 못하였다.

약침을 놓은 첫날에는 더 붓고 통증이 심한 듯하지만 다음날부터는 부종(浮腫)이 내리고 통증이 뚜렷하게 줄었다. 약침과 함께 국소에 더운찜질을 하면 더 좋다.

② 건초염(腱鞘炎) 환자 54례를 아시혈(阿是穴)에 0.25%염산프로카인 4ml 혹은 5~10%포도당액 2ml를 약침하는 방법으로 치료한 자료에서는, 거의 모두가 한 번 약침으로 효과를 보았으며, 한 번 약침으로 낫지 않은 환자 4례는 2번 약침하고 나았다고 한다.

【증례】 진××, 남자, 52세.

우측 손목이 아프기 시작한 지 4개월 되는데, 최근 한 달 사이에 통증이 더 심해졌다. 요골경상돌기 부위가 약간 부었는데 누르면 아파하였다. 주먹을 뒤로 외전(外轉)시킬 때에도 몹시 아파하면서 손등과 아래팔방향으로 뻗친다고 하였다. 엄지손가락을 움직일 때 맥이 없고 마찰음이 들렸다.

근비(筋痹, 撓骨景狀突起狹窄性腱鞘炎)로 변증하고 서근활락진통(舒筋活絡鎭痛)하는 원칙에서 아시혈(阿是穴)·양계(陽谿)·합곡(合谷)·열결(列缺)에 하루건너 한 번씩 평보평사법(平補平瀉法)으로 침을 놓고 간접뜸을 떴다. 모두 18번 치료하고 나았으며, 5년 동안 관찰해본 결과 재발하지 않았다.

21. 관절염좌(關節捻挫)

【처방1】 슬안(膝眼)·학정(鶴頂)·위중(委中)·양릉천(陽陵泉).

적응증 : 무릎관절염좌.

증상에 따라 더 쓰는 경혈 : 무릎이 몹시 아프면 슬안(膝眼), 무릎 안쪽이 아프면 곡천(曲泉)·아시혈(阿是穴), 무릎 바깥쪽이 아프면 양관(陽關), 무릎 윗쪽이 아프면 슬상2혈(무릎뼈 윗기슭에 평행한 대퇴직근건의 양쪽 우묵한 곳), 무릎관절 안이 아프면 무릎뼈 아래기슭 슬개인대의 가운데.

처방해설 : 슬안(膝眼)과 학정(鶴頂)은 무릎관절이 붓고 아픈 것을 낫게 하는 경외기혈(經外奇穴)로서 침을 놓고 간접뜸을 뜨면 온경산한(溫經散寒), 거풍소종(祛風消腫)할 수 있다. 양릉천(陽陵泉)·위중(委中)은 혈(血)을 잘 돌게 하고 근육의 긴장을 풀어주며 통증을 멎게 해준다. 즉, 이 처방은 서근활혈통락(舒筋活血通絡) 작용을 한다.

【처방2】 아시혈(阿是穴)·구허(丘墟)·태계(太谿).

적응증 : 발목관절염좌.

증상에 따라 더 쓰는 경혈 : 발목 안쪽 손상인 경우에는 삼음교(三陰交), 바깥쪽 손상인 경우에는 현종(懸鐘), 발목이 몹시 붓고 아플 경우에는 곤륜(崑崙) · 족임읍(足臨泣), 발목기능장애가 심할 경우에는 대릉(大陵)(해당하는 쪽).

처방해설 : 아시혈(阿是穴)은 어혈(瘀血)을 없애고 통증을 멎게 하며, 구허(丘墟)는 혈(血)을 잘 돌게 하고, 태계(太谿)는 근(筋)과 뼈를 튼튼하게 한다.

【관절염좌의 개념과 치료방법】

개념 : 염좌(捻挫)란 당기는 힘에 의하여 연부조직이 손상된 것을 말하는데, 해부학적으로 보면 연부조직이 끊어지지 않은 상태이다.

관절염좌(關節捻挫)는 갑자기 생리적 한계를 넘는 관절운동을 할 때 생기는 것으로, 이때 뼈마디의 힘줄장치가 손상된다.

손상부위의 정도에 따라 임상증상은 다르지만 일반적으로 염좌된 뼈마디의 통증, 부종(浮腫), 혈종(血腫), 기능 장애 등의 증상이 있다. 때때로 관절면삭뼈, 반달모양삭뼈가 손상되고 관절낭이 터지며 주위조직에서 피가 날 수도 있다.

치료방법 : 아시혈(阿是穴)을 비롯한 국소혈을 위주로 쓴다. 국소혈에는 중간 정도의 자극을 주고 효과가 뚜렷하지 못할 경우에는 부근의 경혈과 원격경혈을 쓸 수 있는데, 이 경혈에는 강한 자극을 준다. 아시혈(阿是穴)과 대칭되는 반대쪽에 침을 놓을 수도 있는데, 이때에는 아픈 관절을 운동시키면서 놓는 것이 좋다. 대릉(大陵)에 침을 놓을 때에도 강한 자극을 주면서 아픈 발목을 운동시키는 것이 좋다. 급성기의 몹시 붓고 열감이 있을 경우에는 국소의 아시혈을 쓰지 말고 무자법(繆刺法)으로 반대쪽에 침을 놓는 것이 안전하다.

【참고처방】

무릎관절염좌 : ① 독비(犢鼻) · 슬안(膝眼) · 양구(梁丘) · 양릉천(陽陵泉) · 위중(委中).

② 양릉천(陽陵泉).

③ 슬안(膝眼) · 위중(委中) · 아시혈(阿是穴).

발목관절염좌 : ① 상구(商丘) · 구허(丘墟) · 태계(太谿) · 곤륜(崑崙) · 해계(解谿).

② 구허(丘墟) · 곤륜(崑崙) · 해계(解谿) · 현종(懸鐘).

【증례】 김××, 남자, 36세.

3일 전에 운동을 하다가 넘어지면서 무릎이 접질리었는데 아파서 움직이기 힘들고 국소가 부었다. 지통고(止痛膏)를 국소에 붙여주었더니 통증은 좀 줄어들었으나 부종(浮腫)은 여전하고 일혈반(溢血斑)이 돋으며 걷기 힘들었다.

위중(委中)에서 피를 빼주고, 양릉천(陽陵泉)에서 음릉천(陰陵泉) 방향으로 투침(透鍼)하고, 슬안(膝眼)에 침을 놓은 다음, 슬안(膝眼)과 학정(鶴頂)에 간접뜸을 떴다. 하루에 한 번씩 9번 하고 나았다.

22. 사경(斜頸)

【처방】 대추(大椎)·후계(後谿)·현종(懸鐘)·항강(項强, 經外奇穴).

적응증 : 사경(斜頸).

증상에 따라 더 쓰는 경혈 : 목이 뻣뻣하면서 아프면 대저(大杼)·열결(列缺), 목을 돌리기 힘들면 낙침(落枕, 天柱와 天容의 중간점), 중저(中渚)·아시혈(阿是穴), 어깨가 아프면 견우(肩髃)·곡원(曲垣), 등이 아프면 대저(大杼)·견외수(肩外兪).

처방해설 : 대추(大椎)는 모든 양경(陽經)의 교회혈(交會穴)로서 양경(陽經)의 경기(經氣)를 잘 통하게 하고 기혈(氣血)을 잘 돌게 하며, 후계(後谿)는 팔맥교회혈(八脈交會穴)로서 독맥(督脈)과 연계되어 있으며 기혈순환을 좋게 함으로써 근육의 긴장을 풀어주고 통증을 없애준다. 현종(懸鐘)은 수회(髓會)로서 족삼양경(足三陽經)과 연계되어 있고 골수의 병뿐만 아니라 목이 뻣뻣하고 아픈 것을 치료하는 데 쓴다. 항강(項强)은 사경(斜頸)을 치료하는 데 쓰는 경험혈이다.

【사경의 개념과 치료방법】

개념 : 잠을 자고 난 다음 목이 아파서 돌리지도 숙이지도 못하는 것, 감기, 한랭, 외상 등으로 목덜미가 아파서 목을 제대로 움직이지 못하거나 목을 곧바로 세우지 못하는 등 목의 통증을 주증상으로 하는 병을 말한다.

발생 원인에 따라서 통증의 정도에서는 차이가 있지만 대체로 통증이 목덜미나 뒷머리로부터 어깨로 퍼지며 목을 돌리거나 숙일 때 더 심하므로 목을 기울인 자세를 취하게 된다. 목덜미와 어깨, 등에 압통점이 나타날 수도 있다.

현대 의학적으로는 후두신경통(後頭神經痛), 경추관절증(頸椎關節症), 목 근육에 생긴 류머티즘, 목염좌 등의 경우에 사경 증상이 나타날 수 있다.

한랭(寒冷)이나 감기(感氣)로 생긴 것은 침치료로 좋은 효과를 볼 수 있다. 침치료를 한 다음 안마나 더운물찜질을 해주면 치료효과를 더 높일 수 있다.

치료방법 : 독맥(督脈)과 수태양경(手太陽經) 및 족소양경(足少陽經)의 경혈을 위주로 하여 활혈서근(活血舒筋)하는 원칙에서 사법(瀉法)을 쓴다. 풍한사(風寒邪)를 받아서 생긴 경우에는 풍지(風池)를 더 쓰며 아시혈(阿是穴)에 부항을 붙인다.

【참고처방】

사경(斜頸) : ① 소택(少澤)·전곡(前谷)·후계(後谿)·양곡(陽谷)·완골(腕骨)·곤륜(崑崙)·소해(少海)·찬죽(攢竹).

② 목이 뻣뻣하며 목을 숙이지도, 뒤로 젖히지도 못하는 경우에는 경골(京骨)·대저(大杼), 목을 돌리지 못할 경우에는 백호(魄戶)·견정(肩井), 목덜미가 당겨서 돌리지 못하는 경우에는 천주(天柱), 목덜미와 어깨 등이 아플 경우에는 천정(天鼎), 목덜미가 뻣뻣할 경우에는 승장(承漿)·풍부(風府)·후계(後谿)를 쓴다.

③ 항강(項强)에 침을 놓고 15분 동안 유침(留鍼)하되 5분에 한 번씩 자극을 준다.

④ 목을 숙이지 못할 경우에는 후계(後谿)·금문(金門)·천주(天柱)에 침을 놓고 위와 같은 방법으로 자극을 준다.

⑤ 목을 돌리지 못할 경우에는 양릉천(陽陵泉)·외관(外關)·풍지(風池) 등을 쓴다.

⑥ 아시혈(阿是穴)에 온침을 놓거나 피내침을 놓는다.

⑦ 항강(項强)·천주(天柱)·후계(後谿)·금문(金門)을 주혈(主穴)로 하고, 대추(大椎)·풍지(風池)·양릉천(陽陵泉)을 보조혈로 쓴다.

⑧ 통증이 정중선과 승모근 부위로 퍼지며 목을 숙이거나 돌릴 때 통증이 심하면 대추(大椎)·천주(天柱)·금문(金門)·후계(後谿)를, 목을 돌릴 때 통증이 흉쇄유양근 쪽으로 퍼질 경우에는 풍지(風池)·양릉천(陽陵泉)·외관(外關)·중저(中渚)를 쓴다.

⑨ 먼저 후계(後谿)에 사법(瀉法)으로 침을 놓고 바로 빼거나 5~15분 동안 유침(留鍼)하면서 목운동을 시킨다. 다음 양쪽 천주(天柱)에 침을 놓는다. 유침할 때 통증이 있는 곳에 부항을 붙일 수 있다. 또한 반대쪽 중저(中渚) 혹은 현종(懸鐘)에 강한 자극을 주고 유침할 수도 있다.

⑩ 앓는 쪽 현종(懸鐘)에 강한 자극을 준다. 침감이 위로 퍼지게 하면서 동시에 환자에게 머리를 돌리는 운동을 시켜 목을 자유롭게 돌릴 수 있게 되면 침을 뺀다. 보통 1~2번 침을 놓으면 낫는다.

후두신경통(後頭神經痛) : 경수 1~4신경근에서 시작하는 대후두신경과 소후두신경의 지배구역에 있는 분절성자극점, 즉 풍지(風池)·풍부(風府)·완골(完骨)·천주(天柱)·예풍(翳風)·뇌공(腦空)·후정(後頂)·천유(天牖)·곡빈(曲鬢) 등을 쓴다. 보통 한 번에 국소혈 3~4개와 원격경혈(遠隔經穴) 2~4개를 골라 급성기에는 강한 자극을 주고, 아급성 및 만성기에는 중간 정도의 자극을 준다. 통증이 몹시 심할 경우에는 아픈 쪽에 강한 자극을, 아프지 않은 쪽 대칭되는 경혈에 약한 자극을 준다. 통증이 멎지 않으면 피내침을 2일 동안 꽂아둔다.

【임상자료】

① 사경(斜頸) 환자 66례를 대상으로 열결(列缺)·중저(中渚)·백호(魄戶)를 주혈(主穴)로 하고, 풍지(風池)·외관(外關)·현종(懸鐘)을 보조혈로 하여 평보평사법(平補平瀉法)(통증이 심할 경우에는 사법)으로 치료한 자료에 의하면, 완치된 환자가 54례(81.8%), 뚜렷하게 호전된 환자가 10례(15.2%), 효과를 보지 못한 환자가 2례(3%)로서 유효율은 97%였으며, 거의 모든 환자들은 1~5일 사이에 나았지만 부분적인 환자들은 15번 맞고 효과를 보았다. 병이 나서 침치료를 빨리 받을수록 치료효과가 빨랐다.

② 사경(斜頸) 환자 106례(남자 60례, 여자 46례, 나이는 18~61세 사이, 특히 30~40세 사이가 많았다. 발병기간은 짧은 것이 1일, 긴 것이 7일)를 대상으로 양로(養老)·곤륜(崑崙)·아시혈(阿是穴)을 주혈(主穴)로 하고, 풍지(風池)·대추(大椎)·천주(天柱)를 보조혈로 하여 침치료 한(팔다리의 주혈로 침을 놓고 환자로 하여금 목을 놀려보게 한 다음, 3~5분 지나 아시혈에 침을 놓고 마지막에 보조혈에 침을 놓고 자극하였음) 경험에 의하면, 완치된 환자가 91례(85.8%), 뚜렷하게 호전된 환자가 12례(11.3%), 호전된 환자가 3례(2.8%)였으며, 평균 치료일수는 2.8일(짧은 것이 1번, 긴 것은 5번)이었다.

특히 양로(養老)와 곤륜(崑崙)에 침을 놓고 2분 동안 자극하면 목을 놀리기가 쉽고 통증도 훨씬 줄어들었다.

【증례】 조××, 여자, 47세.

3일 전에 자고 일어나 목이 뻣뻣하고 아파서 돌릴 수 없어서 침치료를 받았다. 경추부위의 압통은 없었으나 견정(肩井)과 천주(天柱) 부위의 근육이 딴딴하고 압통이 있으므로 대추(大椎), 우측 후계(後谿), 현종(懸鐘)에 사법(瀉法)으로 침을 놓고 강한 자극을 주면서 목운동을 시켰다. 한 번 침을 맞고 모든 증상이 없어졌으며 다시 재발하지 않았다.

23. 손목관절종합증후군

【처방】 대릉(大陵) · 상팔사(上八邪), 내관(內關)→외관(外關).

적응증 : 손목관절종합증후군.

증상에 따라 더 쓰는 경혈 : 손가락 마비가 있으면 후계(後谿)→삼간(三間), 손등이 붓고 아프면 팔사(八邪).

처방해설 : 심포경(心包經)에 해당하는 부위의 병변이므로 심포경의 원혈(原穴)인 대릉(大陵)으로 혈(血)을 잘 돌게 하여 경맥을 통하게 하고, 팔사(八邪)로 서근통락(舒筋通絡)시켜 저리고 아픈 것을 멎게 하였다.

이 병은 기혈순환이 장애되어 손목의 근맥을 영양하지 못하는 것과 관련되므로 맥(脈)을 주관하는 심포(心包)와 기(氣)를 주관하는 삼초(三焦)의 낙혈(絡穴)인 내관(內關)과 외관(外關)으로 행기활혈(行氣活血)하여 경락(經絡)을 잘 통하게 함으로써 통증을 멈추게 한다.

【손목관절종합증후군의 개념과 치료방법】

개념 : 이 병은 손가락을 굽히는 근(筋)과 건(腱)의 염증으로 손목관이 종창비후(腫脹肥厚)되어 손목관 안의 정중신경이 눌려 손가락을 쓰지 못하여 찌르는 듯한 통증을 나타내는 증후군이다. 이 병이 생기면 손가락을 쓰기 힘들고 찌르는 듯이 아픈데, 특히 밤에 심하여 잠을 자지 못한다. 제때에 치료하지 않으면 어제(魚際) 부위의 살이 빠지고 근력이 약해지며 정중신경지배 부위의 지각장애가 온다.

한의학적으로는 마목(痲木), 비증(痹證)에 해당시킬 수 있다.

치료방법 : 수궐음경(手厥陰經)과 수소양삼초경(手少陽三焦經)의 경혈을 위주로 하여 사법(瀉法)을 쓴다. 간접뜸을 배합할 수도 있다. 염증초기 국소가 부으면 피부침으로 손목부위를 돌아가면서 자극하는 것이 좋다.

【참고처방】

손가락마비 : 후계(後谿) · 삼간(三間) · 팔사(八邪).

【증례】 신××, 여자, 46세.

손가락이 마비되고 아프며 손가락관절이 부어서 주먹을 쥐지 못하였는데, 특히 날씨가 흐리면 증상이 더 심해졌다.

활혈통경(活血通經)하면서 저리고 아픈 것을 멎게 하는 방법으로 대릉(大陵)·팔사(八邪), 내관(內關)→외관(外關)에 하루에 한 번씩 사법(瀉法)으로 침을 놓은 다음 간접뜸을 배합하였다.

연속 5번 치료한 다음부터 손가락마비가 풀리고 통증이 줄어들기 시작하였다. 거듭 5번 더 치료한 다음에는 부은 것이 내리고 마비도 완전히 풀렸다.

24. 습진(濕疹)

【처방】 대추(大椎)·곡지(曲池)·혈해(血海)·삼음교(三陰交)·족삼리(足三里)·신문(神門).

적응증 : 습진(濕疹).

증상에 따라 더 쓰는 경혈 : 가려움이 심하면 소부(少府)·지양(至陽), 습사(濕邪)가 성(盛)하면 음릉천(陰陵泉)·수분(水分), 혈허증(血虛證)에는 격수(膈兪), 소양경(少陽經) 분포구역에 생긴 습진에는 외관(外關)·풍시(風市)·현종(懸鐘), 양명경(陽明經) 분포구역에 생긴 습진에는 견우(肩髃), 소음경(少陰經) 분포구역에 생긴 습진에는 용천(湧泉), 궐음경(厥陰經) 분포구역에 생긴 습진에는 극문(郄門)·곡택(曲澤)·행간(行間), 태음경(太陰經) 분포구역에 생긴 습진에는 척택(尺澤)·태연(太淵).

처방해설 : 대추(大椎)는 모든 양경(陽經)의 경기(經氣)를 소통시키고 열(熱)을 없애주며, 곡지(曲池)는 풍열(風熱)을 없애준다. 삼음교(三陰交)는 족삼음경(足三陰經)을 조화시키고 습열(濕熱)을 없애준다. 혈해(血海)는 혈분(血分)의 열을 없애고 가려움을 멎게 하며, 족삼리(足三里)는 비위(脾胃)를 조화시켜 혈을 보(補)해 준다. 모든 통증과 가려움 및 창상(創傷)은 다 심(心)에 속하므로 심경(心經)의 원혈(原穴)인 신문(神門)으로 심화(心火)를 사(瀉)하고 진정시키며 가려움을 없애준다. 즉, 이 처방은 청열이습거풍(淸熱利濕袪風)하여 습진을 낫게 한다.

【습진의 개념과 치료방법】

개념 : 습진(濕疹)은 내적, 외적 요인으로 생체 반응성이 변화되면서 주로 피부표층에 염증성 병변이 생기는 알레르기성 피부병의 하나이다. 생체감각을 일으키는 외적요인은 기계적·화학적·물리적 자극 등이고, 내적요인은 중추신경계통 및 내분비계통 장애, 위장관·간·신장·혈액 질병, 산증(疝症), 당뇨병, 삼출성체질, 일정한 약물과

음식물 등이다. 이밖에 기후·풍토·직업 등도 습진발생에 영향을 미친다.

습진(濕疹)은 일정한 곳에 국한되며 몹시 가렵다. 주로 머리, 얼굴, 외음부, 팔다리(주로 굽히는 쪽)에 잘 생긴다. 처음에는 경계가 뚜렷하지 않은 염증성홍반이 생기고(紅斑性濕疹), 이것이 점차 커지며 좁쌀이나 쌀알 같은 삼출성구진이 하나둘 돋기 시작하면서 가려움도 더 심해진다(丘疹性濕疹). 긁으면 약간의 진이 나오다가 물집이 생긴다(小水疱性濕疹). 물집내용은 장액성이다가 점차 흐려지면서 고름으로 변한다(膿疱性濕疹). 가려움이 심하여 긁으면 고름이 터져 미란이 생기고 딱지가 앉는다(糜爛性濕疹, 結痂性濕疹). 급성염증과정이 없어지기 시작하면 병소는 마르고 상피화되면서 부종(浮腫)도 내리고 비듬이 앉는다(落屑性濕疹).

한의학에서는 습진(濕疹)이 생긴 부위와 나타나는 증상에 따라 선이창(旋耳瘡, 귀부위습진), 신낭풍(腎囊風, 음낭습진), 사만풍(四彎風, 팔다리습진) 등 여러 가지로 부른다. 대체로 습열(濕熱)로 생기거나 허혈(虛血)로 생긴다고 본다.

일반적으로 습진(濕疹)은 전신치료와 국소치료를 배합하여야 하는데, 잘 낫지 않고 도지기 쉽기 때문에 꾸준히 치료하여야 한다. 침치료로 일정한 효과를 본다. 한약과 양약을 배합하여 치료하면 치료효과를 더 높일 수 있다.

치료방법 : 독맥(督脈)과 수족양명경(手足陽明經) 및 족태음경(足太陰經)의 경혈을 위주로 하여 청열이습거풍(清熱利濕祛風)하는 원칙에서 사법(瀉法)을 쓰거나 평보평사법(平補平瀉法)을 쓴다.

급성습진(急性濕疹)에는 대추(大椎)·곡지(曲池)·음릉천(陰陵泉)·삼음교(三陰交)를 위주로 쓰고, 만성습진(慢性濕疹)에는 혈해(血海)·격수(膈兪)·족삼리(足三里)를 더 쓰는데, 자락부항(刺絡附缸)으로 좋은 효과를 보는 경우가 있다.

【참고처방】

① 삼음교(三陰交)·혈해(血海)·족삼리(足三里).

② 곡지(曲池)·견우(肩髃)·폐수(肺兪)·격수(膈兪)를 주혈(主穴)로 하고, 소양경(少陽經) 분포부위에 생겼으면 외관(外關)·풍시(風市)·현종(懸鐘), 양명경(陽明經) 부위에 생겼으면 곡지(曲池)·족삼리(足三里)·견우(肩髃), 소음경(少陰經) 분포부위에 생겼으면 용천(湧泉), 궐음경(厥陰經) 분포부위에 생겼으면 곡택(曲澤)·극문(郄門)·행간(行間), 태음경(太陰經) 분포부위에 생겼으면 혈해(血海)·삼음교(三陰交)를 보조혈로 쓴다.

③ 신주(身柱)는 척추극상돌기의 피하를 따라 3~4㎝ 깊이로 침을 놓고 습진변두리에 0,5~1㎝ 간격으로 산침을 놓는다. 음낭습진(陰囊濕疹)인 경우에는 족삼리

(足三里)·은백(隱白)·소택(少澤)·합곡(合谷)·천유(天牖)·신문(神門)·소상(少商)·중저(中渚)에 단자법(單刺法)을 쓴다. 혹은 습진변두리에 삼릉침(三稜鍼)을 놓고 그 부위에 부항을 5~10분 동안 붙인다.

④ 습열증(濕熱證)에는 도도(陶道)·곡지(曲池)·폐수(肺兪)·신문(神門)·음릉천(陰陵泉), 혈허증(血虛證)에는 족삼리(足三里)·삼음교(三陰交)·대도(大都)·극문(郄門).

⑤ 삼음교(三陰交)·혈해(血海)·족삼리(足三里)를 주혈(主穴)로 하고, 폐수(肺兪)·견우(肩髃)·곡지(曲池)·격수(膈兪)를 보조혈로 쓴다.

⑥ 견우(肩髃)·곡지(曲池)·신주(身柱)·풍문(風門) 혹은 견우(肩髃)·중극(中極)에 뜸을 뜬다. 습진의 발생부위에 따라 배합하는 경혈은 처방과 같다.

⑦ 급성습진(急性濕疹)에는 곡지(曲池)·삼음교(三陰交)·혈해(血海)·양릉천(陽陵泉)·위중(委中)(피를 빼줌)에 하루에 한 번씩 강한 자극을 주되 침감이 모두 윗방향으로 퍼지게 하는 것이 좋다. 7~10번을 한 치료주기로 한다.

만성습진(慢性濕疹)인 경우에는 국소 둘레에 하루 한 번씩 투침(透鍼)을 놓되 한 번에 2곳씩 10번을 한 치료주기로 한다.

혹은 풍문(風門)에 매주 2번씩 매몰침을 놓는다.

귀의 폐·신상선·내분비·비(脾), 신문(神門) 및 병소부위에 해당하는 반응점에 하루에 한 번씩 이침(耳鍼)을 놓고 강한 자극을 주며 30분 동안 유침(留鍼)한다. 10~12번을 한 치료주기로 한다.

⑧ 대추(大椎)·대저(大杼)·폐수(肺兪)·고황(膏肓)·합곡(合谷)·수삼리(手三里)·곡지(曲池)·족삼리(足三里)·혈해(血海)·삼음교(三陰交)·연곡(然谷)·노궁(勞宮)·행간(行間)을 쓴다. 이밖에 습진 국소 둘레의 경혈도 쓸 수 있다. 습진이 얼굴에 국한되었을 경우에는 양백(陽白)·사백(四白)·청궁(聽宮)·예풍(翳風)·대영(大迎) 등 국소혈을 배합할 수 있고, 목·가슴·등에 병소가 있을 경우에는 해당하는 국소혈을 배합할 수 있는데, 한 번에 5~6개 혈씩 선택하여 중간 정도의 자극을 주며 심할 경우에는 뜸을 배합한다.

⑨ 곡지(曲池)·환도(環跳)·양릉천(陽陵泉)에 중간 정도의 자극을 주고 피부침으로 척주 양쪽을 따라 피부가 벌겋게 되도록 가볍게 두드려준다. 국소혈을 배합할 수 있는데, 습진이 아랫다리의 바깥쪽에 생겼다면 그보다 위에 있는 족삼리(足三里) 혹은 양릉천(陽陵泉)에 침을 놓고 강한 자극을 주며, 10분 정도 유침(留鍼)하되 그 사이에 3번 비벼서 자극을 준다. 습진부위에는 침을 찌르지 않는다. 몹시 가려워서 잠을 자지 못할 경우에는 신문(神門)·삼음교(三陰交)를 배합

한다.

⑩ 습진변두리에 피부침 자극을 주고 습진 복판에 쌀알크기의 뜸봉으로 뜸을 1장 떠준다.

⑪ 음낭습진(陰囊濕疹)에는 혈해(血海) · 족삼리(足三里)를 주혈(主穴)로 하고, 독비(犢鼻)(뜸을 뜨지 않음) · 곡지(曲池) · 삼음교(三陰交) · 음낭부위 국소혈(뜸대뜸만)을 보조혈로 하여 하루에 한 번씩 사법(瀉法)으로 침을 놓고 뜸대뜸(犢鼻 제외)을 뜬다.

【임상자료】

여러 가지 약물치료로 효과를 보지 못한 습진(濕疹) 환자 16례를 대상으로 곡지(曲池) · 혈해(血海)를 주혈(主穴)로 하고, 견우(肩髃) · 환도(環跳) · 합곡(合谷) · 백회(百會) · 대추(大椎) · 아시혈(阿是穴)(특별히 가려운 곳)을 보조혈로 하여 하루에 1~2번, 모두 10분 정도씩 뜸대뜸을 떠서 치료한 경험에 의하면(2례는 침을 한 번씩 놓았음), 16례 모두가 나았으며 평균 치료일수는 5일이었다.

【증례】 노××, 남자, 20세.

10일 전부터 갑자기 음낭부위가 가렵기 시작하였다. 점차 음낭부위가 벌겋게 되고 작은 물집들이 퍼져갔다. 국소를 깨끗이 닦아냈지만 10일 지나서부터는 벌건 반진(斑疹)이 몰리고 부분적으로 터져서 진물이 나왔고 가려워서 잠을 자지 못하였다.

혈해(血海) · 족삼리(足三里) · 독비(犢鼻) · 곡지(曲池) · 삼음교(三陰交)에 사법(瀉法)으로 하루에 한 번씩 침을 놓고 5~10분 동안 뜸대뜸(犢鼻 제외)을 떠주었으며, 음낭 밑 혈에는 침을 놓지 않고 10분 동안 뜸대뜸만 떠주었다.

첫 치료에 가려움이 뚜렷하게 줄어들었고, 2번 치료받은 다음에는 자각증상이 기본적으로 없어졌다. 모두 6번 치료하고 나았다.

25. 두드러기

【처방】 곡지(曲池) · 합곡(合谷) · 혈해(血海) · 격수(膈兪) · 천정(天井) · 풍시(風市).

적응증 : 두드러기.

증상에 따라 더 쓰는 경혈 : 가려움이 심할 경우에는 지양(至陽), 풍열증(風熱證)에는 대추(大椎), 풍습(風濕)이 성하면 음릉천(陰陵泉), 기생충성두드러기에는 백충와(百蟲窩), 음식물과 관계되면 족삼리(足三里) · 선기(璇璣).

처방해설 : 합곡(合谷)·곡지(曲池)·혈해(血海)·풍시(風市)는 수양명경(手陽明經)·족태음경(足太陰經)·족소양경(足少陽經)의 경기(經氣)를 잘 통하게 하고 풍열(風熱)을 없애주며, 격수(膈兪)는 혈회(血會)로서 혈분병(血分病)의 치료에 쓴다. 천정(天井)은 삼초경(三焦經)의 합혈(合穴)로서 삼초경의 경기를 통하게 하므로 울혈(鬱血)을 없애고 두드러기를 가라앉혀 준다. 즉, 이 처방은 청열소풍(淸熱消風)하여 두드러기를 치료하는 작용을 한다.

【두드러기의 개념과 치료방법】

개념 : 두드러기는 여러 가지 원인에 대한 피부의 혈관반응으로서 진피 윗층의 혈관 투과성이 높아져서 생기는 국한성부종(局限性浮腫)이다. 갑자기 생기고 몹시 가려우며 갑자기 나타났다가 없어지는 것이 특징이다, 피부의 혈관운동신경장애로 생기는데, 곤충(개미·벌·모기)에게 물렸을 때, 음식물(게·물고기·조개·버섯·계란·우유 등), 약물(페니실린·혈청 등), 한랭과 온열자극, 장기의 질병(위장병·간장병·신장병·여성생식기질병·내분비기능이상·기생충증 등), 병소성 감염(충치·치조농루·편도염·중이염·부비강염 등) 등의 원인으로 발생한다.

원인에 따라 접촉성두드러기, 약물성두드러기, 한랭성두드러기, 온열성두드러기, 증후성두드러기, 병소감염성두드러기로 나눈다.

급성·만성으로 경과하며 전구증상은 일정하지 않으나 머리가 무겁고 미열이 있다. 때로는 토하고 설사한다. 전신피부에 생기며 때로는 입안, 울대인후 등 국소에만 생기는 경우도 있다.

한의학적으로는 은진(癮疹)·풍진(風疹)에 해당시킬 수 있는데, 이것은 한사(寒邪)가 침습하여 주리(腠理)의 소설(疏泄) 작용을 장애하여 생기거나 기생충증이나 음식물, 약물 등에 의해서도 생긴다고 보았다.

풍열증(風熱證)과 풍습증(風濕證)으로 나누는데, 풍열증인 경우에는 두드러기 색이 발갛고 풍습증일 경우에는 희거나 약간 붉으며 몸이 무겁다.

반드시 원인을 찾아내어 없애고 치료하여야 한다. 만일 복통, 설사, 숨가쁨 등의 증상이 심하면 현대 의학적인 치료를 결합하여야 한다.

치료방법 : 수양명경(手陽明經)과 족태음경(足太陰經)의 경혈을 위주로 하여 청열소풍(淸熱消風)하는 원칙에서 사법(瀉法)을 쓰거나 피부침을 놓는다.

【참고처방】

두드러기 : ① 풍습증(風濕證)에는 외관(外關)·풍문(風門)·곡지(曲池)·혈해(血

海)·위중(委中) 혹은 견우(肩髃)·양계(陽谿), 습열증(濕熱證)에는 내정(內庭)·혈해(血海)·족삼리(足三里)·삼음교(三陰交).

② 곡지(曲池)·혈해(血海)·삼음교(三陰交)·족삼리(足三里)·대추(大椎)·음릉천(陰陵泉)(중간 정도의 자극)을 주혈(主穴)로 하고, 여자인 경우에는 관원(關元), 신경계통의 변화가 있을 경우에는 신주(身柱), 진물이 많고 열감이 있을 경우에는 대추(大椎)·음릉천(陰陵泉)을 더 쓴다.

만성두드러기에는 장문(章門)을 주혈(主穴)로 하고, 중완(中脘)·폐수(肺兪)를 보조혈로 하여 하루건너 한 번씩 침을 놓는다. 10번을 한 치료주기로 한다.

③ 한랭성두드러기에는 풍문(風門)·외관(外關)·곡지(曲池)·혈해(血海)·위중(委中) 혹은 장문(章門)·중완(中脘)·심수(心兪)(피를 빼줌)를 주혈(主穴)로 하고, 신경장애증상이 있으면 대추(大椎), 소화장애에는 족삼리(足三里)를 보조혈로 쓴다.

식사성두드러기에는 내정(內庭)·혈해(血海)·족삼리(足三里)·삼음교(三陰交).

만성두드러기에는 혈해(血海)·곡지(曲池)·삼음교(三陰交).

은진(癮疹) : 풍열은진(風熱癮疹)에는 대추(大椎)·곡지(曲池)·합곡(合谷)·격수(膈兪)·혈해(血海)·위중(委中) 혹은 곡지(曲池)·곡택(曲澤)·합곡(合谷)·열결(列缺)·폐수(肺兪)·어제(魚際)·신문(神門)·내관(內關), 풍습은진(風濕癮疹)에는 곡지(曲池)·합곡(合谷)·천정(天井)·삼음교(三陰交)·음릉천(陰陵泉)·족삼리(足三里), 풍독은진(風毒癮疹)에는 곡지(曲池)·절골(絶骨)·위중(委中)(피를 빼줌).

풍진(風疹) : ① 외감풍증(外感風證)에는 견우(肩髃)·양계(陽谿)·대추(大椎)·어제(魚際)·삼음교(三陰交), 위열증(胃熱證)에는 곡지(曲池)·족삼리(足三里)·혈해(血海)·열결(列缺).

② 혈해(血海)·삼음교(三陰交)·곡지(曲池)·합곡(合谷).

③ 대릉(大陵)·곡지(曲池)·위중(委中)을 주혈(主穴)로 하고, 혈해(血海)·삼음교(三陰交)·견우(肩髃)를 보조혈로 쓴다.

【임상자료】

① 만성한랭성두드러기 환자 25례를 대상으로 장문(章門)을 주혈(主穴)로 하고, 중완(中脘)·폐수(肺兪)를 보조혈로 하여 치료한 경험에 의하면, 완치된 환자가 23례, 다소 호전된 환자가 1례, 낫지 않은 환자가 1례였다.

② 잘 낫지 않는 두드러기 환자 44례[남자 27례, 여자 17례, 나이는 가장 어린

환자가 6세, 가장 많은 환자가 52세이며 21~40세 사이가 가장 많았다. 병이 생긴 기간이 가장 짧은 것이 2개월(2례), 가장 긴 것이 17년(1례), 1년 이상 된 환자가 18례였음]를 곡지(曲池)·삼음교(三陰交)·혈해(血海)를 주혈(主穴)로 하고, 위중(委中)과 척택(尺澤)을 보조혈로 하여 약물자극을 주고 5분 정도 유침(留鍼)하는 방법으로 치료한 경험에 의하면, 완치된 환자가 12례, 뚜렷하게 호전된 환자가 7례, 호전된 환자가 12례로서 유효율은 70.4%였고, 평균 치료일수는 10.6일이었다. 완치된 환자 2례는 한약을 같이 썼다. 한랭성두드러기 3례는 모두 효과가 없었다.

【증례1】 안××, 여자, 50세.

3년 전부터 피부가 몹시 가렵고 두드러기가 생겼다. 때로는 괜찮다가 도지곤 하였다. 최근 들어서는 가려운 발작이 잦고 증상도 더 심해졌다.

풍사(風邪)가 피부에 침습하여 생긴 풍진(風疹)으로 변증하고 청열소풍(淸熱消風)하는 원칙에서 곡지(曲池)·합곡(合谷)·혈해(血海)·천정(天井)·풍시(風市)에 하루에 한 번씩 침치료를 하였다.

침을 한 번 맞고 나자 두드러기가 사그라지면서 가려움도 줄어들었다. 2번 맞은 다음에는 모든 증상이 다 없어졌으나 치료효과를 공고히 하기 위하여 4번 더 놓았다. 2년 동안 경과를 관찰해본 결과 다시 재발하지 않았다.

【증례2】 심××, 남자, 25세.

발작적으로 손발과 가슴에 두드러기가 돋으면서 몹시 가려웠다. 현대 의학적인 치료를 받았지만 낫지 않고 거듭되면서 신경쇠약증상까지 나타나서 침치료를 시작하였다. 대추(大椎)·견우(肩髃)·곡지(曲池)·삼음교(三陰交)를 주혈(主穴)로 하고, 수삼리(手三里)·양보(陽輔)·합곡(合谷)·족삼리(足三里)·위수(胃兪)·구허(丘墟)·행간(行間)을 보조혈로 쓰되, 보조혈은 한 번에 2~3개씩 돌려가며 쓰면서 하루에 한 번씩 침을 놓고 강한 자극을 주었다.

침을 4번 맞은 다음부터 두드러기가 사그라지기 시작하였으며, 모두 12번 맞고 다 나았다.

26. 신경성피부염(神經性皮膚炎)

【처방】 합곡(合谷)·곡지(曲池)·혈해(血海)·삼음교(三陰交)·아시혈(阿是穴)(자락부항).

적응증 : 신경성피부염(神經性皮膚炎).

증상에 따라 더 쓰는 경혈 : 몹시 가려우면 지양(至陽) · 풍시(風市), 우피선(牛皮癬)이 오랫동안 잘 낫지 않으면 귀 뒤의 정맥에서 1~3방울의 피를 빼준다.

처방해설 : 합곡(合谷)과 삼음교(三陰交)는 행기활혈(行氣活血)하고 경기(經氣)를 통하게 하며 영분(營分)을 조화시킨다. 곡지(曲池)와 혈해(血海)는 청열량혈(淸熱凉血)하며 풍(風)을 없애고 가려움을 멎게 해준다. 아시혈(阿是穴)(자락부항)은 혈분(血分)에 몰린 열을 없애고 주리(腠理)에 침습한 풍사(風邪)를 없애준다. 즉, 이 처방은 활혈통락거풍지양(活血通絡祛風止痒)하는 작용을 한다.

【신경성피부염의 개념과 치료방법】

개념 : 몹시 가려워서 긁으면 그 부위에 특이한 구진이 돋는 만성피부신경증(慢性皮膚神經證)의 하나이다.

원인은 아직 잘 모르고 있으나 월경이상(月經異常), 내분비장애(內分泌障礙), 기계적 자극, 기호품의 남용, 자가중독 등과 일정한 관계가 있다고 본다. 양쪽 목덜미에 많이 생기지만 무릎, 허벅지, 팔꿈치, 팔목 등에도 생긴다. 처음에 몹시 가려워서 긁으면 좁쌀알, 팥알 크기의 만성염증성구진(慢性炎症性丘疹)이 생기고 점차 표피가 증식되며 태선화(苔癬化)한다. 색은 보통 피부색과 같거나 연붉은 색을 띠며 경계가 뚜렷하다. 비듬이 약간 끼고 윤기가 돈다. 발작적으로 가렵고 피부가 메마르는데, 특히 갱년기여성에게 많다. 형태와 부위에 따라 국한성신경성피부염(局限性神經性皮膚炎, 慢性單純性苔癬), 범발성신경성피부염(汎發性神經性皮膚炎) 등으로 나눈다.

한의학적으로는 우피선(牛皮癬)에 해당시킬 수 있다.

이 병은 거듭 재발하면서 잘 낫지 않으나 침 치료로 낫는 경우가 적지 않다.

치료방법 : 수양명경(手陽明經)과 족태음경(足太陰經)의 경혈 및 아시혈(阿是穴)을 위주로 하여 활혈통락거풍지양(活血通絡祛風止痒)하는 원칙에서 치료한다. 침은 하루에 한 번씩 놓는데 10번을 1치료주기로 한다.

아시혈(阿是穴)에는 병소 시작부의 4곳(사방)에서 병소 중심부로 투침한다.

【참고처방】

① 피부염이 발생한 주변으로부터 염증이 생긴 중심부를 향하여 이동하면서 뜸대뜸을 20~30분 정도 쏘여준다. 넓은 범위에 걸쳐 생긴 것은 풍지(風池) · 천주(天柱) · 천창(天窓) · 내관(內關) · 합곡(合谷) · 위중(委中) · 족삼리(足三里) 가운데

서 한 번에 2~3개 혈씩 돌아가며 침을 놓는다.

② 풍지(風池)·곡지(曲池)·혈해(血海)·합곡(合谷)·삼음교(三陰交) 가운데서 한 번에 3~4개 혈씩 골라서 침을 놓고 20~30분 동안 유침(留鍼)한다, 7~10번을 한 치료주기로 한다.

③ 피부염 국소와 건강한 부위의 경계에서 건강한 피부 쪽으로 0.5~1㎝ 떨어진 부위를 피부침으로 벌겋게 되도록 자극을 준다. 하루에 한 번씩 자극을 주는데 7~10번을 한 치료주기로 한다.

④ 피부염 국소의 변두리를 삼릉침(三稜鍼) 혹은 잎침으로 찔러서 1~2방울의 피를 빼준다.

⑤ 피부염 국소가 해당되는 경맥의 정혈(井穴)에 자락치료를 한다.

⑥ 귓등의 정맥을 찔러서 1~2방울의 피를 빼준다.

⑦ 국한성신경성피부염(局限性神經性皮膚炎)에는 병소둘레에서 +자형 혹은 사각형으로 피하에 투침(透鍼)하거나 주위의 건강한 곳으로부터 염증이 있는 방향으로 횡침(橫鍼)한다.

⑧ 범발성신경성피부염(汎發性神經性皮膚炎)인 경우에는 곡지(曲池)·혈해(血海)·족삼리(足三里)·삼음교(三陰交)에 침을 놓고 강한 자극을 준다. 침은 하루에 한 번씩 놓으며 10번을 1치료주기로 한다.

⑨ 병소 국소에 매일 혹은 하루건너 한 번씩 부항을 붙이되 병소 크기에 따라 부항 개수를 정하며, 10~12번을 한 치료주기로 한다.

⑩ 곡지(曲池)·풍문(風門)·혈해(血海)·격수(膈兪)·족삼리(足三里)·삼음교(三陰交)를 주혈(主穴)로 하고, 머리가 가려운 경우에는 풍지(風池), 음낭 및 외음부가 가려운 경우에는 여구(蠡溝), 항문이 가려운 경우에는 장강(長强)·승산(承山)을 보조혈로 쓴다.

⑪ 풍지(風池)·대추(大椎)·곡지(曲池)·합곡(合谷)·족삼리(足三里)·혈해(血海)·승부(承扶)·위중(委中)에 침을 놓고, 병소 국소에는 피부침으로 강한 자극을 준다.

⑫ 병소 국소에 10일에 한 번씩 뜸은 뜨는데, 먼저 마늘즙을 바르고 그 위에 쌀알크기의 뜸봉을 1,5㎝ 간격으로 놓고 직접뜸을 뜬다. 뜨거운 감을 없애기 위해 뜸뜨는 국소의 건강한 피부에 유도자극을 주든가 병소 양쪽에서 호침(毫鍼)으로 횡침하고 전기침자극을 줄 수 있다.

【임상자료】

서로 다른 부위에 생긴 신경성피부염(神經性皮膚炎) 환자 46례를 병소 중심부위로부터 시작하여 점차 주변으로 나가면서 피부침자극을 주되 피부가 두꺼워진 곳에는 강한 자극을 주는 방법(보통 약간의 점상출혈이 있을 정도로 자극함)으로 치료한 자료에 의하면, 완치된 환자가 23례(50%), 뚜렷하게 호전된 환자가 10례(21.8%), 호전된 환자가 6례(13%)였으며 평균 치료횟수는 2~5번이었다.

【증례】 박××, 남자, 32세.

4년 전에 목에 국한성피부염(局限性皮膚炎)이 생겨서 그동안 여러 가지 치료를 받았으나 효과를 보지 못하였다. 기본증상은 참을 수 없을 정도로 몹시 가려운 것이었다. 4×6㎠, 5.5×8㎠ 크기의 피부태선화가 있었다.

병소 국소에 직접뜸을 3번 뜨고 모두 나았다. 그 후 8년 동안 관찰하였는데 재발하지 않았다.

27. 대상포진(帶狀疱疹)

【처방】 포진혈(疱疹穴, 포진변두리에서 0.5~1촌 정도 떨어진 건강한 피부의 자극점, 포진의 크기에 따라 자극점 개수를 조절함), 외관(外關)·곡지(曲池)·삼음교(三陰交)·태충(太衝).

적응증 : 대상포진(帶狀疱疹).

증상에 따라 더 쓰는 경혈 : 포진(疱疹)이 머리와 얼굴에 있으면 합곡(合谷)·내정(內庭), 허리 위에 있으면 지구(支溝)·내관(內關), 허리 아래에 있으면 혈해(血海)·음릉천(陰陵泉).

처방해설 : 이 병은 풍열습사(風熱濕邪)가 주리(腠理)에 침습하고, 간담(肝膽)의 화(火)가 왕성하여 생긴다고 보기 때문에 삼초경(三焦經)의 낙혈(絡穴)인 외관(外關)으로 삼초(三焦)의 풍열(風熱)을 없애고 곡지(曲池)로 양명경(陽明經)에 몰린 열을 없애준다. 태충(太衝)은 간경(肝經)의 형혈(滎穴)로서 간담(肝膽)의 울화(鬱火)를 없애고, 삼음교(三陰交)는 족삼음경(足三陰經)의 경기(經氣)를 통하게 하고 조화시켜 건비청열이습(健脾淸熱利濕) 작용을 한다.

포진혈(疱疹穴)은 병소 국소의 경기를 통하게 하고 기혈(氣血)을 조화시켜 통증과 가려움을 멎게 해준다. 즉, 이 처방은 거풍청열이습(祛風淸熱利濕)하여 통증을 멎게 하는 작용을 한다.

【대상포진의 개념과 치료방법】

개념 : 대상포진(帶狀疱疹)은 신경친화성바이러스에 의해 생기는 비전염성피부질병인데, 일측성으로 일정한 신경주행에 따라 생기는 경우가 많다. 주로 등・허리・얼굴, 특히 3차신경 주행부위에 잘 생긴다. 피부진이 나오기 전에 일부 환자는 발열(發熱), 가벼운 오한(惡寒), 전신무맥(全身無脈) 등의 증상이 있다가 2~3일 지나서 일정한 신경주행을 따라 지각이상(知覺異常), 신경통(神經痛) 등이 있으면 갑자기 그 부위의 피부에 빨간색의 작은 반점이 돋는데, 이것이 바로 물집으로 되었다가 점차 고름집으로 변하며 딱지가 앉는다. 이러한 물집이 신경주행을 따라 마치 띠 모양처럼 배열된다. 자각증상은 포진국소의 작열감과 통증, 가려움이다.

한의학에서는 허리를 둘러싸고 잘 생긴다고 하여 전요화단(纏腰火丹)이라고 하였다. 일명 사천창(蛇串瘡), 천요창(串腰瘡), 화대창(火帶瘡)이라고도 한다. 칠정내상(七情內傷)에 의해 생기는 경우도 있지만, 간담(肝膽)의 화(火)가 성하고 습열(濕熱)이 성하여 낙맥(絡脈)이 막히므로 기혈순환이 장애되어 생긴다고 본다.

대상포진(帶狀疱疹)은 침치료로 비교적 잘 낫는다.

치료방법 : 포진혈(疱疹穴)과 수소양(手少陽)・수양명(手陽明)・족태음경(足太陰經)의 경혈을 위주로 하여 거풍청열이습진통(祛風淸熱利濕鎭痛)하는 원칙에서 사법(瀉法)을 쓴다. 병이 진행되는 초기에는 하루에 2번씩 놓고 증상이 좋아지기 시작하면 하루 한 번씩 놓는다.

포진혈에는 포진중심부를 향하여 25도 각도로 사자한다.

【참고처방】

① 합곡(合谷)・곡지(曲池)・혈해(血海)・삼음교(三陰交)와 포진(疱疹)이 생긴 피부영역을 지배하는 신경간(神經幹) 부위에 침을 놓는다.

② 내관(內關)・족삼리(足三里)・지구(支溝)・양릉천(陽陵泉).

③ 대상포진(帶狀疱疹)이 생긴 부위의 경혈이나 해당하는 신경간(神經幹), 신경분지(神經分枝)가 나오는 부위의 경혈 혹은 아시혈을 쓴다. 얼굴에 생겼으면 합곡(合谷), 가슴에 생겼으면 지구(支溝) 혹은 양릉천(陽陵泉)을 배합한다.

④ 풍열증(風熱證)에는 포진혈(疱疹穴)・기문(期門)・곡천(曲泉)・족규음(足竅陰)・중저(中渚), 습열증(濕熱證)에는 포진혈(疱疹穴)・내정(內庭)・외관(外關)・협계(俠谿)・공손(公孫).

⑤ 포진(疱疹)이 생긴 둘레의 아시혈(阿是穴)에 포진방향으로 15~20도 각도로 사자하되, 2~3㎝ 정도의 깊이로 빨리 찌른 다음 바로 뺀다. 다음 내관(內關)·양릉천(陽陵泉)·곡지(曲池)에 침을 놓고, 얼굴에 생겼으면 합곡(合谷)에 더 놓되 하루에 한 번씩 놓는다.

⑥ 해당 신경간(神經幹) 부위 혹은 병소둘레에 피부침 자극을 주거나 이침(耳鍼) 치료를 한다.

【임상자료】

① 대상포진(帶狀疱疹) 환자 25례(남자 23례, 여자 2례, 모두 어른이었고 생긴 부위는 가슴과 등이 많았음)를 대상으로 합곡(合谷)·곡지(曲池)·혈해(血海)·삼음교(三陰交)와 병소와 관련된 신경간(神經幹) 부위에 사법(瀉法)으로 하루에 한 번씩 침을 놓아 치료한 자료에 의하면, 완치된 환자가 14례, 뚜렷하게 호전된 환자가 8례, 호전된 환자가 3례였으며 평균 치료횟수는 4~7번이었다.

② 대상포진(帶狀疱疹) 환자 26례를 대상으로 곡지(曲池)에 하루에 한 번씩 침을 놓으면서 비타민C와 B_1을 먹이는 방법으로 치료한 다른 자료에서는, 25례가 1주일 안에 나았고 1례는 18일 만에 나았다고 한다.

③ 대상포진(帶狀疱疹) 환자 50례를 국소 아시혈(阿是穴)과 병소부위에 해당하는 신경근, 즉 협척(夾脊)과 곡지(曲池)·합곡(合谷)·족삼리(足三里)에 사법(瀉法)으로 침을 하루건너 한 번씩 놓는 방법으로 치료한 자료에서는, 치료 3일 사이에 17례가 나았고 나머지 33례는 1주일 안에 나았다.

④ 대상포진(帶狀疱疹) 환자 31례를 포진혈(疱疹穴)을 주혈(主穴)로 하고 포진이 허리 위에 생겼으면 지구(支溝)·외관(外關)·합곡(合谷)·곡지(曲池), 허리 아래에 생겼으면 태충(太衝)·삼음교(三陰交)를 보조혈로 하여 통증이 심하고 병이 진행되는 초기에는 하루에 2번씩, 통증이 줄어들고 포진이 흡수되기 시작하면 1번씩 사법(瀉法)으로 침을 놓고 30~40분 동안 유침(留鍼)하는 방법으로 치료한 경험에 의하면, 2~4일에 완치된 환자가 1례, 5~7일 안에 완치된 환자가 16례, 8~10일 안에 완치된 환자가 9례, 10일 지나서 완치된 환자가 5례로서 평균 치료일수는 8.5일이었다.

⑤ 대상포진(帶狀疱疹) 환자 25례의 침치료 효과와 면역기능의 관계를 연구한 자료에 의하면, 25례 모두에게서 침을 놓은 다음 SK-SD(스트렙토키나제-스트렙토도르나제)와 투베르쿨린(Tuberculin)에 의한 피부시험반응이 뚜렷하게 증대되었으며 18례에서는 침을 놓은 다음 말초피에서 백혈구수와 임파세포수가 많아졌다.

이것은 침이 비특이적 면역기능을 높여준다는 것을 보여준다.

침을 놓기 전에는 포진삼출액 속에 탐식세포와 임파세포가 조금 있었는데, 침을 놓고 24시간 지난 다음에는 임파세포와 탐식세포가 많아지고 장세포와 단핵세포도 조금 있었다. 국소면역반응에서 기본은 임파세포와 거대탐식세포의 침윤이며, 이 세포들의 작용에 의하여 항원이 없어지게 된다. 대상포진삼출액의 탈락세포에 대한 검사결과는, 침치료가 확실히 유기체의 방어기능을 높여주고 전신 및 국소의 비특이적면역기능을 높여준다는 것을 보여준다.

대상포진(帶狀疱疹) 환자 22례에게서 침을 놓기 전과 놓은 다음의 혈청 IgA, IgG, IgM, 총보체 C_3의 함량을 측정한 데 의하면, 모두 정상범위로서 뚜렷한 변화가 없었다. 이것은 체액면역 방면이 이 병의 치료과정에 큰 영향을 주지 않는다는 것을 말해준다.

세포면역은 바이러스의 증식을 억제하고 감염을 막는 작용을 한다.

대상포진(帶狀疱疹)의 경우 침치료의 주된 치료작용은 전신 및 국소의 세포면역기능을 높이는 것이라고 볼 수 있다. 대상포진인 경우에 통증이 멎는 것은 침치료에 의하여 몸 안의 세포면역기능이 높아지고 바이러스의 활동이 억제되는 것과도 관련되지만 또한 침의 진통작용 기전과 관계된다고 본다.

【증례】 윤××, 여자, 54세.

4일 전에 상복부의 피부에 작은 과립이 내돋으면서 몹시 아팠다. 과립이 생긴 지 이틀 만에 과립둘레가 벌겋게 되면서 작은 물집이 생겼다. 이때 통증이 더 심했다. 점차 물집이 고름집으로 변하면서 포진이 합쳐졌다.

현증은 우측 옆구리와 허리부위에 불그스레한 작은 과립들이 퍼져 있었고 아파하였다. 그밖에 다른 증상은 없었다.

간담(肝膽)의 습열(濕熱)로 생긴 대상포진(帶狀疱疹)으로 진단하고 간담의 기능을 조화시키고 청열이습(淸熱利濕)하는 원칙에서 포진혈(疱疹穴)과 외관(外關)·태충(太衝)·삼음교(三陰交)를 배합하여 매일 2번씩 사법(瀉法)으로 침을 놓았다. 침을 맞은 다음부터 통증이 뚜렷하게 줄어들고 5일 만에 복부에 있던 포진에 딱지가 앉고 옆구리와 허리의 작은 과립들도 더 이상 커지지 않았다. 그 다음부터는 하루에 한 번씩 치료하였는데 치료 이틀 만에 증상이 모두 없어졌다.

제4장 안이비인후과 · 구강과 질병

1. 결막염(結膜炎)

【처방】 정명(睛明) · 태양(太陽) · 풍지(風池) · 합곡(合谷) · 태충(太衝).

적응증 : 급성 및 만성 결막염(結膜炎).

증상에 따라 더 쓰는 경혈 : 눈이 벌겋게 되면서 붓고 아프면 간수(肝兪) · 행간(行間), 결막(結膜)이 마르면서 가려우면 대골공(大骨空) · 소골공(小骨空) · 동자료(瞳子髎).

처방해설 : 눈은 간(肝)과 연계되어 있고 양명(陽明) · 태양(太陽) · 소양경(少陽經)은 모두 눈에 분포되어 있으므로 합곡(合谷)과 풍지(風池)는 태양경(太陽經)과 소양경(少陽經)의 경기(經氣)를 통하게 하여 풍열(風熱)을 없애고, 태충(太衝)은 궐음경(厥陰經)의 경기를 통하게 하여 간화(肝火)를 사(瀉)해 준다. 정명(睛明)은 눈의 국소혈로서 눈에 몰린 열을 없애주고, 태양(太陽)(피를 빼줌)은 눈의 염증을 없애며 통증을 멎게 해준다. 즉, 이 처방은 풍(風)을 없애고 열(熱)을 내리며 통증을 멎게 하는 작용을 한다.

【결막염의 개념과 치료방법】

개념 : 결막염(結膜炎)은 세균의 감염이나 물리화학적 자극으로 생기는 안구결막(眼球結膜)의 염증성질병(炎症性疾病)이다. 보통 급성과 만성으로 나눈다.

증상은 원인에 따라 차이가 있지만 대체로 급성결막염인 경우에는 이물감이 있고 시그러우며, 눈곱이 많이 끼고 결막은 충혈되어 있다. 심하면 붓고 출혈반(出血斑)이 생긴다. 만성결막염인 경우에는 타각증상은 거의 없으나 자각증상이 심한 것이 특징이다. 즉, 이물감과 피로감이 있고 눈곱은 적게 낀다.

한의학적으로는 적안(赤眼), 열안(熱眼)에 해당시킬 수 있다.

치료방법 : 족태양(足太陽), 족소양(足少陽), 수양명(手陽明), 족궐음경(足厥陰經)의 경혈을 위주로 하여 풍열(風熱)을 없애고 통증을 멎게 하는 방법으로 치료한다. 눈의 국소혈에는 약한 자극을 주고 팔다리혈에는 강한 자극을 준다.

【참고처방】

눈이 벌겋게 붓고 아픈 경우 : ① 양곡(陽谷)·지음(至陰).

② 합곡(合谷)·삼리(三里)·태양(太陽)·정명(睛明)에 침을 놓는다, 낫지 않으면 찬죽(攢竹)·태양(太陽)·사죽공(絲竹空)에 더 놓는다.

③ 신정(神庭)·상성(上星)·노회(臑會)·전정(前頂)·백회(百會)(피를 빼줌), 광명(光明)·지오회(地五會).

④ 태양(太陽)(피를 빼줌), 대골공(大骨空)(뜸), 소골공(小骨空)(뜸).

눈이 벌겋게 부으면서 아프고 잘 보이지 않는 경우 : 합곡(合谷)·이간(二間)·간수(肝兪)·족삼리(足三里)(뜸).

급성결막염(急性結膜炎) : ① 태양(太陽)·상성(上星)에 잎침을 놓고 1~2방울의 피를 빼준다.

② 정명(睛明)·찬죽(攢竹)·동자료(瞳子髎)·합곡(合谷).

③ 합곡(合谷).

결막염(結膜炎) : ① 풍지(風池)·태양(太陽)(피를 빼줌), 합곡(合谷)·정명(睛明)·솔곡(率谷).

② 정명(睛明)·동자료(瞳子髎)·간수(肝兪)·곡지(曲池)·행간(行間).

③ 귀의 눈, 1, 2, 간 구역.

④ 태양(太陽)·이첨(耳尖)·강압구(피를 빼줌).

⑤ 합곡(合谷)·태충(太衝)·정명(睛明)을 주혈(主穴)로 하고, 풍열(風熱) 증상이 있으면 소상(少商)·상성(上星)을, 간담(肝膽)의 화(火)가 성한 경우에는 행간(行間)·협계(俠谿)를 더 쓴다.

⑥ 상성(上星)·태양(太陽)·찬죽(攢竹)·정명(睛明)·동자료(瞳子髎)·화료(和髎)를 주혈(主穴)로 하고, 합곡(合谷)·곡지(曲池)·풍지(風池)·함곡(陷谷)·계맥(瘈脈)·대추(大椎) 등에서 1~개 혈을 보조혈로 쓴다.

⑦ 풍지(風池)·찬죽(攢竹)·정명(睛明)·태양(太陽)·합곡(合谷)·광명(光明).

⑧ 사죽공(絲竹空)·동자료(瞳子髎)·양백(陽白)·정명(睛明)·사백(四白)·대릉(大陵)·합곡(合谷)·영향(迎香)·양계(陽谿)·지오회(地五會)·함염(頷厭)·천주(天柱)·풍지(風池)·대추(大椎)·신주(身柱)·간수(肝兪)·비수(脾兪).

【임상자료】

① 급성결막염(急性結膜炎) 환자 66례를 대상으로 정명(睛明)·어요(魚腰)·승읍(承泣)·찬죽(攢竹)·사죽공(絲竹空)·동자료(瞳子髎) 가운데서 한 번에 2~3개

혈씩 하루 한 번 침을 놓고 약한 자극을 주는 방법으로 치료한 자료에 의하면, 유효율이 99%였다고 한다.

② 급성결막염(急性結膜炎) 환자 20례를 국소의 정명(睛明)·동자료(瞳子髎)·양백(陽白)·찬죽(攢竹)(한 번에 1~2개씩)과 소상(少商)·합곡(合谷)에 침을 놓고 국소혈에는 약한 자극을, 원격경혈(遠隔經穴)에는 강한 자극을 주는 방법으로 치료한 자료에서는, 유효율이 85%, 완치율이 55%였다고 한다. 완치된 환자 가운데서 침을 한 번 맞고 완치된 환자는 1례였고, 침치료 후 가장 빨리 좋아지는 증상은 눈의 통증과 눈물이 나는 것이었다.

③ 급성결막염(急性結膜炎) 환자 65례를 대상으로 이첨혈(耳尖穴) 부위를 문질러서 벌겋게 한 다음 소독하고 하루에 2번씩 이침(耳鍼)을 놓고 1분 동안 유침(留鍼)하면서 강한 자극을 준 다음 2~3방울의 피를 빼주는 방법으로 치료한 경험에 의하면, 거의 모든 환자들이 1~2번의 치료로 증상이 완화되었다. 즉, 하루 사이에 완치된 환자가 13례(20%), 2일 사이에 완치된 환자가 24례(36.9%), 3일 사이에 완치된 환자가 22례(33.8%), 4일 사이에 완치된 환자가 4례(6.1%)였다.

【증례】 노××, 남자, 38세.

자고 나니 눈이 따끔따끔하면서 지지는 듯이 아프며 가려웠다. 점차 눈이 아프면서 붓고 눈물이 나며, 눈곱이 끼고 부시어 뜨기 힘들었다.

급성결막염(急性結膜炎)으로 진단하고 태양(太陽)·정명(睛明)·합곡(合谷)에 침을 놓고 강한 자극을 준 다음 30분 동안 유침(留鍼)하였다. 다음날에 결막충혈과 눈꺼풀부종이 뚜렷하게 줄어들었다. 정명(睛明)·합곡(合谷)에 다시 한 번 침을 놓고 30분 정도 유침(留鍼)하였는데, 그 하루 사이에 증상이 모두 없어졌다.

2. 근시(近視)

【처방】 정명(睛明)·승읍(承泣)·사백(四白)·풍지(風池)·합곡(合谷).

적응증 : 근시(近視).

증상에 따라 더 쓰는 경혈 : 물체가 똑똑히 보이지 않으면 양로(養老)·광명(光明), 간(肝)·신(腎)이 허(虛)하면 간수(肝兪)·명문(命門).

처방해설 : 정명(睛明)은 눈의 국소혈로서 수족태양경(手足太陽經), 족양명경(足陽明經), 음교맥(陰蹻脈)과 양교맥(陽蹻脈)이 교회(交會)하는 경혈이다. 또한 방광경(膀胱經)은 신경(腎經)과 표리관계에 있으며 동자는 신(腎)에 속해 있다. 따라서

물체를 정확히 보려면 신(腎)의 정기(精氣)가 충실해야 한다. 그러므로 정명(睛明)으로 신기(腎氣)를 돕고 모든 경맥의 경기를 잘 통하게 하여 시력을 도와주게 한다. 풍지(風池)는 수족소양경(手足少陽經)과 양유맥(陽維脈), 양교맥(陽蹻脈)의 교회혈(交會穴)로서 풍(風)을 없애며 눈을 밝게 해준다. 승읍(承泣)·사백(四白)·합곡(合谷)은 기혈(氣血)이 풍부한 양명경(陽明經)의 경혈로서 눈으로 가는 경맥을 잘 통하게 하고 기혈순환을 빠르게 함으로써 시력을 좋게 한다. 즉, 이 처방은 시력을 도와주고 조절하는 작용을 한다.

【근시의 개념과 치료방법】

개념 : 눈의 조절이상으로 오는 병인데, 조절을 하지 않은 상태에서 평행광선이 망막보다 앞쪽에 초점을 맺는 상태이다. 즉, 눈축의 길이에 비해서 굴절력이 비교적 강한 눈이다. 근시(近視)는 가까운 곳에 있는 물체는 잘 보나 먼 곳에 있는 물체는 잘 못 본다. 청소년에게 많이 나타난다.

근시는 일반적으로 망막에 초점이 모이는 대신 빛의 분산이 이루어지기 때문에 그것을 작게 하여 똑똑히 보려고 눈을 가늘게 찌푸리고 뜨는 습관이 있다. 그러면 눈동자가 작아져서 모임점 깊이가 길어지면서 시력이 좋아진다. 근시의 도수가 클수록 시력이 더 나빠진다.

후천성근시(後天性近視)의 초기에는 침치료 효과가 좋지만 선천성근시(先天性近視, 惡性近視·進行性近視·遺傳性近視)나 후천성근시가 심한 경우에는 잘 반응하지 않는다. 일반적으로 침치료로 시력이 회복된 다음에는 눈 위생을 철저히 하여 재발되지 않도록 하여야 한다.

치료방법 : 족태양경(足太陽經)·수족양명경(手足陽明經)의 경혈을 위주로 보법(補法)을 쓰며 하루건너 한 번씩 치료한다.

【참고처방】

① 비노(臂臑)·광명(光明)·족삼리(足三里), 빈각(頻覺)→태양(太陽).

② 공손(公孫)·합곡(合谷)·풍시(風市)·수천(水泉)·태백(太白)·삼간(三間)·태양(太陽)·사죽공(絲竹空).

③ 풍지(風池)·합곡(合谷)·정명(睛明)·승읍(承泣).

④ 풍지(風池)·합곡(合谷)·정명(睛明)·승읍(承泣)을 주혈(主穴)로 하고, 비위(脾胃)가 허약하면 족삼리(足三里)·공손(公孫), 간신음(肝腎陰)이 허(虛)하면 신수(腎兪)·간수(肝兪)·태충(太衝)·수천(水泉)을 보조혈로 쓴다.

⑤ 찬죽(攢竹)·사죽공(絲竹空)·합곡(合谷)·승읍(承泣)·광명(光明)을 주혈(主穴)로 하고, 족삼리(足三里)·예풍(翳風)·풍지(風池)를 보조혈로 쓴다.

⑥ 승읍(承泣)·하정명(下睛明)을 주혈(主穴)로 하고, 족삼리(足三里)·사백(四白)·합곡(合谷)을 보조혈로 쓴다.

⑦ 승읍(承泣)·풍지(風池)·구후(球後)·합곡(合谷)·광명(光明)·양로(養老)에 침을 놓고, 찬죽(攢竹)·정명(睛明)·사죽공(絲竹空)·승읍(承泣)·사백(四白)에 안마를 한다.

⑧ 정명(睛明)·찬죽(攢竹)·승읍(承泣)·광명(光明)·풍지(風池)·간수(肝兪)·신수(腎兪).

⑨ 예명(翳明)·정명(睛明)·백회(百會)·풍지(風池)·찬죽(攢竹)·태양(太陽)·계맥(瘈脈)·사죽공(絲竹空)·합곡(合谷)·삼간(三間)·태백(太白)·대돈(大敦).

【임상자료】

① 가성근시(假性近視) 환자를 대상으로 뒷목, 어깨, 등, 후두부, 이마 등의 부위를 피부침으로 1분 동안에 약 300번 정도의 속도로 5분 동안 자극하는 방법으로 치료한 자료에 의하면, 유효율이 80%였다고 한다.

② 가성근시(假性近視) 환자 1043례에 2057개의 안구(남자 424례, 여자 619례, 나이가 가장 적은 환자가 6세, 가장 많은 환자가 20세, 앓는 기간이 가장 짧은 것은 1개월, 가장 긴 것은 16년)와 진성근시(眞性近視) 151개의 안구를 대상으로 목뒤, 엉덩이 부위, 눈 둘레, 풍지(風池) 둘레를 기본으로 하고, 기관지염(氣管支炎) 소견이 있으면 가슴, 소화장애(消化障碍)가 있으면 허리와 윗배 부위를 배합하여 피부침자극을 주면서 정광(正光, 攢竹과 魚腰의 중심에서 안과하연에 해당되는 곳)을 주혈(主穴)로 하고, 풍지(風池)·대추(大椎)·내관(內關)·심수(心兪)·간수(肝兪)·담수(膽兪)를 보조혈로 하여 전기침자극(9V, 5mA)을 주는 방법으로 치료한 자료에 의하면, 가성근시 2057개의 안구 가운데서 완치된 것이 433(21%), 뚜렷하게 호전된 것이 1153(56.1%), 호전된 것이 451(21.9%), 효과 없는 것이 20(1%)으로서 유효율이 99%였고, 진성근시 151개의 안구 가운데서 완치된 것이 38(25.2%), 뚜렷하게 호전된 것이 78(51.6%), 호전된 것이 32(21.2%), 효과 없는 것이 3(2%)이었다고 한다.

953개의 안구에 대하여 치료 후 5개월 사이의 원격성적을 관찰한 데 의하면 248(20%)은 치료 후 시력보다 더 좋아졌고, 368(38.6%)은 치료 후 시력을 유지하고 있었으며, 270(28.4%)은 시력이 좀 떨어지기는 하였으나 치료 전 시력까지는 떨어지지 않았다. 44(4.6%)는 치료 전 시력으로 떨어졌으며, 23(2.4%)은 치료 전 시력보다 더 나빠졌다. 치료 후에도 시력이 계속 좋아진 예들은 눈 위생을 엄격히 하면서 정광(正光)에 자체안마를 계속 진행한 환자들이었다.

【증례1】 노××, 남자, 25세.

누워서 책을 보는 습관이 있었는데 점차 시력이 낮아져 우측은 0.5, 좌측은 0.4였다. 평소에 머리가 어지럽고 허리가 시큰거리며 맥이 없었다. 손발이 차고 더운 것을 좋아하였다.

후천성근시(後天性近視)로 진단하고 간을 보(補)하고 눈을 밝게 하는 원칙에서 합곡(合谷)·삼음교(三陰交)·정명(睛明)·구후(球後)에 하루건너 한 번씩 보법(補法)으로 침을 놓았다.

모두 2개월 동안 치료하고 시력이 우측 1.0, 좌측 0.9로 회복되었다.

【증례2】 송××, 남자, 14세.

3년 전에 가성근시(假性近視) 진단을 받았다. 시력은 우측 0.3, 좌측 0.2였다.

정명(睛明)·승읍(承泣)·풍지(風池)·사백(四白)·합곡(合谷)에 하루건너 한 번씩 평보평사법(平補平瀉法)으로 침을 놓았다.

첫 치료 후에 양쪽 시력이 0.1씩 높아졌고 한 치료주기(10번) 후에는 시력이 우측 0.9, 좌측 0.8로 올라갔다. 5일 동안 쉬고 다시 한 치료주기 더 치료한 다음에는 우측 1.0, 좌측 0.9로 좋아졌다.

3. 색맹(色盲)

【처방】 정명(睛明)·찬죽(攢竹)·삼간(三間)·양로(養老)·천주(天柱)·풍지(風池).

적응증 : 색맹(色盲).

증상에 따라 더 쓰는 경혈 : 간신허증(肝腎虛證)에는 간수(肝兪)·명문(命門), 간담화(肝膽火)가 왕성하면 행간(行間)·협계(俠谿), 기혈(氣血)이 모두 허(虛)하면 족삼리(足三里)·기해(氣海)·격수(膈兪).

처방해설 : 정명(睛明)은 눈의 국소혈이며 수족태양경(手足太陽經)·족양명경(足陽明經)·음교맥(陰蹻脈)·양교맥(陽蹻脈)의 교회혈(交會穴)로서 모든 경맥의 경기를 잘 통하게 하고 시력을 높여준다. 찬죽(攢竹)·삼간(三間)·양로(養老)·천주(天柱)는 눈을 밝게 하는 경험혈이다. 풍지(風池)는 거풍(祛風)하면서 눈을 밝게 해준

다. 즉, 이 처방은 시력을 높이며 색깔을 똑똑히 가려보게 하는 작용을 한다.

【색맹의 개념과 치료방법】

개념 : 선천적으로 색깔을 가려보지 못하는 것을 말한다. 보통 색을 약하게 감수하는 색약(色弱)과 적색과 녹색을 가리지 못하는 적색맹(赤色盲)과 녹색맹(綠色盲)이 비교적 많으며, 여자보다 남자에게 5배 정도 많다. 일반적으로 뚜렷한 자각증상이 없이 지내다가 우연히 느끼게 된다.

한의학에서는 시적여백증(視赤如白症), 시물역색(視物易色)이라고 한다.

현대의학에서는 이 병에 대한 치료대책이 아직까지 없지만 침치료로 일정한 효과를 보고 있다.

치료방법 : 수족태양경(手足太陽經)·수양명경(手陽明經)의 경혈을 위주로 보법(補法)을 쓰거나 전기침을 놓을 수 있다. 하루건너 한 번씩 치료하는데 20번을 한 치료주기로 한다. 특히 색맹(色盲)에 대한 침치료는 끊지 말고 꾸준히 하여야 하며 보통 3~5치료주기를 거듭하여야 효과를 볼 수 있다. 치료기간 동안 과로하지 말고 기분을 좋게 하여야 한다.

【참고처방】

① 풍지(風池)·삼간(三間)·찬죽(攢竹)·외명(外明).

② 정명(睛明)·찬죽(攢竹)·동자료(瞳子髎)·풍지(風池)·사백(四白)·광명(光明)·행간(行間).

③ 동자료(瞳子髎)·정명(睛明)·사죽공(絲竹空)·승읍(承泣)·찬죽(攢竹)·양백(陽白)을 주혈(主穴)로 하고, 풍지(風池)·천용(天容)·상관(上關)·광명(光明)·비노(臂臑)·합곡(合谷)·족삼리(足三里)를 보조혈로 한다.

【임상자료】

① 색맹(色盲) 환자 21례(적색맹 14례, 녹색맹 3례, 적녹색맹 4례)를 대상으로 동자료(瞳子髎)·상관(上關)·천료(天髎)를 주혈(主穴)로 하고, 청궁(聽宮)·정명(睛明)·사죽공(絲竹空)·사백(四白)·거료(巨髎)·두유(頭維)·찬죽(攢竹)·풍지(風池)·양백(陽白)·목창(目窓)·비노(臂臑)·족임읍(足臨泣)·족삼리(足三里)·광명(光明)을 보조혈로 하여 하루건너 한 번씩 침을 놓는데, 머리의 혈에는 약한 자극을, 팔다리의 혈에는 강한 자극을 주는 방법으로 치료한 자료에 의하면, 한 치료주기(10번) 사이에 완치된 환자가 8례, 뚜렷하게 호전된 환자가 7례, 호전된 환자가 6례였으며, 5번 치료받은 다음에 호전된 환자도 있었다고 한다.

② 색맹(色盲) 환자 189례(남자 185례, 여자 4례, 나이는 모두 10~48세 사이, 적녹색맹이 122례, 색약이 67례)를 침치료한 자료에 의하면, 2치료주기 사이에 완치된 환자가 111례(58.7%), 뚜렷하게 호전된 환자가 32례(16.9%), 호전된 환자가 46례(24.3%)로서 유효율이 75.6%였다. 가장 적게 치료받은 횟수가 6번, 가장 많은 것이 88번이었다.

나은 환자 31례를 6개월~2년 동안 원격관찰하였는데 8례는 치료효과가 고정되었고 나머지 환자들은 효과가 좀 떨어졌지만 치료 전의 상태보다는 훨씬 좋아졌다고 한다.

치료는 다음과 같이 하였다. 즉, 천료(天髎)·동자료(瞳子髎)·찬죽(攢竹)·합곡(合谷)을 한 처방으로 하고, 상관(上關)·사죽공(絲竹空)·정명(睛明)·족삼리(足三里)를 다른 처방으로, 노수(臑兪)·승읍(承泣)·양백(陽白)·광명(光明)을 또 다른 처방으로 하여 매일 교대로 침을 놓되 눈 가까이에 있는 혈에는 평보평사법(平補平瀉法)으로 3~5분 정도 자극을 주어 침감이 눈에 이르도록 하고, 눈에서 멀리 떨어진 혈에는 15분 동안 유침(留鍼)하거나 전기침자극을 주어 침감이 머리 쪽으로 퍼지게 하였다. 10번을 한 치료주기로 하고 한 치료주기가 끝나면 3~5일 쉬고 다시 놓았다.

【증례1】 서××, 남자, 19세.

신체검사 때 우연히 적녹색맹(赤綠色盲) 진단을 받고 찾아왔다.

현증은 적녹색맹 밖에 다른 증상이 없었다.

정명(睛明)·찬죽(攢竹)·풍지(風池)·광명(光明)·족임읍(足臨泣)에 하루건너 한 번씩 전기침자극을 주고 눈 둘레와 뒷목, 등에 피부침자극을 주었으며, 간수(肝兪)·신수(腎兪)에는 침을 놓고 강한 자극을 주었다.

3개월 동안 치료를 받은 다음 색을 가려보았으며 2년 동안의 관찰에서 재발하지 않았다.

【증례2】 홍××, 남자, 12세.

색맹검사표(12장)의 색을 거의(8장) 가려내지 못하였다.

귀의 눈1, 눈2, 눈, 간 구역에서 양도점(良導點)을 찾아 하루건너 한 번씩 전기침자극을 주었다. 5번 치료한 다음 검사표를 거의 가려보았다. 6번째부터 귀의 해당부위에 피내침을 유침(留鍼)하였다. 모두 20번 치료받고 색맹검사표를 다 가려보았다.

4. 녹내장(綠內障)

【처방】 풍지(風池)·찬죽(攢竹)·동자료(瞳子髎)·합곡(合谷)·태계(太谿)·삼음교(三陰交)·간수(肝兪).

적응증 : 녹내장(綠內障).

증상에 따라 더 쓰는 경혈 : 급성발작기에는 행간(行間)·신맥(申脈)·금문(金門), 만성발작기에는 족삼리(足三里)·상양(商陽).

처방해설 : 찬죽(攢竹)과 동자료(瞳子髎)는 눈 국소혈로서 안구의 경기를 잘 통하게 하고 통증을 멎게 하며, 태양경(太陽經)과 소양경(少陽經)의 풍열(風熱)을 없애준다. 풍지(風池) 역시 풍을 없애고 눈을 밝게 해주며, 합곡(合谷)은 양명경(陽明經)의 열을 없애주고, 간수(肝兪)와 태충(太衝)은 간담(肝膽)의 화(火)를 없애준다. 삼음교(三陰交)와 태계(太谿)는 신음(腎陰)을 보(補)하여 허화(虛火)를 내려 준다.

【녹내장의 개념과 치료방법】

개념 : 병적으로 안압(眼壓)이 높아지면서 눈동자가 커지고 눈이 아프며, 잘 보지 못하게 되는 병을 말한다. 원발성(原發性)과 속발성(續發性)으로 나누는데, 원발성은 다시 충혈성(充血性, 鬱滯性)과 단순성(單純性)으로 나눈다. 진행 경과에 따라 급성과 만성으로 나누기도 한다. 급성은 늙은이들에게서 흔히 보게 된다. 녹내장(綠內障)의 경우 가장 중요한 증상은 안압이 높아지고 시신경이 위축되어 시력장애가 따르는 것이다. 이밖에 두통과 안구의 통증 등이 있다. 녹내장은 보통 중증으로 경과하며, 잘 낫지 않는 병의 하나이다.

한의학에서는 녹풍내장(綠風內障) 혹은 청풍내장(靑風內障)이라고 한다.

원발성녹내장(原發性綠內障)의 초기에는 침구치료를 하지만 속발성녹내장(續發性綠內障)인 경우에는 침치료를 하지 않는다. 급성발작성울체성녹내장(急性發作性鬱滯性綠內障)을 비롯하여 증상이 심할 경우에는 전문과적 치료를 받으면서 한의치료를 배합할 수 있다.

치료방법 : 족태양경(足太陽經)·족소양경(足少陽經)의 경혈을 위주로 하여 급성기에는 사법(瀉法)을 쓰고, 만성기에는 평보평사법(平補平瀉法)을 쓴다. 매일 혹은 하루건너 한 번씩 치료한다.

【참고처방】

① 행간(行間)에 침을 놓고 30분 동안 유침(留鍼)하면서 10분에 한 번씩 염전자극을 주면 안압이 내린다.

② 천주(天柱)·상천주(上天柱, 天柱에서 위로 5푼 되는 곳), 풍지(風池)에 침을 놓는다.

③ 천주(天柱)·상관(上關)에 삼릉침(三稜鍼)을 놓으면 안압이 내리고 눈의 통증이 줄어든다.

④ 천주(天柱)·풍지(風池)·풍문(風門)·천료(天髎).

⑤ 눈 둘레의 압통점(보통 攢竹·陽白·上關·目窓·天柱·風池 등에 압통점이 있을 수 있음)을 삼릉침으로 찌른 다음 작은 부항을 붙이고 피를 빼준다.

⑥ 중완(中脘)·신주(身柱)·차료(次髎)·양관(陽關)·천주(天柱)·곡지(曲池)·합곡(合谷)·족삼리(足三里)에 쌀알만한 뜸봉으로 한 번에 3~5장씩 뜸을 뜬다. 10번을 한 치료주기로 한다.

⑦ 비노(臂臑)는 작은 뜸봉으로 하루에 15장씩 10일 동안 뜨고 5일 동안 쉬고 다시 뜨면 안압이 내리고 눈의 통증과 편두통(偏頭痛)이 멎는다.

⑧ 승읍(承泣)·구후(球後)를 주혈(主穴)로 하고, 간담(肝膽)의 화(火)가 왕성한 경우에는 행간(行間)·태충(太衝)·간수(肝兪), 외감풍열증(外感風熱證)에는 풍지(風池)·합곡(合谷)·곡지(曲池), 신음허한증(腎陰虛寒證)에는 태계(太谿)·조해(照海)·정명(睛明)·찬죽(攢竹), 간비불화증(肝脾不和證)에는 삼음교(三陰交)·두유(頭維)·사백(四白)·태충(太衝)·광명(光明)을 보조혈로 쓴다.

⑨ 구후(球後)·풍지(風池)를 주혈(主穴)로 하고, 정명(睛明)·태양(太陽)·솔곡(率谷)·곡지(曲池)를 보조혈로 쓴다.

⑩ 풍지(風池)·현리(懸釐)·천주(天柱)·양백(陽白)·천료(天髎)·목창(目窓)·사백(四白).

5. 시신경위축(視神經萎縮)

【처방】 정명(睛明)·승읍(承泣)·풍지(風池)·합곡(合谷)·간수(肝兪)·신수(腎兪)·광명(光明).

적응증 : 시신경위축(視神經萎縮)이나 시신경염(視神經炎) 등의 내안부 질병.

증상에 따라 더 쓰는 경혈 : 간신(肝腎)이 허(虛)하면 명문(命門), 시신경염(視神經炎)에는 구후(球後) · 예명(翳明).

처방해설 : 정명(睛明)과 승읍(承泣)은 눈 국소혈로서 눈의 경기를 조화시키고, 풍지(風池)와 합곡(合谷)은 풍열(風熱)을 없애주며, 간수(肝兪) · 신수(腎兪) · 광명(光明)은 간신(肝腎)을 보(補)해 준다. 즉, 이 처방은 간신을 보(補)하고 눈의 염증을 없애며 눈을 밝게 하는 작용을 한다.

【시신경위축의 개념과 치료방법】

개념 : 시신경염, 울혈유두, 시신경의 압박 및 외상과 변성 등의 경우에 시신경섬유가 위축되어 오는 병이다. 겉으로는 아무러한 병적 변화를 찾아볼 수 없다. 다만 서서히 잘 안보이고 시야가 좁아진다. 시신경위축(視神經萎縮)에는 구후시신경염(球後視神經炎)을 앓거나 중독성시신경변성(中毒性視神經變成) 때에 보이는 단순성시신경위축(單純性視神經萎縮, 原發性視神經萎縮) · 시신경염(視神經炎)을 비롯한 망막의 염증성질병을 앓은 뒤에 오는 염증성시신경위축(炎症性視神經萎縮), 축성시신경염으로 오는 축성시신경위축(軸性視神經萎縮)과 기타 망막성시신경위축(網膜性視神經萎縮), 녹내장성시신경위축(綠內障性視神經萎縮) 등이 있다.

한의학적으로는 청맹(靑盲), 시첨혼묘(視瞻昏渺)에 해당시킬 수 있다.

시신경염(視神經炎)은 뇌수와 뇌막의 염증성질병(유행성뇌척수막염 · 바이러스성질병 등), 감염성질병(감기 · 결핵 등), 병소성감염성질병(편도염 · 부비강염), 물질대사질병(당뇨병 · 비타민결핍증 · 빈혈), 중독, 눈의 염증 때에 오는 시신경유두로부터 시신경교차전까지의 염증을 말한다. 염증 정도에 따라 유두 부위의 병적 변화들이 나타난다. 임상적으로 시신경망막염(視神經網膜炎) 형태를 띤다. 처음에는 자각적으로 시력저하, 눈부심, 눈의 통증을 호소한다. 보통 시야의 동심성협착, 맹반의 확대, 암점 등 눈의 기능장애가 있다. 일부형을 제외하고는 시신경염인 경우 시력이 갑자기 떨어지므로 한의학에서는 폭맹(暴盲)이라는 증후적인 병명을 붙였다.

치료방법 : 족태양경(足太陽經) · 수족양명경(手足陽明經)의 경혈을 위주로 하여 치료한다. 눈에 있는 경혈에는 약한 자극을 주고 팔다리의 경혈에는 중간 정도의 자극을 주되 하루건너 한 번씩 15번을 한 치료주기로 한다. 한의학과 양의학을 배합하여 치료하면 효과를 더욱 높일 수 있다.

【참고처방】

청맹(靑盲) : ① 상양(商陽) · 거료(巨髎) · 상관(上關) · 동자료(瞳子髎) · 낙각(絡

却)·승광(承光).

② 간수(肝兪)·담수(膽兪)·신수(腎兪)·양로(養老)(뜸 7장), 상양(商陽)(뜸 5장), 광명(光明).

③ 찬죽(攢竹)·태양(太陽)·전정(前頂)·상성(上星)·내영향(內迎香)(다 침을 놓고 피를 빼줌).

시신경염(視神經炎) : ① 정명(睛明)·찬죽(攢竹)·구후(球後)·동자료(瞳子髎)·함곡(陷谷).

② 풍지(風池)·구후(球後)·동자료(瞳子髎)를 주혈(主穴)로 하고, 합곡(合谷)·광명(光明)·찬죽(攢竹)을 보조혈로 하여 침을 놓고 15분 정도 유침(留鍼)한다.

③ ㉠ 풍부(風府)·풍지(風池)·태양(太陽). ㉡ 상성(上星)·목창(目窓)·영향(迎香). ㉢ 비노(臂臑)·합곡(合谷)·광명(光明). ㉣ 조해(照海)·합곡(合谷)·찬죽(攢竹). ㉤ 어요(魚腰)·사백(四白)·신맥(申脈). ㉥ 정명(睛明)·동자료(瞳子髎)·임읍(臨泣). ㉦ 명문(命門)·간수(肝兪) 등 7개 처방을 매일 돌아가며 쓴다. 유침(留鍼)은 5분 정도로 한다.

④ 광명(光明)·목창(目窓)·풍지(風池)·간수(肝兪)·임읍(臨泣).

⑤ 풍지(風池)·구후(球後)·정명(睛明)·합곡(合谷)을 주혈(主穴)로 하고, 승읍(承泣)·간수(肝兪)·신수(腎兪)·족삼리(足三里)·광명(光明)을 보조혈로 쓴다.

⑥ 구후(球後)에 비타민B_1과 B_{12}를 약침한다.

⑦ 정명(睛明)·구후(球後)·곡지(曲池)를 주혈(主穴)로 하고, 풍지(風池)·합곡(合谷)·태양(太陽)·족삼리(足三里)를 보조혈로 쓰되 보조혈은 한 번에 1~2개씩 선택하여 중간 정도의 자극을 준다.

⑧ 구후(球後)·정명(睛明)·풍지(風池)·간수(肝兪)·신수(腎兪)를 주혈(主穴)로 하고, 간화증(肝火證)은 태충(太衝)·광명(光明), 경공증(驚恐證)은 신문(神門)·내관(內關), 위열증(胃熱證)은 내정(內庭)·족삼리(足三里)를 보조혈로 쓴다.

⑨ 구후(球後)·정명(睛明)을 주혈(主穴)로 하고, 풍지(風池)·합곡(合谷)·족삼리(足三里)·광명(光明)을 보조혈로 쓴다.

⑩ 상성(上星)·이간(二間)·족삼리(足三里)·광명(光明)에 침을 놓고, 찬죽(攢竹)·태양(太陽)·내영향(內迎香)에서 피를 빼준다.

⑪ 구후(球後)·정명(睛明)·승읍(承泣)·찬죽(攢竹)을 주혈(主穴)로 하고, 풍지(風池)·태양(太陽)·합곡(合谷)을 보조혈로 쓴다.

시신경위축(視神經萎縮) : ① 구후(球後)·정명(睛明)·계맥(瘈脈)·건명(健明)1·건명(健明)2를 주혈(主穴)로 하고, 신수(腎兪)·건명(健明)5·합곡(合谷)·예명

(翳明)·양백(陽白)·비노(臂臑)·풍지(風池)·곡지(曲池)·족삼리(足三里)·광명(光明)을 보조혈로 쓰되 처음에는 주혈(主穴) 2개, 보조혈 1개씩 배합하여 강한 자극을 주며, 병상태가 좋아지는 데 따라 주혈(主穴)과 보조혈을 각각 1개씩 택하여 약한 자극을 준다.

② 구후(球後)나 시구(정중선상 후두결절에서 3손가락너비로 올라가 옆으로 2손가락너비 되는 곳)에 비타민B_{12}를 약침한다.

③ 풍지(風池)·구후(球後)·정명(睛明)·광명(光明)을 주혈(主穴)로 하고, 간신음허증(肝腎陰虛證)에는 간수(肝兪)·비수(脾兪)·신수(腎兪)·태계(太谿), 비허증(脾虛證)에는 족삼리(足三里)·공손(公孫)·삼음교(三陰交), 간울증(肝鬱證)에는 태충(太衝)·간수(肝兪)·내관(內關)을 보조혈로 쓴다.

【임상자료】

① 시신경위축(視神經萎縮) 환자 99례(159개 안구)를 침으로 치료한 자료에 의하면, 뚜렷하게 나은 것이 23개(14.4%), 좀 나은 것이 82개(51.6%)이었다.

치료는 다음과 같이 하였다. 건명(健明)1·구후(球後)·건명(健明)2·정명(睛明)을 주혈(主穴)로 하고, 신수(腎兪)·건명(健明)5·합곡(合谷)·양백(陽白)을 보조혈로 쓰되, 한 번에 주혈(主穴) 2개와 보조혈 1개씩 매일 교대로 침을 놓았다. 10번을 한 치료주기로 하며 3~4일 쉬고 다시 놓았다. 시력이 일정한 정도로 좋아진 다음에는 ㉠ 정명(睛明)·신수(腎兪)·광명(光明), ㉡ 건명(健明)2·간수(肝兪)·곡지(曲池), ㉢ 태양(太陽)·기해(氣海)·임읍(臨泣), ㉣ 건명(健明), ㉤ 관원(關元)·상관(上關), ㉥ 구후(球後)·족삼리(足三里)·담수(膽兪), ㉦ 양백(陽白)·삼음교(三陰交)·심수(心兪), ㉧ 건명(健明)2·대추(大椎)·신수(腎兪), ㉨ 건명(健明)1·명문(命門)·위중(委中), ㉩ 동자료(瞳子髎)·포황(胞肓)·풍지(風池), ㉪ 상명(上明)·신주(身柱)·합곡(合谷) 등의 처방을 교대로 썼다.

② 시신경위축(視神經萎縮) 40개의 안구에 대하여 귀의 눈, 눈1, 눈2, 간, 신, 피질하, 병첨, 후두 구역의 압통점에 가락지형 이침(耳鍼)을 꽂고 1주일 동안씩 유침(留鍼)하는 방법(환자 자체로 하여금 하루에 2~3번씩 자극을 주도록 하였음)으로 치료한 자료에서는, 시력이 높아진 것이 14개(35%)였다고 한다.

③ 시신경위축(視神經萎縮) 환자 15명(25개의 안구)을 머리의 양쪽 시각구역에 하루에 한 번씩 1분 동안 240빈도의 전기침자극을 10~15분 동안 주는 방법으로 치료한 자료에서는, 2치료주기(20번) 사이에 9개의 눈(36%)에서 시력이 뚜렷하게 좋아졌다고 한다.

【증례】 정××, 여자, 10세.

1개월 전부터 눈이 아프면서 점차 잘 보이지 않았는데, 최근에는 전혀 보이지 않았다.

시력은 우측 0.05, 좌측 0.02였다. 안저소견은 시신경유두가 뚜렷하게 충혈되고 유두변두리의 경계가 뚜렷하지 못하며, 유두와 그 주변의 망막이 가벼운 수종 상태였다.

시신경유두염(視神經乳頭炎)으로 진단하고 풍지(風池)·정명(睛明)·동자료(瞳子髎)·합곡(合谷)·광명(光明)에 하루에 한 번씩 사법(瀉法)으로 침을 놓았다. 침을 맞고 난 다음 환자는 머리가 맑아지고 눈이 밝아지는 감을 느꼈다. 점차 시력이 좋아졌다. 5번 치료한 다음 자각증상이 모두 없어지고 우측 시력이 1.0으로 회복되었다. 안저소견에서도 유두충혈과 수종이 없어지고 경계가 뚜렷해졌다. 모두 12번 치료한 다음 양쪽 시력과 안저소견이 정상으로 되었다. 치료효과를 공고히 하기 위해 연속 3번 더 치료하였다. 그 후 양쪽 시력이 모두 1.5로 되었다. 1년 동안의 경과관찰에서도 재발하지 않았다.

6. 사시(斜視)

【처방】 내사시(內斜視)에는 풍지(風池)·합곡(合谷)·구후(球後)·동자료(瞳子髎)·태양(太陽), 외사시(外斜視)에는 풍지(風池)·합곡(合谷)·정명(睛明)·사백(四白).

적응증 : 사시(斜視).

증상에 따라 더 쓰는 경혈 : 어지럽고 메스꺼우면 인당(印堂)·내관(內關).

처방해설 : 눈에 분포된 경근들의 기능이 장애되면 안구를 굴리는 근육이 장애되거나 경련이 와서 사시가 온다. 수족삼양경(手足三陽經)이 눈에 분포되는데, 수태양경근(手太陽經筋)은 눈 위와 외자부에, 족소양경근(足少陽經筋)은 눈 아래에, 족태양경근(足太陽經筋)은 내자부와 눈 위에 퍼져 있다. 그러므로 외전근마비로 오는 내사시(內斜視)인 경우에는 외자부의 국소혈과 족소양경(足少陽經)의 경혈을, 내전근마비로 오는 외사시(外斜視)인 경우에는 내자부의 국소혈과 족태양경(足太陽經) 및 수족양명경(手足陽明經)의 경혈을 위주로 써서 해당 경근의 기능을 회복시킨다.

【사시의 개념과 치료방법】

개념 : 양 눈으로 동시에 앞을 똑바로 볼 수 없는 상태를 말하는 것으로, 한 눈이 똑

바로 앞을 볼 때 다른 한 눈은 한쪽으로 기울어진다. 안구를 굴리는 근육이 부분적으로 혹은 완전히 마비되어 오는 것을 마비성사시(痲痺性斜視)라 하고, 안구를 돌리는 근육의 균형이 장애되어 오는 것은 조절장애성사시(調節障碍性斜視, 共動性斜視)라 한다. 일반적으로 임상소견에 근거하여 내사시(內斜視)와 외사시(外斜視)로 나눈다.

한의학에서는 사시(斜視)를 소아통정(小兒通睛), 신주장반(神珠將反), 녹로전관(轆轤轉關), 풍견와벽(風牽喎僻), 풍견편시(風牽偏視) 등으로 부르는데, 풍견편시와 풍견와벽은 마비성사시(痲痺性斜視)와 비슷하며, 소아통정은 경풍(驚風)이나 외상(外傷)으로 온다고 보므로 마비성사시에 더 가깝고, 신주장반은 공동성사시(共動性斜視)에 더 가깝다고 본다.

사시에 대한 침치료는 일정한 효과가 있으나 보조치료수단에 지나지 않는다.

마비성사시인 경우에는 원인치료를 같이 하여야 하며, 공동성사시인 경우에는 안경교정치료를 같이 할 수 있다.

치료방법 : 수족태양경(手足太陽經)·수족소양경(手足少陽經)·수족삼양경(手足三陽經)의 경혈을 주로 쓰되, 눈 주위의 경혈에는 중간 정도의 자극을 준다. 하루건너 한 번씩 20번을 한 치료주기로 한다.

【참고처방】

사시(斜視) : ① 풍지(風池)·합곡(合谷)을 주혈(主穴)로 하고, 내사시(內斜視)에는 구후(球後), 외사시(外斜視)에는 정명(睛明)을 보조혈로 쓴다.

② 사백(四白)·합곡(合谷)·풍지(風池)·족삼리(足三里)·간수(肝兪)·신수(腎兪)를 주혈(主穴)로 하고, 내사시(內斜視)에는 태양(太陽)·동자료(瞳子髎), 외사시(外斜視)에는 정명(睛明)·찬죽(攢竹)을 보조혈로 쓴다.

공동성사시(共動性斜視) : 정명(睛明)·찬죽(攢竹)·사죽공(絲竹空)·합곡(合谷).

마비성사시(痲痺性斜視) : 상직근 마비인 경우에는 구후(球後)·건명(健明)2·건명(健明)4·정명(睛明)·승읍(承泣)을 주혈(主穴)로 하고, 건명(健明)·합곡(合谷)·외명(外明)을 보조혈로 쓴다.

내직근 마비인 경우에는 정명(睛明)·건명(健明), 어미(魚尾)→어요(魚腰), 찬죽(攢竹)을 주혈(主穴)로 하고, 합곡(合谷)·양백(陽白)·승읍(承泣)을 보조혈로 쓴다.

하직근 마비인 경우에는 구후(球後)·승읍(承泣)을 주혈(主穴)로 하고, 합곡(合谷)·내관(內關)·건명(健明)2를 보조혈로 쓴다.

외직근 마비인 경우에는 구후(球後)・외직근(外直筋)・정명(睛明)을 주혈(主穴)로 하고, 태양(太陽)・승읍(承泣)・동자료(瞳子髎)・합곡(合谷), 어미(魚尾)→어요(魚腰)를 보조혈로 쓴다.

상사근 마비인 경우에는 건명(健明)4・상사(上斜)1・상사(上斜)2・정명(睛明)・구후(球後)를 주혈(主穴)로 하고, 건명(健明)2・건명(健明)3・상명(上明)・합곡(合谷)・양백(陽白)・외명(外明)・승읍(承泣)・찬죽(攢竹)을 보조혈로 쓴다.

하사근 마비인 경우에는 건명(健明)・구후(球後)・건명(健明)3을 주혈(主穴)로 하고, 합곡(合谷)・내관(內關)・태양(太陽)・양백(陽白)・승읍(承泣)・상명(上明)・건명(健明)2를 보조혈로 쓴다.

일반적으로 보조혈은 1~2개씩 배합하여 쓰며, 10번을 한 치료주기로 한다.

【임상자료】

① 마비성사시(痲痹性斜視) 환자 101례(내직근 마비 10례, 외직근 마비 30례, 상직근 마비 2례, 하직근 마비 10례, 상사근 마비 15례, 하사근 마비 3례, 여러 개의 인근 마비 31례였고, 앓은 기간은 가장 짧은 것이 1일, 가장 긴 것은 몇 년씩 되었음)를 대상으로 정명(睛明)・건명(健明)1~4, 구후(球後)・양백(陽白)・승읍(承泣)・어요(魚腰)・사죽공(絲竹空)・동자료(瞳子髎)・광명(光明)・태양(太陽)・합곡(合谷)・내관(內關) 중에서 한 번에 2~4개의 경혈을 선택하여 하루에 한 번씩 침을 놓는 방법으로 치료한 경험에 의하면, 완치된 환자가 36례(34.7%), 뚜렷하게 호전된 환자가 16례(15.8%), 호전된 환자가 24례(23.8%), 효과 없는 환자가 26례(25.7%)였다. 완치된 환자 35례 가운데서 26례는 앓은 기간이 3주일 안팎이었다. 이것은 앓은 기간이 짧을수록 침치료 효과가 좋다는 것을 보여준다.

완치된 환자 14례와 뚜렷하게 호전된 환자 4례에 대하여 1년 동안 원격성적을 관찰한 결과, 완치된 환자 가운데서 도진 예는 없었고 뚜렷하게 호전된 환자 가운데서 2례가 약간의 복시(複視)가 있었다.

② 인근성 마비 환자 24례(윗눈꺼풀 거상근 마비 14례, 그 가운데 선천성 마비 7례, 외안근과 동안신경 완전마비 1례, 상사근 마비와 하직근 마비가 2례, 외직근 마비가 7례)를 대상으로 윗눈꺼풀 하수에는 상명(上明)과 양백(陽白), 내직근 마비에는 정명(睛明), 외직근 마비에는 어미(魚尾), 상직근 마비에는 상명(上明), 하직근 마비에는 승읍(承泣)을 각각 주혈(主穴)로 하고, 거기에 합곡(合谷)・곡지(曲池)・족삼리(足三里)・삼음교(三陰交)를 보조혈로 하여 하루에 한 번씩 교대로 침을 놓되, 초기에는 강한 자극(환자가 참을 수 있을 정도로)을 주고 효과가 나타나

기 시작하면서부터는 자극의 세기를 점차 약하게 하면서 30분 정도 유침(留鍼)하는 방법으로 치료한 자료에 의하면, 완치된 환자가 10례(41.7%), 뚜렷하게 호전된 환자가 12례(50%), 효과 없는 환자가 2례(8.3%)로서 유효율은 91.7%였다. 평균 치료기간은 30.6일(가장 짧은 것이 8일, 가장 오랜 것이 90일)이었다.

【증례】 신××, 남자, 16세.

어려서부터 좌측 내사시(內斜視)가 있었지만 특별한 치료를 받지 않았다. 합곡(合谷)·풍지(風池)·구후(球後)·동자료(瞳子髎)·태양(太陽)에 평보평사법(平補平瀉法)으로 침을 놓고 30분 동안 유침(留鍼)하되 10분에 한 번씩 자극을 주었다. 하루건너 한 번씩 15번 치료받은 다음부터 눈이 비뚤어지는 정도가 약해지기 시작하였으며, 3치료주기(30번) 후에는 완전히 정상으로 되었다. 치료효과를 공고히 하기 위하여 1치료주기 더 치료하였다.

7. 메니에르병(內耳性眩暈)

【처방】 청궁(聽宮)·예풍(翳風)·풍지(風池)·태충(太衝)·내관(內關)·족삼리(足三里).

적응증 : 내이성현훈(內耳性眩暈).

증상에 따라 더 쓰는 경혈 : 담습(痰濕)이 성하면 중완(中脘)·풍륭(豊隆), 신음부족증(腎陰不足證)에는 태계(太谿)·삼음교(三陰交), 신경증상이 있으면 신문(神門)·안면(安眠).

처방해설 : 청궁(聽宮)과 예풍(翳風)은 귀의 국소혈로서 귀 부위의 경기를 통하게 하며, 풍지(風池)와 태충(太衝)은 간담(肝膽)의 화(火)를 사(瀉)하여 현훈(眩暈)을 낫게 한다. 내관(內關)은 장애된 위 기능을 조화시켜 토하는 증상을 멎게 하고, 족삼리(足三里)·중완(中脘)·풍륭(豊隆)은 건비화담(健脾化痰)하며, 태계(太谿)와 삼음교(三陰交)는 신음(腎陰)을 보(補)하고, 신문(神門)과 안면(安眠)은 진정작용을 한다. 즉, 이 처방은 간양상항(肝陽上亢)을 막고 진정시키는 작용이 있다.

【메니에르병의 개념과 치료방법】

개념 : 발작적으로 거듭되는 현훈(眩暈), 이명(耳鳴), 난청(難聽)을 주증상으로 하는 증후군을 말한다. 그 원인은 아직 분명히 밝혀지지 않았으나 내이(內耳)의 변태반응, 물염류대사장애 및 혈관경련 등으로 내이의 미로에 수종(水腫)이 와서 생긴다고

보고 있다. 현훈은 발작적으로 거듭되는데 몇 분 동안 지속된다. 그러나 심하여도 하루 이상은 지속되지 않는다. 심한 경우에는 5~6일 간격으로 발작하는데, 환자는 어지러워서 걷지 못하고 눕게 된다. 이밖에 자발안구통증, 이명, 신경성난청 등의 증상이 있을 수도 있고 구토, 두통, 식은땀, 안면열감 등의 증상이 있을 수도 있다.

한의학에서는 현훈(眩暈)의 범주에 해당시킬 수 있는데, 맑은 양기(陽氣)가 위로 오르지 못하거나 신음(腎陰)이 허한 데다 간양(肝陽)이 상충하여 생긴다고 보았다.

메니에르병도 침구치료에 일정한 효과가 있다. 현훈을 호소하는 다른 기질적 질병과 정확히 감별하고 치료하여야 한다.

치료방법 : 담습(痰濕)을 없애고 간양(肝陽)이 상충되는 것을 막는 원칙에서 수족소양경(手足少陽經), 족궐음경(足厥陰經), 수궐음경(手厥陰經)의 경혈을 주로 쓰되 중간 정도 혹은 강한 자극을 준다. 하루에 한 번씩 5~10번을 한 치료주기로 한다.

【참고처방】

현훈(眩暈) : ① 신정(神庭)·상성(上星)·노회(臑會)·전정(前頂)·후정(後頂)·뇌호(腦戶)·풍지(風池)·양곡(陽谷)·대도(大都)·지음(至陰)·금문(金門)·신맥(申脈)·족삼리(足三里).

② 통리(通里)·해계(解谿)(뜸).

③ 낙각(絡却).

④ 목창(目窓)·낙각(絡却)·백회(百會)·신맥(申脈)·지음(至陰).

⑤ 비양(飛揚)·폐수(肺兪).

⑥ 지정(支正)·삼초수(三焦兪).

메니에르병 : ① 풍지(風池)·태충(太衝)·예풍(翳風)·청궁(聽宮)·내관(內關)을 주혈(主穴)로 하고, 족삼리(足三里)·중완(中脘)·태계(太谿)를 보조혈로 쓴다.

② 풍지(風池)·신수(腎兪)·합곡(合谷)·해계(解谿)·신맥(申脈).

③ 합곡(合谷)·태충(太衝)·예명(翳明)과 내관(內關)·풍지(風池)·사독(四瀆)을 교대로 쓴다.

④ 습담증(濕痰證)에는 풍지(風池)·두유(頭維)·풍륭(豊隆)·내관(內關)·음릉천(陰陵泉)·예풍(翳風)을, 신음부족증(腎陰不足證)에는 풍지(風池)·신수(腎兪)·태계(太谿)·태충(太衝)·예풍(翳風)·청궁(聽宮)을 쓴다.

⑤ 풍지(風池)·예풍(翳風)·합곡(合谷)·곤륜(崑崙)에 사법(瀉法)을 쓰고, 족삼리(足三里)와 삼음교(三陰交)에 평보평사법(平補平瀉法)을 쓴다.

⑥ 백회(百會)·두유(頭維)·합곡(合谷)·청궁(聽宮)·예풍(翳風)·계맥(瘈脈)·

중저(中渚).

⑦ 이문(耳門)·청궁(聽宮)·청회(聽會)·예풍(翳風)·풍지(風池) 등 귀 둘레의 경혈과 합곡(合谷)·수삼리(手三里)·곡지(曲池)·외관(外關)·완골(腕骨)·족삼리(足三里) 등 팔다리의 경혈을 같이 쓰되, 한 번에 국소혈 2~4개와 원격경혈(遠隔經穴) 2~4개를 배합하여 쓴다.

⑧ 백회(百會)(직접뜸을 25~30장 뜸).

【임상자료】

① 메니에르병 환자 5례(앓은 기간이 각각 2일, 5일, 2개월, 2년, 5년이었음)를 대상으로 합곡(合谷)·열결(列缺)·곡지(曲池)·족삼리(足三里)·신정(神庭)·상성(上星)·내관(內關)·예풍(翳風) 가운데서 한 번에 2~3개 혈씩 골라 교대로 하루에 한 번씩 침을 놓고 강한 자극을 주는 방법으로 치료한 자료에 의하면, 평균 3~4번 치료하고 나았다. 특히 앓은 기간이 짧은(2일) 환자는 침을 2번 맞고 나았으며, 발병기간이 5년 되는 증상이 비교적 심한 예는 비타민B군을 같이 쓰면서 침치료를 8번 하고 현훈(眩暈) 발작이 가벼워졌지만 이명(耳鳴)과 난청(難聽)은 없어지지 않았다.

② 메니에르병 환자 60례(남자 20례, 여자 40례, 15~40세 사이가 29례, 41~70세 사이가 31례, 앓은 기간은 가장 짧은 것이 1일, 가장 긴 것이 11년)를 대상으로 백회(百會)에 쌀알 혹은 콩알 크기의 뜸봉으로 집접뜸을 한 번에 25~30장 뜨는 방법으로 치료한 자료에서는, 완치된 환자가 53례(88.3%), 뚜렷하게 호전된 환자가 6례(10%), 효과 없는 환자가 1례였다. 호전된 환자 가운데서 2개월 사이에 도진 환자가 4례였지만 어지러운 증상은 치료 전보다 뚜렷하게 줄어들었다고 한다.

【증례1】 차××, 남자, 26세.

2년 전부터 발작적으로 현훈(眩暈)이 오면서 이명(耳鳴)이 있었는데, 그 사이에 3번 발작하였다.

발작 지속시간은 2~3분 정도이고 발작이 끝나면 특별한 증상이 없었다. 그러므로 치료를 받지 않고 지냈다. 그런데 최근 발작이 비교적 잦아지면서 어지럽고 이명(耳鳴)이 심하며 귀가 멍해졌다. 이따금 메스껍고 구토도 하였다.

메니에르병으로 진단하고 메니에르병 처방대로 침을 거듭 4번 놓았더니 어지러운 증상이 모두 없어졌다. 1년 동안의 원격관찰에서도 재발하지 않았다.

【증례2】 전××, 여자, 50세.

1984년 4월에 갑자기 어지러워서 서 있지 못하였는데, 그해 9월까지 2번 발작하였다. 9월 16일에 병원에 갔을 때에는 방안의 물체가 돌아가는 듯하여 서 있지 못하면서 메스꺼워하거나 게웠다. 또한 머리가 띵하고 귀에서 소리가 나면서 귀가 잘 들리지 않았다.

백회(百會)에 쌀알크기의 뜸봉으로 직접뜸을 연속 30장 뜬 다음 모든 증상이 다 없어졌다. 그 후 7개월 동안의 원격관찰에서도 재발하지 않았다.

8. 벙어리

【처방】 청회(聽會)・예풍(翳風)・아문(瘂門)・염천(廉泉)・중저(中渚)・합곡(合谷)을 주혈(主穴)로 하고, 청궁(聽宮)・이문(耳門)・청회(聽會)・외관(外關)・양지(陽池)・족임읍(足臨泣)・통리(通里)・금문(金門)을 보조혈로 쓴다.

적응증 : 벙어리.

처방해설 : 청회(聽會)와 예풍(翳風)은 귀의 국소혈로서 귀의 경기를 잘 통하게 하고, 염천(廉泉)은 혀의 기능을 도와 말할 수 있게 한다. 수소양경(手少陽經)이 귀속에 들어가므로 수소양경의 중저(中渚)로 수소양 경기를 통하게 하고, 수양명경(手陽明經)의 낙맥(絡脈)이 귀에 들어가 종맥(宗脈)과 합쳐지므로 수양명경의 합곡(合谷)을 배합하여 경기를 더 잘 통하게 하였다. 즉, 이 처방은 귀가 막힌 것을 열어주며 말을 할 수 있게 한다.

【벙어리의 개념과 처방풀이】

개념 : 말을 못하고 잘 듣지 못하는 것을 말하는데, 대체로 듣지 못하여 말을 못하는 경우가 많다. 날 때부터 말하지 못하는 선천성벙어리는 청각기관의 발육부전이나 기형으로 오는 경우가 많지만 후천성으로 말을 못하게 되는 것은 머리외상, 급성전염병, 중이염, 약물중독 등으로 오는 경우가 많다.

청력이 일정한 정도로 보존되고 간단한 단어 정도의 말을 하는 것은 불완전벙어리라고 한다.

침치료로 청력이 일정한 정도로 회복된 다음에는 말하는 연습을 시키면서 침치료를 하여야 한다.

치료방법 : 수족양명경(手足陽明經), 수족태양경(手足太陽經), 독맥(督脈)의 경혈을 위주로 쓰는데, 매번 귀 국소의 경혈 1~2개와 원격경혈 1~2개를 배합하여 하루에 한 번씩 침을 놓으며 10번을 한 치료주기로 한다. 청력이 일정한 정도로 개선된 다

음에는 아문(瘂門)과 염천(廉泉)을 배합하는 것이 좋다. 귀 국소혈에는 입을 벌리게 하고 1.5~2촌 깊이로 똑바로 찌른다.

【참고처방】

① 이문(耳門) · 예풍(翳風) · 아문(瘂門) · 중저(中渚) · 외관(外關)을 주혈(主穴)로 하고, 예명(翳明) · 곡지(曲池) · 백회(百會) · 인중(人中)을 보조혈로 쓴다(선천성벙어리에 주로 씀).

② 이문(耳門) · 아문(瘂門) · 중저(中渚)를 한 처방으로 하고, 하관(下關) · 예풍(翳風) · 염천(廉泉)을 다른 처방으로 하여 매일 교대로 쓴다(외상성벙어리에 주로 씀).

③ 이명(耳鳴)에는 예명(翳明) · 각손(角孫) · 신문(神門) · 대추(大椎)를, 현훈(眩暈)에는 아문(瘂門) · 예명(翳明) · 합곡(合谷) · 풍지(風池) · 백회(百會) · 사독(四瀆)을 쓴다(약물중독성벙어리에 주로 씀).

④ 청회(聽會) · 예풍(翳風) · 백회(百會) · 아문(瘂門) · 통리(通里) · 외관(外關)을 주혈(主穴)로 하고, 염천(廉泉) · 인영(人迎) · 속골(束骨) · 족삼리(足三里) · 합곡(合谷) · 신수(腎兪) · 심수(心兪) · 천돌(天突) · 아문(瘂門) · 청궁(聽宮)을 보조혈로 쓴다.

【임상자료】

① 벙어리 환자 301례[남자 181례, 여자 120례, 나이는 5세 미만이 대부분(88.7%)이었다. 원인을 보면 선천성이 20.3%, 나머지는 후천성이었는데 대체로 고열이 나면서 앓고 난 다음에 생긴 환자가 103례(42.9%), 뇌막염후유증으로 온 환자가 52례(21.7%), 나머지는 감기 · 중이염 · 외상 · 약물중독 등으로 생긴 환자였음]를 대상으로 아문(瘂門) · 풍지(風池) · 청궁(聽宮) · 청회(聽會) · 예풍(翳風)을 주혈(主穴)로 하고, 이문(耳門) · 계맥(瘈脈) · 합곡(合谷) · 중저(中渚) · 외관(外關) · 염천(廉泉) · 상염천(上廉泉)을 보조혈로 하여 단자법(單刺法)으로 강한 자극을 매일 혹은 하루건너 한 번씩 주는 방법으로 치료한 자료에 의하면, 뚜렷하게 호전된 환자가 92례(30.6%), 호전된 환자가 12례(31.6%), 효과가 없는 환자가 20례(52.6%)였다. 나이가 어리고 발병기간이 짧을수록 침치료 효과가 좋았다.

【증례1】 차××, 여자, 26세.

16세 때 유행성뇌척수막염(流行性腦脊髓膜炎)을 앓고 난 다음부터 말을 못하면서 듣지 못하였다. 우울하고 성질이 급하나 의식은 멀쩡하고 지능발달도 정상이었다. 좌측 팔의 근육이 약간 위축되고 손목이 내리처지고 물건을 잡을 때 힘이 없었다. 기타 고막, 시력, 혀, 인후두, 성대 등은 모두 정상이었다. 양쪽 귀의 청력은 전혀 없고 말을 하지 못하였다. 뇌염후유증(腦炎後遺症)으로 생긴 벙어리로 진단하고 침치료를 시작하였다. 아문(瘂門)·염천(廉泉)·이문(耳門)·청궁(聽宮)·청회(聽會)·중저(中渚)·양지(陽池)를 한 처방으로 하고, 예풍(翳風)·청회(聽會)·통리(通里)·천돌(天突)·합곡(合谷)·농중(聾中, 陽陵泉에서 곧바로 3촌 아래)을 다른 처방으로 하여 매일 교대로 침을 놓았다. 침을 2번 맞은 다음 귀가 약간 들리기 시작하였다. 세 번째 만에는 아문(瘂門)에 2.8촌 정도로 침을 깊이 놓았는데 침을 빼자 말하기 시작하였다. 1치료주기 사이에 나았으며 다시 재발하지 않았다.

【증례2】 전××, 남자, 16세.

어려서 열병을 앓고 난 다음부터 말을 못하였는데, 여러 가지 치료를 받았으나 효과를 보지 못하였다.

이문(耳門)·청궁(聽宮)·예풍(翳風)·중저(中渚)·아문(瘂門)에 하루에 한 번씩 침을 놓았다. 치료한 지 한 달 만에 효과가 나타나기 시작하였으며 3개월 사이에는 청력이 기본적으로 회복되고 간단한 말을 할 수 있게 되었다.

9. 이명(耳鳴)·난청(難聽)

【처방1】 예풍(翳風)·청회(聽會)·협계(俠谿)·중저(中渚).

적응증 : 이명(耳鳴), 난청(難聽)(위중한 병을 앓고 난 다음에 갑자기 닥친 것).

증상에 따라 더 쓰는 경혈 : 간담화(肝膽火)가 왕성하면 태충(太衝)·구허(丘墟), 이명(耳鳴)이 멎지 않으면 청궁(聽宮)·양지(陽池).

처방해설 : 예풍(翳風)과 청궁(聽宮)·청회(聽會)는 귀 국소의 경기(經氣)를 잘 통하게 하여 청력(聽力)을 높이고 이명(耳鳴)을 멎게 하며, 중저(中渚)와 협계(俠谿)는 수족소양경(手足少陽經)의 경기를 잘 통하게 하고 삼초(三焦)의 기능을 도와주어 이명을 멎게 하고 청력을 높여 준다. 즉, 이 처방은 경기를 잘 통하게 하고 이명을 멎게 하는 작용이 있다.

【처방2】 청궁(聽宮)·합곡(合谷)·외관(外關)·족임읍(足臨泣).

적응증 : 외감풍열(外感風熱)로 생긴 이명(耳鳴)과 난청(難聽).

증상에 따라 더 쓰는 경혈 : 오한(惡寒)과 열이 나면서 머리가 아프면 풍지(風池)·대추(大椎)·금문(金門), 이명(耳鳴)이 멎지 않으면 금문(金門)·청회(聽會).

처방해설 : 합곡(合谷)과 외관(外關)은 열을 내려 주고 풍(風)을 없애주며, 청궁(聽宮)과 족임읍(足臨泣)은 수태양경(手太陽經)과 족소양경(足少陽經)의 경기를 잘 통하게 하고 풍을 없애준다. 즉, 이 처방은 거풍청열(祛風淸熱)하며 청력을 높이는 작용이 있다.

【처방3】 예풍(翳風)·이문(耳門)·신수(腎兪)·관원(關元)·용천(湧泉)·태계(太谿)·족삼리(足三里).

적응증 : 이명(耳鳴)과 난청(難聽)(腎虛證).

증상에 따라 더 쓰는 경혈 : 혈허증(血虛證)에는 청회(聽會)·격수(膈兪)·삼음교(三陰交), 허리가 아프면서 유정(遺精)이 있으면 정궁(精宮)·명문(命門), 대하(帶下)가 있으면 대맥(帶脈)·삼음교(三陰交).

처방해설 : 예풍(翳風)과 이문(耳門)은 국소혈로서 국소의 경기를 잘 통하게 하고 기혈순환을 좋게 하며, 신수(腎兪)와 관원(關元)은 신(腎)을 보(補)하고 익기(益氣)작용을 하며 원기(元氣)를 도와준다. 즉, 이 처방은 표본(標本)을 동시에 치료하는 처방으로서 보신익기(補腎益氣) 작용을 한다.

【이명과 난청의 개념과 치료방법】

개념 : 이명(耳鳴)과 난청(難聽)은 모두 청각장애증상으로서, 난청은 소리를 잘 듣지 못하는 증상이고, 이명은 밖에 음원이 없는데도 환자 자신은 귀에서 소리가 난다고 하는 증상을 말한다.

난청은 귀 안에 이물이 들어갔거나 귀경화증·청신경염의 경우에 잘 생기고, 이명은 외이·내이 등 전음기구의 장애(전음성이명)와 청신경, 청각중추 등 감응기구의 장애(감응성이명)로 생긴다. 즉, 청신경흥분·외청도이물·중이염·귀경화증·내이염·청신경염의 경우에 나타나며, 동맥경화·신장병의 경우에도 있을 수 있다.

한의학에서는 이롱(耳聾)이라고도 하는데, 간담(肝膽)의 화(火)가 상역(上逆)되거나 외감풍사(外感風邪)가 침습하여 생기거나 신기(腎氣)가 허할 때 생긴다고 보았다.

침치료에 효과가 있는 것은 신경성이명(神經性耳鳴)과 신경성난청(神經性難聽)이다. 고막이 뚫어졌거나 기타 기질적 질병으로 생긴 것은 침치료와 함께 원인치료를 배합하는 것이 좋다. 고막이 안으로 함몰되어 생긴 난청인 경우에는 침치료와 고막안마를 배합하는 것이 합리적이다.

치료방법 : 수족소양경(手足少陽經)의 경혈을 위주로 쓰는데, 실증(實證)은 사법(瀉法)으로, 허증(虛證)은 족소음경(足少陰經)의 경혈을 배합하여 보법(補法)으로 치

료하거나 뜸을 뜰 수 있다.

【참고처방】

난청(難聽) : ① 상관(上關)·하관(下關)·사백(四白)·백회(百會)·노식(顱息)·예풍(翳風)·이문(耳門)·함염(頷厭)·천창(天窓)·양계(陽谿)·관충(關衝)·액문(液門)·중저(中渚).

② 중저(中渚)·외관(外關)·화료(和髎)·청회(聽會)·청궁(聽宮)·합곡(合谷)·상양(商陽)·중충(中衝).

③ 상성(上星)(뜸)·예풍(翳風)(뜸)·청궁(聽宮)·신수(腎兪)·외관(外關)·편력(偏歷)·합곡(合谷).

④ 이문(耳門)·예풍(翳風)·아문(瘂門)·합곡(合谷)(中渚 혹은 外關).

⑤ 청회(聽會)·예풍(翳風)·아문(瘂門)·백회(百會)를 주혈(主穴)로 하고, 외관(外關)·금문(金門)·간수(肝兪)·신수(腎兪)·태연(太淵)·합곡(合谷)·족삼리(足三里)·족임읍(足臨泣)·태충(太衝)·태계(太谿)·영향(迎香)·통리(通里)·인영(人迎)·염천(廉泉)·천돌(天突)·심수(心兪)를 보조혈로 쓴다.

⑥ 실증(實證)에는 청회(聽會)·이문(耳門)·예풍(翳風)·간수(肝兪)·행간(行間)·족임읍(足臨泣)·풍륭(豊隆)을, 신허증(腎虛證)에는 청회(聽會)·예풍(翳風)·신수(腎兪)·관원(關元)·풍지(風池)·합곡(合谷)(뜸).

이명(耳鳴) : ① 외감증(外感證)에는 외관(外關)·열결(列缺)·풍지(風池)·예풍(翳風), 기울증(氣鬱證)에는 청회(聽會)·예풍(翳風)·청궁(聽宮)·중저(中渚) 혹은 청회(聽會)·양지(陽池), 담습증(痰濕證)에는 중저(中渚)·내관(內關)·청회(聽會)·풍륭(豊隆), 신허증(腎虛證)에는 신수(腎兪)·태계(太谿)(보법), 족임읍(足臨泣)·협계(俠谿)·예풍(翳風)(사법).

② 예풍(翳風)·풍지(風池)·중저(中渚)를 주혈(主穴)로 하고, 행간(行間)·풍륭(豊隆)·태계(太谿)·신수(腎兪)를 보조혈로 쓴다.

③ 청궁(聽宮)·예풍(翳風)·외관(外關)·족임읍(足臨泣)을 한 처방으로 하고, 아문(瘂門)·청회(聽會)·중저(中渚)·협계(俠谿)를 다른 처방으로 하여 매일 교대로 쓴다.

백회(百會)·풍지(風池)를 더 쓸 수 있으며, 허증(虛證)에는 신수(腎兪)와 족삼리(足三里)에 뜸을 뜰 수 있다.

이명(耳鳴)과 난청(難聽)이 함께 있을 경우 : ① 예풍(翳風)·청회(聽會)·족임읍(足臨泣)·중저(中渚)를 주혈(主穴)로 하고, 간담(肝膽)의 화(火)가 성한 경우에는 태충(太衝)·구허(丘墟), 외감풍열증(外感風熱證)에는 외관(外關)·합곡(合谷), 신허증(腎虛證)에는 신수(腎兪)·관원(關元)을 보조혈로 쓴다.

② 예풍(翳風)·풍지(風池)·중저(中渚)를 주혈(主穴)로 하고, 간담(肝膽)의 화(火)가 성하면 행간(行間)·풍륭(豊隆), 신허증(腎虛證)에는 태계(太谿)·신수(腎兪)를 보조혈로 쓴다.

③ 실증(實證)에는 예풍(翳風)·청회(聽會)·중저(中渚)·협계(俠谿)를 주혈(主穴)로 하고, 간담(肝膽)의 화(火)가 성하면 태충(太衝)·구허(丘墟), 담열증(痰熱證)에는 풍륭(豊隆)·노궁(勞宮)을 보조혈로 쓴다.

허증(虛證)에는 예풍(翳風)·청회(聽會)·신수(腎兪)·관원(關元)·태계(太谿)를 주혈(主穴)로 하고, 신허증(腎虛證)에는 족삼리(足三里)·지오회(地五會)를 보조혈로 쓴다.

【증례1】 송××, 남자, 73세.

30년 전에 폭발사고가 있은 다음부터 귀가 잘 들리지 않고 귀에서 소리가 났다. 그 동안 여러 가지 치료를 받았으나 효과를 보지 못하였다. 양쪽 고막이 약간 오므라들고 광추는 정상이며 골전도와 공기전도도 모두 정상이었다.

신경성난청(神經性難聽)으로 진단하고 침치료와 고막안마를 배합하였다. 즉, 청회(聽會)·이문(耳門)·양지(陽池)·족임읍(足臨泣)·족삼리(足三里)를 한 처방으로 하고, 청궁(聽宮)·예풍(翳風)·합곡(合谷)·금문(金門)을 다른 처방으로 하여 매일 교대로 평보평사법(平補平瀉法)으로 침을 놓았다. 이와 함께 매일 아침 이를 닦고 세수를 한 다음 깊은 숨을 10번 정도 쉬고 바로 숨을 깊이 들이마신 다음 입을 다물고 우측 엄지손가락과 둘째손가락으로 콧구멍을 막고 코로 숨을 내쉬게 하여 공기가 고실인두관으로 빠져나가게 하였다.

이렇게 치료한 다음부터 이명(耳鳴)이 약해지기 시작하였으며 말소리도 잘 들리는 듯하였다. 그 후 모두 8번 치료하고 다 나았다.

【증례2】 윤××, 남자, 40세.

좌측 귀는 12년 전부터 듣지 못했고, 우측 귀는 6년 전부터 듣지 못하면서 이명(耳鳴)이 심하였다.

양약치료와 한약치료, 체침치료(體鍼治療, 聽宮·耳門)를 받았지만 효과가 없었다. 양쪽 고막이 안으로 약간 오므라들어갔다.

신경성이명(神經性耳鳴)과 난청(難聽)으로 진단하고 머리의 양쪽 현훈청각구역에 하루에 한 번씩 두침(頭鍼)을 놓았다. 5번 치료한 다음부터 청력이 회복되기 시작하여 9번 치료하였을 경우에는 3m 거리의 말소리도 들을 수 있게 되었다.

10. 중이염(中耳炎)

【처방】 청회(聽會)·예풍(翳風)·구허(丘墟)·족삼리(足三里).

적응증 : 중이염(中耳炎).

증상에 따라 더 쓰는 경혈 : 실증(實證)에는 이문(耳門)·풍지(風池)·외관(外關), 허증(虛證)에는 태계(太谿), 열이 나면 합곡(合谷)·곡지(曲池).

처방해설 : 청회(聽會)와 구허(丘墟)는 족소양담경(足少陽膽經)의 경혈로서 간담(肝膽)의 열(熱)을 없애주고 귀의 염증을 낫게 하며, 수소양경(手少陽經)의 예풍(翳風)은 족소양경(足少陽經)과의 교회혈(交會穴)로서 담화(痰火)를 사(瀉)하고 귀의 염증을 낫게 한다. 족삼리(足三里)는 강장작용을 하고 유기체의 저항력을 높여주며 백혈구의 탐식기능을 높이는 작용이 있으므로 귀의 염증을 낫게 하고 청력을 높이는 데 도움을 준다. 합곡(合谷)과 곡지(曲池)는 해표청열(解表淸熱) 작용을 하며, 이문(耳門)·외관(外關)·풍지(風池)는 청열거풍(淸熱祛風)하면서 부은 것을 내리게 해준다. 태계(太谿)는 신음(腎陰)을 보(補)하고 습열(濕熱)을 없애준다.

【중이염의 개념과 치료방법】

개념 : 고실 안이 세균에 감염되어 생기는 염증성 질병으로서 급성전염병, 콧병, 인후염 등으로 생기는 경우가 많다. 소아에게 잘 생기며 급성과 만성으로 나눈다.

급성기에는 귀 안이 아프고 귀에서 소리가 나며, 열이 나거나 머리가 아프고 입맛을 잃는다. 고막은 벌겋고 붓는다. 터지면 고름이 나오고 귀의 통증이 줄어든다. 급성유치돌기염이 함께 생기기 쉽다. 만성으로 넘어가면 고막이 터진 부위로부터 고름이 계속 나온다. 고막은 혼탁하게 되고 난청(難聽)과 이명(耳鳴)이 있을 수 있다.

한의학에서는 정이(聤耳)라고 한다.

급성과 만성 발작기에 침구치료를 하는데, 효과가 있다.

합병증이 있는 경우에는 양의학과 한의학을 배합하여 치료한다.

치료방법 : 수족소양경(手足少陽經)과 수족양명경(手足陽明經)의 경혈을 위주로 하여 사법(瀉法)을 쓴다.

【참고처방】

정이(聤耳) : ① 상관(上關)(뜸 3~200장).

② 예풍(翳風)·합곡(合谷)·이문(耳門)·청회(聽會)·수삼리(手三里).

③ 청궁(聽宮)·협거(頰車)·합곡(合谷).

④ 실증(實證)에는 풍지(風池)·예풍(翳風)·청궁(聽宮)·합곡(合谷)·외관(外關)·족임읍(足臨泣), 허증(虛證)에는 예풍(翳風)·족삼리(足三里)·음릉천(陰陵泉).

중이염(中耳炎) : ① 급성인 경우에는 풍지(風池)·예풍(翳風)·곡지(曲池)·합곡(合谷)·대추(大椎)·외관(外關)·이문(耳門), 만성인 경우에는 청궁(聽宮)(뜸을 뜨거나 마늘뜸을 뜸).

② 청궁(聽宮)·계맥(瘈脈)·예풍(翳風)·완골(完骨)을 한 처방으로 하고, 합곡(合谷)·외관(外關)·청궁(聽宮)을 다른 처방으로 하여 매일 교대로 침을 놓되, 열이 있으면 대추(大椎)·곡지(曲池)·외관(外關), 귀의 통증에는 하치통혈(下齒痛穴)과 지구(支溝)를 배합한다.

③ 청궁(聽宮)·예풍(翳風)·계맥(瘈脈)·완골(完骨)을 주혈(主穴)로 하고, 열이 나면 합곡(合谷)·곡지(曲池)·외관(外關), 귀가 아프면 하치통혈(下齒痛穴)(침끝이 눈 방향으로 가게 놓음), 머리가 아프면 풍지(風池)를 보조혈로 쓴다.

④ 예풍(翳風)·중저(中渚)·합곡(合谷)에 침을 놓아 효과가 없으면 풍지(風池)·청회(聽會)·외관(外關)에 더 놓는다.

【임상자료】

급성중이염(急性中耳炎) 환자 53례를 대상으로 청회(聽會)·예풍(翳風)·구허(丘墟)·족삼리(足三里)를 주혈(主穴)로 하고, 실증(實證)에는 태계(太谿), 번열(煩熱)이 있으면 곡지(曲池)를 보조혈로 하여 하루에 한 번씩 앓는 쪽에 침을 놓되 실증(實證)은 사법(瀉法)으로, 허증(虛證)은 보법(補法)으로 침을 놓고 20~30분 정도 유침(留鍼)하는 방법으로 치료한 자료에 의하면, 한 치료주기 사이(10번)에 완치된 환자가 38례(69.4%), 호전된 환자가 12례(24.1%), 효과 없는 환자가 3례(6.5%)였다고 한다. 특히 열이 나던 환자 6례(37.6℃~38.3℃)는 침을 2번 맞고 체온이 정상으로 되었으며, 귀에 통증이 있던 환자 18례(20귀) 가운데서 치료 2~3일 사이에 83.8%가 통증이 멎었다. 외청도와 고막의 충혈소견도 평균 4.6일 사이에 3례를 제외하고 모두 없어졌다.

【증례1】 윤××, 남자, 23세.

7일 전에 열이 나면서 우측 귀가 아프더니 고름이 나오기 시작하였다. 우측 귀에서 고름이 많이 나오고 외청도와 고막이 충혈되어 있으며 고막긴장부가 천공되어 있었다.

급성중이염(急性中耳炎)의 습열증(濕熱證)으로 변증하고 청열화습(淸熱化濕)하는 원칙에서 중이염처방으로 침치료를 하면서 국소를 닦아내었다. 침을 한 번 맞은 뒤부터 고름양이 뚜렷하게 적어졌다. 침을 거듭 4번 맞고 나서부터는 고름이 완전히 멎었다. 고막의 충혈도 없어지고 부종(浮腫)도 내렸다. 거듭 3번 더 놓고 그만두었는데, 그 후 다시 재발하지 않았다.

【증례2】 정××, 남자, 28세.

좌측 귀를 8년 동안 앓았다. 2년 전에 만성중이염(慢性中耳炎)에 대한 근치술을 받았으나 도지어 고름이 계속 나왔다. 외청도에는 희멀건 농성분비물이 있고 고막긴장부가 뚫려 있으며 외청도와 고막 변연부위가 충혈되어 있었다.

만성중이염(慢性中耳炎)의 간신음허증(肝腎陰虛證)으로 변증하고 자음강화(滋陰降火)하는 원칙에서 중이염처방을 가감(聽會・翳風・丘墟・足三里・太谿)하여 보법(補法)으로 하루에 한 번씩 침치료를 하였다. 침을 3번 맞은 다음부터 고름이 적어지기 시작하였고, 3번 더 맞은 다음에는 고름이 완전히 멎었으며 고막충혈도 없어졌다.

11. 비염(鼻炎)

【처방】 영향(迎香)・비통(鼻通)・인당(印堂)・합곡(合谷).

적응증 : 급성 및 만성 비염(鼻炎).

증상에 따라 더 쓰는 경혈 : 열이 나면 대추(大椎)・곡지(曲池), 코가 막히면 상성(上星)・풍지(風池).

처방해설 : 영향(迎香)・인당(印堂)・비통(鼻通)은 코의 국소혈로서 코의 염증을 낫게 하는 경험혈이고, 대장경(大腸經)의 원혈(原穴)인 합곡(合谷)은 거풍해표(祛風解表) 작용을 한다.

【비염의 개념과 치료방법】

개념 : 급성비염(急性鼻炎)은 몸을 차게 하거나 기후조건이 갑자기 변할 때, 기계적 및 화학적 자극에 의하여 신경반사적으로 코안점막에 염증이 생긴 것을 말한다. 찬 공기를 들이마시거나 몸을 차게 할 때, 코안점막기능이 낮아질 때 잘 생기며 감기(感氣)나 기관지염(氣管支炎) 때에도 잘 합병된다. 코안점막이 충혈되고 불어나며, 아프고 콧물이 많이 나오며, 코가 막힌 감이 있다. 이밖에 열이 나거나 두통(頭痛)

이 있을 수 있다.

만성비염(慢性鼻炎)은 급성이 잘 낫지 않거나 인후염(咽喉炎), 편도염(扁桃炎), 부비강염(副鼻腔炎)이 거듭 도질 때, 오랫동안 유해가스를 마시거나 불리한 기후조건 및 온도의 변화가 심한 경우에 잘 생긴다. 만성비염은 증상에 따라 단순성, 비후성, 건조성, 위축성 등으로 나눈다. 만성비염인 경우에는 코가 막힌 감이 있고 코안 점막이 두꺼워지거나 위축되고 점액성, 농성 분비물이 많아지고 피가 날 수 있다.

한의학적으로는 비연(鼻淵)에 해당시킬 수 있다.

임상에서는 보통 단순성만성비염(單純性慢性鼻炎)을 많이 보는데, 이것은 침치료에 비교적 잘 낫는다. 비후성비염(肥厚性鼻炎)과 위축성비염(萎縮性鼻炎)은 침치료에 잘 낫지 않으므로 한의학과 양의학을 배합하여 치료하는 것이 좋다.

치료방법 : 수양명경(手陽明經)과 독맥(督脈)의 경혈을 위주로 사법(瀉法)을 쓴다.

【참고처방】

비염(鼻炎) : ① 영향(迎香)·백회(百會)·상성(上星)·인당(印堂)·합곡(合谷)·통천(通天)을 주혈(主穴)로 하고, 오슬오슬 추워하면서 열이 나면 대추(大椎)·합곡(合谷), 감기증상이 있으면 풍문(風門)·대저(大杼), 두통(頭痛)에는 두유(頭維)·풍지(風池)를 보조혈로 쓴다.

② 영향(迎香)과 합곡(合谷)을 주혈(主穴)로 하고, 앞머리가 아프면 인당(印堂)과 상성(上星), 옆머리가 아프면 두유(頭維)·태양(太陽)을 보조혈로 쓴다.

③ 인당(印堂)·합곡(合谷)·영향(迎香)·대추(大椎)·풍문(風門).

④ 풍지(風池)·천주(天柱)·상성(上星)·영향(迎香)·합곡(合谷).

⑤ 풍지(風池)·천주(天柱)·대추(大椎)·풍부(風府)·풍문(風門)·영향(迎香)·합곡(合谷)·화료(禾髎)·백회(百會)·노궁(勞宮)·전곡(前谷).

급성비염(急性鼻炎) : 풍지(風池)·청궁(聽宮)·소해(小海)·태계(太谿)를 주혈(主穴)로 하고, 코가 막히면 영향(迎香)·인당(印堂)·화료(禾髎)·거료(巨髎), 머리가 아프면 태양(太陽)·두유(頭維), 열이 나면 곡지(曲池)·합곡(合谷)·대추(大椎)를 보조혈로 쓴다.

만성비염(慢性鼻炎) : ① 찬죽(攢竹)·영향(迎香)·폐수(肺兪)·곡지(曲池)·공최(孔最).

② 영향(迎香)·합곡(合谷)·상성(上星)·백회(百會).

③ 풍지(風池)·상성(上星)·인당(印堂)·영향(迎香)·합곡(合谷).

④ 상성(上星)·영향(迎香)·합곡(合谷)을 주혈(主穴)로 하고, 두통에는 풍지(風

池)·인당(印堂)·천주(天柱)를 더 쓴다.

만성비후성비염(慢性肥厚性鼻炎) : 풍지(風池)·상성(上星)·인당(印堂)·영향(迎香)·합곡(合谷).

만성위축성비염(慢性萎縮性鼻炎) : 통천(通天)·상성(上星)·소료(素髎)·영향(迎香)·폐수(肺兪).

과민성비염(過敏性鼻炎) : 폐수(肺兪)(뜸).

알레르기성비염(鼻炎) : 영향(迎香)·상영향(上迎香, 눈 내자부에서 5푼 아래), 상성(上星)·대추(大椎)·합곡(合谷)·족삼리(足三里)

혈관운동성비염(血管運動性鼻炎) : 곡지(曲池)·외관(外關)·합곡(合谷)·풍지(風池)·영향(迎香)·거료(巨髎)·상성(上星)·인당(印堂)을 주혈(主穴)로 하고, 사백(四白)·동자료(瞳子髎)·정명(睛明)을 보조혈로 쓴다.

【임상자료】

만성비염(慢性鼻炎) 환자 10례(앓은 기간이 2~6년)를 영향(迎香)에는 피내침(4일에 한 번씩 바꾸고 환자자신이 자극을 주도록 하였음)을, 상성(上星)·합곡(合谷)·백회(百會)에는 호침(毫鍼)을 하루건너 한 번씩 놓는 방법으로 치료한 자료에 의하면, 치료 2~3일 사이에 증상이 완전히 없어진 환자가 3례, 좋아진 환자가 7례였으며, 3개월 사이에는 모두 나았다고 한다.

【증례】 최××, 여자, 38세.

5년 동안 등이 오싹오싹하면서 땀이 나고 콧구멍이 가려우면서 재채기가 나고 콧물눈물이 나오며 때로는 코가 막힌 감과 두통이 있었다.

과민성비염으로 진단받고 여러 가지 치료를 받았으나 효과를 보지 못하였다.

하루 2번씩 폐수(肺兪)에 뜸대뜸을 20~30분 정도씩 떴다. 거듭 4번 뜬 다음부터 증상이 좋아지기 시작하였으며, 그 후 4번 더 뜨고 나았다. 3년이 지났으나 다시 재발하지 않았다.

12. 부비강염(副鼻腔炎)

【처방】 영향(迎香)·인당(印堂)·합곡(合谷)·열결(列缺).

적응증 : 부비강염(副鼻腔炎).

증상에 따라 더 쓰는 경혈 : 전두통(前頭痛)인 경우에는 상성(上星)·찬죽(攢竹)·신회(顖會), 상악동염(上顎洞炎)인 경우에는 거료(巨髎) · 관료(顴髎) · 아시혈(阿是穴), 사골봉와염(篩骨蜂窩炎)인 경우에는 사백(四白) · 아시혈(阿是穴), 후각장애인 경우에는 통천(通天) · 천주(天柱), 간담(肝膽)의 화(火)가 왕성한 경우에는 태충(太衝) · 풍지(風池).

처방해설 : 영향(迎香)과 인당(印堂)은 코의 국소혈로서 코의 염증을 치료하는 경험혈이고, 합곡(合谷)은 수양명경(手陽明經)의 경기를 통하게 하며 풍열(風熱)을 없애준다. 열결(列缺)은 수태음폐경(手太陰肺經)의 낙혈(絡穴)로서 폐기(肺氣)를 잘 통하게 하고 풍사(風邪)를 없애준다. 즉, 이 처방은 폐열(肺熱)을 없애고 코의 염증을 치료하는 작용을 한다.

【부비강염의 개념과 치료방법】

개념 : 상악동(上顎洞) · 사골봉와(篩骨蜂窩) · 전두동(前頭洞)의 염증을 통틀어 부비강염(副鼻腔炎)이라 한다. 여기서 흔히 보이는 것은 상악동염(上顎洞炎)과 전두동염(前頭洞炎)이다. 부비강염은 코의 염증, 감기 등의 경우에 코 안 점막이 붓고 강동출구가 막혀서 분비물이 빠지지 못하거나 치아의 병, 인접한 뼈의 골수염 등으로 생긴다. 급성이 만성으로 넘어가거나 몸의 저항력이 낮아질 때 만성염증이 생길 수 있다. 급성부비강염(急性副鼻腔炎)은 카타르형과 화농형으로 경과하는데, 카타르형은 점막이 붓고 두꺼워지며 그 속에 장액성분비물이 고이며, 화농형에서는 고름이 고이거나 피가 날 수 있다. 만성부비강염(慢性副鼻腔炎)은 흔히 카타르형과 화농형이 동시에 오며 분비물은 장액농성이다. 일반적으로 부비강염인 경우에는 코가 막히고 콧물이 많으며 냄새를 잘 맡지 못한다.

상악동염(上顎洞炎)인 경우에는 얼굴, 코 옆 등이 붓고 아프며, 전두동염(前頭洞炎)인 경우에는 앞머리가 아프고, 사골봉와염인 경우에는 비근부와 안확 부위에 긴장감이 있고 3차신경 2지부위에 압통이 있다. 기저동염(基底洞炎)인 경우에는 머리가 무거운 느낌과 후두통(後頭痛)이 있다.

한의학적으로는 비연(鼻淵)에 해당시킬 수 있다. 풍한사(風寒邪)가 폐(肺)에 침습하여 폐기(肺氣)가 통하지 못하여 폐열(肺熱)이 생기거나 간담(肝膽)의 화(火)가 성하여 생긴다고 본다.

부비강염(副鼻腔炎)은 침치료에 일정한 효과가 있다. 창이자산(蒼耳子散)을 비롯한 한약치료와 배합하면 더 좋다.

치료방법 : 수태음경(手太陰經)과 수양명경(手陽明經)의 경혈을 위주로 사법(瀉法)을 쓰며, 만성인 경우에는 뜸을 뜰 수 있다.

【참고처방】

콧물이 멎지 않고 냄새를 잘 맡지 못하는 경우 : ① 수구(水溝)·천유(天牖).

② 상성(上星)·풍부(風府)·화료(禾髎)·풍지(風池)·인중(人中)·백로(百勞)·풍문(風門).

③ 상성(上星)·곡차(曲差)·합곡(合谷)·인중(人中)·영향(迎香).

부비강염(**副鼻腔炎**) : ① 상성(上星)·풍부(風府)·신주(身柱)·풍문(風門)·곡지(曲池)·족삼리(足三里)(뜸).

② 천주(天柱)·영향(迎香)·찬죽(攢竹)·청궁(聽宮)·폐수(肺兪)·척택(尺澤)·지기(地機).

③ 영향(迎香)·백회(百會)·상성(上星)·합곡(合谷)을 주혈(主穴)로 하고, 찬죽(攢竹)·인당(印堂)·통천(通天)·풍지(風池)를 보조혈로 쓴다.

④ 영향(迎香)·인당(印堂)·열결(列缺)·합곡(合谷)·통천(通天)을 주혈(主穴)로 하고, 전두동염(前頭洞炎)에는 상성(上星)·찬죽(攢竹), 상악동염(上顎洞炎)에는 거료(巨髎), 사골동염(篩骨洞炎)에는 관료(顴髎)를 보조혈로 쓴다.

⑤ 풍지(風池)·견중수(肩中兪)·상성(上星)·영향(迎香)·수삼리(手三里)·합곡(合谷)·격수(膈兪).

⑥ 영향(迎香)·합곡(合谷)·풍지(風池).

⑦ 폐수(肺兪)·상성(上星)·영향(迎香)·백회(百會)·합곡(合谷)·족임읍(足臨泣).

⑧ 영향(迎香)·찬죽(攢竹)·통천(通天)을 주혈(主穴)로 하고, 폐열증(肺熱證)에는 열결(列缺)·합곡(合谷), 담열증(痰熱證)에는 풍지(風池)·행간(行間)을 보조혈로 쓴다.

비연(**鼻淵**) : 풍열증(風熱證)에는 열결(列缺)·합곡(合谷)·인당(印堂)·영향(迎香), 간담(肝膽)의 화(火)가 왕성한 경우에는 태충(太衝)·풍지(風池)·인당(印堂)·상성(上星)·영향(迎香).

【임상자료】

부비강염(副鼻腔炎) 환자 22례를 대상으로 영향(迎香)·백회(百會)·상성(上星)·합곡(合谷)을 주혈(主穴)로 하고, 찬죽(攢竹)·인당(印堂)·통천(通天)·풍지(風池)를 보조혈(보조혈은 1~2개씩 교대로 썼음)로 하여 하루건너 한 번씩 사법(瀉法)으로 침을 놓는 방법으로 치료한 자료에 의하면, 완치율이 31.8%였다고 한다.

【증례】 동××, 남자, 24세.

4년 전부터 콧물이 많이 나오면서 냄새를 잘 맡지 못하고 앞머리가 아프기 시작하였다.

부비강염(副鼻腔炎)으로 진단받고 창이자산(蒼耳子散)을 비롯한 약물치료를 받았으나 효과를 보지 못하였다. 부비강염의 처방에 비통(鼻通, 經外奇穴)과 통천(通天)을 배합하여 사법(瀉法)으로 침치료를 하였다.

5번 치료받은 다음부터 코가 막힌 것이 뚫리면서 콧물이 좀 적어졌다. 10번 치료한 다음에는 코가 완전히 뚫리고 전두통(前頭痛)도 줄었다. 그러나 누런 코가 많이 나왔다. 2치료주기(20번)를 한 다음에는 분비물이 없어지고 냄새도 맡을 수 있게 되었다.

13. 코피(衄血)

【처방】 합곡(合谷)·상성(上星)·영향(迎香).

적응증 : 코피.

증상에 따라 더 쓰는 경혈 : 열이 있으면서 기침이 나면 천부(天府)·척택(尺澤)·소상(少商)(피를 빼줌), 입이 마르고 번열(煩熱)이 있으며 대변이 굳으면 내정(內庭), 코피가 멎지 않으면 대추(大椎)·아문(瘂門)(뜸)·신회(顖會)·상성(上星)(뜸), 간화(肝火)가 왕성하면 태충(太衝)·풍지(風池).

처방해설 : 합곡(合谷)은 혈열(血熱)을 없애주고, 상성(上星)은 독맥(督脈)의 양열(陽熱)을 사(瀉)하므로 코피를 멎게 해준다. 영향(迎香)은 국소혈로서 코의 혈맥을 잘 통하게 하며 코피를 멎게 한다. 즉, 이 처방은 혈열을 없애고 경맥을 잘 통하게 하며 피가 나는 것을 멎게 해준다.

【코피의 개념과 치료방법】

개념 : 코피는 콧병(코 부위의 타박과 염증, 코의 종물 등)과 전신질병(고혈압·동맥경화증·혈액병·열성전염병 등)의 경우에 보게 되는 하나의 증상이다.

한의학에서는 비뉵(鼻衄)·뉵혈(衄血)이라고 한다. 풍열(風熱)이 폐에 침습하거나 위열(胃熱)이 심한 경우(胃火), 간신음(肝腎陰)이 허하여 허화(虛火)가 위로 거슬러 오르는 경우, 외상 등으로 코피가 난다고 하였다.

단순한 코피는 침을 놓아 즉시 효과를 보는 경우가 있다. 그러나 다른 질병으로 오는 코피는 원인치료를 하면서 침치료도 배합하여야 한다.

치료방법 : 수양명경(手陽明經)과 독맥(督脈)의 경혈을 위주로 하여 사법(瀉法)을 쓴

다. 열증(熱證)이므로 뜸은 뜨지 않는다. 옛날처방에 뜸을 뜬다고 하였는데, 이것은 뜸을 떠서 몰린 열을 발산시키기 위한 것이다. 외상 등으로 생긴 코피가 멎지 않을 경우에는 양손 엄지손가락과 집게손가락으로 양쪽 곤륜(崑崙)과 태계(太谿)를 잡아 누르면 효과가 있다.

【참고처방】

① 신회(顖會)·상성(上星)(뜸).

② 대추(大椎)와 아문(瘂門)에 뜸을 뜨면 바로 멎는다.

③ 상성(上星)·풍부(風府)·아문(瘂門)·합곡(合谷)·내정(內庭)·수삼리(手三里)·조해(照海).

④ 화료(禾髎).

⑤ 코피가 멎지 않으면 용천(湧泉)(뜸 200장).

⑥ 풍부(風府)·이간(二間)·영향(迎香).

⑦ 풍지(風池).

⑧ 대릉(大陵)(중간 정도의 뜸봉으로 뜸을 3장 뜸).

⑨ 상성(上星)·곡지(曲池)·영향(迎香)·합곡(合谷)·태충(太衝).

⑩ 신회(顖會)·천주(天柱)·폐수(肺兪)·공최(孔最).

⑪ 합곡(合谷)·상성(上星)·신정(神庭).

⑫ 폐열증(肺熱證)에는 풍지(風池)·영향(迎香)·공최(孔最)·소상(少商), 위열증(胃熱證)에는 풍지(風池)·영향(迎香)·내정(內庭), 간화증(肝火證)에는 풍지(風池)·영향(迎香)·태충(太衝), 음허화왕증(陰虛火旺證)에는 풍지(風池)·영향(迎香)·태계(太谿 혹은 太衝·通天).

⑬ 합곡(合谷)·상성(上星)·어제(魚際)·열결(列缺)·화료(禾髎)·내정(內庭)·용천(湧泉).

⑭ 풍부(風府)(뜸대뜸).

【증례1】 김××, 남자, 16세.

최근 거의 2개월 동안 코피가 계속 나왔다. 사생환(四生丸)·서각지황탕(犀角地黃湯) 등 한약을 쓰고 15일 동안 코피가 멎었다가 다시 나오기 시작하였다. 동시에 열이 나면서 기침이 있었다. 맥은 부삭(浮數)하였다.

풍열사(風熱邪)가 폐(肺)에 침습하여 생긴 코피로 변증하고 코피처방에 소상(少商)과 척택(尺澤)을 배합하여 사법(瀉法)으로 침을 놓았다. 침을 한 번 맞고 즉시 코피가 멎었는데, 다음날에도 코피가 나오지 않았다. 치료효과를 공고히 할 목적으로 침을 2번 더 놓았다. 그 후 3개월 동안 경과를 관찰하였는데 다시 코피가 나지 않았다.

【증례2】 서××, 남자, 24세.

점심참에 재채기를 한 다음부터 코피가 나오기 시작하였는데, 멎지 않으므로 전문과진찰을 받았지만 특별한 병적 소견을 찾아볼 수 없었다.

이비인후과에서 코 안에 충전압박지혈을 하였으나 피가 멎지 않았다. 환자는 얼굴이 창백하고 어지러워하였다. 스테로이드호르몬제(부신피질호르몬제)와 비타민K 등을 썼으나 효과가 없었다. 이에 한방과에 의뢰하여 왔기 때문에 풍부(風府)에 뜸대뜸을 30분 동안 뜬 다음부터 점차 코피가 멎기 시작하여 완전히 멎었다. 그 후 1년 동안 경과를 관찰하였는데 재발하지 않았다.

14. 편도선염(扁桃腺炎)

【처방】 천용(天容)·합곡(合谷)·소상(少商).

적응증 : 급성편도선염(急性扁桃腺炎).

증상에 따라 더 쓰는 경혈 : 열이 나면 대추(大椎)·곡지(曲池), 목 안이 몹시 아프면 어제(魚際)·조해(照海).

처방해설 : 천용(天容)은 편도 국소혈로서 병소 부위의 기혈을 잘 통하게 하여 염증을 삭여주고, 합곡(合谷)은 거풍해표(祛風解表), 소염진통(消炎鎭痛) 작용을 한다. 소상(少商)은 폐열(肺熱)을 사(瀉)하고 소염해독(消炎解毒)시켜 주므로 편도선염을 낫게 한다.

【편도선염의 개념과 치료방법】

개념 : 세균감염에 의하여 생기는 구개편도선(口蓋扁桃腺)의 급성염증(急性炎症)을 말한다. 몸을 차게 하거나 피로하게 하면 그것이 유인으로 되어 편도선 부위의 혈액순환장애가 오게 되고 세균에 쉽게 감염되어 염증을 일으킨다. 감염알레르기, 자기면역질병으로 보는 경우가 있다.

증상은 편도선이 벌겋게 되며 붓고, 침을 삼킬 때 목 안이 아프다. 아래턱 부위의 임파절이 불어나기도 한다. 때로는 열이 나고 전신이 나른하며 뼈마디가 쑤시는 등 전신 증상이 있을 수도 있다. 제때에 치료하지 않으면 국소적으로는 편도선주위염(扁桃腺周圍炎)·편도선주위농양(扁桃腺周圍膿瘍), 전신적으로는 류머티즘·심장병

(心臟病)·신장염(腎臟炎)·신우신염(腎盂腎炎) 등이 생길 수 있다. 급성편도선염이 거듭 재발하면 만성으로 될 수 있다.

한의학에서는 후아(喉蛾, 喉痹) 혹은 유아(乳蛾)라고 한다. 풍열독(風熱毒)이 인후 부위에 침습하거나 폐위(肺胃)의 열독(熱毒)으로 생긴다고 보았다.

급성편도선염(急性扁桃腺炎)의 침치료 효과는 상당히 좋다. 특히 급성카타르성편도선염인 경우에는 보통 1~2번 침치료하면 바로 낫는다. 그러나 화농성편도선염(化膿性扁桃腺炎)인 경우에는 약물치료를 배합하여야 하며, 만성화되거나 잘 낫지 않으면 전문과의 치료를 받아야 한다.

치료방법 : 수양명경(手陽明經)과 족태음경(足太陰經)의 경혈을 위주로 하여 사법(瀉法)을 쓴다. 소상(少商)에서 1~2방울의 피를 빼는 것도 좋다. 급성기에는 하루 1~2번, 만성기에는 하루건너 한 번씩 치료한다. 천용(天容)에서 편도선 중심을 향하여 5~8푼 깊이로 침을 놓아도 효과가 있다.

【참고처방】

유아(乳蛾) : ① 소상(少商)·금진옥액(金津玉液)(쌍유아).

② 소상(少商)·합곡(合谷)·해천(海泉)(단유아).

후비(喉痹) : ① 수삼리(手三里)·온류(溫溜)·곡지(曲池)·중저(中渚)·풍륭(豊隆).

② 신문(神門)·합곡(合谷)·풍지(風池).

③ 천용(天容)·결분(缺盆)·대저(大杼)·격수(膈兪)·운문(雲門)·척택(尺澤)·이간(二間)·여태(厲兌)·용천(湧泉)·연곡(然谷).

④ 합곡(合谷)·용천(湧泉)·천돌(天突)·풍륭(豊隆).

⑤ 천주(天柱)·염천(廉泉)·천돌(天突)·양곡(陽谷)·합곡(合谷)·후계(後谿)·삼간(三間)·소상(少商)·관충(關衝)·족삼리(足三里)·풍륭(豊隆)·삼음교(三陰交)·행간(行間).

편도선염(扁桃腺炎) : ① 천용(天容)에서 편도선 중심을 향하여 5~8푼 깊이로 침을 놓고 15분 동안 유침(留鍼)한다.

② 합곡(合谷)·내정(內庭)에 침을 놓고 15~20분 동안 유침(留鍼)한다.

③ 소상(少商)·영향(迎香)에 삼릉침을 놓아 1~2방울의 피를 빼준다.

④ 귀의 편도선구역(압통점)에 이침(耳鍼)을 놓고 30분 동안 유침(留鍼)한다.

⑤ 천용(天容)·소상(少商)을 주혈(主穴)로 하고, 열이 나면 합곡(合谷)·곡지(曲池)·대추(大椎)를 보조혈로 쓴다.

⑥ 실열증(實熱證)에는 소상(少商)·척택(尺澤)·합곡(合谷)·내정(內庭)·천용

(天容), 음허증(陰虛證)에는 태계(太谿)·조해(照海)·어제(魚際).

급성편도선염(急性扁桃腺炎) : ① 합곡(合谷)·내정(內庭)·곡지(曲池).

② 풍지(風池)·천주(天柱)·대저(大杼)·척택(尺澤)·소상(少商)·상양(商陽).

③ 풍지(風池)·천주(天柱)·인영(人迎)·천정(天井)·천창(天窓)·협거(頰車)·대저(大杼)·풍문(風門)·견중수(肩中兪)·견정(肩井)·합곡(合谷)·곡지(曲池)·예풍(翳風)·중저(中渚)·관충(關衝)·삼간(三間)·소상(少商).

급성카타르성편도선염 : ① 각손(角孫)(등심초뜸 혹은 손가락침).

② 소상(少商)·상양(商陽)·귓등정맥(피를 빼줌).

③ 소상(少商)·상양(商陽)·합곡(合谷)을 주혈(主穴)로 하고, 염천(廉泉)·협거(頰車)·어제(魚際), 이륜(耳輪) 3혈(귀테 3·4·5혈)을 보조혈로 쓴다.

【임상자료】

① 급성편도선염(急性扁桃腺炎) 환자 60례를 대상으로 합곡(合谷)·협거(頰車)·소상(少商)에 하루 1~2번 사법(瀉法)으로 침을 놓는 방법으로 치료한 경험에 의하면, 목 안 통증은 70.6%가 없어졌고, 그 평균일수는 2.06일이었다.

② 단순성급성편도선염(單純性急性扁桃腺炎) 환자 316례를 대상으로 각손(角孫)에 등심초뜸을 뜨는 방법으로 치료한 자료에 의하면, 호전된 환자가 285례(92.85%), 효과 없는 환자가 31례(7.15%)였는데, 보통 하루 사이에 목 안 통증이 없어지고 열도 내렸으며 농성분비물도 흡수되었다고 한다.

【증례1】 정××, 남자, 27세.

2일 전부터 침을 삼킬 때 아프면서 부은 감이 있었다. 진료소에서 급성편도선염으로 진단받고 술파티아졸(sulfathiazole)을 썼으나 효과가 없었다. 편도선은 2도 정도로 부어 있고 편도선과 편도선 주위가 붉었다. 기타 다른 증상은 없었다.

편도선염처방으로 침치료를 하였다.

침을 한 번 맞고 나자 침을 삼킬 때 통증이 없어졌다. 다음날에 다시 한 번 맞고 목 안 통증이 완전히 없어졌으며 발적(發赤)되고 종창(腫脹)되었던 것도 모두 없어졌다.

【증례2】 조××, 여자, 7세.

하루 전부터 기운이 없어하면서 숨차하고 목안이 아프다고 하여 병원에 왔는데, 이때 체온은 40.8℃, 맥박은 126번/분이었다. 양쪽 편도선체가 빨갛고 2도 정도로 부어 있었다. 좌측 편도선에는 농성분비물이 붙어 있었다. 그밖에 다른 증상은 없었다.

급성화농성편도선염(急性化膿性扁桃腺炎)으로 진단하고 각손(角孫)에 등심초뜸을 한 번 떠주었다. 1시간 지나서 체온이 정상으로 내리고 목 안도 아프지 않다고 하였다. 다음날에는 농성분비물이 없어지고 부었던 편도선도 모두 내렸다.

【증례3】 서××, 여자, 40세.

5년 전에 화농성편도선염(化膿性扁桃腺炎)을 앓았는데, 감기(感氣)만 걸리면 반드시 편도선염이 발생하였다. 며칠 전부터 목 안이 벌겋게 되고 부으며 침이나 음식물을 삼키기 힘들었다. 편도선은 2도 정도로 부어 있고 편도선 표면에 고름태가 붙어 있으며, 턱밑 임파절이 커져 있었다. 체온은 38.5℃였다.

급성편도선염(急性扁桃腺炎)으로 진단하고 소상(少商)에서 1~2방울의 피를 빼주고 척택(尺澤)과 합곡(合谷)에 하루에 한 번씩 침을 놓았다.

4번 치료한 다음 목 안 통증이 없어지고 열이 내렸으며 목 안의 염증도 모두 없어졌다.

그 후 2년 동안 관찰하였는데, 한 번도 재발하지 않았다.

15. 인후염(咽喉炎)

【처방1】 소상(少商)(피를 빼줌), 척택(尺澤)·합곡(合谷)·내정(內庭)·관충(關衝)(피를 빼줌).

적응증 : 급성인두염(急性咽頭炎), 급성후두염(急性喉頭炎)(實熱證).

증상에 따라 더 쓰는 경혈 : 인후(咽喉)가 붓고 아프면 천용(天容)·천돌(天突), 목이 쉬면 열결(列缺)·부돌(扶突), 오슬오슬 춥고 머리가 아프면 대추(大椎)·외관(外關)·곡지(曲池), 대변이 굳으면 지구(支溝)·풍륭(豊隆)·천주(天柱), 기침에는 폐수(肺兪)·태연(太淵).

처방해설 : 인두(咽頭)는 식도(食道)를 거쳐 위(胃)와 연결되고 후두(喉頭)는 기관(氣管)을 통해 폐(肺)와 연결되어 있으므로 태음경(太陰經)과 양명경(陽明經)과도 밀접한 관계가 있다. 그러므로 수태음폐경(手太陰肺經)의 정혈(井穴)인 소상(少商)과 합혈(合穴)인 척택(尺澤)으로 폐열(肺熱)을 없애주고, 수족양명경(手足陽明經)의 합곡(合谷)과 내정(內庭)으로 양명경에 몰린 열을 없애주고 염증을 낫게 해준다. 관충(關衝) 역시 상초(肺)와 중초(胃)의 열을 없애주고 염증을 낫게 해준다. 즉, 이 처방은 폐위(肺胃)의 열을 없애주고 소염작용(消炎作用)을 한다.

【처방2】 태계(太谿)·조해(照海)·어제(魚際).

적응증 : 만성인후염(慢性咽喉炎)(陰虛證).

증상에 따라 더 쓰는 경혈 : 인후부가 마르면서 아프면 액문(液門), 붓고 아프면 소상(少商)(피를 빼줌), 목이 쉬면 열결(列缺)·부돌(扶突)·하성혈(갑상연골의 양쪽 우묵한 곳).

처방해설 : 족소음경(足少陰經)의 원혈(原穴)인 태계(太谿)와 족소음경과 양교맥(陽蹻脈)의 교회혈(交會穴)인 조해(照海)는 신음(腎陰)을 보(補)하고 소음경의 경기를 잘 통하게 하며 염증을 낫게 한다. 수태음경(手太陰經)의 형혈(滎穴)인 어제(魚際)는 폐열(肺熱)을 없애고 음혈(陰血)이 소모되는 것을 막아 주는 작용을 한다. 즉, 이 처방은 신음을 보하고 폐열을 없애주며 염증을 삭이는 작용이 있다.

【인후염의 개념과 치료방법】

개념 : 인두(咽頭)와 후두(喉頭) 점막의 급성염증으로, 바이러스·세균 감염에 의하여 생기는 경우가 가장 많다. 또한 알레르기성, 기계적인 원인으로 생기기도 한다. 특히 한랭한 기운과 가스 등의 자극으로 생기는 경우가 많다. 증상은 인후두가 마르는 감·작열감·이물감·가려운 감, 그리고 통증이 있으며, 후두염(喉頭炎)인 경우에는 목이 쉬고 기침이 나며 숨쉬기가 가쁘다. 이밖에 국소가 붓고 벌겋게 되며 고름태가 낀다.

한의학에서는 후비(喉痹)라고 한다. 외감풍열사(外感風熱邪)가 폐에 침습하거나 음식조섭을 잘못하여 위열(胃熱)과 담화(痰火)가 성할 때, 신음(腎陰)이 허할 때 생긴다고 하였다.

인후염(咽喉炎)의 침치료는 효과가 있다. 특히 급성인후염(急性咽喉炎)인 경우 침치료를 하면 통증이 잘 멎고 염증도 빨리 가라앉는다.

치료방법 : 실열증(實熱證)에는 수태음폐경(手太陰肺經)과 수족양명경(手足陽明經)의 경혈을 위주로 하여 사법(瀉法)을 쓰고, 음허증(陰虛證)에는 족소음경(足少陰經)의 경혈을 위주로 하여 보법(補法)을 쓰거나 평보평사법(平補平瀉法)을 쓴다.

【참고처방】

후비(喉痹) : ① 풍륭(豊隆)·용천(湧泉)·관충(關衝)·소상(少商)·은백(隱白)·소충(少衝).

② 소상(少商)·조해(照海).

③ 완골(完骨)·천용(天容)·기사(氣舍)·천정(天鼎)·척택(尺澤)·합곡(合谷)·

상양(商陽)·양계(陽谿)·중저(中渚)·전곡(前谷)·상구(商丘)·연곡(然谷)·양교(陽交).

④ 삼간(三間).

⑤ 합곡(合谷)·소상(少商), 엄지손가락마디의 손등 쪽 주름 부위를 삼릉침(三稜鍼)으로 찔러 피를 빼준다.

⑥ 양계(陽谿)·소해(小海)·액문(液門).

후두염(喉頭炎) : ① 공최(孔最)·천돌(天突).

② 이침법(耳鍼法)으로 이주(耳珠)를 통하는 수평선과 주상와가 만나는 점, 이주로부터 먼저 그은 선과 45도 각을 이루게 위에 각각 그은 선이 주상와와 만나는 점(3곳)에 삼릉침을 놓아 피를 약간 뽑아준다.

③ 합곡(合谷)·천돌(天突)·인영(人迎)·염천(廉泉)·평도(설골대각의 아래기슭).

인두염(咽頭炎) : ① 염천(廉泉)·천돌(天突)·합곡(合谷)·소상(少商)을 주혈(主穴)로 하고, 척택(尺澤)·곡지(曲池)·대추(大椎)·태연(太淵)·천주(天柱)·천용(天容)을 보조혈로 쓴다.

② 풍열증(風熱證)에는 소택(少澤)·척택(尺澤)·합곡(合谷)·곡지(曲池), 실열증(實熱證)에는 상양(商陽)·내정(內庭)·천돌(天突)·풍륭(豊隆), 허열증(虛熱證)에는 태계(太谿)·조해(照海)·어제(魚際)·천주(天柱).

【임상자료】

① 급성인두염(急性咽頭炎) 환자 89례를 대상으로 염천(廉泉)·천돌(天突)·합곡(合谷)·소상(少商)을 주혈(主穴)로 하고, 척택(尺澤)·곡지(曲池)·대추(大椎)·태연(太淵)·천주(天柱)·천용(天容)을 보조혈로 하여 하루에 한 번씩 사법(瀉法)으로 치료한 자료에 의하면, 유효율이 90%, 평균 치료횟수는 3~6번이었다고 한다.

② 만성인두염(慢性咽頭炎) 환자 31례(남자 15, 여자 16, 나이는 17~43세 사이, 앓은 기간은 6개월~1년)를 레이저침[He-Ne레이저침치료기(1.5㎽, 0-10㎃, 조사거리 10~20㎝)]으로 하루에 한 번 1분 동안씩 치료한 자료에 의하면, 완치된 환자가 8례, 뚜렷하게 호전된 환자가 9례, 호전된 환자가 10례, 효과를 보지 못한 환자가 4례로서 유효율은 87.1%였고 평균 치료횟수는 12.5번이었다.

같은 방법으로 50례를 치료한 자료에서도 유효율이 86%, 평균 치료일수 7.7번이었다고 한다.

③ 급성후두염(急性喉頭炎) 환자 47례(모두 5세 이하의 소아)를 대상으로 염천

(廉泉)·천돌(天突)·합곡(合谷)·상양(商陽)(피를 빼줌)을 주혈(主穴)로 쓰고, 소상(少商)(피를 빼줌)·태연(太淵)·족삼리(足三里)·열결(列缺)을 보조혈로 하여 하루에 한 번씩 단자법으로 치료한 자료에서는, 많은 환자들이 한 번 치료받고 나았으며 나머지 환자들도 6일 안에 나았다고 한다.

④ 급성후두협착(急性喉頭狹窄) 환자 11례(홍역에 후두염을 합병한 환자가 8례, 급성후두염 환자 2례, 후두기관염 환자 1례)를 대상으로 양쪽 소상(少商)과 상양(商陽)(피를 1~2방울 빼줌), 합곡(合谷)·태충(太衝)·곡지(曲池)(사법으로 침을 놓고 30분 동안 유침하였음), 천돌(天突)과 용천(湧泉)(단자법으로 강한 자극을 주었음)에 침을 놓는 방법으로 치료한 자료에서는, 기관절개대상이 되는 급성후두협착 환자 11례를 기관절개를 하지 않고 모두 치료하였다고 한다.

16. 치통(齒痛)

【처방】 합곡(合谷)·협거(頰車)·내정(內庭)·하관(下關).

적응증 : 여러 원인에 따른 치통(齒痛).

증상에 따라 더 쓰는 경혈 : 풍증(風證)에는 외관(外關)·풍지(風池), 신허증(腎虛證)에는 태계(太谿)·행간(行間), 이가 삭아서 오는 통증에는 양계(陽谿)(뜸) 혹은 이간(二間)·삼간(三間), 턱이 부으면 대영(大迎), 잇몸이 부으면 각손(角孫)·소해(小海).

처방해설 : 수족양명경(手足陽明經)이 치아에 퍼져 있으므로 수양명경(手陽明經)의 합곡(合谷)으로 열을 없애고 통증을 멎게 하며, 족양명경(足陽明經)의 협거(頰車)와 하관(下關)으로 경기를 잘 통하게 하여 통증을 멎게 하였으며, 내정(內庭)으로 족양명열(足陽明熱)을 없애고 염증을 삭이며 통증을 멎게 하였다.

【치통의 개념과 치료방법】

개념 : 여러 가지 원인(이가 삭는 것, 치수염, 치아과민증, 치근막염, 지치주위염)으로 이가 쑤시는 것을 말하는데, 병변 부위와 원인에 따라 통증의 성질과 정도가 다르나 대체로 몹시 아픈 것이 특징이다.

한의학에서는 아통(牙痛)이라고도 하는데, 풍한사(風寒邪)가 침습하거나 양명열(陽明熱)이 위로 훈증(구취·변비 등 위장증상이 있음)할 때 생기고, 간신음(肝腎陰)이 허하여 허화(虛火)가 치밀 때(치아가 들뜨고 통증이 심하지 않음)에도 생긴다. 이가 벌레 먹었을 때에도 치통이 있다.

치통(齒痛)에 침치료를 하면 통증이 잘 멎으므로 일반적으로 많이 쓰이는데, 반드시 그 원인을 정확히 찾고 원인치료를 하여야 치료효과를 높일 수 있다.

치료방법 : 수족양명경(手足陽明經)의 경혈을 위주로 하면서 국소혈을 배합하여 사법(瀉法)을 쓴다. 그러나 신음(腎陰)이 허하여 생기는 허증(虛證)에는 보법(補法)을 쓴다.

【참고처방】

① 합곡(合谷)·내정(內庭)·부백(浮白)·양백(陽白)·삼간(三間).

② 승장(承漿)·협거(頰車)(뜸 3장)·견우(肩髃)(뜸 5장)·열결(列缺)(뜸 7장)·태연(太淵)·어제(魚際)·양곡(陽谷)(윗니 통증), 합곡(合谷)·삼간(三間)(아랫니 통증, 뜸 7장), 족삼리(足三里)(윗니 통증, 뜸 7장), 태계(太谿)·내정(內庭)(윗니 통증).

③ 윗니 통증에는 여태(厲兌)·태연(太淵)·인중(人中), 신허(腎虛)로 이가 쑤시면서 피가 계속 나오는 경우에는 협거(頰車)·합곡(合谷)·족삼리(足三里)·태계(太谿).

④ 윗니 통증에는 족삼리(足三里)(뜸 7장), 아랫니 통증에는 합곡(合谷)(뜸 7장).

⑤ 윗니 통증에는 상치통혈(上齒痛穴), 아랫니 통증에는 하치통혈(下齒痛穴)에 침을 놓고 20분 동안 유침(留鍼)한다.

⑥ 윗니 통증에는 하관(下關)·거료(巨髎)·내정(內庭)·합곡(合谷), 아랫니 통증에는 협거(頰車)·합곡(合谷) 혹은 삼간(三間)에 침을 놓고 20분 동안 유침(留鍼)한다.

⑦ 편력(偏歷)(뜸 3~5장).

⑧ 양쪽 발뒤꿈치의 가운데서 발바닥피부와 발등피부의 경계점(뜸).

⑨ 제2·3발몸발가락관절 사이의 횡두인대의 위, 즉 항강(項强)보다 1cm정도 아래에 침을 놓고 15분 동안 유침(留鍼)한다.

⑩ 곤륜(崑崙)에서 중봉(中封) 방향으로 5푼 깊이로 호침(毫鍼)을 놓고 30분 동안 유침(留鍼)하면서 5분에 한 번씩 염전자극을 준다.

⑪ 외감풍열증(外感風熱證)에는 합곡(合谷)·열결(列缺)·외관(外關)·승장(承漿)·협거(頰車)에 사법(瀉法)을 쓰고, 양명혈증(陽明穴證)에는 합곡(合谷)·중완(中脘)·족삼리(足三里)·내정(內庭) 혹은 여태(厲兌)·협거(頰車)·합곡(合谷)에 사법(瀉法)을 쓴다.

⑫ 벌레 먹어서 아픈 경우에는 편력(偏歷) 혹은 합곡(合谷)·여태(厲兌)·족삼리(足三里), 신허(腎虛)로 이가 쑤시는 경우에는 신수(腎兪)·태계(太谿)·용천(湧泉)에 보법(補法)을, 태충(太衝)에 사법(瀉法)을 쓴다.

⑬ 윗니 통증에는 하관(下關)·족삼리(足三里)·내정(內庭) 혹은 상치통혈(上齒痛穴), 아랫니 통증에는 합곡(合谷)(뜸 7장), 하치통혈(下齒痛穴) 혹은 위중(委中)(침)·내마점(內麻點)(뜸) 혹은 합곡(合谷)·승장(承漿)·열결(列缺).

⑭ 윗니 통증에는 하관(下關)·협거(頰車)·거료(巨髎), 아랫니 통증에는 협거(頰車)·대영(大迎)·승장(承漿).

⑮ 합곡(合谷)·하관(下關)·협거(頰車)·내정(內庭)·태계(太谿).

⑯ 하관(下關)·합곡(合谷)을 주혈(主穴)로 하고, 풍지(風池)·대저(大杼)를 보조혈로 쓴다.

⑰ 천용(天容)·협거(頰車)·합곡(合谷).

⑱ 실화(實火)로 오는 치통(齒痛)에는 협거(頰車)·합곡(合谷)·이간(二間)·내정(內庭)·용천(湧泉)·행간(行間), 풍화(風火)로 오는 치통(齒痛)에는 협거(頰車)·열결(列缺)·합곡(合谷)·족삼리(足三里).

⑲ 합곡(合谷)·하관(下關)·협거(頰車)·태양(太陽)을 주혈(主穴)로 하고, 승장(承漿)·관료(顴髎)·사백(四白)·인중(人中)·곤륜(崑崙)을 보조혈로 쓴다.

⑳ 양명열증(陽明熱證)에는 합곡(合谷)·내정(內庭)·협거(頰車)·하관(下關), 풍화증(風火證)에는 풍지(風池)·외관(外關)·합곡(合谷)·하관(下關), 신허증(腎虛證)에는 태계(太谿)·행간(行間)·하관(下關)·협거(頰車).

【임상자료】

여러 가지 원인(급성 및 아급성 치수염, 치근막염, 치관주위염)으로 이가 쑤시는 환자 97례를 대상으로 합곡(合谷)을 주혈(主穴)로 하고, 윗니 통증에는 사백(四白) 혹은 관료(顴髎)·인중(人中), 아랫니 통증에는 하관(下關)·협거(頰車) 혹은 승장(承漿)·협승장혈(夾承漿穴), 급성치관주위염(急性齒冠周圍炎)에는 하관(下關)·협거(頰車) 혹은 천용(天容)을, 두통(頭痛)에는 태양(太陽)(때로 頭維)을 보조혈로 하여 하루에 한 번씩 침놓는 방법으로 치료한 자료에 의하면, 급성치수염(急性齒髓炎)으로 이가 쑤시는 환자 28례 가운데서 통증이 완전히 멎은 환자가 16례(57%), 기본적으로 멎은 환자가 11례(39%), 약간 줄어든 환자가 1례였고, 급성치근막염(急性齒根膜炎)으로 이가 쑤시는 환자 55례 가운데서 통증이 완전히 멎은 환자가 19례(35%), 기본적으로 멎은 환자가 21례(38%), 약간 줄어든 환자가 11례(20%), 효과 없는 환자가 4례였으며, 급성치관주위염으로 이가 쑤시는 환자 14례 가운데서 통증이 완전히 멎은 환자가 2례(14%), 기본적으로 멎은 환자가 8례(57%), 약간 줄어든 환자는 4례(29%)로서 완치율은 38.1%, 유효율은 94.8%였다고 한다.

【증례1】 조××, 여자, 41세.

3일 전부터 이가 몹시 쑤시는데 진통약을 썼으나 통증이 멎지 않았다. 우측 어금니에 치근막염(齒根膜炎)이 있었다. 이가 아파서 손을 대지 못하게 하고 입안에서 냄새가 나며, 목이 마르고 변비(便秘)가 있으며, 맥이 홍삭(弘數)하였다.

양명경(陽明經)에 열이 몰려서 위화(胃火)가 위로 훈증한 것으로 변증하고 합곡(合谷)·협거(頰車)·하관(下關)·천추(天樞)·내정(內庭)에 침을 놓고 20분 동안 유침(留鍼)하면서 5분에 한 번씩 강한 자극을 주었다.

침을 한 번 맞고 난 다음 통증이 멎고 변비(便秘)가 풀렸다. 그러나 음식을 씹을 때 약간 아팠다. 다음날 위와 같은 방법으로 침을 한 번 더 맞고 모든 증상이 다 없어졌다.

【증례2】 최××, 남자, 23세.

좌측 어금니의 치근막염(齒根膜炎)으로 이가 쑤시면서 들떠서 음식물을 씹지 못하였다.

처음에 협거(頰車)·천용(天容)·하관(下關)·태양(太陽)·합곡(合谷)에 사법(瀉法)으로 침을 놓았으나 통증이 멎지 않으므로, 좌측 합곡(合谷)에 침을 더 놓고 침감이 우측어깨 부위와 좌측 목과 눈꺼풀에까지 퍼지도록 2~3분 동안 강한 자극을 주었더니 통증이 완전히 멎었다.

제5장 구급 질병

1. 실신(失神)

【처방】 인중(人中)・중충(中衝)・족삼리(足三里)・용천(湧泉).

적응증 : 여러 가지 원인으로 생기는 실신(失神).

증상에 따라 더 쓰는 경혈 : 맥박이 뜨고 약해지면 내관(內關)・소료(素髎), 얼굴이 창백하고 손발이 싸늘해지면 백회(百會)・기해(氣海)・관원(關元).

처방해설 : 인중(人中)은 독맥(督脈)의 경혈로서 양기(陽氣)를 소통시켜 의식을 각성시키며, 중충(中衝)은 심포경(心包經)의 정혈(井穴)로서 강심(强心) 작용을 하여 혈맥이 잘 통하게 한다. 족삼리(足三里)는 위장기능을 돕고 양기를 회복시켜 궐증(厥證)을 치료하는 작용을 하고, 용천(湧泉)은 각성시키는 작용을 한다.

【실신의 개념과 치료방법】

개념 : 실신(失神)은 갑작스런 뇌빈혈(腦貧血)로 일시적인 의식장애(意識障碍)를 주증상으로 하는 구급질병이다. 신경정신적인 자극이 혈관운동중추에 작용하여 혈관이 반사적인 경련을 일으켜 생긴다. 증상은 갑자기 얼굴이 창백해지고 어지럽고 메스꺼우며, 식은땀이 나고 손발이 싸늘해지며, 눈앞이 캄캄해지면서 의식을 잃는다. 맥박은 빠르고 약해지며, 숨은 얕고 눈동자는 커진다. 보통 몇 초, 몇 분 후에는 회복된다.

실신은 정신적 충격, 공포, 심한 쇠약과 피로, 심한 통증, 갑자기 일어설 때 생기며, 심장혈관계통 질병을 비롯하여 기질적인 질병이 있을 때에도 생길 수 있다.

한의학에서는 혼궐(昏厥)이라고 하는데, 경기순환이 장애되어 12경맥(十二經脈)의 기혈(氣血)이 뇌로 제대로 순환되지 못하고 양기(陽氣)가 제대로 소통되지 못하여 생긴다고 보았다.

반드시 원인치료를 하여야 하며 쇼크・허탈(虛脫)・고혈압성뇌증(高血壓性腦症)・저혈당(低血糖)・히스테리 등과 정확히 감별하여야 한다. 치료에 앞서 구급대책으로 환자의 머리를 낮추고 다리를 약간 높여주며, 숨쉬기 편리하게 단추를 벗기고 혁대를 풀어주면서 몸을 따뜻하게 해주어야 한다. 가벼운 경우에는 이러한 일반적인 간호에 의해서도 낫는다.

치료방법 : 독맥(督脈)과 수궐음경(手厥陰經) 및 족양명경(足陽明經)의 경혈을 위주로 하여 실증(實證)에는 사법(瀉法)을, 허증(虛證)에는 보법(補法)을 쓴다. 뜸치료도 할 수 있다.

【참고처방】

혼궐(昏厥) : ① 백회(百會)·인중(人中)·십선(十宣)·족삼리(足三里)에 호침(毫鍼)을 놓고, 3~5분 사이를 두고 강한 자극을 준다. 효과가 없으면 내관(內關)과 용천(湧泉)을 더 쓴다.

② 인중(人中)·중충(中衝)을 주혈(主穴)로 하고, 소상(少商)·합곡(合谷), 후계(後谿)→노궁(勞宮), 용천(湧泉)을 보조혈로 쓴다.

실신(失神) : 인중(人中)·중충(中衝)·백회(百會)·십선(十宣).

【증례】 최××, 여자, 42세.

정신적 충격을 받자 갑자기 의식을 잃고 까무러쳤는데, 얼굴이 창백해지고 식은 땀을 흘렸다. 맥박은 약해서 잘 짚이지도 않았다. 그밖에 다른 병적 소견을 찾아볼 수 없었다.

실신(失神), 실증(實證)으로 변증하고 실신처방에 따라 침을 놓고 강한 자극을 2분 정도 주었다. 그러자 환자는 숨을 깊이 들이쉬면서 의식을 회복하였다.

2. 쇼크

【처방】 인중(人中)·내관(內關)·백회(百會)·신궐(神闕)·기해(氣海)·관원(關元).

적응증 : 여러 가지 원인으로 생기는 쇼크.

증상에 따라 더 쓰는 경혈 : 혈압이 오르지 않으면 소료(素髎)·환문(患門), 호흡이 미약하고 맥이 가늘고 약하면 태연(太淵).

처방해설 : 인중(人中)은 각성시키는 작용을 하고, 내관(內關)은 혈맥을 잘 통하게 하며 혈압을 높이는 작용을 한다. 독맥(督脈)의 백회(百會)는 족태양경(足太陽經)과의 교회혈(交會穴)로서 청양(淸陽)이 머리로 잘 오르게 하여 각성시키는 작용을 하고, 신궐(神闕)·기해(氣海)·관원(關元)은 원기(元氣)를 보(補)하고 양기(陽氣)를 잘 통하게 하며 기혈순환을 순조롭게 해준다. 즉, 이 처방은 원기를 보하고 양

기를 소통시켜 기혈순환을 좋게 하여 쇼크를 낫게 하는 작용을 한다.

【쇼크의 개념과 치료방법】

개념 : 쇼크는 외상을 비롯한 여러 가지 자극에 의한 신경반사작용의 결과 급성말초순환장애가 나타나는 중한 상태이다.

원인에 따라 동통성쇼크(외상성·화상성·전기성·수술성쇼크 등), 내인성쇼크(심장성·신장성·장천공성쇼크 등), 체액성쇼크(수혈성·용혈성·아나필락시아성·히스타민성·중독성쇼크 등), 정신성쇼크로 나누며, 발생·병리적으로는 신경성쇼크, 혈액성쇼크, 혼합성쇼크로 나눈다. 임상증상의 표현 형태에 따라서는 경증쇼크, 중등도쇼크, 중증쇼크로 나눈다.

쇼크의 특징적인 임상증상은 흥분기에는 손발을 까닭 없이 움직이고 잠을 자지 못한다. 흥분기가 지나면 억제기가 오는데 주위에 대한 관심이 없고 활기가 없으며, 전신이 나른해지고 얼굴이 창백하며, 운동·지각·반사 기능이 모두 낮아지고 팔다리가 싸늘해지며, 식은땀을 흘린다. 혈압이 갑자기 떨어지고 맥박이 잦으며 약해지고, 청색증이 나타난다.

한의학적으로는 궐증(厥證)·탈증(脫證)·망음(亡陰)·망양증(亡陽證)에 해당시킬 수 있다.

한의학에서는 궐증(厥證)을 열궐형(熱厥型, 중독성쇼크에 해당), 한궐형(寒厥型, 극도로 쇠약한 상태에서 觸寒을 받아 오는 쇼크), 기탈형(氣脫型, 외상성·과민성쇼크에 해당), 혈탈형(血脫型, 출혈성쇼크), 망음형(亡陰型), 망양형(亡陽型)으로 나누었다. 임상에서 열궐형(熱厥型)과 혈탈형(血脫型)은 망음형(亡陰型)으로, 한궐형(寒厥型)과 기탈형(氣脫型)은 망양형(亡陽型)으로 전환될 수 있다. 망음증(亡陰證)은 대체로 땀을 많이 흘리거나 설사를 많이 하는 것, 피를 많이 흘리는 것 등 진액의 소모가 심하여 생긴다. 음양기혈(陰陽氣血)은 서로 밀접한 의존관계에 있으므로 음이 극도로 소모되면 양도 역시 소모되고, 정혈(精血)이 몹시 소모되면 기(氣) 역시 의존할 데가 없게 되어 망양증(亡陽證)이 된다. 또한 본래 원양(元陽)이 쇠약한 데다 정기(精氣)까지 허약하여 한사(寒邪)의 침습을 막아내지 못하는 경우에도 망양증이 될 수 있다.

쇼크인 경우에는 반드시 전문과의 적극적인 반쇼크대책과 함께 침치료를 배합하여야 한다. 중독성쇼크에 대한 침치료 효과는 비교적 좋다.

치료방법 : 독맥(督脈)과 임맥(任脈) 및 궐음경(厥陰經)의 경혈을 위주로 하여 보법(燒山火法)을 쓰거나 신궐(神闕)에 소금뜸을, 기해(氣海)와 관원(關元)에 직접뜸을

뜬다. 싸늘한 손발에 온기가 돌고 맥박이 뛸 때까지 계속 뜨는 것이 좋다.

【참고처방】

시궐(尸厥) : ① 은백(隱白)・대돈(大敦).

② 중완(中脘)(뜸 500장).

③ 열결(列缺)・중충(中衝)・금문(金門)・대도(大都)・내정(內庭)・여태(厲兌)・은백(隱白)・대돈(大敦).

④ 인중(人中)(침)・합곡(合谷)(뜸)・태충(太衝)(뜸)・족삼리(足三里)・절골(絶骨)・신궐(神闕)(뜸 100장), 맥박이 느껴지지 않으면 간사(間使)(뜸)・부류(復溜)(침).

궐역(厥逆) : ① 인중(人中)(뜸 7장), 단중(膻中)(뜸 21장), 백회(百會)・기해(氣海).

② 실증(實證)인 경우에는 인중(人中)・내관(內關)을 주혈(主穴)로 하고, 기궐(氣厥)에는 태충(太衝), 혈궐(血厥)에는 행간(行間)・용천(湧泉), 열궐(熱厥)에는 12정혈(十二井穴), 담궐(痰厥)에는 거궐(巨闕)・풍륭(豊隆)을 보조혈로 쓴다.

허증(虛證)인 경우에는 백회(百會)・기해(氣海)를 주혈(主穴)로 하고, 기궐(氣厥)에는 족삼리(足三里), 한궐(寒厥)에는 신궐(神闕), 혈궐(血厥)에는 관원(關元)을 보조혈로 쓴다.

쇼크 : ① 내관(內關)・용천(湧泉)・합곡(合谷)・족삼리(足三里)・인중(人中)・중충(中衝)・소료(素髎).

② 귀의 승압점・신상선・피질하・심・내분비・신문 구역에 이침(耳鍼)을 놓는다.

③ 백회(百會)・신궐(神闕)・기해(氣海)・관원(關元)(뜸).

④ 음양(陰陽)이 모두 허손(虛損)된 경우에는 인중(人中)(혹은 素髎)・기해(氣海)・용천(湧泉)・내관(內關)・족삼리(足三里), 내폐외탈증(內閉外脫證)에는 십선(十宣)・기해(氣海)・관원(關元)・신궐(神闕), 망양증(亡陽證)에는 관원(關元)・신궐(神闕)・백회(百會).

⑤ 소료(素髎)・내관(內關)・족삼리(足三里)를 주혈(主穴)로 하고, 소충(少衝)・소택(少澤)・중충(中衝)・인중(人中)・용천(湧泉)・인영(人迎)・노궁(勞宮)을 보조혈로 쓰되, 먼저 주혈(主穴)에 유침(留鍼)하고 혈압이 안정될 때까지 염전자극을 준다. 혈압이 오르지 않으면(수축기 혈압이 80㎜Hg이상으로) 보조혈 가운데서 1~2개 혈을 배합하여 강한 자극을 준다. 혈압이 비교적 안정된 다음에도 2~3시간 동안 계속 유침(留鍼)한다.

⑥ 인중(人中)과 중충(中衝)에 침을 놓고 강한 자극을 준다. 효과가 없으면 내관

(內關)에 더 놓고, 그래도 혈압이 오르지 않으면 백회(百會)·소료(素髎)에 더 놓으며 중간 정도의 자극을 준다.

⑦ 인중(人中)과 용천(湧泉)에 침을 놓고 15분 동안 유침(留鍼)하면서 강한 자극을 준다. 혈압이 오르지 않으면 소료(素髎)와 내관(內關)에 더 놓거나 기해(氣海)와 관원(關元)에 뜸을 뜬다.

⑧ 소료(素髎)와 내관(內關)을 주혈(主穴)로 하고, 인중(人中)·중충(中衝)·용천(湧泉)·족삼리(足三里)를 보조혈로 쓴다.

⑨ 백회(百會)·신궐(神闕)·기해(氣海)·관원(關元)에 혈압이 오르고 맥박이 제대로 나타날 때까지 뜸을 뜬다.

【임상자료】

① 쇼크 환자 160례[남자 100례, 여자 60례, 나이는 보통 20~50세 사이였고 가장 어린 환자는 14세, 가장 많은 환자가 76세이었으며 감염중독성쇼크 130례(쇼크형 폐렴 67례 포함), 출혈성쇼크 7례, 과민성쇼크 2례, 심원성쇼크 3례, 약물중독성쇼크 8례, 만성질병의 쇠약으로 오는 쇼크 6례, 원인을 알 수 없는 쇼크 4례였음]를 대상으로 쇼크의 원인에 따르는 일반 반쇼크대책(수액, 산증교정, 일부 경우에 호르몬제와 기타 약물을 적용)을 세우면서 소료(素髎)와 내관(內關)을 주혈(主穴)로 하고, 소충(少衝)·소택(少澤)·중충(中衝)·인중(人中)·용천(湧泉), 귀의 승압점과 호흡구역(삼각와 아랫변의 중간부위)을 보조혈(보조혈은 1~2개)로 하여 침을 놓고 중간 정도의 자극이나 강한 자극을 주는 방법으로 치료한 자료(수축기압이 80㎜Hg 이상 오르면 자극간격을 점차 늘이고 수축기압이 80㎜Hg 이상에서 3시간 동안 지속되면 침을 뺐음)에 의하면, 뚜렷하게 호전된 환자(침을 놓아 30분~1시간 안에 수축기압이 80㎜Hg 이상 올라 고정된 경우)가 122례(76.3%), 호전된 환자(침을 놓은 다음 전신증상이 좋아지고 수축기압이 80㎜Hg 이상 2시간 이상 유지하지 못하는 경우)가 18례(11.2%), 효과 없는 환자가 20례(12.5%)로서 유효율이 80.5%였다고 한다. 임상형별 유효율은 경증형 91.5%, 중등도형 87.5%, 중증형은 80.5%였다.

경험에 의하면 쇼크환자를 침치료할 때 30분 이상 연속자극을 주어야 반응이 나타나며 반응이 없거나 수축기압이 80㎜Hg에 이르지 못하면 다른 승압대책을 세우는 것이 좋았다. 대체로 거의 모든 환자들이 12시간 안에 혈압이 고정되므로 유침(留鍼) 시간은 이에 맞게 정하는 것이 좋았다.

여러 가지 승압약에 반응이 없던 9례도 침을 놓은 다음 수축기압이 80㎜Hg까지 올랐으며 침치료에 반응이 없던 8례는 승압약을 쓴 다음 혈압이 정상수준으로 올랐다. 12례의 환자는 침에도, 약물에도 반응하지 않았다.

실혈성쇼크인 경우 침치료로 혈압이 오르는 것은 일시적이므로 출혈을 멎게 하지 않고 침치료만으로는 혈압을 높일 수 없었다.

감염중독성쇼크를 침으로 치료할 경우에는 반드시 중독성근염이 생기지 않았는가를 구체적으로 알아보고 일단 생겼으면 그에 대한 치료를 제때에 하여야 한다.

심한 산증은 침의 승압효과에 영향을 주므로 반드시 제때에 교정하여야 한다.

② 침의 항쇼크작용원리에 대한 실험적 연구자료에 의하면, 쇼크를 일으키기 전에 인중(人中)에 전기침을 놓거나 중도(中都)·삼음교(三陰交)·음릉천(陰陵泉)을 프로카인(procaine)으로 마비시키고 쇼크를 일으키면 쇼크가 일어나지 않았지만 대조조에서는 모두 쇼크가 일어났다. 이것은 이 경혈이 쇼크를 예방 치료하는 데 작용된다는 것을 보여준다.

다른 연구자료에서는, 쇼크에 빠진 토끼와 쥐의 족삼리(足三里)·용천(湧泉)·인중(人中) 혹은 인중(人中)·십선(十宣)·합곡(合谷)·중충(中衝)·소료(素髎)·회음(會陰)에 침을 놓으면 혈압이 점차 오르고 멎었던 호흡이 나타나면서 쇼크에서 해제되었으나 대조조에서는 혈압이 계속 낮아지면서 쇼크에서 벗어나지 못하였다고 한다.

또한 소료(素髎)·족삼리(足三里)·용천(湧泉)·내관(內關)·합곡(合谷)·백회(百會)에 침을 놓거나 인중(人中)에 뜸을 뜨는 경우에도 혈압이 높아졌다고 한다.

다른 자료에서는 쇼크를 일으킨 동물에게 침을 놓으면 소장과 신장의 혈류량이 늘고 심박출량이 많아지며 말초혈관저항을 낮추어주므로 말초혈관저항이 높아진 혈류동력학적 장애가 조성된 쇼크동물에게서 조직의 혈액순환을 좋게 하며, 혈액 속의 산소함량과 혈당농도를 높여 조직의 산소공급과 에너지공급을 증대시킨다. 또 쇼크를 일으킨 동물의 사망률과 죽는 시간을 침을 놓은 조와 침을 놓지 않은 대조조와 대비해보면 인중(人中)·합곡(合谷)에 침을 놓은 동물의 사망률이 뚜렷하게 낮았고 죽는 시간도 뚜렷하게 연장되었다. 또한 침을 놓은 쇼크동물에게서는 수혈량을 적게 하여도 대조조에 비해 혈압이 빨리 회복되고 바로 안정되었다.

많은 연구자들은 이처럼 침치료가 일정한 쇼크 예방 및 치료 작용이 있긴 하지만 침치료만으로 이미 쇼크에 빠진 동물의 혈압을 비롯한 생리적 지표들을 완전히 쇼크 전 수준으로 회복시킬 수 없으며 침치료가 다른 현대적인 쇼크 예방 및 치료 방법을 결코 대신할 수 없으므로 반드시 현대 의학적인 구급대책과 배합하는 것이 이상적이라고 본다.

침구의 항쇼크원리에 대한 연구자료들에서 보는 바와 같이 침구의 항쇼크작용은 중추신경계통을 통하여 실현된다는 것을 알 수 있다. 침구자극은 일종의 비특이적 구심성 자극인데 경혈 부위의 신경말초나 신경간에 직접 작용하여 해당하는 구심성 신경을 거쳐 자극신호가 뇌간부에 가서 다시 원심성신경을 거쳐 반응 장기에 가서 항쇼크작용을 일으키게 된다. 침구의 항쇼크치료 작용에서는 또한 대뇌와 대뇌피질도 중요한 영향을 미치며 내분비계통을 비롯한 체액적 인자와도 일정한 관계가 있다고 본다.

【증례1】 장××, 여자, 36세.

4개월 전부터 월경양이 지나치게 많으므로 병원에 갔는데 기능성자궁출혈(機能性子宮出血)이라고 하였다. 지혈시키는 한약을 쓰고 전달에는 출혈이 멎었는데, 이번 달에는 월경 때 피가 샘솟듯 하여 좀처럼 멎지 않고 갑자기 의식을 잃었다. 얼굴은 창백하고 손발이 싸늘하며 맥박은 겨우 만져졌다. 기능성자궁출혈로 오는 출혈성쇼크로 진단하고 쇼크처방에 은백(隱白)(뜸)과 삼음교(三陰交)를 배합하여 침을 놓고 20분 동안 자극을 주었다. 출혈이 멎고 30분 지나서 손발에 온기가 돌면서 맥이 충실해지고 정신이 들기 시작하였다. 그 후 3일 동안 삼부용골모려탕(蔘附龍骨牡蠣湯)과 십회산(十灰散)을 달여 먹였는데 다시 재발하지 않았다.

【증례2】 김××, 여자, 44세.

7시간 전부터 갑자기 배가 몹시 아프면서 토하고 설사하다가 의식을 잃었다. 이전에 궤양병(潰瘍病)을 앓은 일도 없고 변질된 음식을 먹었거나 약물을 먹은 일도 없었다. 당시 체온은 37℃이고 맥박은 만져지지 않았으며 혈압은 잴 수 없었다. 의식은 없고 손발이 싸늘하며, 식은땀을 몹시 흘리었고 입술은 새파래졌으며 숨쉬기를 가빠하였다. 빛 반사에는 지둔하고 심장박동은 약하였으나 조율은 규칙적이었다(120번/분). 폐에서는 이상 소견을 찾아볼 수 없었다. 배는 약간 불어나 있고 장음이 들리며 간종과 병적 반사는 인정되지 않았다. 적혈구는 375만, 혈색소는 11g/dl, 백혈구는 13400(간상핵 2%, 호중성 76%, 임파구 22%였음)이었다.

급성위장염(急性胃腸炎)으로 오는 쇼크로 진단하고 액체를 주면서 용천(湧泉)과 인중(人中)에 강한 자극을 주었다. 1시간 지나서 혈압은 나타나지 않았지만 맥박은 겨우 만져졌다. 다시 족삼리(足三里)에 침을 놓았다. 30분 지나서 정신이 약간 들기 시작하였다. 다시 귀의 신상선과 피질하 구역에 이침(耳鍼)을 놓고 30분 동안 강한 자극을 주고 6시간 동안 유침(留鍼)하였다. 혈압이 104㎜Hg로 오르고 다른 증상도 좋아졌다. 다음날부터는 침을 놓지 않고 보존적 치료만 하였으나 재발하지 않았으며 5일 후에 퇴원하였다.

3. 허탈(虛脫)

【처방】 백회(百會)・소료(素髎)・내관(內關)・태연(太淵)・신궐(神闕)・기해(氣海)・관원(關元)・태계(太谿).

적응증 : 허탈(虛脫).

처방해설 : 모든 양경맥(陽經脈)이 모이는 곳인 독맥(督脈)의 백회(百會)와 소료(素髎)는 양기(陽氣)를 통하게 하여 각성시키고, 모든 음경맥(陰經脈)이 모이는 곳인 임맥(任脈)의 신궐(神闕)・관원(關元)・기해(氣海)에 뜸을 뜨면 온중산한회양(溫中散寒回陽)하여 허탈(虛脫)에서 벗어나게 한다. 태연(太淵)은 폐기(肺氣)를 잘 통하게 하여 호흡을 순조롭게 하며 혈맥이 잘 통하게 한다. 태계(太谿)는 신양(腎陽, 眞陽)을 보(補)하여 정기를 북돋아주어 허탈증(虛脫症)에서 벗어나게 한다. 즉, 이 처방은 회양구역(回陽救逆)하는 작용을 한다.

【허탈의 개념과 치료방법】

개념 : 허탈(虛脫)은 심장의 돌발적인 쇠약과 혈관긴장이 약해져서 유기체의 전반적인 생활기능이 낮아진 상태를 말한다. 쇼크와 감별해야 한다. 쇼크인 경우에는 중추신경계통(中樞神經系統)의 변화가 기본이지만 허탈인 경우에는 심장혈관계통(心臟血管系統)의 변화가 일차적이다.

허탈(虛脫)은 대출혈(大出血), 중독증(中毒症), 패혈증(敗血症), 마취 때, 높았던 체온이 갑자기 떨어질 때에 생기게 된다. 허탈이 오면 전신쇠약감이 있고 갑자기 얼굴이 창백해지며, 맥박이 빨라지고 약해지며 때로 부정맥(不整脈)이 나타난다. 숨을 얕게 쉬고 혈압과 체온이 떨어지며, 손발이 싸늘해지고 식은땀을 흘리며, 눈동자가 커진다. 가벼우면 의식이 흐려지고 심하면 의식을 잃는다.

한의학에서는 궐증(厥證)・탈증(脫證)・망음증(亡陰證)・망양증(亡陽證)의 범주에 해당시킬 수 있다.

허탈(虛脫) 역시 쇼크와 마찬가지로 중증이므로 진단을 정확히 제때에 하고, 현대 의학적 치료대책을 위주로 하면서 한의치료를 배합하여 적극적인 구급대책을 세워야 한다.

허탈(虛脫) 치료에서 침구치료를 배합하면 일정한 효과가 있다.

치료방법 : 허탈(虛脫)인 경우에는 회양구역(回陽救逆)하는 원칙에서 침으로는 보법(燒山火法)을 쓰고 손발에 온기가 돌고 맥박이 돌 때까지 신궐(神闕)·관원(關元)·기해(氣海)에 뜸을 뜬다.

【참고처방】

설사가 멎지 않거나 중풍으로 의식을 잃었을 경우 : 신궐(神闕)(뜸).

시궐(尸厥, 氣脫證) : 백회(百會)·인중(人中)·합곡(合谷)·간사(間使)·기해(氣海)·관원(關元).

부 록

Ⅰ. 고전의 침구처방

1. 내경편(內景篇)

(1) 정(精)

몽정(夢精) : 심수(心兪)・백환수(白環兪)・신수(腎兪)・중극(中極)・관원(關元)・삼음교(三陰交).

활정(滑精) : 신수(腎兪)・관원(關元)・중극(中極)(뜸).

정탁(精濁, 濁病) : 중극(中極)・관원(關元)・삼음교(三陰交)・신수(腎兪)(뜸).

허로실정(虛勞失精) : 대혁(大赫)・중봉(中封)(뜸).

(2) 기(氣)

여러 가지 기병(氣病) : 기해(氣海).

기역(氣逆, 기가 치밀어 오르는 것) : 척택(尺澤)・상구(商丘)・태백(太白)・삼음교(三陰交)(침).

기단(氣短, 힘없이 혹은 얕은 숨을 쉬는 것) : 대릉(大陵)・척택(尺澤)(침).

기실(氣實)이 몹시 성해진 것 : 대추(大椎)・폐수(肺兪)・신궐(神闕)・간수(肝兪)・어제(魚際)(뜸).

기소(氣少, 기운이 약한 것) : 간사(間使)・신문(神門)・대릉(大陵)・소충(少衝)・족삼리(足三里)・하렴(下廉)・행간(行間)・연곡(然谷)・지음(至陰)・간수(肝兪)・기해(氣海).

상기(上氣, 기가 위로 치미는 것) : 태충(太衝)(뜸).

기부족(氣不足) : 통리(通里)・내정(內庭)(침).

기체(氣滯)로 오는 소화불량 : 중완(中脘)(뜸).

냉기(冷氣)로 아랫배가 아픈 경우 : 관원(關元)(뜸 100장).

심기(心氣)가 혼란된 경우 : 신문(神門)・대릉(大陵).

폐기(肺氣)가 혼란된 경우 : 어제(魚際)·태계(太谿).
위기(胃氣)가 혼란된 경우 : 태백(太白)·함곡(陷谷)·족삼리(足三里).
머리의 기가 혼란된 경우 : 천주(天柱)·대저(大杼)·통곡(通谷)·속골(束骨).
팔다리의 기가 혼란된 경우 : 이간(二間)·삼간(三間)·내정(內庭)·함곡(陷谷)·액문(液門)·중저(中渚)·협계(俠谿)·임읍(臨泣).

(3) 정신(精神)

정신이 지둔해진 경우 : 관원(關元)·고황(膏肓)(뜸).
무서워하는 경우 : 연곡(然谷)·내관(內關)·음릉천(陰陵泉)·협계(俠谿)·행간(行間)(침).
건망증(健忘症) : 열결(列缺)·심수(心兪)·신문(神門)·중완(中脘)·수삼리(手三里)·소해(小海)·백회(百會).
바보처럼 멍청해진 경우 : 신문(神門)·중충(中衝)·은백(隱白)·구미(鳩尾)·백회(百會)·후계(後谿)·대종(大鐘)(뜸).
정신없이 말을 하며 실없이 웃는 경우 : 신문(神門)·내관(內關)·구미(鳩尾)·풍륭(豊隆)(침).
전간(癲癎) : ① 낮에 발작하면 신맥(申脈, 陽蹻脈), 밤에 발작하면 조해(照海, 陰蹻脈)에 각각 뜸을 27장.
② 백회(百會)·풍지(風池)(뜸).
③ 구미(鳩尾)·후계(後谿)·용천(湧泉)·심수(心兪)·양교(陽交)·수삼리(手三里)·태충(太衝)·간사(間使)·상완(上脘).
전광(癲狂, 精神病) : ① 풍륭(豊隆)·기문(期門)·온류(溫溜)·통곡(通谷)·축빈(築賓)·양곡(陽谷)·후계(後谿)·음곡(陰谷).
② 간사(間使)(뜸 30장), 천추(天樞)(뜸 100장).

(4) 혈(血)

코피(衄血), 토혈(吐血), 하혈(下血) : 은백(隱白)·대릉(大陵)·신문(神門)·태계(太谿)(침).
코피가 멎지 않는 경우 : ① 신문(顖門, 숫구멍)·상성(上星)·대추(大椎)(뜸).
② 기충(氣衝)(삼릉침으로 피를 빼줌), 합곡(合谷)·내정(內庭)·수삼리(手三里)·조해(照海)(침).

피를 토하는 경우 : ① 풍부(風府)・대추(大椎)・단중(膻中)・상완(上脘)・중완(中脘)・기해(氣海)・관원(關元)・수삼리(手三里)(침).
② 대릉(大陵)(뜸).
토하는 경우 : 상완(上脘)・대릉(大陵)・극문(郄門)・신문(神門)・어제(魚際)(침).
변혈(便血) : 격수(膈兪)(뜸).
각혈(咯血) : 열결(列缺)・수삼리(手三里)・폐수(肺兪)・백로(百勞)・유근(乳根)・풍문(風門)(침).
허로토혈(虛勞吐血) : 중완(中脘)・폐수(肺兪)・수삼리(手三里)(뜸).
입과 코에서 나오는 피가 멎지 않을 경우 : 상성(上星)(뜸 50장).
하혈(下血)이 멎지 않을 경우 : 배꼽중심과 대칭되는 척주 위에 뜸 7장을 뜬다.

(5) 꿈(夢)

경계불면(驚悸不眠) : 음교(陰交)(침).
번조(煩躁)하여 잠들지 못하는 경우 : 음극(陰郄)(침).
꿈이 많고 잘 놀라는 경우 : 신문(神門)・심수(心兪)・내정(內庭)(침).

(6) 언어(言語)

갑자기 말을 못하고 숨이 차는 경우(暴瘖氣喘) : 부돌(扶突)・염천(廉泉).
갑자기 소리를 내지 못하는 경우 : 천돌(天突)(침).
갑자기 목이 쉬거나 말을 못하는 경우 : ① 합곡(合谷)・양교(陽交)・통곡(通谷)・천정(天鼎)・기문(期門)・지구(支溝)・통천(通天).
② 합곡(合谷)・용천(湧泉)・양교(陽交)・통곡(通谷)・천정(天鼎)・대추(大椎)・지구(支溝)(침).
혀가 뻣뻣하고 굳어져서 말을 못하는 경우 : 통리(通里)(침).
혀가 늘어져 말을 못하는 경우 : 아문(瘂門)(침).
혀 밑에 군살이 돋으면서 말하기 힘든 경우 : 염천(廉泉)(침).

(7) 진액(津液)

땀이 많은 경우 : 먼저 합곡(合谷)을 사(瀉)하고 다음 부류(復溜)를 보(補)해 준다.
땀이 적은 경우 : 먼저 합곡(合谷)을 보(補)하고 다음 부류(復溜)를 사(瀉)해 준다.

식은땀 : 음극(陰郄)·오리(五里)·간사(間使)·중극(中極)·기해(氣海)(침).
식은땀이 멎지 않는 경우 : 음극(陰郄)(사법).
허손(虛損)으로 식은땀이 나는 경우 : 백로(百勞)·폐수(肺兪)(침).
땀이 나야 할 때 나지 않는 경우 : 합곡(合谷)·부류(復溜)(사법).

(8) 담(痰)

담음(痰飮) : 풍륭(豊隆)·중완(中脘).
담음(痰飮)으로 오래 앓으면서 낫지 않는 경우 : 고황(膏肓)(뜸을 많이 뜰수록 효과가 신기함).

(9) 자궁(子宮)

월경이상(月經異常) : 중극(中極)·삼음교(三陰交)·신수(腎兪)·기해(氣海).
무월경(無月經, 經閉) : 중극(中極)·삼음교(三陰交)·신수(腎兪)·기해(氣海).
붕루(崩漏) : 혈해(血海)·음곡(陰谷)·삼음교(三陰交)·행간(行間)·태충(太衝)·중극(中極).
적백대하(赤白帶下) : ① 중극(中極)·신수(腎兪)·기해(氣海)·삼음교(三陰交)·장문(章門)·행간(行間).
② 대맥(帶脈)(뜸).
적대하(赤帶下) : 중극(中極)·기해(氣海)·위중(委中)(침).
대하(帶下) : 최씨사화혈(崔氏四花穴, 膈兪·膽兪).
백대하(白帶下) : 곡골(曲骨)·지음(至陰)·중극(中極).

(10) 충(蟲)

노채(癆瘵, 肺結核) : 고황(膏肓)·은백(隱白)·사화혈(四花穴).

(11) 소변(小便)

융폐(癃閉, 排尿障碍) : 조해(照海)·대돈(大敦)·위양(委陽)·대종(大鐘)·행간(行間)·위중(委中)·음릉천(陰陵泉)·석문(石門)(침).
임증(淋證) : 관원(關元)·삼음교(三陰交)·음곡(陰谷)·음릉천(陰陵泉)·기해(氣

海)・태계(太谿)(침).

석림(石淋) : 관원(關元)・기해(氣海)・대돈(大敦)(침).

기림(氣淋) : 기해(氣海)・관원(關元).

혈림(血淋) : 음릉천(陰陵泉)・관원(關元)・기충(氣衝).

빈뇨(頻尿, 소변이 잦은 경우) : ① 중극(中極)(뜸).

② 신수(腎兪)・음릉천(陰陵泉)・기해(氣海)・음곡(陰谷)・삼음교(三陰交).

유뇨(遺尿) : 음릉천(陰陵泉)・양릉천(陽陵泉)・대돈(大敦)・삼음교(三陰交).

음경통(陰莖痛) : ① 행간(行間)(뜸).

② 중극(中極)・태계(太谿)・삼음교(三陰交)・부류(復溜)(침).

백탁(白濁) : ① 신수(腎兪)(뜸).

② 장문(章門)・곡천(曲泉)・관원(關元)・삼음교(三陰交)(침).

음부 통증 : 음릉천(陰陵泉)(침, 뜸).

(12) 대변(大便)

설사(泄瀉) : 대추(大椎)(뜸 3~5장).

설사(泄瀉)가 오랫동안 멎지 않는 경우 : 백회(百會)(뜸 5~7장).

이질(痢疾)이 오랫동안 낫지 않는 경우 : ① 신궐(神闕)(뜸 7장), 관원(關元)(뜸 30장).

② 천추(天樞)・기해(氣海)(뜸).

당설(溏泄, 곱이 섞인 대변을 설사하는 경우) : 신궐(神闕)・삼음교(三陰交)(뜸을 많이 뜰수록 효과가 좋음).

손설(飧泄, 소화되지 않은 것을 설사하는 경우) : 음릉천(陰陵泉)・상거허(上巨虛)・태충(太衝)(뜸).

설사로 인한 허탈(虛脫) : 기해(氣海)(뜸 100장).

이질(痢疾) : 단전(丹田)・부류(復溜)・소장수(小腸兪)・천추(天樞)・복애(腹哀).

냉리(冷痢, 寒痢) : 관원(關元)(뜸 50장).

이급후중(裏急後重) : 합곡(合谷)・외관(外關)(침).

이질(痢疾)이 낫지 않는 경우 : 합곡(合谷)・수삼리(手三里)・음릉천(陰陵泉)・중완(中脘)・관원(關元)・천추(天樞)・신궐(神闕)・중극(中極)(침, 뜸).

여러 가지 이질(痢疾) : 대도(大都)(뜸 5장), 상구(商丘)・음릉천(陰陵泉)(각각 뜸 3장).

변비(便秘) : ① 조해(照海)・지구(支溝)・태백(太白)(침).

② 이간(二間)・승산(承山)・태백(太白)・대종(大鐘)・수삼리(手三里)・용천(湧

泉)·곤륜(崑崙)·조해(照海)·장문(章門)·기해(氣海)(침).

산후대소변장애(産後大小便障碍) : 기해(氣海)·족삼리(足三里)·관원(關元)·삼음교(三陰交)·음곡(陰谷)(침).

2. 외형편(外形篇)

(1) 머리(頭)

현훈(眩暈) : 신정(神庭)·상성(上星)·신회(顖會)·전정(前頂)·후정(後頂)·뇌공(腦空)·풍지(風池)·양곡(陽谷)·대도(大都)·지음(至陰)·금문(金門)·신맥(申脈)·족삼리(足三里)(침, 뜸).

편두통(偏頭痛), 정두통(正頭痛) : ① 사죽공(絲竹空)·풍지(風池)·합곡(合谷)·중완(中脘)·해계(解谿)·족삼리(足三里)(침).

② 아시혈(阿是穴)에 침을 놓으면 즉시 낫는다.

정두통(正頭痛, 머리 전반이 아픈 것) : 백회(百會)·상성(上星)·신정(神庭)·태양(太陽)·합곡(合谷)(침).

신궐두통(腎厥頭痛) : 관원(關元)(뜸 100장).

궐역두통(厥逆頭痛) : 곡빈(曲鬢)(뜸 7장).

담궐두통(痰厥頭痛) : 풍륭(豊隆)(침).

두풍(頭風), 두통(頭痛) : ① 백회(百會)(침).

② 신회(顖會)·전정(前頂)·상성(上星)·백회(百會)(뜸).

두풍(頭風) : 상성(上星)·전정(前頂)·백회(百會)·양곡(陽谷)·관충(關衝)·곤륜(崑崙)(침, 뜸).

두풍현훈(頭風眩暈) : 합곡(合谷)·풍륭(豊隆)·협계(俠谿)·풍지(風池)(침).

목덜미 강직 : 풍부(風府).

미릉골통(眉稜骨痛) : 찬죽(攢竹)·합곡(合谷)·신정(神庭)·두유(頭維)·해계(解谿)(침).

(2) 얼굴(面)

면종(面腫, 얼굴이 붓는 경우) : 수분(水分)(뜸).

면양종(面瘍腫, 얼굴이 가렵고 붓는 경우) : 영향(迎香)・합곡(合谷)(침).
뺨이 붓는 경우 : 협거(頰車)・합곡(合谷)(침).
얼굴과 눈이 붓는 경우 : 팔 안쪽 혈락(血絡)과 함곡(陷谷)에서 피를 거듭 빼준다.

(3) 눈(眼)

눈이 갑자기 벌겋게 붓고 아픈 경우 : 정명(睛明)・합곡(合谷)・태양(太陽)(피를 빼줌), 상성(上星)・광명(光明)・지오회(地五會)(침)

여러 가지 예장(翳障) : ① 정명(睛明)・사백(四白)・태양(太陽)・백회(百會)・상양(商陽)・여태(厲兌)・광명(光明)(피를 빼줌).
② 합곡(合谷)・수삼리(手三里)・명문(命門)・광명(光明)・간수(肝兪)(뜸).

노육반정(努肉攀睛, 翼狀翠片) : 정명(睛明)・풍지(風池)・기문(期門)・태양(太陽)(피를 빼줌).

검현적란(瞼弦赤爛, 眼瞼緣炎) : ① 대골공(大骨空)・소골공(小骨空)(뜸 각각 7장).
② 삼릉침으로 눈꺼풀(眼瞼緣에 가까운 부분)의 표면을 여러 곳 찔러 피를 빼준다.

영풍랭루(迎風冷淚, 流淚症) : ① 임읍(臨泣)・합곡(合谷)(침).
② 대골공(大骨空)과 소골공(小骨空)(뜸 각각 7장).

청맹(靑盲, 시신경위축말기, 황반부변성) : ① 거료(巨髎)(뜸).
② 간수(肝兪)・명문(命門)・상양(商陽)(침).

작목(雀目, 망막색소변성증, 야맹증) : ① 신정(神庭)・상성(上星)・전정(前頂)・백회(百會)・정명(睛明)(피를 빼줌).
② 간수(肝兪)・조해(照海)(뜸).

폭맹(暴盲, 내안부 질병으로 갑자기 시력이 장애된 것) : 찬죽(攢竹)・태양(太陽)・전정(前頂)・상성(上星)・내영향(內迎香)(피를 빼줌).

눈이 가렵고 아픈 경우 : 광명(光明)・지오회(地五會)(침).

백예(白翳, 白膜) : ① 임읍(臨泣)・간수(肝兪)(뜸).
② 간수(肝兪)(뜸 7장), 제9추골 위에 뜸 7장.
③ 합곡(合谷)・외관(外關)・정명(睛明).

적예(赤翳) : 찬죽(攢竹)・후계(後谿)・액문(液門)(침).

(4) 귀(耳)

이명(耳鳴) : 백회(百會)・청궁(聽宮)・이문(耳門)・상관(上關)・액문(液門)・중저

(中渚)·양곡(陽谷)·신수(腎兪)·전곡(前谷)·완골(腕骨)·임읍(臨泣)·양계(陽谿)·편력(偏歷)·합곡(合谷)·대릉(大陵)·태계(太谿)·금문(金門)(침, 뜸).

이롱(耳聾, 귀머거리) : 중저(中渚)·외관(外關)·화료(禾髎)·청회(聽會)·청궁(聽宮)·합곡(合谷)·상양(商陽)·중충(中衝)(침).

정이(聤耳, 中耳炎) : 이문(耳門)·예풍(翳風)·합곡(合谷)(침).

폭롱(暴聾, 갑자기 듣지 못하는 것) : 천유(天牖)·사독(四瀆)(침).

중청(重聽, 잘 듣지 못하는 것) : 이문(耳門)·풍지(風池)·협계(俠谿)·예풍(翳風)·청회(聽會)·청궁(聽宮)(침).

갑자기 듣지 못하는 경우 : 창출(蒼朮)을 길이가 7푼 정도 되게 다듬어서(한쪽은 평평하게, 다른 쪽은 뾰족하게 하여 귀 안에 밀어 넣을 수 있도록 함) 뾰족한 쪽을 귀 안에 밀어 넣은 다음, 평평한 쪽에 뜸봉을 올려놓고 귀속에서 심한 열감을 느끼도록 뜸을 뜬다.

(5) 코(鼻)

콧물이 흐르는 경우 : ① 상성(上星)(뜸 27장).

② 인중(人中)·풍부(風府)에 침을 놓아 낫지 않으면 백회(百會)·풍지(風池)·풍문(風門)·대추(大椎)에 침을 더 놓는다.

③ 신회(顖會)·전정(前頂)·영향(迎香)(뜸).

코가 막힌 경우 : 영향(迎香)·상성(上星)·합곡(合谷)에 침을 놓아 낫지 않으면 인중(人中)·백로(百勞)·풍부(風府)·전곡(前谷)에 뜸을 뜬다.

역한 냄새가 나는 코가 나오는 경우 : 상성(上星)·곡차(曲差)·합곡(合谷)·영향(迎香)·인중(人中)(침, 뜸).

코 안에 군살이 생긴 경우 : 풍지(風池)·풍부(風府)·화료(禾髎)·영향(迎香)·인중(人中)(침).

콧병을 오래 앓으면서 콧물이 멎지 않는 경우 : 백회(百會)(뜸).

(6) 입(口)

구창(口瘡, 구강염) : ① 승장(承漿)·합곡(合谷)·인중(人中)·장강(長强).

② 금진(金津)·옥액(玉液)(피를 빼줌).

③ 위중(委中)·후계(後谿)·담수(膽兪)·소장수(小腸兪)(뜸 각각 7장).

④ 태충(太衝)·노궁(勞宮).

입이 마르는 경우 : 척택(尺澤)·곡택(曲澤)·대릉(大陵)·삼간(三間)·소상(少商)·상양(商陽)(침).

소갈(消渴) : 인중(人中)·승장(承漿)·금진(金津)·옥액(玉液)·곡지(曲池)·노궁(勞宮)·태충(太衝)·행간(行間)·연곡(然谷)·은백(隱白)(침, 뜸).

입술이 붓는 경우 : 영향(迎香)(침).

입을 앙다물고 벌리지 못하는 경우 : 협거(頰車)·지구(支溝)·외관(外關)·열결(列缺)·여태(厲兌)(침, 뜸).

(7) 혀(舌)

혀가 부어 말하기 힘든 경우 : ① 염천(廉泉)·금진(金津)·옥액(玉液)(피를 빼줌). ② 천돌(天突)·소상(少商)·연곡(然谷)·풍부(風府)(침).

설권(舌卷, 혀가 오그라드는 증) : 액문(液門)·이간(二間)(침).

설종(舌縱, 혀가 입 밖으로 늘어져 나온 것) : 양곡(陽谷)(뜸).

혀가 잘 돌아가지 않아 말을 못하는 경우(舌緩, 舌瘖) : 풍부(風府)·태연(太淵)·내정(內庭)·합곡(合谷)·충양(衝陽)·삼음교(三陰交)(침).

(8) 이(齒)

치통(齒痛) : 합곡(合谷)(침).

윗니 통증 : 인중(人中)·태연(太淵)·여태(厲兌)·족삼리(足三里)·내정(內庭)(침).

아랫니 통증 : 승장(承漿)·합곡(合谷)·협거(頰車)(침).

(9) 인후(咽喉)

후비(喉痹, 인후병) : ① 소장·합곡(合谷)·척택(尺澤)(침).

② 관충(關衝)·규음(竅陰)(침).

③ 신문(神門)·척택(尺澤)·대릉(大陵)·전곡(前谷)(침).

④ 풍륭(豊隆)·용천(湧泉)·관충(關衝)·소상(少商)·은백(隱白)(침).

목안이 막히는 경우 : 조해(照海)·곡천(曲泉)·합곡(合谷)(침).

후두통증(喉頭痛症) : 풍부(風府)(침).

유아(乳蛾, 扁桃腺炎) : 소상(少商)·합곡(合谷)·금진(金津)·옥액(玉液)(피를 빼줌).

목안이 붓는 경우 : 중저(中渚)·태계(太谿)(침).

목안에 무엇이 막혀 있는 듯한 경우 : 간사(間使)·삼간(三間)(침).

(10) 목(頸項)

목이 뻣뻣한 경우 : 승장(承漿)·풍부(風府)(침).

목이 뻣뻣하면서 아픈 경우 : 통천(通天)·백회(百會)·풍지(風池)·완골(完骨)·아문(瘂門)·대저(大杼)(침).

목이 아픈 경우 : 후계(後谿)(침).

목을 뒤로 젖히고 굽히지 못하는 경우 : 합곡(合谷)·승장(承漿)·풍부(風府)(침).

(11) 등과 허리(腰背)

등뼈(척주)가 아픈 경우 : ① 인중(人中)(침).

② 견정(肩井)·고황(膏肓)(침).

견배통(肩背痛) : ① 수삼리(手三里)(침).

② 견우(肩髃)·천정(天井)·곡지(曲池)·양곡(陽谷)(침).

③ 오추(五樞)·곤륜(崑崙)·현종(懸鐘)·견정(肩井)·갑봉(胛縫)(침).

④ 풍문(風門)·견정(肩井)·중저(中渚)·지구(支溝)·후계(後谿)·완골(腕骨)·위중(委中)(침).

⑤ 이간(二間)·상양(商陽)·위중(委中)·곤륜(崑崙)(침).

등이 뻣뻣한 경우 : 인중(人中)·풍부(風府)·폐수(肺兪)(침, 뜸).

(12) 가슴(胸)

9종 심통(心痛, 명치 밑과 앞가슴이 아픈 증) : 간사(間使)·영도(靈道)·공손(公孫)·태충(太衝)·족삼리(足三里)·음릉천(陰陵泉)(침, 뜸).

졸심통(卒心痛, 갑자기 명치 밑과 가슴이 아픈 증) : 연곡(然谷)·상완(上脘)·기해(氣海)·용천(湧泉)·간사(間使)·지구(支溝)·족삼리(足三里)·대돈(大敦)·독음(獨陰)(침, 뜸).

위완통(胃脘痛) : 족삼리(足三里)(침, 뜸).

심중통(心中痛, 심장부위통) : 내관(內關)(침, 뜸).

심장부위의 통증이 등으로 뻗칠 경우 : 경골(京骨)과 곤륜(崑崙)에 침을 놓아 낫지 않으면 연곡(然谷)과 위양(委陽)을 더 쓴다.

심비통(心痹痛, 심장부위와 명치 밑이 아픈 증) : 거궐(巨闕) · 상거허(上巨虛) · 중완(中脘).

궐심통(厥心痛, 심장부위가 찌르는 듯이 아픈 증) : 경골(京骨)과 곤륜(崑崙)에 침을 놓아 낫지 않으면 다시 연곡(然谷) · 대도(大都) · 태백(太白) · 태계(太谿) · 행간(行間) · 태충(太衝) · 어제(魚際)를 쓴다.

충심통(蟲心痛, 충으로 인한 흉통) : 상완(上脘) · 중완(中脘) · 음도(陰都)(뜸).

혈심통(血心痛) : 기문(期門).

상한결흉(傷寒結胸) : 지구(支溝) · 간사(間使) · 행간(行間) · 아시혈(阿是穴)(침).

흉비만(胸痞滿) : 용천(湧泉) · 태계(太谿) · 중충(中衝) · 대릉(大陵) · 은백(隱白) · 태백(太白) · 소충(少衝) · 신문(神門).

흉만(胸滿, 가슴이 그득한 증) : 경거(經渠) · 양계(陽谿) · 삼간(三間) · 후계(後谿) · 간사(間使) · 양릉천(陽陵泉) · 수삼리(手三里) · 태백(太白) · 곡천(曲泉) · 족임읍(足臨泣).

흉비(胸痹, 가슴이 막히는 듯하면서 아픈 병증) : 태연(太淵).

흉협통(胸脇痛, 가슴과 옆구리가 아픈 증) : 천정(天井) · 지구(支溝) · 간사(間使) · 대릉(大陵) · 수삼리(手三里) · 태백(太白) · 구허(丘墟) · 양보(陽輔).

심흉통(心胸痛) : 곡택(曲澤) · 내관(內關) · 대릉(大陵)(침, 뜸).

여러 가지 심복흉협요배통(心腹胸脇腰背痛) : 산초(山椒)를 보드랍게 가루 내어 식초에 갠 다음 납작하게 빚어 아픈 곳에 붙이고 그 위에 뜸봉을 올려놓고 뜨거울 때까지 뜸을 뜬다.

(13) 옆구리(脇)

옆구리 통증(脇痛) : 현종(懸鐘) · 규음(竅陰) · 외관(外關) · 수삼리(手三里) · 지구(支溝) · 장문(章門) · 중봉(中封) · 양릉천(陽陵泉) · 행간(行間) · 기문(期門) · 음릉천(陰陵泉).

협흉창통(脇胸脹痛) : 공손(公孫) · 수삼리(手三里) · 태충(太衝) · 삼음교(三陰交).

요협통(腰脇痛) : 환도(環跳) · 지음(至陰) · 태백(太白) · 양보(陽輔).

협륵통(脇肋痛) : 지구(支溝) · 외관(外關) · 곡지(曲池)(침).

양협통(兩脇痛, 양 옆구리 통증) : 규음(竅陰) · 대돈(大敦) · 행간(行間).

협만(脇滿, 옆구리가 불어 오르는 듯하면서 그득한 증) : 장문(章門) · 양곡(陽谷) · 완골(腕骨) · 지구(支溝) · 격수(膈兪) · 신맥(申脈).

(14) 젖(乳)

유옹(乳癰) : 응창(應窓) · 유근(乳根) · 하거허(下巨虛) · 부류(復溜) · 태충(太衝)(침).
유옹(乳癰)으로 아픈 경우 : 족삼리(足三里)(침).
젖이 안 나오는 경우 : 단중(膻中)(뜸) · 소택(少澤)(침).
유종통(乳腫痛, 젖이 붓고 아픈 경우) : 족임읍(足臨泣)(침).

(15) 배(腹)

복통(腹痛) : 내관(內關) · 지구(支溝) · 조해(照海) · 거궐(巨闕) · 족삼리(足三里)(침).
제복통(臍腹痛, 배꼽 부위가 아픈 병증) : 음릉천(陰陵泉) · 태충(太衝) · 족삼리(足三里) · 지구(支溝) · 중완(中脘) · 관원(關元) · 천추(天樞) · 공손(公孫) · 삼음교(三陰交) · 음곡(陰谷).
당설(溏泄, 배꼽부위가 아프면서 설사하는 경우) : 신궐(神闕)(뜸).
적통(積痛, 積滯로 생긴 腹痛) : 기해(氣海) · 중완(中脘) · 은백(隱白).
장명설사(腸鳴泄瀉, 배가 끓으면서 설사하는 증) : 수분(水分) · 천추(天樞) · 신궐(神闕)(뜸).
소복통(小腹痛, 아랫배가 아픈 증) : 하렴(下廉) · 부류(復溜) · 중봉(中封) · 대돈(大敦) · 관원(關元) · 신수(腎兪).
소복급통(小腹急痛, 갑자기 아랫배가 몹시 아픈 것) : 독음(獨陰)(뜸 5장).

(16) 허리(腰)

요통(腰痛) : 신수(腎兪)(뜸).
허리를 굽혔다가 펴지 못하는 경우 : 위중(委中)(피를 빼줌).
허리가 아파서 목을 수그렸다 폈다 하지 못하는 경우 : 인중(人中) · 환도(環跳) · 위중(委中)(침).
신허요통(腎虛腰痛) : 신수(腎兪)(뜸) · 위중(委中)(침).
섬좌요통(閃挫腰痛) : 환도(環跳) · 위중(委中) · 곤륜(崑崙) · 척택(尺澤) · 양릉천(陽陵泉) · 화료(和髎)(침).
허리가 몹시 아픈 경우 : 명문(命門) · 곤륜(崑崙) · 지실(志室) · 행간(行間) · 부류(復溜)(침).

허리가 시린 경우 : 양보(陽輔)(뜸).

허리가 아파서 움직이지 못하는 경우 : 위중(委中)·행간(行間)·풍시(風市)(침).

(17) 손(手)

다섯 손가락이 모두 뻣뻣해지면서 오그라드는 경우 : ① 이간(二間)·전곡(前谷). ② 곡지(曲池)·합곡(合谷)·양곡(陽谷)(침, 뜸).

다섯 손가락이 모두 아픈 경우 : 양지(陽池)·외관(外關)·합곡(合谷).

양손이 오그라들면서 마비된 경우 : 대릉(大陵)(뜸).

팔꿈치가 뻣뻣해지면서 오그라드는 경우 : 척택(尺澤)(침).

손과 팔이 아파서 움직이지 못하는 경우 : 곡지(曲池)·척택(尺澤)·견우(肩髃)·수삼리(手三里)·소해(小海)·태연(太淵)·양계(陽谿)·양곡(陽谷)·전곡(前谷)·액문(液門)·합곡(合谷)·외관(外關)·완골(腕骨)(침).

팔 안쪽이 아픈 경우 : 태연(太淵)(침).

팔의 옆모서리가 아픈 경우 : 양곡(陽谷)(침).

손이 떨리는 경우 : 곡택(曲澤).

손목에 힘이 없는 경우 : 열결(列缺).

팔꿈치와 손가락을 굽히지 못하는 경우 : 곡지(曲池)·수삼리(手三里)·외관(外關)·중저(中渚).

손과 팔이 시리고 아픈 경우 : 견정(肩井)·곡지(曲池)·하렴(下廉)(뜸).

손 혹은 팔 마비 : 천정(天井)·곡지(曲池)·외관(外關)·경거(經渠)·지구(支溝)·양계(陽谿)·완골(腕骨)·상렴(上廉)·합곡(合谷).

수심열(手心熱, 손바닥에 열감이 있는 증) : ① 노궁(勞宮)·곡지(曲池)·곡택(曲澤)·내관(內關)·열결(列缺)·경거(經渠)·태연(太淵)·중충(中衝)·소충(少衝)(침).

② 열결(列缺)·경거(經渠)·태연(太淵)·노궁(勞宮)(침).

손과 팔이 벌겋게 붓는 경우 : 곡지(曲池)·통리(通里)·중저(中渚)·합곡(合谷)·수삼리(手三里)·액문(液門)(침).

어깨와 팔을 움직이지 못하는 경우 : 곡지(曲池)·견우(肩髃)·거골(巨骨)·청랭연(淸冷淵)·관충(關衝).

겨드랑이와 팔꿈치가 붓는 경우 : 척택(尺澤)·소해(小海)·간사(間使)·대릉(大陵)(침).

겨드랑이가 붓는 경우 : 양보(陽輔)·구허(丘墟)·임읍(臨泣).
팔이 저리고 오그라드는 경우 : 주료(肘髎)·척택(尺澤).
양어깨 부위가 아픈 경우 : 견정(肩井)·지구(支溝).
손목이 아픈 경우 : 양계(陽谿)·곡지(曲池)·완골(腕骨)(뜸).
팔꿈치와 손목이 아픈 경우 : 전곡(前谷)·액문(液門)·중저(中渚).

(18) 발(足)

허벅다리와 무릎이 오그라들면서 아픈 경우 : 풍시(風市)·양릉천(陽陵泉)·곡천(曲泉)·곤륜(崑崙).
갑자기 다리가 아픈 경우 : 풍시(風市)·중독(中瀆)·양관(陽關)·현종(懸鐘).
발 마비 : ① 부류(復溜).
② 양릉천(陽陵泉)·절골(絶骨)·태충(太衝)·구허(丘墟).
다리가 저리고 아픈 경우 : 양릉천(陽陵泉)·절골(絶骨)·중봉(中封)·임읍(臨泣)·족삼리(足三里)·양보(陽輔)(침).
무릎 안쪽이 아픈 경우 : 슬관(膝關)·태충(太衝)·중봉(中封)(침).
무릎 바깥쪽이 아픈 경우 : 협계(俠谿)·양관(陽關)·양릉천(陽陵泉)(침).
발목 통증 : 곤륜(崑崙)·태계(太谿)·신맥(申脈)·구허(丘墟)·상구(商丘)·조해(照海)·태충(太衝)·해계(解谿).
발가락 통증 : 용천(湧泉)·연곡(然谷).
무릎 통증 : 독비(犢鼻)(침).
무릎이 붓는 경우 : 족삼리(足三里)(온침)·행간(行間)(침).
다리가 위축된 경우 : 족삼리(足三里)·절골(絶骨).
양다리가 몹시 시린 경우 : 음시(陰市)(뜸).
요퇴통(腰腿痛) : 환도(環跳)·풍시(風市)·음시(陰市)·위중(委中)·승산(承山)·곤륜(崑崙)·신맥(申脈).
다리 마비 : 환도(環跳)·음릉천(陰陵泉)·양보(陽輔)·태계(太谿)·지음(至陰).
발이 시린 경우 : 신수(腎兪)(뜸).
다리가 오그라드는 경우 : 신수(腎兪)·양릉천(陽陵泉)·양보(陽輔)·절골(絶骨).
다리가 붓는 경우 : ① 승산(承山)·곤륜(崑崙)·연곡(然谷)·위중(委中)·하렴(下廉)·풍시(風市).
② 승산(承山)·곤륜(崑崙).

양 무릎이 벌겋게 붓고 아픈 경우 : 슬관(膝關)·위중(委中)·양보(陽輔)·삼음교(三陰交)·부류(復溜)·충양(衝陽)·연곡(然谷)·신맥(申脈)·행간(行間)·비수(脾兪).

발목이 시큰거리는 경우 : 위중(委中)·곤륜(崑崙).

족심통(足心痛, 발바닥이 아픈 증) : 곤륜(崑崙).

각전근(비장근경련) : 승산(承山).

각기(脚氣) : 풍부(風府)·복토(伏兎)·독비(犢鼻)·수삼리(手三里)·상렴(上廉)·하렴(下廉)·절골(絶骨).

(19) 피부(皮膚)

전풍 : 양손의 가운데 손가락마디의 오목한 곳에 뜸을 3~5장 뜬다.

피부에 벌레가 기어가는 듯한 경우 : 주첨(肘尖)(뜸 7장), 곡지(曲池)·신문(神門)·합곡(合谷)·삼음교(三陰交)(침).

우취(疣贅, 보통사마귀) : 양손의 가운데 손가락마디의 오목한 곳(뜸 3~5장), 지정(支正)(뜸), 사마귀부(뜸 3~5장).

(20) 맥(脈)

상한병(傷寒病)으로 육맥(六脈)이 다 잡히지 않는 경우 : ① 부류(復溜)·합곡(合谷)·중극(中極)·지구(支溝)·거궐(巨闕)·기충(氣衝)(뜸 각각 7장).
② 기해(氣海)(뜸을 많이 뜸).

구토가 멎지 않고 손발이 싸늘해지고 맥박이 끊어질 듯한 경우 : 간사(間使)(뜸 30장).

무맥증(無脈症) : 내관(內關)·태연(太淵)(침, 뜸).

(21) 근(筋)

근련골통(筋攣骨痛, 근맥이 오그라들면서 아픈 증) : 혼문(魂門)(침, 뜸).

무릎을 펴지 못하는 경우 : ① 곡천(曲泉)(침, 뜸).
② 위양(委陽)(뜸 27장).

간열(肝熱)로 인한 근위(筋痿, 痿證) : 행간(行間)(보법), 태충(太衝)(사법).

근력음축통(筋力陰縮痛, 생식기의 근맥이 줄어들면서 아픈 증) : 중봉(中封)(뜸 50장).

비장근경련(腓腸筋痙攣)으로 아픈 경우 : 승산(承山)(사하거나 뜸을 27장 뜸).

(22) 뼈(骨)

척주가 몹시 아픈 경우 : 인중(人中)(침).
뼈와 관련된 병 : 대저(大杼)(뜸).

(23) 전음(前陰)

한산복통(寒疝腹痛) : 음시(陰市)·태계(太谿)·간수(肝兪)(뜸).
여러 가지 산증(疝症) : ① 대돈(大敦)·행간(行間)·태충(太衝)·중봉(中封)·여구(蠡溝)·관문(關門)·관원(關元)·수도(水道)·삼음교(三陰交)·족삼리(足三里). ② 관원(關元)(뜸 37장), 대돈(大敦)(뜸 7장).
호산(狐疝) : 태충(太衝)·상구(商丘)·대돈(大敦)·여구(蠡溝).
산가(疝瘕) : 조해(照海)(뜸 3~5장), 음교(陰交)·구허(丘墟)(침, 뜸).
졸산(卒疝, 갑자기 생긴 산증) : 구허(丘墟)·대돈(大敦)·음시(陰市)·혈해(血海).
현벽소복통(痃癖小腹痛) : 태계(太谿)·수삼리(手三里)·음릉천(陰陵泉)·곡천(曲泉)·비수(脾兪)·삼음교(三陰交).
퇴산(㿗疝) : 곡천(曲泉).
장벽퇴산소장통(腸澼㿗疝小腸痛) : 통곡(通谷)(뜸 50장), 속골(束骨)·대장수(大腸兪).
음산(陰疝) : 태충(太衝)·대돈(大敦)(뜸).
빈뇨(頻尿) : 신수(腎兪)·관원(關元)(뜸).
음종(陰腫, 생식기가 붓는 증) : 곡천(曲泉)·태계(太谿)·대돈(大敦)·신수(腎兪)·삼음교(三陰交).
음경통(陰莖痛) : 음릉천(陰陵泉)·곡천(曲泉)·행간(行間)·태충(太衝)·음곡(陰谷)·신수(腎兪)·중극(中極)·삼음교(三陰交)·대돈(大敦)·태계(太谿).
유정(遺精) : 신수(腎兪)(뜸).
요혈(尿血) : 대릉(大陵)·관원(關元)(침).
백탁(白濁) : 신수(腎兪)·관원(關元)·삼음교(三陰交).
음축통(陰縮痛, 생식기가 줄어들면서 아픈 증) : 중봉(中封)(침).
소변이 붉은 경우 : 삼음교(三陰交)·태계(太谿)·신수(腎兪)·기해(氣海)·방광수(膀胱兪)·관원(關元)(침).
방광기(膀胱氣) : 위중(委中)·위양(委陽).

소장기(小腸氣) : ① 풍시(風市)·기해(氣海)·태충(太衝)·독음(獨陰)(각각 뜸 7장).
② 배꼽에서 좌우로 1.5촌 떨어진 곳(外陵穴, 뜸 7장).

(24) 후음(後陰)

치질(痔疾)로 아픈 경우 : ① 승산(承山)·장강(長强).
② 승근(承筋)·비양(飛揚)·위중(委中)·승부(承扶)·찬죽(攢竹)·회음(會陰)·상구(商丘).
탈항(脫肛) : 대장수(大腸兪)·백회(百會)·장강(長强)·견정(肩井)·합곡(合谷)·기충(氣衝).
치질(痔疾) : 곡천(曲泉)·태계(太谿)·태백(太白)·비수(脾兪)·소장수(小腸兪)(침).
폭설(暴泄, 갑자기 물 같은 설사를 하는 증) : 은백(隱白).
변혈(便血) : 승산(承山)·부류(復溜)·태충(太衝)·태백(太白)·대맥(帶脈).
대변불금(大便不禁, 대변을 참지 못하는 경우) : 대장수(大腸兪)·관원(關元)(뜸).
대변하혈(大便下血) : 승산(承山)·해계(解谿)·태백(太白)·대맥(帶脈).
탈항(脫肛)되어 들어가지 않는 경우 : ① 백회(百會)·미궁골(經外奇穴).
② 신궐(神闕)(뜸을 나이 수만큼 뜸).
혈치(血痔, 치질로 대변볼 때마다 피가 나오는 것) : 승산(承山)·부류(復溜)(뜸).
구치(久痔, 치질이 잘 낫지 않는 것) : 이백(二白)·승산(承山)·장강(長强)(뜸).

3. 잡병편(雜病篇)

(1) 풍(風)

중풍(中風)으로 담(痰)이 성하고 목에서 가래 끓는 소리가 날 경우 : 기해(氣海)·관원(關元)(뜸 200~300장).
졸중풍와사(卒中風喎斜) : 청회(聽會)·협거(頰車)·지창(地倉)·백회(百會)·견우(肩髃)·곡지(曲池)·풍시(風市)·수삼리(手三里)·절골(絶骨), 귀 앞섶 머리털 경계, 대추(大椎)·풍지(風池)(뜸).
구안와사(口眼喎斜) : 청회(聽會)·협거(頰車)·지창(地倉)(뜸).
반신불수(半身不遂) : 백회(百會)·신회(顖會)·풍지(風池)·견우(肩髃)·곡지(曲池)

・합곡(合谷)・환도(環跳)・수삼리(手三里)・풍시(風市)・절골(絶骨)(뜸).

아관긴급(牙關緊急) : ① 인중(人中)・합곡(合谷)・협거(頰車)・백회(百會)(침). ② 예풍(翳風)(뜸).

언어장애(言語障碍) : 아문(瘂門)・인중(人中)・천돌(天突)・용천(湧泉)・신문(神門)・지구(支溝)・풍부(風府)(침).

후궁반장(後弓反張) : 아문(瘂門)・풍부(風府)(침).

중풍(中腑) 전조증(비교적 오래 지속되는 손발의 마비감과 통증) : 백회(百會)・축빈(築賓)・견우(肩髃)・곡지(曲池)・풍시(風市)・수삼리(手三里)・절골(絶骨)(뜸).

중풍(中臟) 전조증(가슴이 답답하고 정신이 멍하며 손발의 마비감이 있는 경우) : 백회(百會)・풍지(風池)・대추(大椎)・견정(肩井)・곡지(曲池)・행간(行間)・수삼리(手三里)(뜸).

골비(骨痹) : 태계(太谿)・위중(委中).

근비(筋痹) : 태충(太衝)・양릉천(陽陵泉).

맥비(脈痹) : 대릉(大陵)・소해(小海).

육비(肉痹) : 태백(太白)・수삼리(手三里).

피비(皮痹) : 태연(太淵)・합곡(合谷).

비증(痹證) : 아시혈(阿是穴)(화침).

역절풍(歷節風) : 아시혈(阿是穴)(뜸 3장).

(2) 한(寒)

상한(傷寒) 때 고열이 떨어지지 않는 경우 : ① 곡지(曲池)・절골(絶骨)・함곡(陷谷)(침). ② 이간(二間)・내정(內庭)・전곡(前谷)・통곡(通谷)・액문(液門)・협계(俠谿)(침).

상한두통(傷寒頭痛) : 합곡(合谷)・찬죽(攢竹)(침).

상한(傷寒) 때 땀이 안 나는 경우 : ① 합곡(合谷)・부류(復溜)・완골(完骨)・양곡(陽谷)・협계(俠谿)・여태(厲兌)・노궁(勞宮)・풍지(風池)・어제(魚際)・경거(經渠)・내정(內庭)・이간(二間)(침).
② 12정혈(十二井穴)・12형혈(十二滎穴)(침).

상한(傷寒)으로 땀을 많이 흘리는 경우 : 내정(內庭)・합곡(合谷)・부류(復溜)(침).

상한태양두통(傷寒太陽頭痛) : 완골(完骨)・경골(京骨).

상한양명두통(傷寒陽明頭痛) : 합곡(合谷)・충양(衝陽)(침).

상한소양두통(傷寒少陽頭痛) : 양지(陽池)・구허(丘墟)・풍부(風府)・풍지(風池)(침).

상한결흉(傷寒結胸) : 먼저 명치 밑의 아픈 곳의 좌측을 문질러주고 호침(毫鍼)으로 그곳을 자극한 다음 좌측 지구(支溝)와 간사(間使)에 침을 놓는다.

상한음중복통(傷寒陰中腹痛) : 새끼발가락 바깥쪽 주름 끝(뜸 3장).

상한흉통(傷寒胸痛) : 기문(期門)・대릉(大陵)(침).

상한협통(傷寒脇痛) : 지구(支溝)・양릉천(陽陵泉)(침).

상한열(傷寒熱) : 함곡(陷谷)・여태(厲兌)・수삼리(手三里)・부류(復溜)・협계(俠谿)・공손(公孫)・태백(太白)・위중(委中)・용천(湧泉)(침).

상한한열왕래(傷寒寒熱往來) : 풍지(風池)・소해(小海)・어제(魚際)・소충(少衝)・합곡(合谷)・부류(復溜)・임읍(臨泣)・태백(太白)(침).

상한변비(傷寒便秘) : 조해(照海)・장문(章門)(침).

상한소변불금(傷寒小便不禁) : 음곡(陰谷)・음릉천(陰陵泉)(침).

상한발광(傷寒發狂) : 백로(百勞)・간사(間使)・합곡(合谷)・부류(復溜)(침).

상한의식장애(傷寒意識障碍) : 중저(中渚)・수삼리(手三里)(침).

상한(傷寒)으로 맥박이 느껴지지 않는 경우 : 부류(復溜)・합곡(合谷)・중극(中極)・지구(支溝)・거궐(巨闕)・기충(氣衝)(뜸).

상한수족궐랭(傷寒手足厥冷) : 대도(大都).

(3) 화(火)

골증노열(骨蒸勞熱) : 고황(膏肓)・수삼리(手三里)(뜸).

노소(勞嗽, 만성호흡기병의 경우 열이 있는 기침) : 백호(魄戶)(뜸).

고열이 있으면서 발이 몹시 찬 경우 : 양보(陽輔)(뜸).

심번(心煩, 가슴이 답답한 증) : 신문(神門)・양계(陽谿)・완골(腕骨)・소상(少商)・해계(解谿)・공손(公孫)・태백(太白)・지음(至陰)(침).

심번정충(心煩怔忡) : 어제(魚際)(침).

심열번갈(心熱煩渴) : 곡택(曲澤)(침).

허번(虛煩)으로 입이 마르는 경우 : 폐수(肺兪).

위열(胃熱) : ① 하렴(下廉).

② 절골(絶骨).

(4) 내상(內傷)

위(胃)가 약하여 밥맛이 없는 경우 : 수삼리(手三里)・삼음교(三陰交)(침・뜸).

전혀 먹을 생각이 없는 경우 : 연곡(然谷)(피를 빼줌).
배는 고픈데 음식을 먹을 수 없는 경우 : 장문(章門)・기문(期門).
음식을 제대로 먹지 못하고 얼굴색이 누른 경우 : 중완(中脘)(뜸).
음식을 많이 먹으면서도 여위는 경우 : 장문(章門)・중완(中脘)(침, 뜸).
소화장애(消化障碍) : 수삼리(手三里)(침, 뜸).
구토(嘔吐), 탄산(呑酸), 조잡(嘈雜) : 장문(章門)・신궐(神闕)(침, 뜸).

(5) 해천(咳喘, 기침・천식)

가래가 있는 기침 : ① 천돌(天突)・폐수(肺兪)・풍륭(豊隆).
② 폐수(肺兪)(뜸 50장).
기침으로 목이 쉰 경우 : 천돌(天突).
만성기침이 심한 경우 : ① 고황(膏肓)(뜸).
② 고황(膏肓)・폐수(肺兪)(뜸).
효천(哮喘) : ① 폐수(肺兪)・천돌(天突)・족삼리(足三里)(뜸).
② 폐수(肺兪)・천돌(天突)・단중(膻中)・선기(璇璣)・수부(兪府)・기해(氣海)(뜸).
③ 천돌(天突)(뜸 5장), 가는 끈으로 목덜미에서 검상돌기 끝까지 잰 다음 그 양쪽 끈을 등뼈 위로 돌리어 끈 끝이 닿는 곳에 뜸을 7~21장 뜬다.
기침 : 열결(列缺)・경거(經渠)・척택(尺澤)・수삼리(手三里)・곤륜(崑崙)・폐수(肺兪).
천급(喘急) : 상성(上星)・합곡(合谷)・태계(太谿)・대릉(大陵)・열결(列缺)・족삼리(足三里)(침).
기침, 폐옹(肺癰), 상기증(上氣症, 폐기가 위로 치미는 증) : 천돌(天突)・단중(膻中)・고황수(膏肓兪)・폐수(肺兪)・기죽마(騎竹馬)(뜸).

(6) 구토(嘔吐)

쓴물을 토하는 경우 : 수삼리(手三里)・양릉천(陽陵泉)(침).
소화 안 된 것을 토하는 경우 : 상완(上脘)・중완(中脘)・하완(下脘).
반위(反胃) : ① 고황(膏肓)(뜸 100장), 단중(膻中)・수삼리(手三里)(뜸 7장).
② 견정(肩井)(뜸 5장).
아침에 먹은 것을 저녁에 토하는 경우 : 심수(心兪)・격수(膈兪)・단중(膻中)・거궐(巨闕)・중완(中脘)(뜸).
열격(噎膈) : 천돌(天突)・단중(膻中)・심수(心兪)・상완(上脘)・중완(中脘)・하완

(下脘)·비수(脾兪)·위수(胃兪)·통천(通天)·중괴(中魁, 經外奇穴)·대릉(大陵)·수삼리(手三里).

토하는 경우 : 곡택(曲澤)·통리(通里)·노궁(勞宮)·양릉천(陽陵泉)·태계(太谿)·조해(照海)·태충(太衝)·대도(大都)·은백(隱白)·통곡(通谷)·위수(胃兪)·폐수(肺兪).

메스꺼운 경우 : 대릉(大陵).

헛구역(乾嘔)이 멎지 않고 손발이 차며 맥이 끊어지려는 경우 : 척택(尺澤)·대릉(大陵)(뜸 3장), 유근(乳根) 아래 1촌 되는 곳(뜸 30장), 간사(間使)(뜸 30장).

(7) 창만(脹滿)

고창(鼓脹) : 내정(內庭).

단복창(單腹脹) : 수분(水分)(먼저 침을 1.5촌 정도 놓은 다음 뜸 50장을 뜸), 삼음교(三陰交)(뜸), 부류(復溜)·중봉(中封)·공손(公孫)·태백(太白)(침).

창만(脹滿) : ① 중완(中脘)·수삼리(手三里).
② 중완(中脘)·기해(氣海).

심복창(心腹脹) : 절골(絶骨)·내정(內庭).

소복만(小腹滿, 아랫배가 그득한 증) : 중봉(中封)·연곡(然谷)·내정(內庭)·대돈(大敦)(침).

(8) 허로(虛勞)

오로(五勞)로 여위는 경우 : 족삼리(足三里).

허로골증도한(虛勞骨蒸盜汗) : 음극(陰郄).

진기부족(眞氣不足) : 기해(氣海)(뜸).

허로(虛勞) : 고황(膏肓)·사화(四花)·요수(腰兪).

(9) 부종(浮腫)

전신이 갑자기 붓는 경우 : ① 곡지(曲池)·합곡(合谷). 수삼리(手三里)·내정(內庭)·행간(行間)·삼음교(三陰交)(침).
② 안쪽 복사뼈 아래의 적백육제(뜸 3장).

복수(腹水) : 비수(脾兪)·위수(胃兪)·대장수(大腸兪)·방광수(膀胱兪)·수분(水分)

・중완(中脘)・수삼리(手三里)・소장수(小腸兪).

전신이 붓는 경우 : 수분(水分)・기해(氣海)(뜸 100장).

(10) 적취(積聚)

심적(心積, 伏梁) : 상완(上脘)・수삼리(手三里).

폐적(肺積, 息賁) : 거궐(巨闕)・기문(期門).

신적(腎積, 奔豚) : ① 중극(中極)・장문(章門).

② 기해(氣海)(뜸 100장), 기문(期門)(뜸 3장), 독음(獨陰)(뜸 5장), 장문(章門)(뜸 100장).

심와부(心窩部, 胃脘部)가 몹시 찬 경우 : 중완(中脘)・백회(百會).

담적(痰積) : 폐수(肺兪)(뜸 100장), 기문(期門)(뜸 3장).

소복적취(小腹積聚) : 신수(腎兪)・폐수(肺兪)・대장수(大腸兪)・간수(肝兪)・태충(太衝)(뜸 7장).

비괴(痞塊) : 비괴(종물)의 머리・중간・꼬리 부문에 침을 놓은 다음 침자리와 비근혈(痞根穴)에 뜸을 뜬다.

(11) 황달(黃疸)

황달(黃疸) : 지양(至陽)・백로(百勞)・수삼리(手三里)・중완(中脘).

식달(食疸) : 수삼리(手三里)・신문(神門)・간사(間使)・열결(列缺)(침).

주달(酒疸) : 공손(公孫)・담수(膽兪)・지양(至陽)・위중(委中)・완골(腕骨)・중완(中脘)・신문(神門)・소장수(小腸兪)(침).

여로달(女勞疸) : 공손(公孫)・관원(關元)・지양(至陽)・신수(腎兪)・연곡(然谷)(각각 뜸 3장).

36황에 뜸뜨는 방법 : 먼저 폐수(肺兪)에 뜸 3장을 뜨고, 다음 합곡(合谷)에 3장, 기해(氣海)에 100장 뜬다. 마지막에 중완(中脘)에 침을 놓는다.

(12) 온역(溫疫, 급성열성전염병)

건곽란(乾霍亂) : 위중(委中)(피를 빼줌), 12정혈(十二井穴)(피를 빼줌).

곽란(霍亂)으로 온 비장근경련(腓腸筋痙攣) : 중완(中脘)・음릉천(陰陵泉)・승산(承山)・양보(陽輔)・태백(太白)・대도(大都)・중봉(中封)・곤륜(崑崙)(침).

곽란(霍亂) 헛구역 : 간사(間使)(뜸).

곽란폭설(霍亂暴泄) : 대도(大都)·곤륜(崑崙)·기문(期門)·음릉천(陰陵泉)·중완(中脘)(침).

(13) 전간(癲癎)·정신병(精神病, 癲狂)

심화(心火)로 오는 전광(癲狂) : 찬죽(攢竹)·척택(尺澤)·간사(間使)·양계(陽谿)(침, 뜸).

전광(癲狂) : ① 곡지(曲池)(뜸 7장), 소해(小海)·간사(間使)·양계(陽谿)·양곡(陽谷)·대릉(大陵)·합곡(合谷)·어제(魚際)·완골(完骨)·신문(神門)·액문(液門)·폐수(肺兪)·행간(行間)·경골(京骨)(각각 뜸).

② 충양(衝陽)(뜸 100장).

광언(狂言, 허튼 소리를 하는 경우) : 태연(太淵)·양계(陽谿)·하렴(下廉)·곤륜(崑崙)(침, 뜸).

말을 실없이 많이 하는 경우 : 백회(百會).

실없이 웃는 경우 : 인중(人中)·열결(列缺)·양계(陽谿)·대릉(大陵)(침).

실없이 우는 경우 : 백회(百會)·인중(人中)(침).

갑자기 미친 경우 : 간사(間使)·합곡(合谷)·후계(後谿)(침).

미쳐서 달아나는 경우 : 풍부(風府)·양곡(陽谷)(침).

발광하는 경우 : ① 소해(小海)·간사(間使)·신문(神門)·합곡(合谷)·후계(後谿)·부류(復溜)·사죽공(絲竹空)(침).

② 신문(神門)·후계(後谿)·충양(衝陽)(침).

전간(癲癎) : 백회(百會)·신문(神門)(뜸 각각 7장), 은백(隱白)(뜸 3장), 양계(陽谿)·간사(間使)(뜸 30장), 신문(神門)·심수(心兪)·폐수(肺兪)(뜸 각각 100장), 신맥(申脈)·척택(尺澤)·태충(太衝)·곡지(曲池)(뜸 각각 7장).

바보 : 신문(神門)·소해(小海)·용천(湧泉)·심수(心兪).

양간(羊癎) : ① 천정(天井)·거궐(巨闕)·백회(百會)·신정(神庭)·용천(湧泉)·대추(大椎)(뜸).

② 제9추골 아래(뜸 3장).

우간(牛癎) : 구미(鳩尾)·대추(大椎)(뜸 각각 3장).

마간(馬癎) : 복참(僕參)·풍부(風府)·신궐(神闕)·금문(金門)·백회(百會)·신정(神庭)(각각 뜸).

견간(犬癎) : 노궁(勞宮)·신맥(申脈)(뜸 각각 3장).

계간(鷄癎) : 영도(靈道)(뜸 3장), 금문(金門)(침), 족임읍(足臨泣)·내정(內庭)(뜸 각각 3장).

저간(豬癎, 신간) : 곤륜(崑崙)·복참(僕參)·용천(湧泉)·노궁(勞宮)·인중(人中)·백회(百會)·솔곡(率谷)·완골(完骨)·내과첨(內踝尖)(뜸 각각 3장).

전간(癲癎)으로 거품을 토하는 경우 : 후계(後谿)·신문(神門)·심수(心兪)·은백(隱白)(뜸 100장), 간사(間使)(뜸 3장).

눈을 치뜨고 사람을 알아보지 못하는 경우 : 신회(顖會)·거궐(巨闕)·행간(行間)(뜸).

(14) 부인병(婦人病)

월경이상(月經異常) : 기해(氣海)·중극(中極)·대맥(帶脈)·신수(腎兪)·삼음교(三陰交).

월경이 끝날 때가 지났는데도 멎지 않는 경우 : 은백(隱白)(침).

자궁출혈(子宮出血)이 멎지 않는 경우 : 태충(太衝)·삼음교(三陰交).

혈붕(血崩, 子宮出血) : 기해(氣海)·대돈(大敦)·음곡(陰谷)·태충(太衝)·연곡(然谷)·삼음교(三陰交)·중극(中極)(침).

불임증(不姙症) : ① 관원(關元)(뜸 30장).
② 삼음교(三陰交)·석관(石關)·관원(關元)·중극(中極)·상구(商丘)·용천(湧泉)·축빈(築賓)(각각 뜸).

활태(滑胎, 流産·早産) : ① 관원(關元)의 좌우 2촌 되는 곳(뜸 각각 50장).
② 중극(中極)에서 옆으로 3촌 되는 곳.

난산(難産), 최산(催産) : 태충(太衝)(보법), 합곡(合谷)(보법), 삼음교(三陰交)(사법).

태반(胎盤)이 안 나올 경우 : 삼음교(三陰交)·중극(中極)·조해(照海)·내관(內關)·곤륜(崑崙)(침).

산후혈훈(産後血暈) : 수삼리(手三里)·삼음교(三陰交)·지구(支溝)·신문(神門)·관원(關元)(침).

적백대하(赤白帶下) : 곡골(曲骨)(뜸 7장), 태충(太衝)·관원(關元)·부류(復溜)·천추(天樞)(뜸 100장).

산후허로(産後虛勞) : 백로(百勞)·신수(腎兪)·풍문(風門)·중극(中極)·기해(氣海)·삼음교(三陰交).

산후에 젖이 안 나오는 경우 : 단중(膻中)(뜸), 소택(少澤)(보법).

산후혈괴통(産後血塊痛) : 곡천(曲泉)·부류(復溜)·수삼리(手三里)·기해(氣海)·관원(關元)(침).

(15) 소아병(小兒病)

소아파상풍(小兒破傷風) : 연곡(然谷)(침 3푼, 뜸 3장).
소아전간(小兒癲癎) : 은백(隱白)(뜸).
경풍(驚風) : 완골(完骨)(침).
탈항(脫肛) : 백회(百會)(뜸 7장), 장강(長强)(뜸 3장).
설사(泄瀉), 이질(痢疾) : 신궐(神闕)(뜸).
냉리(冷痢) : 배꼽 아래 2촌 되는 곳(뜸).
젖을 토하는 경우 : 단중(膻中)에서 아래로 1.6촌 되는 곳인 중정혈(中庭穴, 井穴)(뜸 5장).
거품을 토하면서 까무러치는 경우 : 거궐(巨闕)(뜸 7장), 중완(中脘)(뜸 50장).
각궁반장(角弓反張) : 백회(百會)(뜸 7장), 천돌(天突)(뜸 3장).
야제증(夜啼症, 밤에 우는 증) : 백회(百會)(뜸 3장).
입안이 헐면서 역한 냄새가 나는 경우 : 노궁(勞宮)(뜸 1장).
유뇨(遺尿) : 기해(氣海)(뜸 100장), 대돈(大敦)(뜸 3장).
소화가 안 되면서 여위는 경우 : 위수(胃兪)·천추(天樞)(뜸 7장).

(16) 외과(外科) 및 피부병(皮膚病)

옹저(癰疽, 뾰루지), 독종(毒腫) : 초기에는 뾰루지 위에 뜸을 7장 뜬다. 이미 곪아터졌거나 화독(火毒)의 위험이 있을 경우에는 기죽마(騎竹馬)에 뜸을 뜬다.
안면정창(顔面疔瘡) : 합곡(合谷)·족삼리(足三里)·신문(神門).
손에 생긴 정창(疔瘡) : 곡지(曲池)(뜸 7장).
등에 생긴 정창(疔瘡) : ① 견정(肩井)·수삼리(手三里)·위중(委中)·임읍(臨泣)·행간(行間)·통리(通里)·소해(小海)·태충(太衝).
② 기죽마(騎竹馬)(뜸).
뾰루지가 등에 생긴 경우(초기, 아프지 않을 때) : 뾰루지 국소에 마늘절편을 놓고 뜸을 뜬다.
나력(瘰癧, 連珠瘡·淋巴節結核) : ① 백로(百勞)(뜸 21~100장), 주첨(肘尖)(뜸 100장).

② 처음 생긴 멍울의 중심을 침으로 찌른 다음 석웅황(石雄黃) 가루를 찐 쑥에 섞어 만든 다음 뜸봉을 놓고 뜸을 21장 떠주면 멍울이 삭아 없어진다.

영류(癭瘤) : ① 천돌(天突)(뜸21장).

② 견우(肩髃)(뜸 17장).

개창(疥瘡) : 폐수(肺兪)·신문(神門)·대릉(大陵)·곡지(曲池)(침).

열풍은진(熱風癮疹) : 곡지(曲池)·곡택(曲澤)·합곡(合谷)·열결(列缺)·폐수(肺兪)·어제(魚際)·신문(神門)·내관(內關)(침).

Ⅱ. 현대의 침구처방

1. 이침처방(耳鍼處方)

(1) 구급질병

일사병(日射病) : 신문·피질하·교감·심·신상선·이첨(耳尖)(피를 빼줌), 뒷머리(강한 자극을 주면서 침을 놓고 5분 동안 염전자극을 준 다음 30분 동안 유침).

소아경풍(小兒驚風, 驚厥) : 신문·피질하·뒷머리·심·간(10분 동안 염전자극을 준 다음 20분 동안 유침), 열이 높으면 이첨(耳尖)(피를 빼줌).

쇼크 : 신상선·승압점·피질하·심 구역을 주혈(主穴)로 하고, 갑상선·내분비·신문·폐·간·교감 구역을 보조혈로 쓴다(양쪽 귀를 교대로 하여 자극을 주되 한 번에 3~4개 경혈씩 쓰며, 1~2시간 동안 유침한다. 주혈로 효과가 없을 때 보조혈을 배합함).

허탈(虛脫) : 심·피질하·교감·신문·뇌점(양쪽 귀를 교대로 한 번에 2~3개 혈씩 쓰며, 30분 동안 유침하되 매 5분마다 강한 자극을 줌).

실신(失神) : 심·신상선·피질하·신문(짧은 시간 강한 자극).

(2) 내과 및 신경정신과 질병

감기(感氣) : 폐·기관·내분비·인후·이마(하루에 한 번씩 2~3개 혈을 교대로 씀).

기관지염(氣管支炎) : 폐·신장·정천(定喘)(매일 혹은 하루건너 한 번씩 30분~1시간 유침, 만성기관지염인 경우에는 10번을 한 치료주기로 함).

기관지천식(氣管支喘息) : 폐·신장·신상선·정천(定喘)·교감(매번 2~3개 혈을 쓰며 30분~1시간 유침).

단순성갑상선종(單純性甲狀腺腫) : 내분비·갑상선, 해당부위(양쪽 귀를 교대로 하루건너 한 번씩 중간 정도의 자극을 주며 15분 동안 유침).

갑상선기능항진증(甲狀腺機能亢進症) : 신문·피질하·내분비·갑상선·평천을 주혈

(主穴)로 하고, 심・폐를 보조혈로 쓴다(매번 2~3개 혈에 耳鍼을 꽂고 1주일 동안 고정해두되 드물게 자극을 줌).

당뇨병(糖尿病) : 물을 많이 마시면 내분비・폐・갈점에, 음식을 많이 먹으면 내분비・위(胃) 구역에, 소변을 많이 보면 내분비・신장・방광 구역에 이침을 놓고 15분 동안 유침(留鍼)한다. 10번을 한 치료주기로 한다.

관절염(關節炎) : 압통점・교감・신문(매일 혹은 하루건너 한 번씩 10번을 한 치료주기로 함).

삼차신경통(三叉神經痛) : 이마・상합・하합・교감・압통점(침을 묻어두거나 몇 분 동안 염전자극을 줌).

좌골신경통(坐骨神經痛) : 좌골・신상선・엉덩이・요추・천추(天樞)・신문(매일 혹은 하루건너 한 번씩 중간 자극을 주거나 강한 자극을 주며 15~30분 동안 유침하되 5분마다 자극을 준다. 침을 3~5일 동안 묻어두기도 함).

다발성신경염(多發性神經炎) : 압통점・신문・교감(매일 혹은 하루건너 한 번씩 중간 정도~강한 자극을 주며 10번을 한 치료주기로 함).

늑간신경통(肋間神經痛) : 가슴・신문・교감・뒷머리・폐 등(처음에 1~2분 동안 자극을 주고 10~20분 동안 유침하되 5분마다 자극을 줌).

횡격막경련(橫膈膜痙攣) : 신문・횡격막・피질하(강한 자극을 주며 30분~1시간 동안 유침함).

뇌혈관장애(腦血管障碍) : 신장・뇌간・신문・뒷머리・피질하(매번 3~4개 경혈에 중간 정도의 자극을 주며 15~20분 동안 유침한다. 매일 혹은 하루건너 한 번씩 10번을 한 치료주기로 함).

전간(癲癎) : 신문・심・신장・뒷머리・위・피질하・뇌점(매번 3~4개 경혈에 중간 정도의 자극을 주며 15~20분 동안 유침한다. 하루에 한 번씩 10번을 한 치료주기로 함).

두통(頭痛) : 피질하・뒷머리・이마・신장・담・압통점(완고한 두통인 경우에는 5분 동안 강한 자극을 주거나 반응점을 찾아서 피내침을 3~7일 동안 고정해주기도 함).

신경쇠약(神經衰弱) : 피질하・교감・심・신장・비・내분비・신문(매번 3~4개 경혈에 중간 정도의 자극을 주며 15분 동안 유침함).

히스테리 : 심・신장・피질하・뇌간・신문을 주혈(主穴)로 하고, 교감과 위를 보조혈로 한다(매번 2~3개 경혈을 쓰되 주혈과 보조혈을 교대로 강한 자극을 준다. 梅核氣 증상이 있는 경우에는 인후와 식도를 배합함).

정신분열병(精神分裂病) : 신문・교감・심・간・내분비・피질하・뒷머리・위(매번 2~3개 경혈에 강한 자극을 주며 20분~30분 동안 유침한다. 하루에 한 번씩 10번을 한 치료주기로 한다. 體鍼을 배합할 수도 있음).

소화장애(消化障碍) : 교감・신문・위・대장・압통점을 주혈(主穴)로 하고, 소장・췌장・담을 보조혈로 쓴다(매번 2~3개 경혈을 쓰되 주혈과 보조혈을 교대로 쓰며 하루에 한 번씩 15분 동안 유침함).

유뇨(遺尿) : 교감・뇌점・신장・방광・뒷머리・요도・해당 압통점(매일 혹은 하루 건너 한 번씩 놓으며 30분 동안 유침한다. 보통 3~5번 놓으면 효과가 나타난다. 그 후부터는 5일에 한 번씩 놓아 치료효과를 공고히 함).

(3) 외과 및 피부과 질병

단독(丹毒) : 신문・신상선・피질하・뒷머리(매번 2~3개 경혈에 중간 정도의 자극을 주며 30분~1시간 동안 유침한다. 소염 및 진통 작용이 있음).

정창(疔瘡) : 신문・신상선・피질하・뒷머리・해당부위 반응점(매번 2~3개 경혈에 중간 정도의 자극을 주며 30분~1시간 동안 유침한다. 하루에 1~2번 놓음).

급성유옹(急性乳癰) : 유선・신문・뒷머리・신상선・피질하(매번 2~3개 경혈에 중간 정도의 자극을 주며 30분~1시간 동안 유침함).

파상풍(破傷風) : 피질하・뒷머리・심・뇌점・신문(매번 2~3개 경혈에 중간 정도의 자극을 주며 30분 동안 유침한다. 하루에 1~3번 놓음).

급성충수염(急性蟲垂炎) : 충수・교감・신문・대장・배(매번 3~5개 경혈에 중간 정도의 자극을 주며 30분 동안 유침한다. 하루에 1~2번 놓음).

급성장불통증(急性腸不通症) : 대장・소장・위・배・교감・피질하・신문(하루에 1~3번 중간 정도의 자극을 주며 20~30분 동안 유침함).

위・십이지장궤양급성천공(胃十二指腸潰瘍急性穿孔) : 위・배・신문・교감・피질하(4~6시간에 한 번씩 2~3개 경혈에 중간 정도의 자극을 주며 20~30분 동안 유침함).

급성담도질병(急性膽道疾病) : 담・췌장・간・교감・신문・피질하(매번 2~3개 경혈을 교대로 쓰며 20~30분 동안 유침한다. 통증 발작인 경우에는 강한 자극을 줌).

치질(痔疾) : 직장하단・신문・피질하(한 번에 2~3개 경혈씩 쓰며 20~30분 동안 유침함).

직장탈출(直腸脫出) : 직장하단・피질하(하루에 한 번씩 중간 정도의 자극을 주며

30분 동안 유침한다. 10번을 한 치료주기로 함).

혈전폐쇄성혈관염(血栓閉鎖性血管炎) : 교감・신장・신상선・간・내분비・뒷머리・심・피질하・해당부위 반응점(매번 2~3개 경혈에 중간 정도의 자극을 주며 30분 동안 유침한다. 혹은 0.5%프로카인 0.2㎖를 교감과 신상선에 주사하여 봉쇄함).

요로감염증(尿路感染症) : 신장・방광・요도를 주혈(主穴)로 하고, 피질하・교감・신문을 보조혈로 쓴다(하루에 한 번씩 3~4개 경혈에 교대로 중간 자극을 준다. 5~10번을 한 치료주기로 함).

신석증(腎石症) : 신장・요관・피질하・교감(5분에 한 번씩 강한 자극을 주면서 20분 동안 유침함).

전립선염(前立腺炎) : 신장・방광・요도・골반(매일 혹은 하루건너 한 번씩 강한 자극을 주며 5~15분 동안 유침한다. 10~15번을 한 치료주기로 함).

유정(遺精) : 신장・방광・요도・골반을 주혈(主穴)로 하고, 신문・피질하를 보조혈로 쓴다(매일 혹은 하루건너 한 번씩 중간 정도의 자극을 주며 15분 동안 유침한다. 5~10번을 한 치료주기로 함).

음위증(陰痿證) : 외생식기・고환・내분비・피질하・신문(매일 혹은 하루건너 한 번씩 2~3개 경혈에 중간 자극을 주며 10~20분 동안 유침한다. 10번을 한 치료주기로 함).

요저류(尿豬流), 요실금(尿失禁) : 방광・요도・교감・외생식기를 주혈(主穴)로 하고, 신장・비・삼초를 보조혈로 쓴다(매번 2~3개 경혈에 중간 자극을 주며 15~20분 동안 유침함).

허리와 등의 통증(腰背痛) : 요천추・요통점・신문・피질하・신상선(15~20분 동안 유침한다. 효과가 있으면 피내침을 3~7일 동안 고정해둠).

견관절주위염(肩關節周圍炎) : 해당부위 반응점・피질하・신문・신상선(매일 혹은 하루건너 한 번씩 중간 정도의 자극을 주며 10번을 한 치료주기로 한다. 침을 묻혀둘 수도 있음).

상박골외상과염(上膊骨外傷科炎) : 해당부위 반응점・피질하・신문・신상선(매일 혹은 하루건너 한 번씩 놓으며 10~15번을 한 치료주기로 함).

협착성건초염(狹窄性腱鞘炎) : 해당부위 반응점・신문・피질하(중간 정도의 자극을 주며 15~20분 동안 유침한다. 10~15번을 한 치료주기로 함).

사경(斜頸) : 목・경추・신문(강한 자극을 주며 10~20분 동안 유침함).

습진(濕疹) : 폐・신문・신상선을 주혈(主穴)로 하고, 간・피질하를 보조혈로 한다(보조혈은 만성습진에만 배합한다. 중간 자극을 주며 1~2시간 동안 유침함).

담마진(蕁麻疹, 두드러기) : 담마진 구역의 반응점, 내분비・폐・신상선(중간 자극을 주며 1시간 동안 유침함).

신경성피부염(神經性皮膚炎, 만성단순성태선) : 폐・신문・신상선・간・피질하(중간 자극을 주며 1시간 동안 유침함).

(4) 산부인과질병

월경장애(月經障碍) : 난소・신장・내분비・자궁(매일 혹은 하루건너 한 번씩 중간 자극을 주며 15분 동안 유침한다. 10번을 한 치료주기로 함).

무월경(無月經, 閉經) : 내분비・신장・간・비・신문・피질하(하루건너 한 번씩 중간 자극을 주며 15분 동안 유침한다. 10번을 한 치료주기로 함).

월경통(月經痛) : 난소 반응점・신문・내분비(통증이 멎을 때까지 비교적 강한 자극을 줌).

기능성자궁출혈(機能性子宮出血) : 자궁・신장・피질하・내분비・난소(1~2시간 동안 유침함).

자궁탈출(子宮脫出) : 자궁・신장・피질하(하루에 한 번씩 강한 자극을 짧게 준다. 10번을 한 치료주기로 함).

백대하(白帶下) : 자궁・신장(하루에 한 번씩 중간 자극을 주며 10번을 한 치료주기로 함).

입덧 : 위・간・신문・교감(하루에 한 번씩 약한 자극을 주며 15분 동안 유침한다. 5~10번을 한 치료주기로 함).

태아위치이상(胎兒位置異常) : 자궁・내분비(하루에 한 번씩 중간 자극을 주며 15~20분 동안 유침한다. 10번을 한 치료주기로 함).

해산촉진(解産促進, 催産) : 자궁・내분비(하루 2~3번 중간 자극을 주며 30분~1시간 동안 유침함).

(5) 이비인후과 및 안과 질병

녹내장(綠內障) : 해당부위 반응점・간・눈・혈압구를 주혈(主穴)로 하고, 눈1과 눈2를 보조혈로 쓴다. 주혈을 써서 효과가 좋지 못할 때 보조혈과 혈압구에서 피를 조금 빼준다(매일 혹은 하루건너 한 번씩 耳鍼을 놓음).

결막염(結膜炎) : 간・눈・눈2(하루에 한 번씩 중간 자극을 줌).

전기성안염(電氣性眼炎) : 눈・눈1・눈2・간・신안(하루에 한 번씩 중간 자극을 주며 20~30분 동안 유침한다. 10번을 한 치료주기로 함).

내이성현훈증(內耳性眩暈症, 메니에르증후군) : 이마 · 심 · 교감 · 신문 · 신장 · 내분비 · 신상선 · 뒷머리(하루에 한 번 2~4개 경혈에 중간 자극을 주며 15~20분 동안 유침한다. 5~7번을 한 치료주기로 한다. 피내침을 묻어둘 수도 있고 耳鍼穴에 비타민B_1을 0.2㎖씩 약침할 수도 있다. 10~15번을 한 치료주기로 함).

이명(耳鳴), 이롱(耳聾) : 귀 · 내이 · 신문 · 신장 · 내분비 · 뒷머리(하루에 한 번씩 중간 자극을 주며 15분 동안 유침한다. 10~15분 동안 유침한다. 10~15번을 한 치료주기로 함).

급 · 만성비염(急慢性鼻炎) : 코 안 · 신상선 · 내분비 · 해당부위 반응점(하루에 한 번씩 중간 자극을 주고 1시간 동안 유침한다. 5~7일 동안 침을 고정해 둘 수도 있음).

만성부비강염(慢性副鼻腔炎) : 겉 코 · 코 안 · 신상선 · 내분비 · 이마(하루건너 한 번씩 중간 자극을 주며 15분 동안 유침한다. 10~15번을 한 치료주기로 함).

급성편도선염(急性扁桃腺炎) : 인후 · 편도선체(하루에 한 번씩 중간 자극을 주며 1시간 동안 유침함).

눈다래끼 : 눈 · 간 · 비(하루에 한 번씩 중간 자극을 주며 10~15분 동안 유침함).

치통(齒痛) : 상악 · 하악 · 병첨 · 치통점(강한 자극을 주며 1시간 동안 유침함).

혀의 염증 : 혀 · 입 · 내분비 · 심 · 폐(중간 자극을 주며 20~30분 동안 유침함).

인두염(咽頭炎) : 인후 · 내분비 · 폐 · 신상선 · 해당부위 반응점(중간 자극을 주며 30분 동안 유침한다. 급성인 경우에는 3~5번, 만성인 경우에는 10번을 한 치료주기로 함).

후두염(喉頭炎) : 인후 · 목 · 내분비 · 폐 · 해당부위 반응점(급성기에는 매일, 만성기에는 하루건너 한 번씩 중간 자극을 주며 20~30분 동안 유침한다. 급성은 5~7번, 만성은 10~15번을 한 치료주기로 함).

(6) 전염병

유행성이하선염(流行性耳下腺炎) : 이하선 · 협(볼점) · 피질하 · 반응점(강한 자극을 주며 15~20분 동안 유침함).

세균성적리(細菌性積痢) : 대장 · 소장 · 피질하 · 신문 · 교감(하루 1~2번 중간 자극을 주며 20분 동안 유침함).

유행성간염(流行性肝炎) : 간염점 · 간 · 삼초 · 담 · 간양 · 교감(한 번에 2~3개 경혈씩 중간 자극을 주며 15~20분 동안 유침함).

2. 두침처방(頭鍼處方)

한쪽 아랫다리 마비 : 반대쪽 운동구역 상1/5.

한쪽 윗팔 마비 : 반대쪽 운동구역 중2/5.

한쪽 중추성안면신경마비(中樞性顔面神經痲痹) : 반대쪽 운동구역 하2/5.

한쪽 요퇴통(腰腿痛), 마비(痲痹), 지각장애(知覺障碍), 후두통(後頭痛), 목 통증 및 머리에서 소리가 나는 경우 : 반대쪽 감각구역 상1/5.

한쪽 팔 마비, 통증, 지각장애(知覺障碍) : 반대쪽 감각구역 중2/5.

한쪽 안면마비(顔面痲痹), 편두통(偏頭痛), 하악관절염(下顎關節炎) : 반대쪽 감각구역 하2/5.

무도병(舞蹈病) : 무도진전억제구역.

이명(耳鳴), 청력장애(聽力障碍), 현훈(眩暈) : 현훈청각구역.

명명성실어증 : 언어 2구역.

감각성실어증(感覺性失語症) : 언어 3구역.

실용증 : 운동구역.

한쪽 다리마비와 통증 : 다리운동감각구역.

급성허리염좌 : 다리운동감각구역.

피질성다뇨(皮質性多尿) : 다리운동감각구역.

야뇨증(夜尿症, 遺尿症) : 다리운동감각구역.

자궁탈출(子宮脫出) : 다리운동감각구역.

피질성시력장애(皮質性視力障碍) : 시각구역.

소뇌질병으로 인한 평형장애 : 평형구역.

위통(胃痛)을 비롯한 소화기질병 : 위구역.

기관지천식(氣管支喘息)을 비롯한 호흡기병 : 흉강구역.

기능성자궁출혈(機能性子宮出血, 崩漏) : 생식구역.

자궁하수(子宮下垂) : 생식구역・다리운동감각구역.

3. 약침처방(藥鍼處方)

(1) 내과 및 신경과 질병

만성기관지염(慢性氣管支炎) : 협척(夾脊)(7경추~6흉추, 매일 혹은 하루건너 한 번씩 비타민B_1 0.5ml씩 위의 夾脊부터 하루 1쌍씩 약침한다. 20번을 한 치료주기로 함).

기관지천식(氣管支喘息) : 협척(夾脊)(7경추~6흉추, 완해기에 태반조직액이나 비타민B_1을 한곳에 0.5ml씩 기관지염 때와 같은 방법으로 약침함).

만성심부전(慢性心不全) : 내관(內關)·간사(間使)·정천(定喘)·폐수(肺兪)·심수(心兪) 등(당귀주사약 0.5ml를 약침함).

고혈압(高血壓) : ① 족삼리(足三里)·내관(內關).

② 합곡(合谷)·삼음교(三陰交).

③ 태충(太衝)·곡지(曲池).

이 3개 처방에 교대로 0.25% 염산프로카인액 1ml씩 약침하거나 레제르핀 0.1mg을 약침한다.

위통(胃痛) : 족삼리(足三里)와 협척(夾脊)(8~10흉추)에 0.5~1%프로카인액 1~2ml씩 약침하거나 위창(胃倉)에 비타민B_1 0.5ml씩 약침한다. 혹은 족삼리(足三里)·중완(中脘)·비수(脾兪)에 유산아트로핀 0.05mg씩 약침하기도 한다.

하악관절염(下顎關節炎) : 하관(下關)·청궁(聽宮)·예풍(翳風)·합곡(合谷).

척주관절염(脊柱關節炎) : 해당하는 배수혈(背兪穴)과 협척(夾脊), 은문(殷門)·인중(人中)·위중(委中).

견관절염(肩關節炎) : 견우(肩髃)·견료(肩髎)·견내수(肩內兪)·천종(天宗)·중저(中渚)·양릉천(陽陵泉).

팔꿈치관절염 : 곡지(曲池)·천정(天井, 三焦經)·합곡(合谷).

손목·손가락 관절염 : 외관(外關)·수삼리(手三里)·양계(陽谿)·양지(陽池)·완골(腕骨)·대릉(大陵)·상팔사(上八邪)·사봉(四縫).

요총관절염(腰叢關節炎) : 요양관(腰陽關)·십칠추하(十七椎下)·백환수(白環兪)·관원수(關元兪)·위중(委中)·곤륜(崑崙).

천장관절염 : 소장수(小腸兪)·방광수(膀胱兪)·국소 압통점.

대퇴관절염(大腿關節炎) : 환도(環跳)·거료(居髎)·양릉천(陽陵泉)·절골(絶骨).

무릎관절염 : 학정(鶴頂)·슬하(膝下)·슬안(膝眼)·양구(梁丘)·족삼리(足三里)·음릉천(陰陵泉)·양릉천(陽陵泉).

발목관절염 : 해계(解谿)·구허(丘墟)·태계(太谿)·곤륜(崑崙)·양교(陽交)·교신(交信).

발가락관절염 : 상팔풍(上八風)·공손(公孫)·속골(束骨)·양보(陽輔)·상구(商丘). 이밖에 압통점을 많이 쓰기도 한다. 약침액으로는 매 경혈에 당귀주사약 0.5~1ml, 0.5%프로카인액 1~5ml, 5~10%포도당액이나 생리적 식염수 및 비타민B_1 0.5ml를 약침한다. 1~3일에 한 번씩 10번 약침하는 것을 한 치료주기로 한다. 처음에는 경혈을 적게 쓴다. 여러 뼈마디가 모두 아플 경우에는 가장 심한 관절부터 교대로 약침한다.

좌골신경통(坐骨神經痛) : ① 협척(夾脊)(2~4요추)(10%포도당액 5ml를 약침함).

② 질변(秩邊)·환도(環跳)(비타민B_1 100mg, 비타민B_{12} 0.1mg을 섞어서 한 번에 2ml씩 약침함).

③ 아시혈(阿是穴) 혹은 환도(環跳)에 1%프로카인 10ml를 약침한다. 몹시 아플 경우에는 요추천자침으로 환도혈을 찔러 침감이 아랫방향으로 세게 퍼질 때 침끝을 약간 쳐들고 약액을 빨리 주입하여 차단시킨다.

다발성신경염(多發性神經炎) : 곡지(曲池)·외관(外關)·양릉천(陽陵泉)·현종(懸鐘)·합곡(合谷)·태충(太衝)(비타민B_1·B_6·B_{12} 등을 0.5~1ml씩 하루건너 한 번씩 약침함).

팔다리마비 : ① 요수(腰兪)(척수 흥분약인 디메폴린 8mg을 약침함), 협척(夾脊)(갈란타민 1~2.5mg을 약침함) 혹은 협척(夾脊)·배수혈(背兪穴)(5%r-아미노버터산 1.5~3mg을 약침함).

② 협척(夾脊) 혹은 해당하는 팔다리 혈(비타민B_1 100~200mg, B_6 50~100mg, B_{12} 0.1~0.5mg, 니코틴아미드 100mg 가운데서 1~2가지 약물을 섞어서 한 번에 1~2ml씩 약침한다. 혹은 3%당귀액이나 15% 당귀·천궁·홍화 합제를 약침하기도 함).

③ 협척(夾脊)(이른 시기에 ATP 20mg, 이노진 100mg을 약침함).

늑간신경통(肋間神經痛) : 해당하는 신경분절의 협척(夾脊)(2% 프로카인 2ml, 비타민B_{12} 0.01mg, B_1 100mg을 1~3일에 한 번씩 약침함).

횡격막경련(橫膈膜痙攣) : 위수(胃兪)(혹은 胃倉)와 내관(內關)을 주혈(主穴)로 하고, 구미(鳩尾)와 수삼리(手三里)를 보조혈로 한다(당귀액이나 기타 해당하는 약물을 매일 혹은 하루건너 한 번씩 약침한다. 10번을 한 치료주기로 함).

뇌혈관장애(腦血管障碍) : 앓는 쪽 풍지(風池)(초기에는 5% r-아미노버터산 1.5ml 혹은 ATP 10~20ml를, 후유증시기에는 비타민B_1 100mg·니코틴아미드 50mg을 섞어서 약침함).

전간(癲癎) : 대추(大椎)·심수(心兪)·의사(意舍)·구미(鳩尾)·아문(瘂門)·내관(內關)·족삼리(足三里)(매번 2~3개의 경혈에 1% 비타민B_1 0.3~0.5ml 혹은 비타민B_1·B_{12}를 0.1~1mg씩 약침함).

두통(頭痛) : 풍지(風池)·천주(天柱)·양백(陽白)·찬죽(攢竹)·아시혈(阿是穴) 혹은 아픈 부위의 경혈(당귀액 5ml, 비타민B_1·B_{12}·10%포도당주사액·생리적 식염수·증류수 등을 약침함).

신경쇠약(神經衰弱) : 안면(安眠, 經外奇穴)·심수(心兪)·거궐(巨闕)·중완(中脘)·족삼리(足三里)·간수(肝兪)·비수(脾兪)·신수(腎兪)·궐음수(厥陰兪)(증상에 따라 2~3개 경혈씩 골라 10%포도당액·당귀액·비타민B_1과 B_{12}를 섞은 액 등을 약침한다. 불면증이 심할 경우에는 진정약을 약침할 수 있음).

정신분열병(精神分裂病, 狂證) : 심수(心兪)·거궐(巨闕)·격수(膈兪)·간사(間使)·족삼리(足三里)·신문(神門)(하루 1~2개 경혈씩 교대로 클로르프로마진 25~50mg을 약침함).

소화장애(消化障碍) : 천추(天樞), 족삼리(足三里) 혹은 상거허(上巨虛)(두 혈에 교대로 비타민B_1 0.1~0.3ml 혹은 멸균증류수 0.3~0.5ml씩 3~5일 동안 거듭 약침함).

유뇨증(遺尿症) : 신수(腎兪)와 방광수(膀胱兪)를 주혈(主穴)로 하고, 중극(中極)·수분(水分)·관원(關元)·삼음교(三陰交)를 보조혈로 쓴다(당귀액, 비타민B_1·B_{12}, 태반조직액 등을 약침함).

(2) 외과 및 피부과 질병

급성충수염(急性蟲垂炎) : 충수혈(蟲垂穴)(우측)·복부 압통점(하루에 한 번씩 10% 포도당주사액 10~15ml를 약침함).

급성장불통증(急性腸不通症) : 족삼리(足三里)(마비성 장불통증인 경우에는 프로제린 0.25mg을 약침하고, 토할 경우에는 0.1%류산아트로핀 0.25mg을 약침함).

위·십이지장급성천공(胃十二指腸急性穿孔) : 상완(上脘)·중완(中脘)·양문(梁門)·천추(天樞)·내관(內關)·족삼리(足三里)·아시혈(阿是穴)(하루 1~2번, 한 번에 2~4개 경혈에 2%당귀주사약이나 홍화주사액 0.5~1ml를 약침함).

치질(痔疾) : 윗입술계대 양쪽(1%프로카인액 1.5ml씩 약침함).

혈전폐쇄성혈관염(血栓閉鎖性血管炎) : 심수(心兪)·격수(膈兪)·양릉천(陽陵泉)·삼음교(三陰交)·현종(懸鐘)(하루 2~3개 경혈에 5%당귀액 0.5ml씩 약침한다. 5번을 한 치료주기로 함).

신석증(腎石症) : 신수(腎兪)·삼음교(三陰交)(0.5~1%프로카인액 1~2ml씩 약침함).

유정(遺精) : 관원(關元)·중극(中極)·신수(腎兪)[비타민B_1 50mg 혹은 테스토스테론 5mg 혹은 코라곤(융모막고나도트로핀) 500mg을 2~3일에 한 번씩 교대로 약침한다. 4번을 한 치료주기로 함].

요배통(腰背痛, 허리와 등이 아픈 경우) : 아시혈(阿是穴)(① 10%포도당 10~20ml 혹은 10%포도당 10~20ml에 비타민B_1 100mg을 섞은 것, ② 50%포도당 5ml에 톨라졸린 5mg을 섞은 것, ③ 5%당귀액 2~4ml를 약침함).

견관절주위염(肩關節周圍炎) : 아시혈(阿是穴)(10%포도당액 혹은 1%프로카인액 10~20ml약침, 약침 후에 통증이 도지거나 더 심해질 수 있으나 며칠 안에 점차 좋아짐).

윗팔 외상과염 : 아시혈(阿是穴) 혹은 곡지(曲池)·수삼리(手三里)(5%당귀액 혹은 히드로코르티존 0.5ml에 1%프로카인 1ml를 섞어서 2~7일에 한 번씩 약침함).

협착성건초염(狹窄性腱鞘炎) : 아시혈(阿是穴)(5%당귀액이나 히드로코르티존 0.5ml에 1%프로카인을 섞어서 3~5일에 한 번씩 약침함).

지굴근건초염(指屈筋腱鞘炎) : 아시혈(阿是穴)(5% 당귀액이나 프레드니졸론 0.5~1ml를 2~6일에 한 번씩 약침함).

사경(斜頸) : 25%류산마그네시움 5ml에 1% 프로카인 1ml를 섞어서 경련이 생긴 근육에 약침함).

(3) 산부인과질병

월경통(月經痛) : 기해(氣海)·삼음교(三陰交)(5%당귀·홍화주사약이나 단삼주사약 0.5~1ml씩을 하루 한 번 약침함).

무월경(無月經) : 수도(水道)·삼음교(三陰交) 혹은 자궁(子宮)·혈해(血海)(프로게스테론과 스틸베스트 2ml를 하루건너 교대로 약침한다. 7일을 한 치료주기로 하며 5일 동안 쉬고 다음 치료주기로 넘어간다. 보통 2~3치료주기를 하면 효과가 있음).

자궁탈출(子宮脫出) : 비수(脾兪)·간수(肝兪)·제탁혈(提托穴)·유포(維胞, 經外奇穴)를 주혈(主穴)로 하고, 단중(膻中)·기문(箕門)·삼음교(三陰交)를 보조혈로 쓴다(5% 당귀액 0.5~1ml씩 하루건너 한 번 양쪽 경혈을 교대로 약침함. 10번을 한 치료주기로 함).

백대하(白帶下) : 대맥(帶脈)·삼음교(三陰交)(태반조직액 0.5ml씩을 하루건너 한 번 약침하거나 기름페니실린 40만 단위를 멸균증류수 10ml에 섞어서 매 경혈에 2ml씩 매일 약침한다. 10번을 한 치료주기로 함).

(4) 이비인후과질병

내이성현훈증(內耳性眩暈症) : 청궁(聽宮)·예풍(翳風)(니코틴산아미드 20~50mg에 비타민B_{12} 0.1mg을 섞어서 하루건너 한 번씩 교대로 약침함).

벙어리(聾啞) : ① 청궁(聽宮)·완골(完骨).

② 청회(聽會)·계맥(瘈脈).

③ 이문(耳門)·예풍(翳風).

3개 처방을 교대로 비타민B_{12} 0.5mg씩 약침한다.

이명(耳鳴), 이롱(耳聾) : 예풍(翳風) 혹은 풍지(風池)(비타민B_1·B_{12}, 프로카인 등을 0.5~1ml씩 3일에 한 번씩 약침함. 10번을 한 치료주기로 함).

급·만성비염(急慢性鼻炎) : 인당(印堂)·합곡(合谷)·영향(迎香)·비통(鼻通)(복합비타민B_1을 0.2~0.5ml씩 약침함).

급성편도선염(急性扁桃腺炎) : 합곡(合谷)(0.5~1%프로카인을 0.5ml씩 약침함).

치통(齒痛) : 합곡(合谷)·협거(頰車)·하관(下關)(0.5~1% 프로카인을 0.5ml씩 약침함).

(5) 전염병

세균성적리(細菌性赤痢) : 천추(天樞)·상거허(上巨虛)(25%포도당액 혹은 비타민B_1 50mg을 한 개 경혈에 1ml씩 약침함).

유행성간염(流行性肝炎) : 간수(肝兪)·간열(肝熱)·기문(期門)·중도(中都)·일월(日月)(급성인 경우에는 먼저 비타민B_1을 약침하고 황달(黃疸)이 벗겨진 다음에는 대청뿌리주사약을 약침한다. 만성인 경우에는 글루쿠로락톤을 한 번에 1ml씩 약침한다. 10~15번을 한 치료주기로 한다. 혹은 인진감초액을 한 번에 1ml씩 약침하며 3주일을 한 치료주기로 한다. 당귀주사약을 한 번에 0.5~1ml씩 약침할 수도 있다. 10~15번을 한 치료주기로 함).

소아마비후유증(小兒痲痺後遺症) : ① 은문(殷門)·복토(伏兎)·족삼리(足三里)·환도(環跳)(10%포도당액 10~20ml를 약침함).

② 환도(環跳)·대장수(大腸兪)·족삼리(足三里)·음렴(陰廉) 혹은 신경간 부위(비타민B_1을 한 곳에 1ml씩 매일 혹은 하루건너 약침함).

폐결핵(肺結核) : 결핵점(結核點, 經外奇穴)·폐수(肺兪)·중부(中府)를 주혈(主穴)로 하고, 고황(膏肓)·곡지(曲池)·공최(孔最)를 보조혈로 쓴다(비타민B_1 혹은 0.2g의 스트렙토미찡을 2ml씩 약침함).

경부임파절결핵(頸部淋巴節結核) : 결핵점(結核點)·폐수(肺兪)·병든 임파절(스트렙토미찐 1ml에 0.3g 포함되게 타서 한 번에 0.3~0.5ml씩 약침함).

4. 침마취처방(鍼麻醉處方)

(1) 머리

머리 수술 : 관료(顴髎)·함곡(陷谷)·족임읍(足臨泣)·태충(太衝)(앓는 쪽).

(2) 눈

사시교정술(斜視矯正術) : ① 합곡(合谷)·지구(支溝), 양백(陽白)→어요(魚腰), 사백(四白)→승읍(承泣)(앓는 쪽).

② 합곡(合谷)·지구(支溝)·후계(後谿)·경문(京門).

안검내번교정술(眼瞼內翻矯正術) : 합곡(合谷)(양쪽).

익상취편이식술(翼狀翠片移植術) : 귀의 눈·간 구역(앓는 쪽).

시망막박리술(視網膜剝離術) : ① 합곡(合谷)·지구(支溝)(앓는 쪽).

② 이마→눈1·눈2, 양백(陽白)→어요(魚腰)(앓는 쪽).

백내장수정체적출술(白內障水晶體摘出術) : ① 합곡(合谷), 외관(外關)→내관(內關)(앓는 쪽).

② 합곡(合谷)·지구(支溝)(앓는 쪽).

무지개막적출술 : 합곡(合谷)·외관(外關)(양쪽)·내정(內庭)(양쪽).

공막단축술(鞏膜短縮術) : ① 합곡(合谷)·지구(支溝), 양백(陽白)→어요(魚腰), 사

백(四白)→승읍(承泣)(앓는 쪽, 전기침).

② 합곡(合谷)·지구(支溝)(앓는 쪽, 전기침).

누낭적출술(淚囊摘出術), 누낭절개배농술(淚囊切開排膿術) : ① 합곡(合谷)·태충(太衝)(앓는 쪽).

② 합곡(合谷)·찬죽(攢竹)·영향(迎香)(앓는 쪽).

안구적출술(眼球摘出術) : 합곡(合谷)·외관(外關)·후계(後谿)(앓는 쪽), 과민한 환자에게는 1%디카인 표면마취를 배합한다.

안확내용물제거술(眼廓內容物除去術) : ① 합곡(合谷)(양쪽), 지구(支溝).

② 이마→눈, 신문→교감(양쪽 耳鍼).

①과 ② 처방을 배합하면 효과가 더 좋다.

(3) 턱과 얼굴

이하선종물절제술(耳下腺腫物切除術) : 풍륭(豊隆)·양보(陽輔)·부양(跗陽)·함곡(陷谷)·태충(太衝)·협계(俠谿)(양쪽).

턱 아래 부위 수술 : 풍륭(豊隆)·양보(陽輔)·부양(跗陽)·태충(太衝)·공손(公孫)(앓는 쪽).

하악관절성형술(下顎關節成形術) : 풍륭(豊隆)·양보(陽輔)·부양(跗陽)·태충(太衝)(양쪽), 공손(公孫)·합곡(合谷)(앓는 쪽).

하악골수술(下顎骨手術) : 풍륭(豊隆)·양보(陽輔)·부양(跗陽)·태충(太衝)·공손(公孫)·내관(內關)(앓는 쪽).

구개부종물수술(口蓋部腫物手術) : 합곡(合谷)·내관(內關)·공손(公孫).

(4) 귀

유치돌기근치술 : ① 외관(外關)·양릉천(陽陵泉)(양쪽, 전기침).

② 합곡(合谷)·지구(支溝)(앓는 쪽).

③ 귀의 폐·신장·귀·신문 구역(앓는 쪽).

고실성형술(鼓室成形術) : 합곡(合谷)·후계(後谿)·외관(外關)(양쪽).

고막천자술(鼓膜穿刺術) : 합곡(合谷)(한쪽 혹은 양쪽).

(5) 코

코폴리프적출술 : ① 합곡(合谷)・영향(迎香)(한쪽 혹은 양쪽).
② 귀의 겉 코 구역(한쪽 혹은 양쪽).

코절개술 : 합곡(合谷)・지구(支溝), 거료(巨髎)→사백(四白)(앓는 쪽).

전두동근치술(前頭洞根治術) : 양백(陽白)→찬죽(攢竹), 거료(巨髎)→사백(四白), 합곡(合谷)・지구(支溝)(앓는 쪽).

상악동근치술(上顎洞根治術) : 합곡(合谷)・지구(支溝), 거료(巨髎)→지창(地倉)(앓는 쪽).

(6) 인후부

편도선체적출술(扁桃腺體摘出術) : ① 귀의 인후・편도선체 구역(앓는 쪽).
② 합곡(合谷)(양쪽).

후두전적출술(喉頭前摘出術) : 귀의 신문→교감, 이마→평천, 신상선 구역과 합곡(合谷)・지구(支溝)(좌측).

(7) 목

갑상선종물적출술(甲狀腺腫物摘出術) : 합곡(合谷)・내관(內關)(양쪽).

(8) 가슴

폐절제술(肺切除術) : ① 비노(臂臑)(앓는 쪽).
② 외관(外關)→내관(內關)(앓는 쪽, 기공요법배합).

이첨판확장분리술(二尖瓣擴張分離術) : 내관(內關)・합곡(合谷)・지구(支溝)(앓는 쪽).

심낭절제술(心囊切除術) : 합곡(合谷)・내관(內關)(양쪽).

유방종물절제술(乳房腫物切除術) : 귀의 신문・교감・폐・내분비・유방구역(앓는 쪽).

(9) 배

위수술(胃手術) : 족삼리(足三里)・상거허(上巨虛)(양쪽).

비장적출술(脾臟摘出術) : 합곡(合谷)·내관(內關)·족삼리(足三里)·삼음교(三陰交)·태충(太衝).

충수절제술(蟲垂切除術) : ① 상거허(上巨虛)·충수혈(蟲垂穴)·태충(太衝)(양쪽).
② 합곡(合谷)·내정(內庭)·공손(公孫)(양쪽).

제왕절개술(帝王切開術) : 족삼리(足三里)·삼음교(三陰交)·대맥(帶脈)·내마점(內麻點)(양쪽).

자궁적출술(子宮摘出術), 자궁부속기적출술(子宮附屬器摘出術) : 요수(腰兪)·명문(命門)·대맥(帶脈)·족삼리(足三里)·삼음교(三陰交)·중료(中髎) 혹은 차료(次髎)(양쪽).

난관결찰술(卵管結紮術) : 족삼리(足三里)·중도(中都)(양쪽).

방광절개술(膀胱切開術) : 귀의 신문·폐·방광구역(양쪽).

헤르니아수복술 : 족삼리(足三里)·유도(維道)(양쪽).

(10) 회음부

회음부수술(會陰部手術) : ① 요수(腰兪)·대장수(大腸兪)(앓는 쪽, 전기침).
② 귀의 폐·직장하단 구역(앓는 쪽, 전기침).

(11) 허리와 등

척주융합술(脊柱融合術) : ① 합곡(合谷)·내관(內關)·회종(會宗)·족삼리(足三里)·승산(承山)·곤륜(崑崙)·양보(陽輔)(양쪽).
② 귀의 신문·폐·신장·흉추·아랫배 구역(앓는 쪽).

신장적출술(腎臟摘出術) : ① 합곡(合谷)·내관(內關)·족삼리(足三里)·삼음교(三陰交)·태충(太衝)(앓는 쪽).
② 귀의 신문·폐·허리·요관 구역(앓는 쪽).

(12) 팔다리

전박절단술(前膊切斷術) : 척택(尺澤)·청령(青靈)·삼각근혈(三角筋穴), 견정(肩井)→견우(肩髃)(양쪽).

견관절수술(肩關節手術) : ① 귀의 어깨→견관절, 신문·교감·신장(앓는 쪽).
② 합곡(合谷)·비중(臂中)(양쪽)·견비혈(肩臂穴)(耳鍼, 앓는 쪽).

대퇴골경낭내골절금속못고정술 : 족삼리(足三里)·풍륭(豊隆)·부양(跗陽)·외구(外丘)·절골(絶骨)·삼음교(三陰交)·구허(丘墟)·함곡(陷谷)(앓는 쪽, 전기침).

슬곡부낭종적출술(膝曲部囊腫摘出術) : 귀의 신문·폐·무릎·천추(天樞) 구역(앓는 쪽).

하퇴하단절제술(下腿下端切除術) : 귀의 신문·폐·신장, 좌골→교감 구역(앓는 쪽·전기침).

Ⅲ. 흔히 쓰이는 경혈일람표

1. 14경맥의 경혈

(1) 수태음폐경(手太陰肺經)에서 흔히 쓰이는 경혈(經穴)

경혈명	위 치	작 용	적응증
중부(中府) (肺의 募穴)	임맥의 화개혈에서 수평으로 6촌 바깥쪽, 꺾쇠뼈 아래에서 오훼돌기의 안쪽 아래 우묵한 곳.	상초의 열을 없애고 기를 잘 통하게 하며 기침과 천식을 멎게 한다.	가슴이 아픈 경우, 천식, 폐렴, 가슴이 답답한 경우, 상박신경통염, 견관절 주위염 등.
척택(尺澤) (合穴)	팔꿈치관절의 가로금에서 상박이두근건의 바깥쪽 우묵한 곳. 팔을 약간 굽히고 잡는다.	폐열을 없애고 폐기를 내려주며, 소변을 잘 보게 한다.	기관지염, 폐렴, 기관지천식, 늑막염, 부종, 인후염.
공최(孔最) (郄穴)	척택과 태연을 직선으로 연결한 선상에서 태연에서 위로 7촌 되는 곳.	폐를 윤활하게 하고 피가 나는 것을 멎게 하며, 인후를 편안하게 하고 표증을 없애주며, 열을 내려준다.	각혈, 치질출혈, 천식, 급성 인후염.
열결(列缺) (絡穴, 八脈交會穴)	태연으로부터 1.5촌 올라가 요골경상돌기 위의 구부러진 곳.	폐기를 잘 통하게 하고 풍한을 발산시키며, 경락을 잘 통하게 하고 인후를 편안하게 하며, 막힌 것을 통하게 해준다.	기침, 천식, 인후염, 하품, 안면신경마비, 입을 벌리지 못할 경우, 두통, 편두통, 삼차신경통, 빈뇨, 야뇨증. 조해와 배합하여 폐・인후・가슴속의 병을 치료한다.
경거(經渠) (經穴)	손목 관절의 가로금으로부터 1촌 위(태연에서 1촌 위) 요골 동맥이 만져지는 곳, 장모지 외전근과 요골측 수근굴근건 사이에 있다.	폐열을 없애고 기를 내려 주며, 풍한・풍열을 발산시켜 준다.	천식, 숨이 가쁜 경우, 가슴이 답답한 경우, 가슴이 아픈 경우.
태연(太淵) (八會穴, 脈會, 原穴, 兪穴)	손목 관절의 가로금에서 장모지외전근과 요골측 수근굴근건 사이로서 요골동맥이 만져지는 곳.	폐기를 순조롭게 하고 폐를 윤택하게 하며, 경락과 혈맥을 잘 통하게 하고 인후를 편안하게 해준다.	기침, 피가 섞인 가래, 천식, 가슴이 답답하고 아픈 경우, 목안이 마르고 아픈 경우, 눈이 아픈 경우, 익상취편, 무맥증.
어제(魚際) (滎穴)	제1중수골저의 앞, 손바닥 변연에서 단모지외전근과 중수골 사이에 있다.	풍열을 발산시키고 폐를 윤택하게 하며, 기침을 멎게 하고 인후를 편안하게 해준다.	토혈, 인후염, 편도선염, 성대마비, 기침.
소상(少商) (井穴)	엄지손가락의 요골쪽 손톱 뒷모서리에서 뒤로 1푼 되는 곳.	의식을 각성시키고 열을 사해 주며, 인후를 편안하게 해준다.	의식장애, 편도선염, 인후염, 중설, 코피, 정신병.

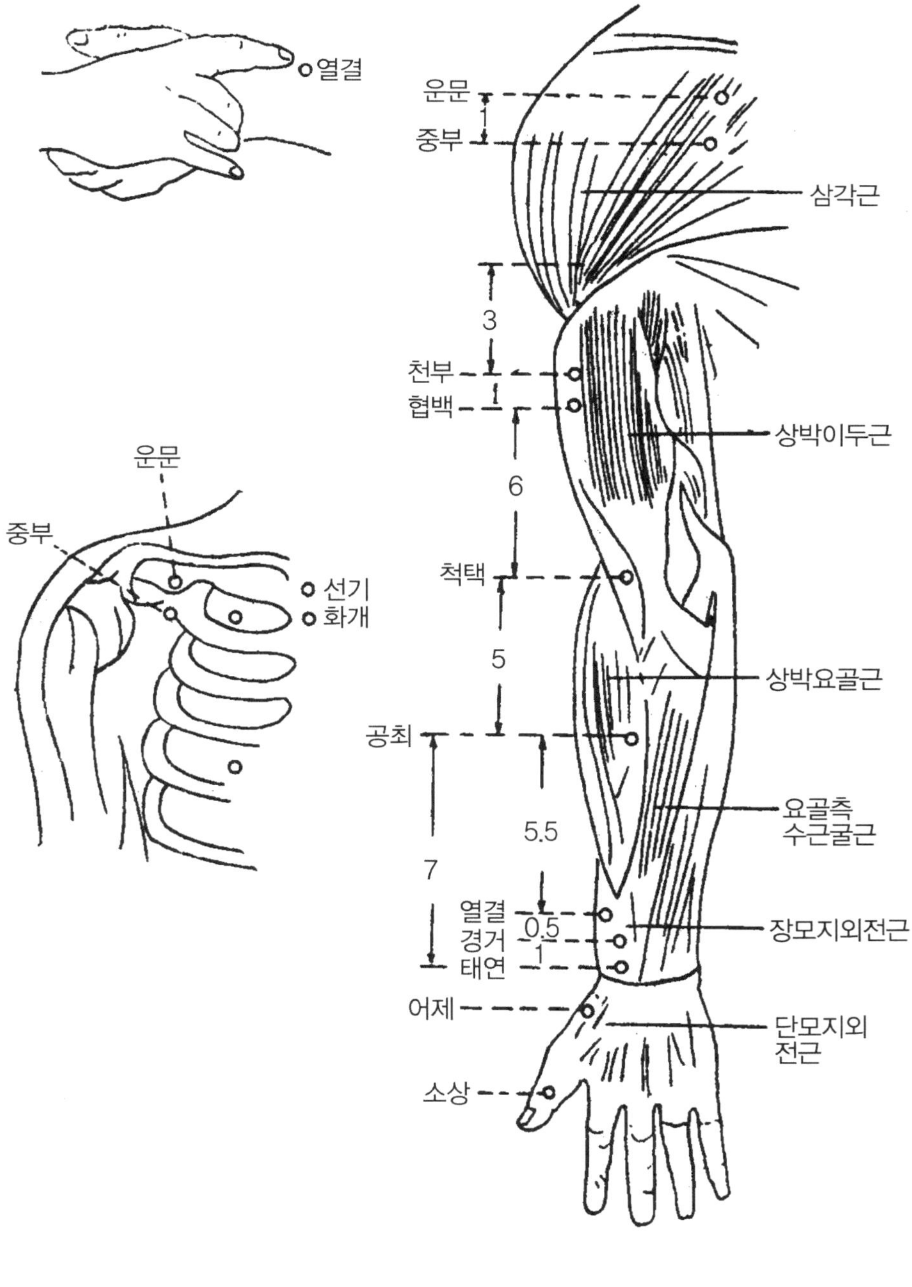

그림1. 수태음폐경의 경혈

(2) 수궐음심포경(手厥陰心包經)에서 흔히 쓰이는 경혈(經穴)

경혈명	위 치	작 용	적응증
곡택(曲澤) (合穴)	팔꿈치 관절을 약간 굽힐 때 생기는 가로금에서 상박이두근건의 안쪽 기슭 우묵한 곳.	심열을 내려주고 혈을 잘 돌게 하며, 번조감을 없애고 경련을 멎게 해준다. 또한 거슬러 오른 기를 내려준다.	흉통(협심증 등), 가슴이 울렁거리고 열이 있으며 번조한 경우, 구토, 위경련.
극문(郄門) (郄穴)	대릉과 곡택을 연결한 선상에서 대릉으로부터 5촌 위의 장장근과 요골측수근굴근 사이.	심신을 안정시키고 영혈분의 열을 없애준다.	토혈, 코피, 협심증, 심장신경증, 심근염, 신경쇠약, 가슴이 울렁거리고 번조한 경우, 자주 놀라고 자지 못하는 경우.
간사(間使) (經穴)	대릉으로부터 3촌 위의 장장근건과 요골측수근굴근건 사이.	심을 보하고 정신을 맑게 해주며, 의식을 각성시키고 담을 삭여주며, 막힌 가슴을 열어준다.	흉통, 가슴이 울렁거리거나 답답한 경우, 의식장애(전간·히스테리·정신분열증), 말을 못하는 경우, 학질.
내관(內關) (絡穴, 八脈交會穴)	대릉으로부터 2촌 위쪽 장장근건과 요골측수근굴근건 사이.	가슴을 열어주고 정신을 안정시켜 주며, 심열을 내리고 번거로움을 없애준다. 위기를 고르게 하여 통증을 멎게 해주고 거슬러 오른 기를 내려준다.	흉통, 가슴이 답답하거나 울렁거리는 경우, 흉분, 불안감, 위통, 메스꺼움, 임신오조. 공손과 배합하여 가슴속의 병이나 위병 치료에 쓴다.
대릉(大陵) (原穴, 兪穴)	손목 관절의 안쪽 금에서 장장근건과 요골측수근굴근 사이.	심열을 내려주고 정신을 안정시켜 주며, 위를 편안하게 하고 가슴을 열어주며, 영혈을 맑게 해준다.	정신분열증, 히스테리, 불면증, 심근염, 가슴·옆구리 통증, 가슴이 답답한 경우, 가슴이 울렁거리는 경우, 위통, 구토, 중설, 혀의 염증, 습진, 머리가 허는 경우.
노궁(勞宮) (滎穴)	손을 가볍게 쥘 때 제3·4손가락 끝이 손바닥에 닿는 사이, 즉 제3·4중수골 사이.	심화를 사하고 정신을 안정시켜 주며, 경련을 멎게 해준다.	소아경풍, 전간, 정신분열증, 히스테리, 구취, 인후염, 입과 혀가 허는 경우, 아장풍, 손바닥 열감.
중충(中衝) (井穴)	셋째 손가락의 맨 끝.	심열을 사해 주고, 의식을 회복시켜 준다.	의식장애, 혀가 굳어져 말을 못하는 경우, 쇼크, 소아경풍, 일사병, 열사병, 심장부통증, 번조증.

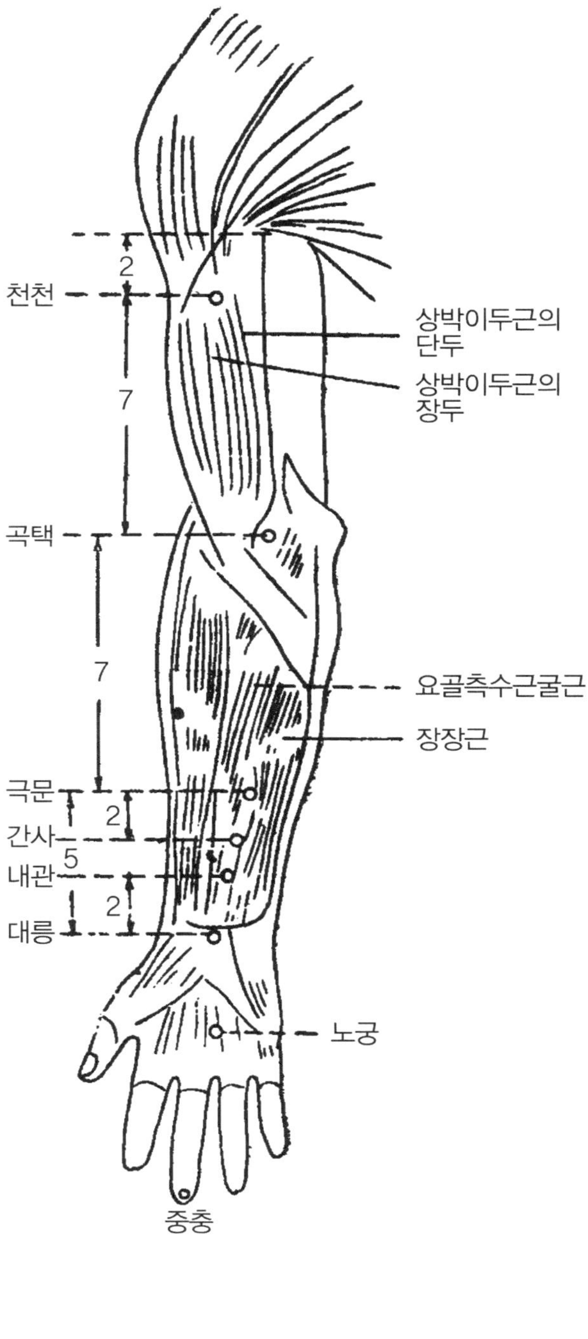

그림2. 수궐음심포경의 경혈

(3) 수소음심경(手少陰心經)에서 흔히 쓰이는 경혈(經穴)

경혈명	위 치	작 용	적응증
소해(少海) (合穴)	팔꿈치 관절을 90°로 굽힐 때 팔꿈치 관절 안쪽에 생기는 금의 끝.	심열을 내려주고 정신을 안정시켜 주며, 경락을 통하게 해준다.	심장부위의 통증, 정신분열증의 흥분형, 전간, 팔의 통증과 지각장애, 건망증, 황달.
영도(靈道) (經穴)	손목 안쪽의 가로금에서 위로 1.5촌 되는 곳의 척골측수근굴근건과 표층 지굴근 사이.	심기를 통하게 하고 정신을 안정시켜 준다.	심장부위의 통증, 갑자기 말을 못하는 경우, 팔의 경련, 히스테리, 정신분열증의 울증.
통리(通里) (絡穴)	손목 안쪽의 가로금에서 위로 1촌 되는 곳의 척골측수근굴근건과 표층 지굴근 사이.	심열을 없애주고 정신을 안정시켜 주며, 인후와 혀를 순조롭게 해준다.	가슴이 울렁거리거나 번조한 경우, 수면장애, 갑자기 말을 못하거나 혀가 굳어져 놀지 않는 경우, 정신분열증의 울증.
음극(陰郄) (郄穴)	손목 안쪽의 가로금에서 위로 5푼 되는 곳의 척골측수근굴근건의 요골측 변연부.	음액 탈실을 막고 허화를 억제하여 주며, 심열을 사하고 정신을 안정시켜 준다.	식은땀, 토혈, 코피, 심장부위 통증, 가슴이 울렁거리는 경우, 허로, 언어장애.
신문(神門) (原穴, 兪穴)	손목 안쪽의 가로금에서 척골측수근굴근건과 표층 지굴근 사이.	혈을 보하고 심을 편안하게 해주며, 정신을 안정시켜 준다.	심장부위 통증, 가슴이 울렁거리는 경우, 수면장애, 건망증, 히스테리, 정신분열증.
소부(少府) (滎穴)	손을 가볍게 쥘 때 제4·5손가락 끝이 닿는 사이, 즉 제4·5중수골 사이.	심열을 없애주고 정신을 안정시켜 주며, 기를 조화시키고 습을 없애준다.	가슴이 번거롭거나 손바닥에 열감이 있는 경우, 음부소양, 자궁하수, 음부통증, 야뇨증, 소변장애, 매핵기.
소충(少衝) (井穴)	새끼손가락 손톱의 요골측 뒷모서리에서 뒤로 1푼 되는 곳.	의식을 각성시키고 궐증을 회복시켜 주며, 경락을 통하게 하고 열을 내려준다.	의식장애, 일사병, 열사병, 쇼크, 심장부위 통증, 가슴이 울렁거리거나 번조한 경우, 인후염.

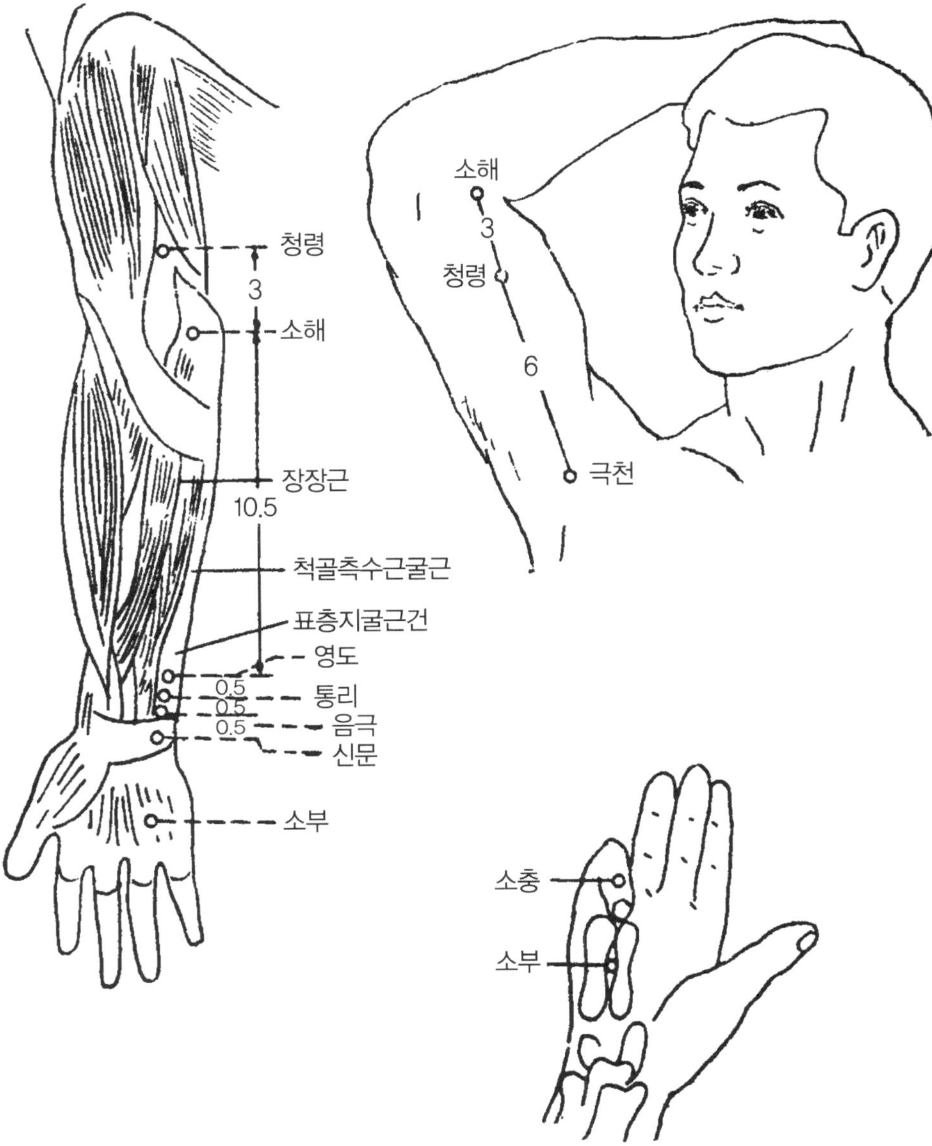

그림3. 수소음심경의 경혈

(4) 수양명대장경(手陽明大腸經)에서 흔히 쓰이는 경혈(經穴)

경혈명	위 치	작 용	적응증
상양(商陽) (井穴)	둘째손가락의 요골측 손톱 뒷모서리에서 뒤로 1푼 되는 곳.	의식을 각성시키고 양명열을 사해 주며, 인후의 통증을 멎게 해준다.	의식장애, 인후염, 아랫니 통증, 이하선염, 이명, 이롱, 시신경염, 열이 내리지 않을 경우, 얼굴이나 입안의 염증.
합곡(合谷) (原穴)	엄지손가락을 둘째손가락에 붙일 때 생긴 금 끝에서 외상방으로 5푼 되는 곳, 즉 제1·2손가락뼈가 갈라진 사이의 우묵한 곳.	풍열을 발산시키고 염증을 없애주며, 통증을 멎게 하고 의식을 일깨워주며, 기혈을 통하게 해준다.	두통, 눈이 충혈되고 아픈 경우, 코피, 치통, 이롱, 인후염, 얼굴이 붓거나 아픈 경우, 아관긴급, 안면신경마비, 고열이 나면서 땀이 나지 않을 경우, 대변이 굳은 경우, 월경장애, 진통이 미약할 경우, 이하선염, 습진, 두드러기 등의 피부병.
양계(陽谿) (經穴)	손목 관절의 요골 경상돌기의 아래 끝과 단모지신근건, 장모지신근건 사이의 우묵한 곳.	풍열을 발산시키고 화사를 없애준다.	결막염, 이명, 이롱, 아랫니 통증, 인후염, 두드러기, 습진, 피부소양, 손목 관절의 염증과 산증.
편력(偏歷) (絡穴)	양계와 곡지를 연결한 선상에서 양계에서 3촌 위.	양명열을 사해주고 소변을 나오게 해준다.	치통, 결막염, 코피, 이명, 편도선염, 건초염, 이가 시린 경우, 가슴이 답답한 경우, 붓는 경우.
온류(溫溜) (郄穴)	양계와 곡지를 연결한 선상에서 양계에서 6촌 위.	양명열을 사해주고, 부은 것을 가라앉혀 준다.	입안의 염증, 인후염, 얼굴이 붓는 경우, 배가 끓으면서 아픈 경우.
수삼리 (手三里)	양계와 곡지를 연결한 선상에서 곡지의 2촌 아래.	기혈을 조화시키고 경락을 잘 통하게 해준다.	치통, 안면신경마비, 팔의 마비와 통증(심층요골신경이 지나감), 목임파절염, 유옹, 골혈압.
곡지(曲池) (합혈)	팔꿈치 관절을 90°로 굽힐 때 생기는 금과 요골두의 내연을 연결한 선의 중간점.	열을 내려주고 경락을 통하게 하며, 기혈을 조화시키고 풍습을 없애주며, 대장부 기를 잘 통하게 한다.	발열, 적리, 결막염, 인후염, 팔 마비, 부종, 통증, 경련, 습진, 두드러기, 풍진, 변비.
견우(肩髃) (陽蹻脈과 大腸經의 交會穴)	견봉의 바깥쪽 끝과 윗팔뼈 대결절 사이의 우묵한 곳.	경락을 잘 통하게 하고 풍습을 없애주며, 관절을 윤활하게 하고 기혈을 조화시켜 준다.	견관절 통증, 상박신경통, 50견, 팔의 중추성 마비, 사경, 두드러기, 습진.
천정(天鼎)	후두결절을 통하는 수평선 높이에서 흉쇄유양근근속의 중간	국소의 기혈을 잘 통하게 하고 인후를 편안하게 한다.	후두염, 성대마비로 말을 못하거나 목이 쉴 경우, 갑상선종, 목임파절염.
영향(迎香) (大腸經과 胃經의 交會穴)	콧날개의 바깥쪽으로 5푼 되는 곳, 즉 비순구에 해당된다.	폐열을 내려주고 풍사를 발산시켜 주며, 콧구멍을 열어준다.	비염, 코피, 코폴리프, 감기로 코가 막히는 경우, 부비강염, 안면신경마비, 얼굴이 붓고 가려운 경우, 삼차신경통.

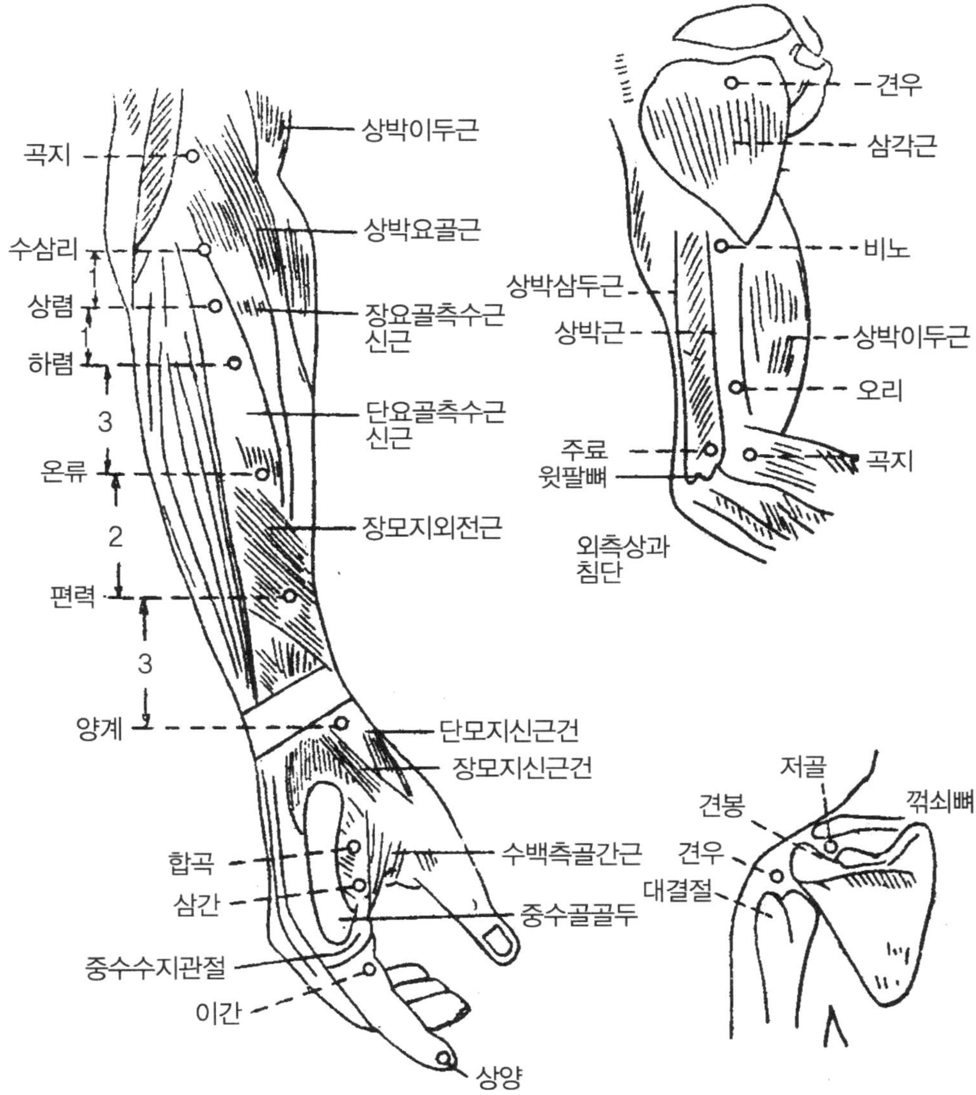

그림4. 수양명대장경의 경혈

(5) 수소양삼초경(手少陽三焦經)에서 흔히 쓰이는 경혈(經穴)

경혈명	위 치	작 용	적응증
관충(關衝) (井穴)	넷째손가락 손톱의 척골측 뒷모서리에서 뒤로 1푼 되는 곳.	풍사를 발산시키고 화열사를 없애준다.	편두통, 결막염, 입이 마르고 입술이 갈라 터지는 경우, 혀가 굳어지거나 늘어져 말을 못하는 경우, 이롱, 이명, 고열이 나며 의식이 흐려지는 경우.
액문(液門) (滎穴)	주먹을 가볍게 쥐게 할 때 제4·5손가락 사이의 횡인대와 횡문 끝의 중간점.	삼초의 열사를 없애고 경락을 잘 통하게 해준다.	편두통, 결막염, 이명, 이롱, 학질, 치통, 인후염, 손과 아래팔의 통증.
중저(中渚) (兪穴)	액문에서 위로 1촌 올라가 제4·5손가락의 손뼈 사이.	풍열을 발산시키고 머리와 눈을 맑게 해주며, 경락을 통하게 하고 기혈이 잘 돌아가게 한다.	이명, 이롱, 메니에르병, 편두통, 인후염, 열성 질병.
양지(陽池) (原穴)	손목 관절의 손등 쪽에서 총지신근건과 소지신근건 사이 우묵한 곳.	삼초의 풍열사를 발산시키고 경맥을 잘 통하게 한다.	열병 때 땀이 나지 않는 경우, 당뇨병, 편도선염, 귓병, 자궁후굴, 무월경, 입덧.
외관(外關) (絡穴, 八脈交會穴)	양지에서 2촌 올라가 척골과 요골 사이.	풍한이나 풍열을 발산시키고 염증을 삭여주며, 경락을 잘 통하게 한다.	두통, 치통, 유행성감기, 코피, 열성 질병, 이명, 이롱, 옆구리 혹은 흉통, 팔 마비, 아래 팔·손 마비 및 기능장애, 손발을 떠는 경우, 벙어리.
지구(支溝) (經穴)	양지에서 3촌 올라가 척골과 요골 사이.	삼초의 열을 사하고 경락을 통하게 하며, 삼초부의 기를 통하게 한다.	오한발열, 갑자기 말을 못하는 경우, 협심증, 늑간신경통, 구토, 변비, 청신경염, 팔 마비, 가슴 수술 때 침마취혈.
삼양락 (三陽絡)	양지에서 4촌 올라가 척골과 요골 사이.	경락을 통하게 하고 화열을 사해 주며, 목소리를 맑게 해준다.	갑자기 목이 쉬는 경우, 갑자기 듣지 못하는 경우, 치통, 가슴과 옆구리 통증.
천정(天井) (合穴)	척골두에서 1촌 위, 척골두와의 중심.	담을 삭여 주고 경락을 통하게 하며, 가슴을 편안하게 해준다.	가슴 혹은 심장 부위 통증, 임파절결핵, 전간, 목·뒷덜미·어깨·팔꿈치 관절 통증, 편두통, 귀병.
견료(肩髎)	·견봉 끝의 뒤 아래와 윗팔뼈 대결절 사이의 우묵한 곳. ·견우에서 1촌 뒤 우묵한 곳.	풍습을 없애고 경락을 통하게 하며, 기혈을 잘 돌게 한다.	어깨가 무거우면서 팔을 쳐들지 못하는 경우, 팔 마비, 두드러기.
예풍(翳風) (三焦經과 膽經의 交會穴)	귓방울 근부와 유양돌기 끝 사이의 중간점, 가장 우묵한 곳.	풍열을 없애고 막힌 것을 열어주며, 귀를 밝게 하고 경락을 통하게 하며, 통증을 멎게 해준다.	귓병, 안면신경마비, 이하선염, 임파절결핵, 치통, 삼차신경통, 언어장애, 입을 벌리지 못하는 경우, 가슴 수술 때의 침마취혈.
이문(耳門)	귀구슬의 앞과 권골궁의 아래 변연부와 아래턱뼈의 피상돌기 사이의 우묵한 곳.	막힌 것을 열어주고 경기를 통하게 하며, 사기를 없애준다.	여러 가지 귓병, 윗니 통증, 아관긴급.
사죽공 (絲竹空)	눈썹의 바깥쪽 우묵한 곳.	풍사를 발산시키고 통증을 멎게 하며, 화사를 없애주고 눈을 밝게 한다.	전두통, 편두통, 현훈, 결막염, 다래끼, 눈꺼풀 경련, 삼차신경 1지 통증, 안면신경마비.

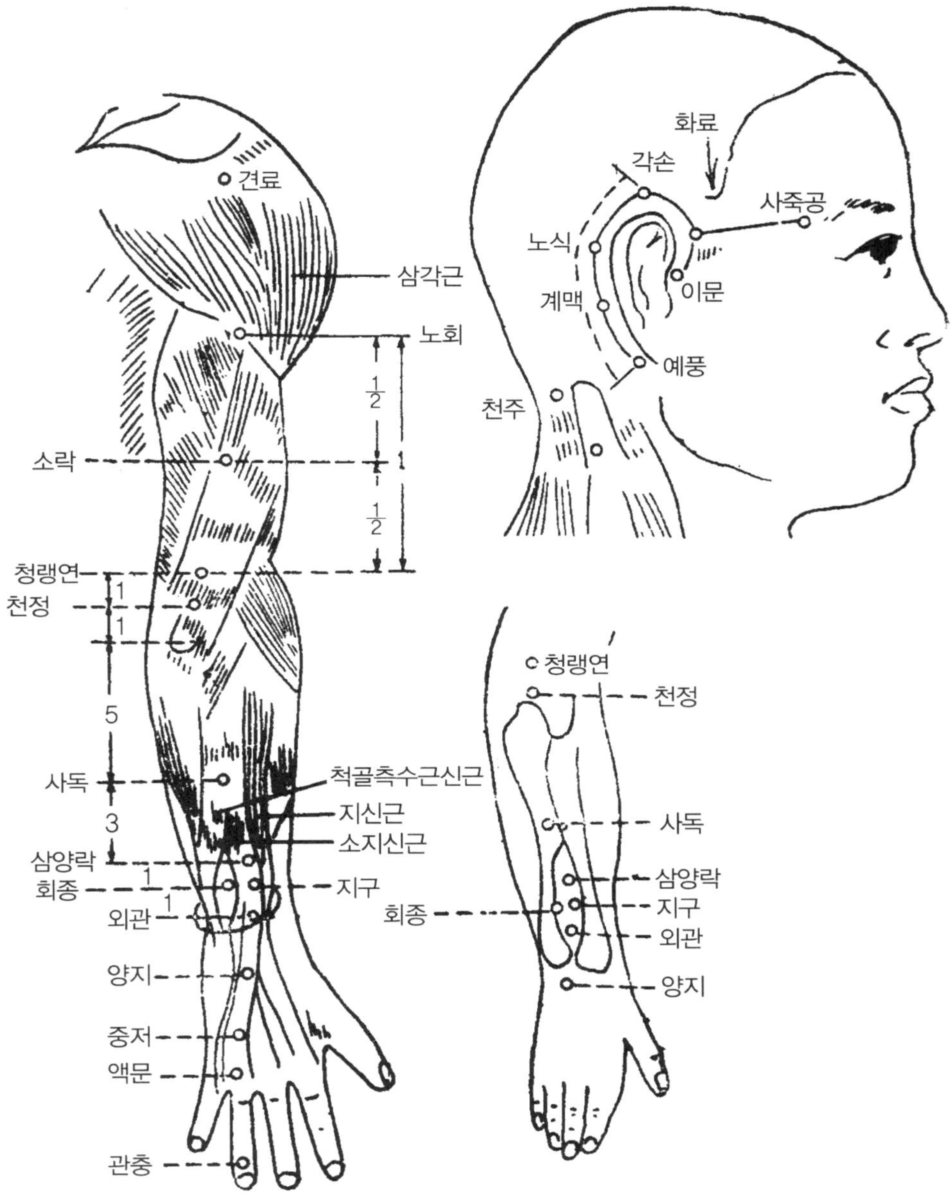

그림5. 수소양삼초경의 경혈

(6) 수태양소장경(手太陽小腸經)에서 흔히 쓰이는 경혈(經穴)

경혈명	위 치	작 용	적응증
소택(少澤) (井穴)	새끼손가락 손톱 척골측 뒷모서리에서 1푼 뒤.	심열을 사하고 막힌 것을 열어주어 맥락이 잘 통하게 한다.	열성질병, 의식장애, 혀 경련, 목덜미 통증, 예막(익상취편), 가슴이 답답하거나 번조한 경우, 편도선염, 코피, 학질, 유옹, 유즙분비장애.
후계(後谿) (兪穴, 八脈交會穴)	새끼손가락 척골측 제5손몸손가락관절의 금 끝. 손을 가볍게 쥐고 잡는다.	해표청열 작용을 하고 의식을 각성시키며, 양기를 통하게 해준다.	목덜미 강직, 강직성 경련, 전간, 정신분열증의 흥분형, 학질, 외감발열, 청신경염, 팔과 새끼손가락 등 경맥 순행부위의 통증과 마비, 예막.
완골(腕骨) (原穴)	제5중수골저와 두상골 사이의 우묵한 곳. 손등과 손바닥 경계에서 잡는다.	태양경기를 잘 통하게 하고 습열을 없애준다.	열병에 땀이 나지 않는 경우, 목덜미강직, 청신경염, 황달, 당뇨병, 소장경 순행부위의 통증과 마비, 손목마디 통증, 허리가 시린 경우.
양곡(陽谷) (經穴)	척골의 경상돌기와 두상골 사이의 우묵한 곳.	정신을 안정시키고 풍을 가라앉혀 주며, 경련을 멎게 한다.	정신분열증, 전간, 아관긴급, 혀 경련, 현훈, 손목 통증, 척골신경통, 치통, 유루증.
양로(養老) (郄穴)	손등쪽 맨 위 척골·요골 관절에 해당하는데, 손바닥을 얼굴쪽으로 향하게 돌리면 요골과 척골 사이에 홈이 생기는 곳에서 잡는다.	눈을 밝게 하고 풍을 발산시켜 주며, 경락을 통하게 하고 근을 이완시켜 준다.	비문증(초자체 혼탁), 사경, 요통, 손목·팔뚝·어깨 통증, 사마귀.
지정(支正) (絡穴)	양곡과 외소해를 연결한 선상에서 양곡으로부터 위로 5촌 되는 곳.	경락을 잘 통하게 하고 심열을 사해 주며, 정신을 안정시켜 준다.	척골신경마비, 팔 통증, 주먹을 쥐지 못하는 경우, 정신분열증, 히스테리, 사마귀, 팔꿈치관절 기능장애.
소해(小海) (合穴)	윗팔뼈 내측 뒤에 있는 척골신경홈의 중간에 해당한다.	경락을 통하게 하고 기를 잘 돌게 한다.	어깨와 등·팔꿈치 관절이 저리고 아픈 경우, 척골신경 통증 및 마비, 두통, 현훈, 청신경염, 목덜미 통증.
천종(天宗)	견갑골 하각을 지나는 수직선과 제4흉추 극상돌기 아래를 지나는 수평선이 만나는 점.	국소의 경기를 잘 통하게 하고 젖이 잘 나오게 한다.	어깨와 등, 팔꿈치관절이 저리고 아픈 경우, 척골신경 통증 및 마비, 두통, 현훈, 청신경염, 목덜미 통증.
천용(天容)	하악각과 흉쇄유양근 앞 기슭의 중간점.	경기를 잘 통하게 하고 인후종창을 없애준다.	편도선염, 인후염, 임파절염, 이하선염, 갑상선종.
관료(顴髎)	눈외자각을 지나는 수직선과 코의 아래 기슭이 지나는 수평선이 만나는 점.	풍사를 없애고 경락을 통하게 하며, 통증을 멎게 한다.	안면신경마비 및 경련, 삼차신경 2지 통증, 윗니 통증.
청궁(聽宮) (小腸經·三焦經·膽經의 交會穴)	귀구슬의 도드라진 곳에서 앞으로 1㎜되는 곳, 입을 벌릴 때 가장 우묵한 곳.	귀를 밝게 하고 국소의 경기를 잘 통하게 하며, 통증을 멎게 한다.	이명, 이롱, 중이염, 치통, 삼차신경통.

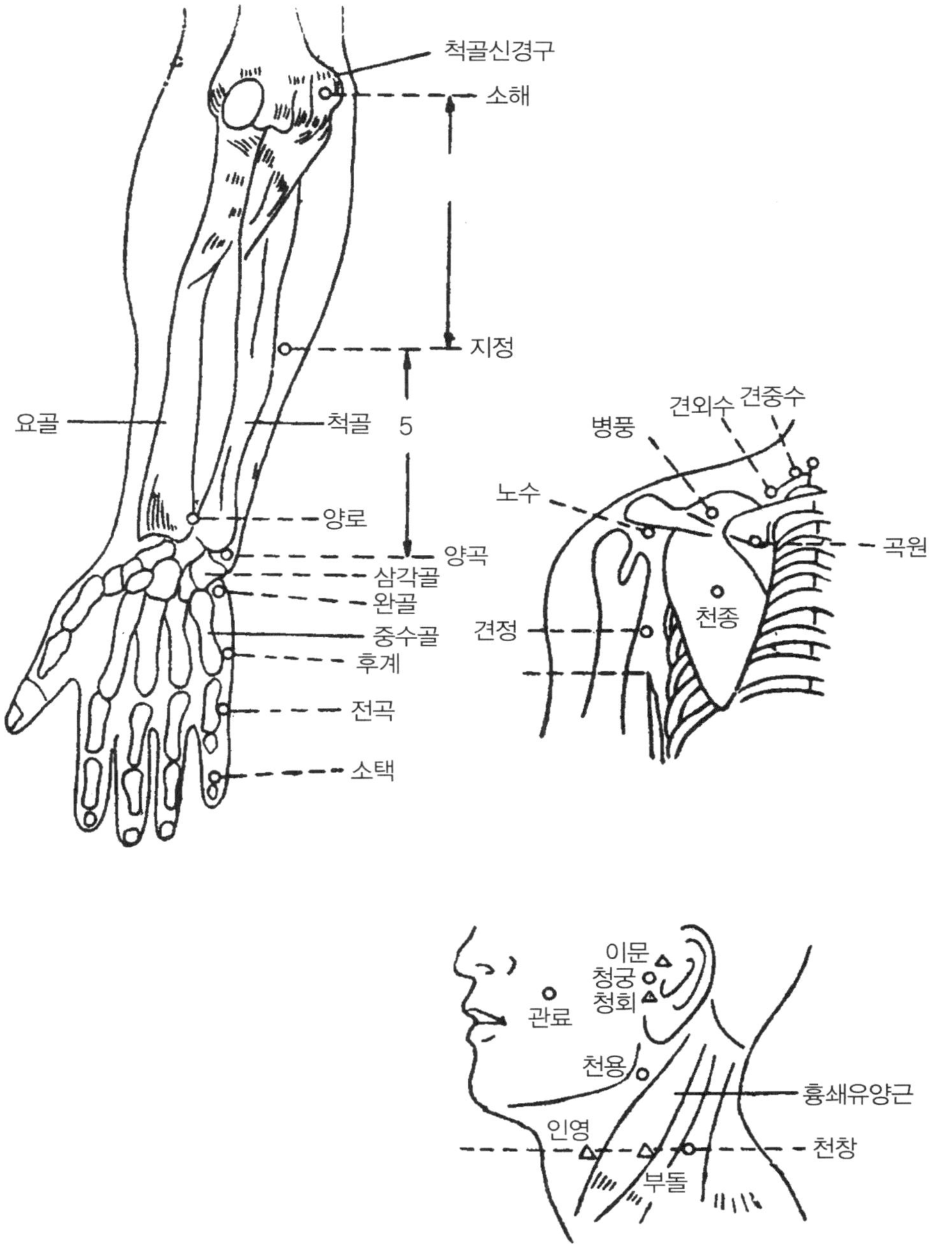

그림6. 수태양소장경의 경혈

(7) 족양명위경(足陽明胃經)에서 흔히 쓰이는 경혈(經穴)

경혈명	위 치	작 용	적응증
사백(四白)	눈동자를 지나는 수직선상에서 동자로부터 1촌 아래, 하안과공에 해당한다.	풍열을 발산시키고 경락을 잘 통하게 한다.	결막염, 유루증, 안면신경마비 및 경련, 삼차신경통.
지창(地倉) (胃經・大腸經・陽蹻脈의 交會穴)	입모서리에서 옆으로 4푼 되는 곳.	풍사를 발산시키고 경락을 잘 통하게 한다.	안면신경마비 및 경련, 삼차신경통, 침을 흘리는 경우.
협거(頰車)	하악각과 귓방울을 연결하는 선상의 중간에서 5푼 앞.	풍사를 발산시키고 경락을 통하게 하며, 하악관절 운동을 순조롭게 해준다.	삼차신경통, 안면신경마비, 치통, 이하선염.
하관(下關) (胃經・膽經의 交會穴)	권골궁의 아래 기슭, 입을 다물 경우에는 오므라들고 입을 벌릴 경우에는 뼈가 도드라지는 곳.	풍사를 발산시키고 귀를 열어주며, 염증을 없애고 통증을 멎게 한다.	하악관절 탈구, 안면신경마비, 삼차신경통, 중이염, 청신경염, 윗니 통증.
두유(頭維) (胃經・膽經・陽維脈의 交會穴)	귀섶과 앞머리털의 앞 경계를 지나는 수직선과 이마머리털 경계를 지나는 수평선이 만나는 점.	풍사를 발산시키고 통증을 멎게 하며, 머리와 눈을 맑게 한다.	앞머리 혹은 편두통, 현훈, 안통, 시력장애, 눈꺼풀 경련, 유루증.
인영(人迎)	후두결절에서 옆으로 1촌 5푼 되는 곳. 목의 동맥 박동이 만져지는 곳.	기혈을 조절하고 인후를 편안하게 한다.	고혈압, 저혈압, 무맥증, 기관지천식, 성대마비, 갑상선종, 인후염, 입덧, 위산과다증.
유근(乳根)	중쇄골 선상의 제5늑간에 해당한다.	기혈을 통하게 하고 젖이 잘 나오게 한다.	젖 부족, 유옹, 흉통, 숨이 가쁜 경우, 딸꾹질.
천추(天樞) (大腸의 募穴)	배꼽에서 옆으로 2촌 되는 곳.	대소장의 기능을 조화시키고 비를 튼튼하게 해주며, 습을 없애고 월경을 고르게 해주며, 기를 잘 돌게 해준다.	급・만성소대장염, 세균성적리, 장 마비, 충수염, 변비, 복수, 월경장애, 월경통, 징가.
귀래(歸來)	천추에서 3촌 아래.	하초를 데워주고 신정을 보해준다.	월경통, 야뇨증, 유정, 음위증, 산증, 골반 안 장기 염증, 소복궐랭・통증, 불임증, 대하.
기충(氣衝)	귀래에서 1촌 아래, 곡골에서 옆으로 2촌 되는 곳.	월경을 고르게 하고 자궁을 편안하게 해주며, 궐역하는 기를 흩어지게 한다.	월경장애, 자궁부정출혈, 불임증, 헤르니아, 분돈증, 음위증, 음경통, 외음부종창.
비관(髀關)	두덩뼈 윗기슭을 지나는 수평선 높이에서 넓적다리 앞에 있는 광근막긴장근과 봉장근이 갈라진 사이 우묵한 곳.	풍습을 없애고 경락을 통하게 한다.	다리 마비 및 통증, 무릎이 시린 경우.
양구(梁丘) (郄穴)	무릎뼈 바깥쪽 윗기슭에서 2촌 위쪽 대퇴직근과 외측 광근 사이 우묵한 곳.	기혈을 조화시키고 위기를 고르게 하며, 경락을 통하게 한다.	위경련, 급성위염, 장염, 위 및 장출혈, 유옹, 무릎 관절염 및 관절주위염.

경혈명	위 치	작 용	적응증
독비(犢鼻)	무릎을 세운 다음 무릎뼈 아래 슬개건의 바깥쪽 경골과 넓적다리뼈 사이에 생긴 우묵한 곳.	풍습을 없애고 관절을 윤활하게 해준다.	무릎관절염, 각기병, 시큰거리는 경우.
족삼리(足三里)(合穴, 胃의 下合穴)	· 독비에서 3촌 아래. · 경골조면의 1촌 아래에서 경골 앞기슭으로부터 바깥쪽으로 1촌 되는 곳.	비위의 기능을 조화시키고 원기를 보해주며, 사기를 없애준다. 또한 경락을 통하게 하고 기혈을 조화시켜 준다.	위완통, 소화장애, 헛배가 부른 경우, 설사, 구토, 변비, 췌장염, 입맛이 없는 경우, 소아영양실조증, 빈혈, 감기예방, 기관지천식(허천), 고혈압, 유옹, 젖 부족, 다리 마비 및 통증, 무릎과 발이 시린 경우, 저산성위염(위의 유리산도·총산도를 높이고 단백과 지방분해효소 활성을 높임).
상거허(上巨虛)(大腸의 下合穴)	족삼리에서 3촌 아래.	장·위의 습열을 없애고 경락을 잘 통하게 한다.	대소장염, 적리, 변비, 충수염, 경맥의 순행부위의 마비 및 통증.
하거허(下巨虛)(小腸의 下合穴)	상거허에서 3촌 아래.	대소장의 적체를 풀고 습열을 없애며 경기를 잘 통하게 한다.	아랫배 통증, 점액혈변, 후중, 유옹, 다리 통증 및 마비.
풍륭(豊隆)(絡穴)	독비와 바깥쪽 복사뼈 중심의 중간점에서 바깥쪽으로 1촌 되는 곳.	습담을 삭이고 정신을 안정시키며, 비위를 조화시켜 준다.	두통, 현훈, 담음해소, 다리 부종, 정신분열증, 전간, 다리가 약하고 맥이 없는 경우, 위장병.
해계(解谿)(經穴)	발목 앞 장지신근건과 장모지신근건 사이 우묵한 곳.	비를 튼튼하게 하고 습을 없애주며, 위열을 사해준다.	두통, 현훈, 얼굴이 붓는 경우, 변비, 전간, 학질, 위열이 성한 경우, 발목 관절이 붓고 아픈 경우.
내정(內庭)(滎穴)	· 발등 제2·3발가락뼈가 갈라진 사이. · 제2·3발가락 사이로서 중족지관절의 약간 앞.	위장습열을 없애며 양명부 기를 통하게 한다.	윗니 통증, 인후염, 코피, 안면신경마비, 안통, 위완통, 헛배가 부른 경우, 대소장염, 변비, 장경련.
여태(厲兌)(井穴)	둘째발가락 발톱 바깥쪽 뒷모서리로부터 1푼 뒤.	양명열을 사하고 경기를 잘 통하게 하며, 궐증을 회복시키고 정신을 맑게 해준다.	위경련, 실신, 뱃멀미, 정신분열증, 다몽, 코피, 편도선염, 치통.

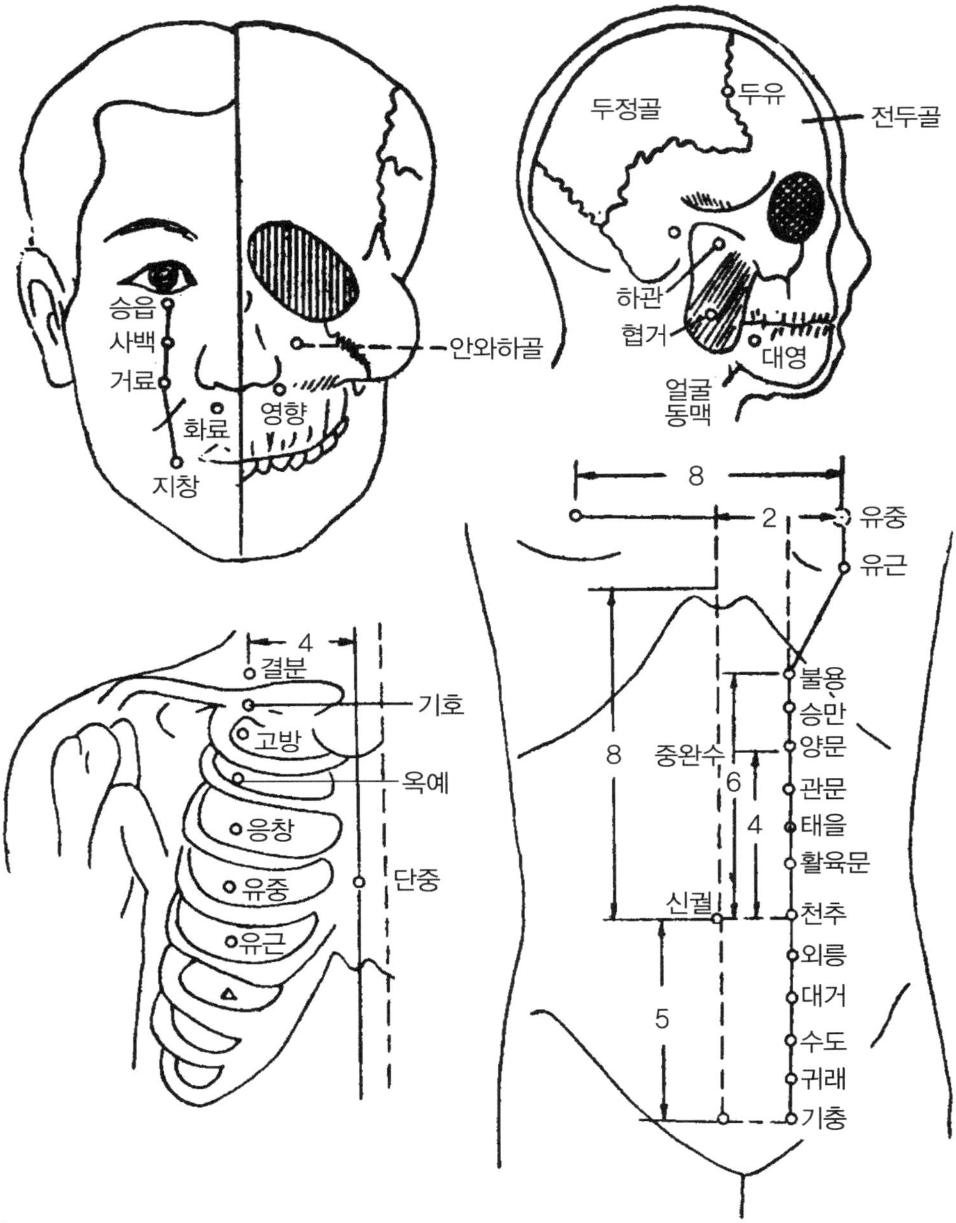

그림7. 족양명위경의 경혈(머리, 가슴, 배)

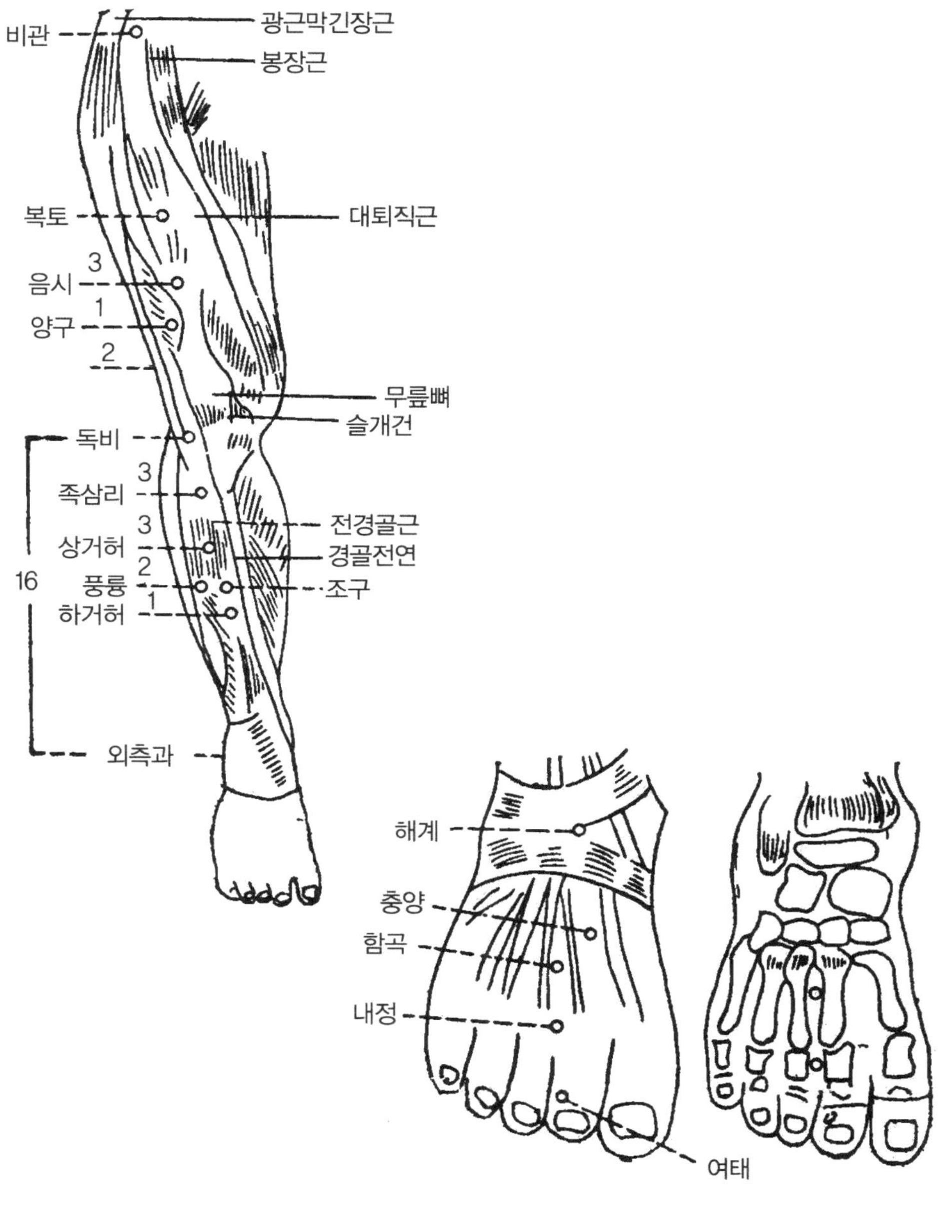

그림8. 족양명위경의 경혈(다리, 발)

(8) 족소양담경(足少陽膽經)에서 흔히 쓰이는 경혈(經穴)

경혈명	위 치	작 용	적응증
동자료(瞳子髎)(小腸經・膽經・三焦經의 交會穴)	눈외자각에서 바깥쪽으로 1푼 되는 곳.	풍열을 발산시키고 눈을 밝게 하며, 부은 것을 내리고 통증을 멎게 해준다.	두통, 안통, 결막염, 눈물, 시력장애, 시신경위축, 망막출혈, 안면신경마비, 야맹증.
청회(聽會)	귀 앞에서 이주간절흔 앞에 있는 우묵한 곳. 입을 벌리고 잡는다.	귀를 열어주고 경락을 잘 통하게 해준다.	이명, 이롱, 중이염, 치통, 안면신경마비.
현로(懸顱)	두유와 곡빈(귀뿌리의 윗기슭을 지나는 수평선이 귀섭머리와 만나는 점)을 연결한 선의 중간점.	풍열을 발산시키고 경락을 통하게 하며, 통증을 멎게 해준다.	편두통, 삼차신경통, 안면신경마비, 결막염.
양백(陽白)(膽經・陽維脈의 交會穴)	눈동자의 중심을 지나는 수직선상에서 눈썹에서 위로 1촌 되는 곳.	풍열을 발산시키고 눈을 밝게 해준다.	안면신경마비, 두통, 눈꺼풀경련 및 하수, 삼차신경통, 복시, 안통.
풍지(風池)(足少陽・手少陽・陽維脈의 交會穴)	뒷머리뼈 아래에서 유양돌기 뒤와 승모근의 바깥쪽 사이의 우묵한 곳. 반대쪽 눈 방향으로 놓는다.	풍한・풍열을 발산시키고 개규・활혈통락 작용을 하며, 눈과 귀를 밝게 해준다.	중풍, 안면신경마비 및 경련, 사경, 감기, 현훈, 고혈압, 녹내장, 근시, 시신경염, 이명, 이롱, 비색, 코피.
견정(肩井)(三焦經・膽經・陽維脈의 交會穴)	대추와 견봉 끝을 연결한 선의 중간점.	경맥을 잘 통하게 하고 부은 것을 내려주며, 통증을 멎게 해준다.	어깨・등・팔의 통증 및 마비, 사경, 유옹, 정창, 절종, 임파절결핵.
일월(日月)(膽의 募穴, 膽經・脾經의 交會穴)	중쇄골 선상의 7늑연골 아래에 해당.	간기를 통하게 하고 습열을 없애주며, 이담작용과 배설작용을 한다.	옆구리 통증, 담낭염, 간염, 담석증, 딸꾹질, 구토.
대맥(帶脈)	제11갈비뼈 끝과 제12갈비뼈 끝의 중간을 지나는 수직선과 배꼽을 지나는 수평선이 만나는 점.	월경을 고르게 하고 대하를 멈추게 하며, 습열을 없애준다.	월경장애, 적백대하, 자궁내막염, 자궁하수, 부속기염.
유도(維道)(膽經・帶脈의 交會穴)	장골전상극에서 1촌 안쪽 아래로 5푼 되는 곳.	대맥을 고삽하고 자궁을 편안하게 해준다.	자궁하수, 적백대하, 월경장애, 고환염, 헤르니아.
환도(環跳)(膽經・膀胱經의 交會穴)	대전자와 요수혈을 연결한 선상에서 대전자로부터 ⅓되는 부위.	풍습을 없애고 경락을 통하게 해준다.	좌골신경통, 요천신경근염, 다리 마비 및 통증, 두드러기.

경혈명	위 치	작 용	적응증
풍시(風市)	・대퇴 바깥쪽 중간, 무릎 관절로부터 7촌 위. ・차렷 자세를 취할 때 가운데 손가락 끝이 대퇴 바깥쪽에 닿는 곳.	간담을 좋게 하고 습열을 없애주며, 서근활락 작용을 한다.	다리 마비 및 통증, 가려움증, 두드러기, 다리와 무릎에 힘이 없는 경우, 무도병.
양릉천(陽陵泉)(合穴, 下合穴, 八會穴)	무릎을 세운 다음 비골 소두 하연으로부터 1횡지 아래 비골의 앞기슭.	간담을 좋게 하고 습열을 없애주며, 서근활락 작용을 한다.	옆구리 통증, 황달, 간염, 담낭염, 담석증, 다리 마비 및 통증, 좌골신경통, 소아경풍을 비롯한 여러 가지 경련, 입안이 쓰고 마르는 경우.
외구(外丘)(郄穴)	양교에서 뒤로 5푼 되는 비골의 뒷기슭.	소간리담, 청열해독 작용을 한다.	가슴과 옆구리가 그득한 경우, 어깨와 목덜미 통증, 전간, 아랫다리 통증, 미친개한테 물린 경우.
광명(光明)(絡穴)	바깥쪽 복사뼈 중심에서 4촌 올라가 비골의 앞기슭에서 잡는다.	간담을 조화시켜 눈을 밝게 하고 경락을 통하게 하며, 풍습을 없애준다.	여러 가지 눈병, 근시, 야맹증, 시신경위축, 다리 위축 및 지각장애, 아랫다리가 저려서 오래 서 있지 못하는 경우, 고열이 있으면서 땀이 나지 않는 경우, 복부장근 경련, 편두통, 정신병.
현종(懸鍾)(八會穴)	바깥쪽 복사뼈의 중심에서 3촌 올라가 비골의 앞기슭에서 잡는다.	수(뇌수・골수・척수)를 보하고 뼈를 튼튼하게 해주며, 담화와 풍한・풍습사를 없애고 경락을 통하게 해준다.	중풍, 반신불수, 소아마비 후유증, 외감성 고열이 내리지 않는 경우, 코피, 편도선염, 편두통, 사경, 무릎 및 발목 관절 통증, 각기병, 치질.
구허(丘墟)(原穴)	바깥쪽 복사뼈의 앞기슭을 지나는 수직선상에서 발목에 생긴 우묵한 곳.	간담의 습열을 없애고 경락을 통하게 해주며, 발목 관절을 편안하게 해준다.	옆구리가 그득하면서 아픈 경우, 담도질병, 다리 바깥쪽 혹은 발목 관절 통증, 발이 처진 경우, 발내번, 편두통.
족임읍(足臨泣)(兪穴, 八脈交會穴)	발등 제4・5발뼈가 갈라진 사이, 장지신근건의 뒷기슭에서 잡는다.	간기를 통하게 하고 풍증을 막아주며, 담화를 사하고 눈과 귀를 밝게 해준다.	현훈, 두통, 이명, 이롱, 안통, 각막염, 구후시신경염, 대하, 월경장애, 목임파절염.
협계(俠谿)(滎穴)	발등 제4・5발몸 발가락 관절 사이의 약간 앞.	담을 삭이고 경기를 잘 통하게 한다.	현훈, 결막염, 이명, 폭롱, 옆구리 및 흉통, 발등 통증.

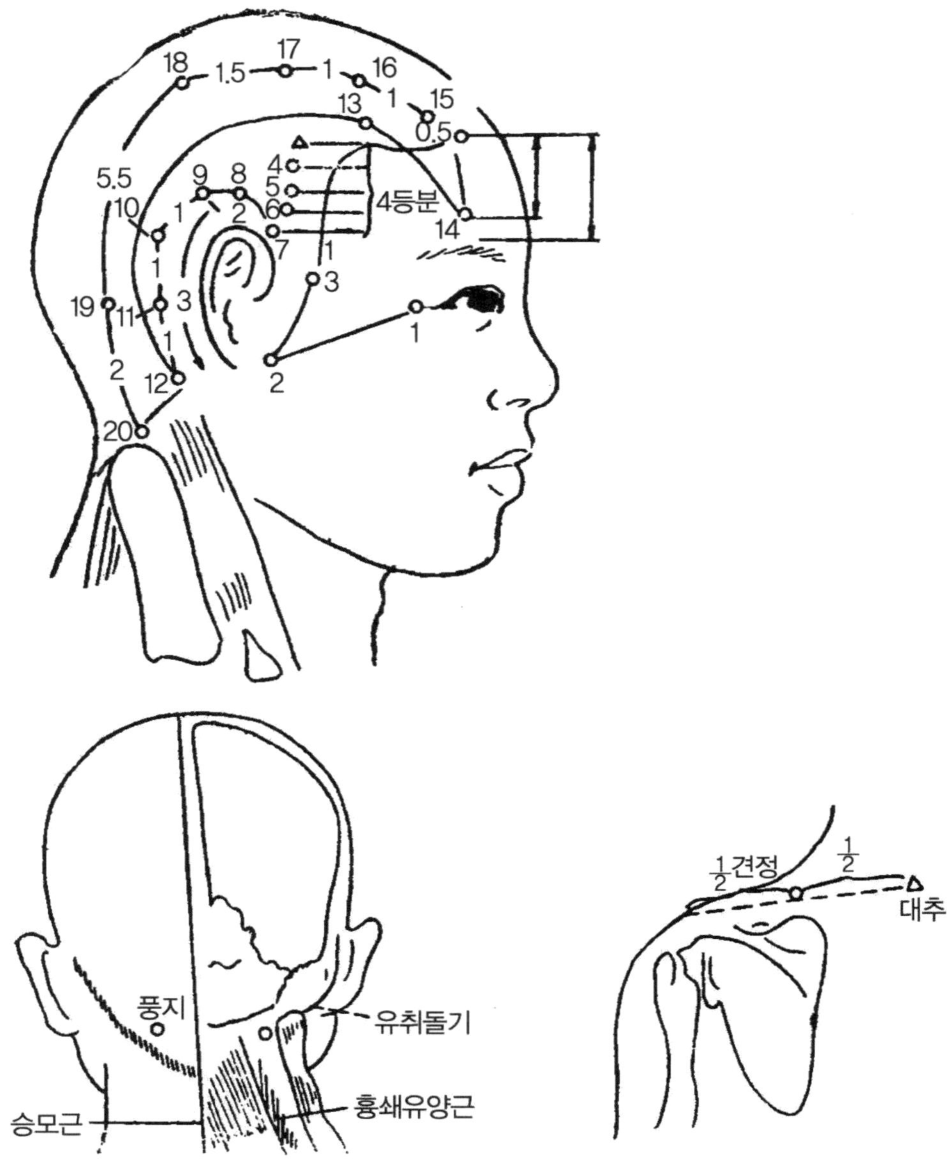

그림9. 족소양담경의 경혈(머리)

1. 동자료 2. 청회 3. 상관 4.함염 5. 현로 6. 현리 7. 곡빈 8. 솔곡 9. 천충 10. 부백
11. 규음 12. 완골 13. 본신 14. 양백 15. 임읍 16. 목창 17. 정영 18. 승령 19. 뇌공 20. 풍지

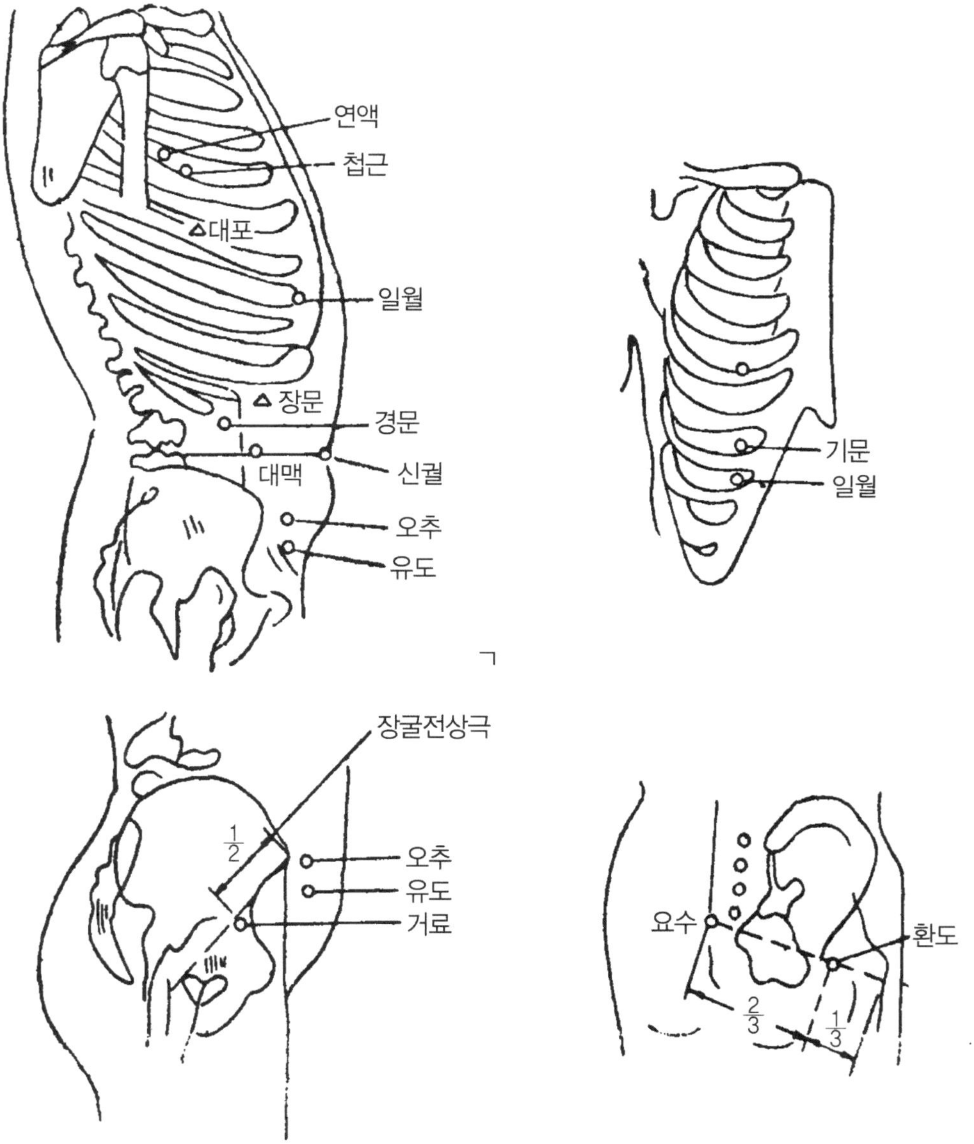

그림 10. 족소양담경의 경혈(옆구리)

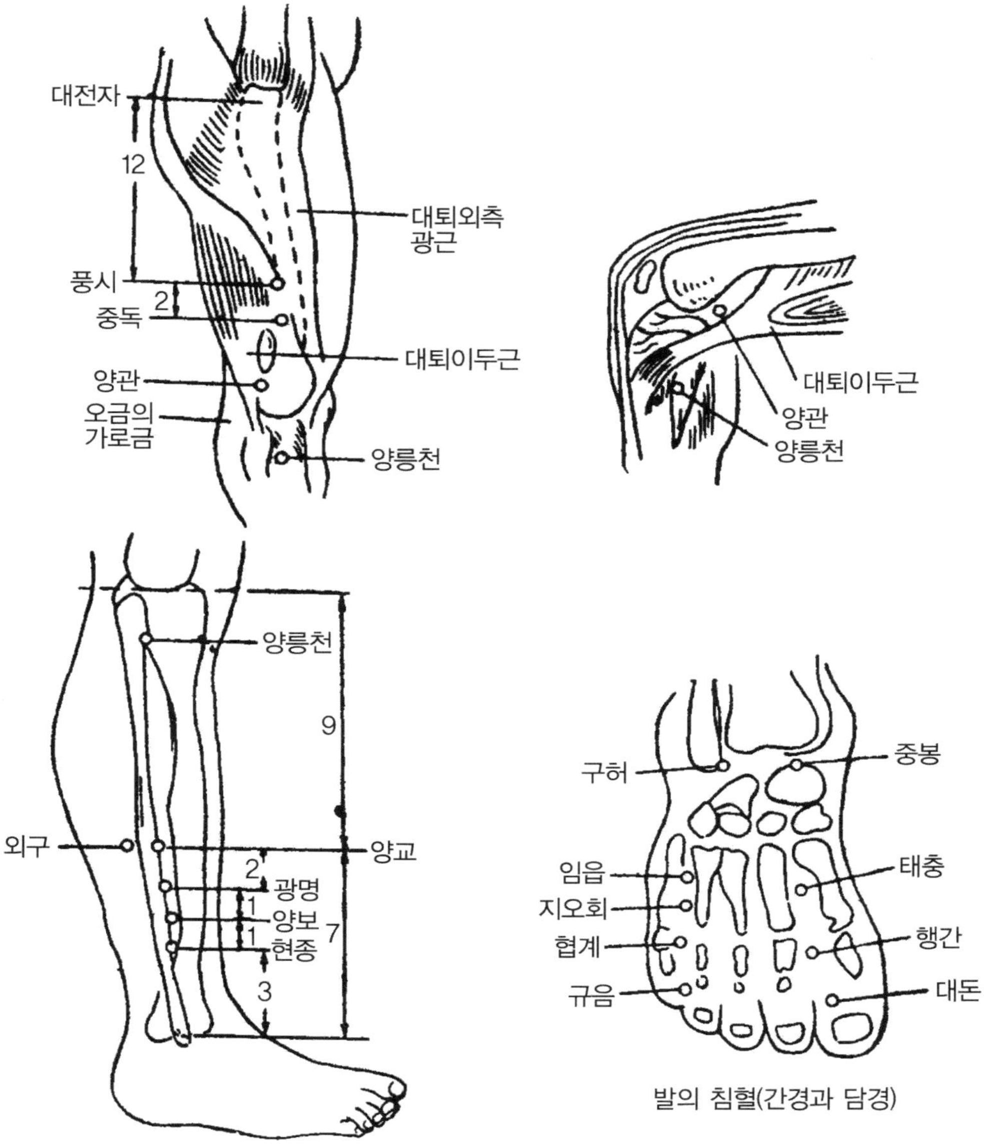

그림11. 족소양담경의 경혈(다리와 팔)

(9) 족태양방광경(足太陽膀胱經)에서 흔히 쓰이는 경혈(經穴)

경혈명	위 치	작 용	적응증
정명(睛明)	·눈 안쪽 모서리에서 콧등 쪽으로 1푼 되는 곳(얕게 놓음). ·눈 안쪽 모서리에서 콧등 쪽으로 1푼 되는 곳에서 다시 위쪽으로 1푼(3㎜) 올라간 곳(깊이 놓음).	풍열을 내려주고 눈을 밝게 해주며, 예막을 없애준다. — 〃 —	눈다래끼·익상취편·누낭염·결막염·안검연염 등 외안부의 병, 구후시신경염, 망막염, 초자체 혼탁, 녹내장, 홍채염, 근시, 원시, 동안신경마비(외사시·안검하수), 누선분비과다.
찬죽(攢竹)	눈썹 안쪽 끝 우묵한 곳.	열을 사하고 눈을 밝게 해주며, 풍을 없애고 통증을 멎게 해준다.	결막염, 누낭염, 안검경련, 삼차신경통, 안면신경마비, 시력저하, 코 안의 염증.
통천(通天)	앞머리털 경계에서 위로 4촌, 정중선에서 옆으로 1.5촌 되는 곳.	풍사를 없애주고 코가 막힌 것을 뚫어준다.	머리가 무겁고 아픈 경우, 현훈, 코가 막힌 경우, 콧물, 코피, 코 안의 염증, 냄새를 맡지 못하는 경우.
천주(天柱)	목 뒤 제1·2경추 사이에서 옆으로 1.3촌 되는 곳.	풍한사를 발산시키고 서근진통 작용을 하며, 눈을 밝게 해주고 각성시켜 준다.	사경, 목덜미가 뻣뻣해지거나 아픈 경우, 뒷머리·어깨·등의 통증, 결막염, 비색, 말을 못하는 경우, 신경쇠약, 히스테리.
대저(大杼) (骨會穴, 膀胱經·小腸經의 交會穴)	제1흉추 극상돌기 아래에서 옆으로 2촌 되는 곳.	열을 내려주고 통증을 멎게 하며, 폐기를 통하게 하고 기침을 멎게 해준다.	발열, 기침, 목덜미와 등의 통증, 목덜미나 등뼈가 강직한 경우.
풍문(風門) (膀胱經·督脈의 交會穴)	제2흉추 극상돌기 아래에서 옆으로 2촌 되는 곳.	표증을 풀고 폐기를 잘 통하게 하며, 풍사를 내보내고 경락을 통하게 한다.	감기, 기관지염, 폐렴, 천식, 가슴과 등의 통증, 두드러기, 백일해, 인후염, 등에 생긴 뾰루지.
폐수(肺兪) (肺의 背兪穴)	제3흉추 극상돌기 아래에서 옆으로 2촌 되는 곳.	폐기를 잘 통하게 하고 허열을 없애주며, 몸을 보하는 작용을 한다.	기관지염, 천식, 폐렴, 폐결핵, 늑막염, 흉통, 조열, 식은땀, 각혈, 당뇨병, 비색, 두드러기, 가려움증.
궐음수 (厥陰兪) (心包의 背兪穴)	제4흉추 극상돌기 아래에서 옆으로 2촌 되는 곳.	가슴을 열어주고 기를 잘 통하게 해주며, 통증을 멎게 해준다.	가슴이 답답한 경우, 심장부위의 통증, 숨이 가쁜 경우, 기침, 토하기, 심근염, 심낭염, 협심증.
심수(心兪) (心의 背兪穴)	제5흉추 극상돌기 아래에서 옆으로 2촌 되는 곳.	심신을 안정시키고 가슴을 열어주며, 통증을 멎게 해준다.	심장부위 통증, 가슴이 답답한 경우, 경계, 숨이 가쁜 경우, 토혈, 건망증, 불면증, 식은땀, 전증, 광증, 협심증, 심방세동, 심근염, 심낭염, 심장작동장애, 류머티즘.
격수(膈兪) (血會)	제7흉추 극상돌기 아래에서 옆으로 2촌 되는 곳.	영혈을 조화시키고 혈을 늘려주며, 어혈을 없애고 경락을 통하게 하며, 비위를 조화시킨다. 지혈작용도 한다.	혈소판감소성자반병, 피가 섞인 가래와 피를 토하는 경우, 각혈, 연하장애, 딸꾹질, 가슴이 답답한 경우, 위통, 담수를 배합하여(사화혈) 폐결핵·기관지천식·허로 등에 쓴다.

경혈명	위 치	작 용	적응증
간수(肝兪) (肝의 背兪穴)	제9흉추 극상돌기 아래에서 옆으로 2촌 되는 곳.	간담의 화를 사하고 간풍·습열을 없애주며, 영혈을 조화시키고 정신을 안정시키며 눈을 밝게 해준다.	현훈, 결막염, 야맹증, 익상취편, 망막출혈, 토혈, 코피, 황달(급만성간염), 옆구리 통증, 담낭염, 정신병, 불면증, 위염, 위궤양, 신경통, 대상포진.
담수(膽兪) (膽의 背兪穴)	제10흉추 극상돌기 아래에서 옆으로 2촌 되는 곳.	간담의 습열을 없애주고 흉격을 열어준다.	황달, 구고, 구토, 가슴과 옆구리 통증, 담낭염, 담도회충증, 담석증, 위염. 격수를 배합하여 폐결핵·허열·조열이 있는 경우에 쓴다.
비수(脾兪) (脾의 背兪穴)	제11흉추 극상돌기 아래에서 옆으로 2촌 되는 곳.	비를 보하고 습을 없애주며, 위를 조화시키고 구토하는 것을 멎게 하며, 지혈 작용을 한다.	창만, 구토, 설사, 복수, 아랫다리가 붓는 경우, 변혈, 월경과다, 만성출혈성 질병, 비위허약, 소아영양실조증, 당뇨병.
위수(胃兪) (胃의 背兪穴)	제12흉추 극상돌기 아래에서 옆으로 2촌 되는 곳.	비위를 조화시키고 체기를 내려주며, 습을 없애준다.	위완통, 헛배가 부른 경우, 구토, 입맛이 없는 경우, 소화불량증, 만성설사.
신수(腎兪) (腎의 背兪穴)	제2요추 극상돌기 아래에서 옆으로 2촌 되는 곳.	신음·신양을 보해주고 하초를 데워주며, 수습을 빼고 귀를 밝게 해준다.	유정, 음위증, 야뇨증, 백대하, 부종(허증), 이명, 이롱, 현훈, 가슴이 두근거리는 경우, 불면증, 숨이 가쁜 경우.
대장수 (大腸兪) (大腸의 背兪穴)	제4요추 극상돌기 아래에서 옆으로 2촌 되는 곳.	기를 통하게 하고 설사를 멎게 하며, 국소의 기혈을 소통시켜 통증을 멎게 해준다.	변비, 설사, 적리, 요통, 좌골신경통, 충수염, 탈항(지구·양릉천을 배합하여 씀).
차료(次髎)	제2천골즐 아래에서 옆으로 1촌 되는 곳, 즉 2천골공에 해당된다.	월경을 고르게 해주고 혈을 잘 돌게 하며, 기를 잘 통하게 하고 통증을 멎게 해준다.	월경장애, 월경통, 대하, 불임증, 소변을 보지 못하는 경우, 요실금, 야뇨증, 고환염, 좌골신경통, 요천신경근염, 무통해산(삼음교·합곡을 배합함).
위양(委陽) (三焦의 下合穴)	오금의 가로금에서 대퇴 이두근의 안쪽모서리.	소변을 보게 해주고 경락을 잘 통하게 해준다.	소변을 보지 못하는 경우, 소변이 흐리고 자주 보는 경우, 야뇨증, 소복통증, 요통, 장딴지경련.
승산(承山)	승근에서 3촌 아래 비장근의 내측두와 외측두가 합해져 건으로 넘어가는 우묵한 곳.	서근활락 작용을 한다.	좌골신경통, 장딴지통증 및 경련, 치질, 탈항, 변비, 아랫다리 마비.
비양(飛揚) (絡穴)	승산에서 아래로 1촌 내려와 옆으로 1손가락 너비 나간 곳.	풍을 발산시키고 표증을 풀어주며, 경락을 통하게 하고 통증을 멎게 해준다.	두통, 오한발열, 비색, 콧물, 코피, 현훈, 허리와 등이 아픈 경우, 다리마비, 좌골신경통, 다리가 연약하고 힘이 없는 경우, 치질, 전간.

경혈명	위 치	작 용	적응증
곤륜(崑崙) (經穴)	바깥쪽 복사뼈 중심을 지나는 수평선 높이에서 복사뼈의 뒷기슭과 근골건의 바깥쪽 앞기슭과의 중간점.	풍사를 없애고 경락을 통하게 해주며, 서근활락 작용을 한다.	두통, 목덜미나 척주강직, 요통, 좌골신경통, 발목관절이 붓고 아픈 경우, 뒷발꿈치 통증, 코피, 소아전간, 진통미약.
위중(委中) (合穴, 膀胱의 下合穴)	오금의 가로금 중간점.	허리와 무릎을 튼튼하게 하고 경련을 완화시켜주며, 구토와 설사를 멎게 하고 독을 풀어준다.	허리와 등의 통증, 무릎관절염, 좌골신경통, 다리마비, 장딴지경련, 식중독, 급성위염, 장경련, 단독, 정창, 열성질병, 소변장애, 야뇨증.
고황수 (膏肓兪)	제4흉추 극상돌기 아래에서 옆으로 3.5촌 되는 곳.	폐를 보하고 기를 순조롭게 해준다.	폐결핵, 기침, 천식, 늑막염, 흉통, 토혈, 각혈, 가래, 식은땀, 허열이 나는 경우, 만성질병으로 몸이 쇠약한 경우.
지실(志室)	제2요추 극상돌기 아래에서 옆으로 3.5촌 되는 곳.	습을 없애고 신을 보해 준다.	유정, 음위증, 야뇨증, 월경장애, 요통, 소변장애, 부종, 전립선염.
승근(承筋)	위중에서 아래로 5촌 내려와 합양과 승산의 중간점.	서근활락 작용과 거풍리습 작용을 하며, 습열을 없애준다.	허리와 엉덩이 통증, 좌골신경통, 다리마비, 소변장애, 치질, 변비, 전립선염, 자궁내막염.
신맥(申脈) (八脈交會穴)	바깥쪽 복사뼈 중심에서 똑바로 4푼 아래 비골과 거골 사이 우묵한 곳.	정신을 맑게 하고 근맥을 늦추어 준다.	전간, 정신분열증, 두통, 현훈, 허리와 다리 통증.
금문(金門) (郄穴)	바깥쪽 복사뼈의 앞기슭을 지나는 수직선상에서 투자골의 아래기슭 우묵한 곳.	서근활락 작용을 하며, 의식을 각성시키고 안정시켜 준다.	곽란전근(식중독, 중독성 소화불량 때의 경련), 전간, 가스중독, 소아경풍, 요통.
지음(至陰) (井穴)	새끼발가락 발톱의 바깥쪽 뒷모서리에서 뒤로 1푼 되는 곳.	혈맥과 방광경맥을 잘 통하게 하고, 자궁수축 작용을 한다.	진통미약, 이완성출혈, 태아위치이상, 허리가 시큰거리는 경우, 소변장애, 목덜미 통증, 비색, 코피, 안통, 발바닥 열감.

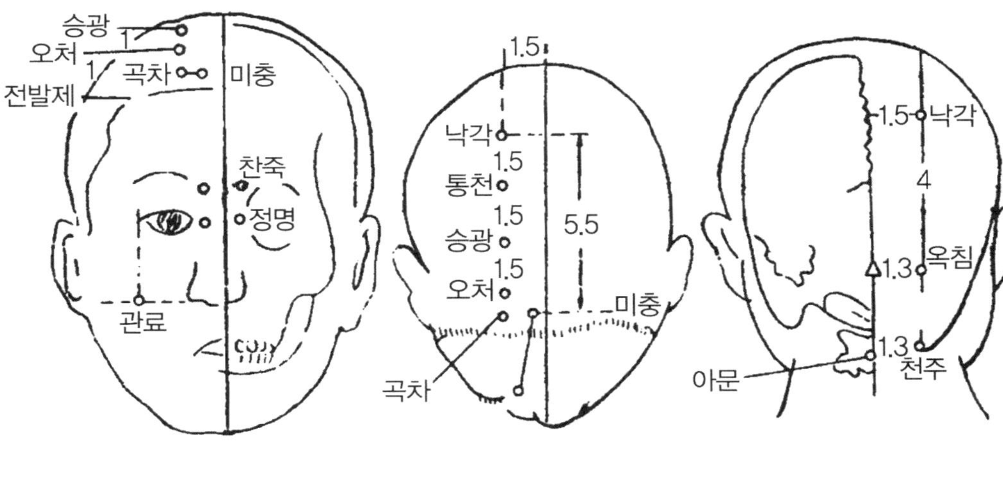

그림12. 족태양방광경의 경혈(머리)

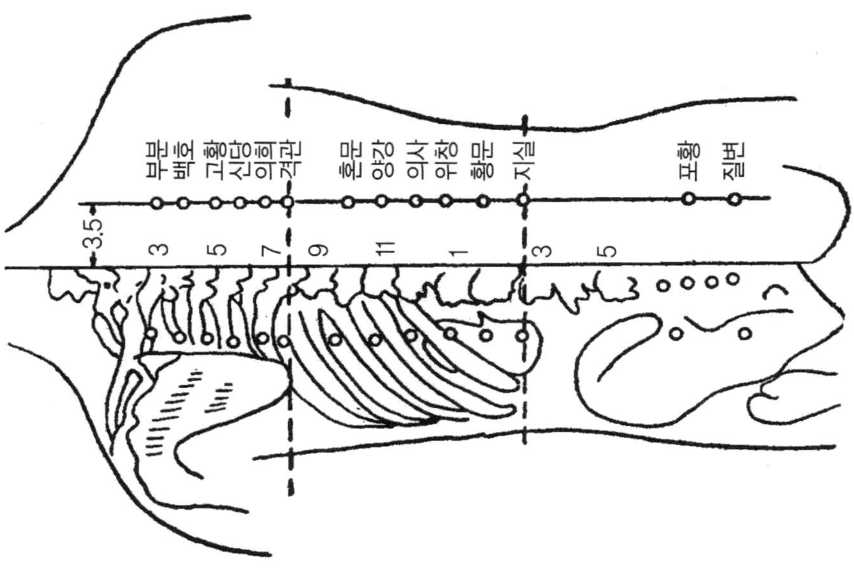

그림13. 족태양방광경의 경혈(등제1측선)

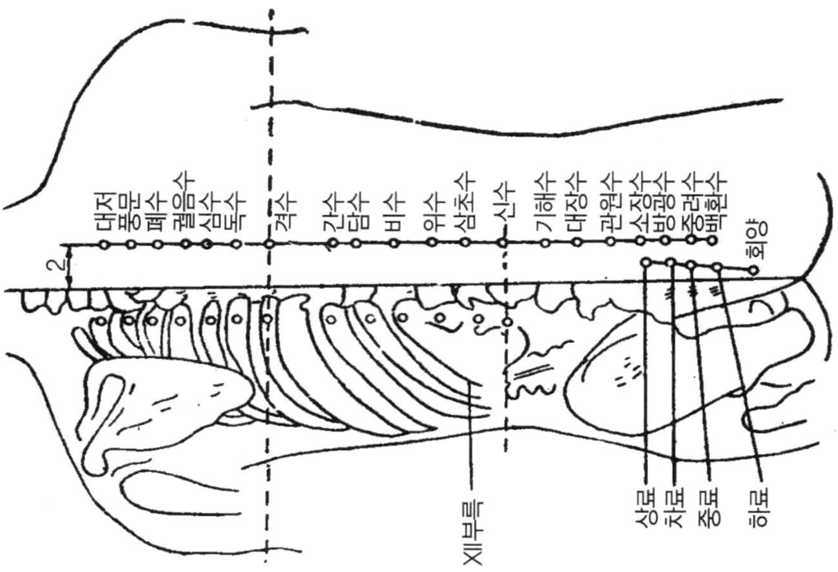

그림14. 족태양방광경의 경혈(등제2측선)

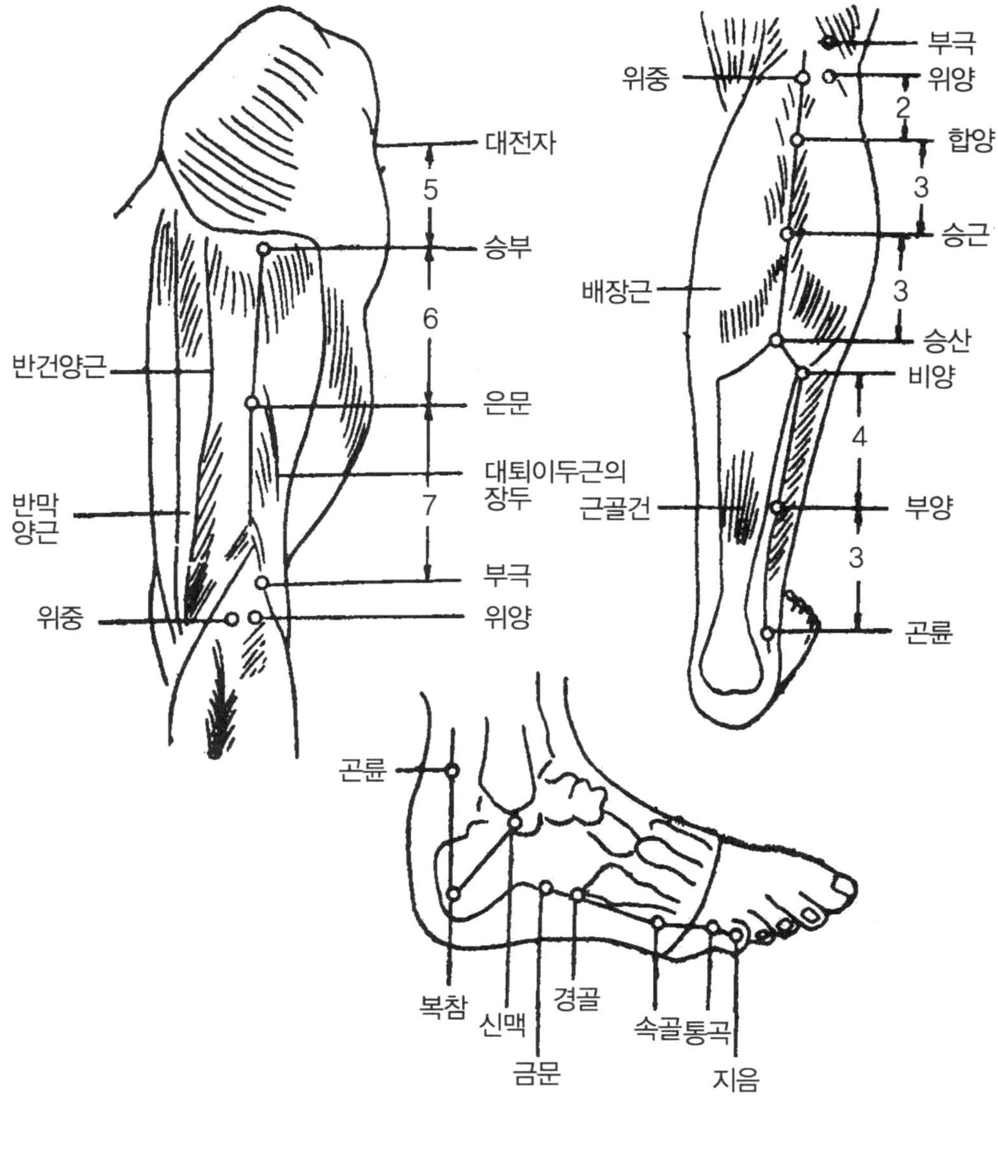

그림15. 족태양방광경의 경혈(다리와 팔)

(10) 족태음비경(足太陰脾經)에서 흔히 쓰이는 경혈(經穴)

경혈명	위 치	작 용	적응증
은백(隱白) (井穴)	엄지발가락 발톱의 안쪽 뒷모서리에서 뒤로 1푼 되는 곳.	비를 보하고 혈을 잘 돌게 해주며, 정신을 안정시켜 준다.	헛배가 부른 경우, 소화불량증, 구토, 월경과다, 자궁 부정출혈, 빈혈, 요혈, 정신분열증, 꿈이 많은 경우, 경풍.
공손(公孫) (絡穴, 八脈交會穴)	태백에서 1촌 뒤 제1발뼈 저부의 우묵한 곳.	비를 보하고 위를 조화시키며, 충맥을 조절해준다.	헛배가 부른 경우, 구토, 위통, 복통, 설사, 적리, 불임증, 산후 배앓이, 진통미약.
상구(商丘) (經穴)	발 안쪽 복사뼈의 중심과 주상골의 가장 도드라진 곳을 연결한 선의 중간 우묵한 곳.	비위를 보하고 습을 없애준다.	헛배가 부른 경우, 변비, 설사, 소화불량증, 황달, 발목통증.
삼음교 (三陰交) (交會穴)	안쪽 복사뼈의 중심에서 위로 3촌 올라가 경골 안쪽 기슭과 장지굴근 사이.	비를 튼튼하게 하고 습을 없애주며, 간기를 통하게 하고 신을 보해주며, 기혈을 조화시켜 준다. 자궁수축 작용이 있다.	월경장애, 기능성자궁출혈, 월경통, 자궁하수, 백대하, 소변장애, 부종, 야뇨증, 유정, 음위증, 입맛이 없는 경우, 명치 밑이 그득한 경우, 불면증, 고혈압. 침마취혈(담낭절제술인 경우에는 삼음교·담낭혈을, 비장 적출술인 경우에는 삼음교·태충을 씀).
지기(地機) (郄穴)	음릉천에서 똑바로 3촌 아래.	비를 보하고 혈을 잘 돌게 해주며, 정을 고삽하게 해준다.	헛배가 부른 경우, 입맛이 없는 경우, 소변장애, 부종, 소화장애, 월경장애, 월경통, 유정, 대하, 징가.
음릉천 (陰陵泉) (合穴)	경골내측의 뒤 아래쪽 우묵한 곳. 양릉천과 상대되는 곳.	비를 튼튼하게 하여 습을 없애주며, 삼초를 잘 통하게 해준다.	소변장애, 부종, 요실금, 야뇨증, 헛배가 부른 경우, 황달, 무릎 통증.
혈해(血海)	무릎뼈 안쪽 윗모서리에서 2촌 위(무릎을 굽힐 경우에는 3촌 위)에서 다시 안쪽으로 1촌 되는 곳.	열혈분의 습열을 없애고 풍사를 발산시켜 주며, 월경을 고르게 해준다.	월경장애, 폐경, 부정자궁출혈, 월경통, 음부소양, 두드러기, 풍진, 습진, 단독.
대횡(大橫) (脾經과 陰維脈의 交會穴)	배꼽에서 옆으로 4촌 되는 곳.	대장의 기능을 조절해 주며, 부기를 잘 통하게 한다.	헛배가 부른 경우, 설사, 변비, 장마비, 충수염.
대포(大包) (脾의 大絡)	중액와선상의 제6늑간.	국소의 기혈을 잘 통하게 하며, 근육과 뼈를 튼튼하게 해준다.	늑간신경통, 늑막염, 천식.

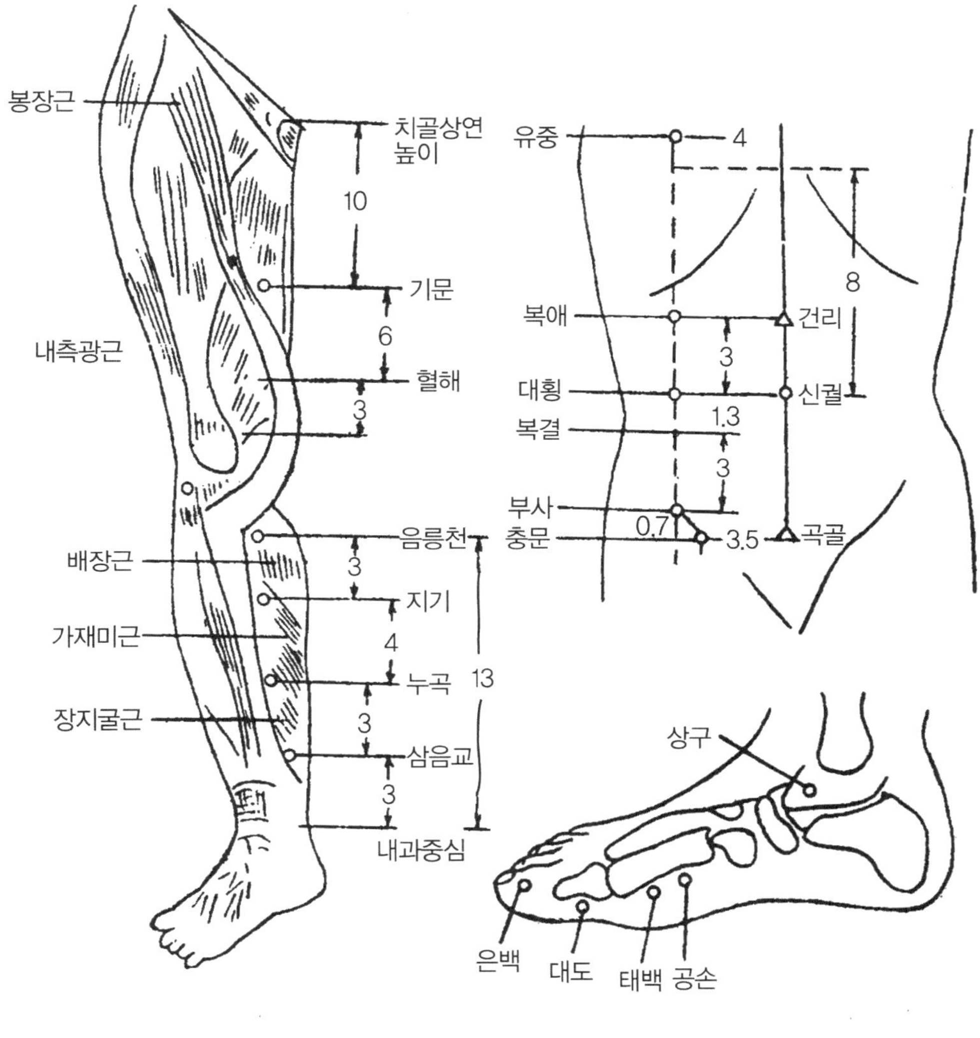

그림 16. 족태음비경의 경혈

(11) 족궐음간경(足厥陰肝經)에서 흔히 쓰이는 경혈(經穴)

경혈명	위 치	작 용	적응증
대돈(大敦) (井穴)	엄지발가락 발톱의 바깥쪽 뒷모서리에서 뒤로 1푼 되는 곳.	월경을 고르게 하고 하초를 보해주며, 의식을 각성시키고 정신을 맑게 해준다.	자궁부정출혈, 폐경, 음부종창, 헤르니아, 자궁하수, 고환염, 산증, 임증, 야뇨증, 전간, 쇼크, 중풍, 기면증.
행간(行間) (滎穴)	발등 제1·2 발가락이 갈라진 사이로서 제1·2 발몸 발가락 관절의 약간 앞.	간화를 사하고 간풍을 멎게 하며, 혈열과 하초의 습열을 없애준다.	현훈, 두통, 이명, 고혈압, 중풍, 소아경풍, 히스테리, 전간, 불면증, 결막염, 녹내장, 안면경련, 자궁출혈, 월경과다, 고환염, 방광염.
태충(太衝) (原穴, 兪穴)	발등 제1·2 발뼈가 갈라진 사이 우묵한 곳.	간화·간풍을 없애고 머리를 맑게 해주며, 혈을 잘 돌게 하고 경락을 통하게 해준다.	파상풍, 뇌막염, 전간, 소아경풍, 고혈압, 현훈, 두통, 눈이 충혈되고 아픈 경우, 자궁부정출혈, 혈소판감소성자반병, 담낭염, 담석증.
중봉(中封) (經穴)	안쪽 복사뼈의 중심을 통한 수평선상에서 전경골근건의 안쪽 우묵한 곳.	간경의 기혈을 잘 통하게 하고 하초의 습열을 없애준다.	아랫배 통증, 음경통, 유정, 소변장애, 임증, 야뇨증, 요통.
곡천(曲泉) (合穴)	넓적다리뼈 내상과의 뒤아래에서 봉장근과 박고근 사이에 생긴 우묵한 곳. 무릎을 90°로 굽히고 잡는다.	습열을 없애고 방광의 기능을 좋게 해주며, 근을 늦추어주고 경락을 잘 통하게 해준다.	소변장애, 음부소양, 자궁하수, 고환염, 요도염, 전립선염, 음경통, 아랫배 통증, 월경장애, 불임증, 음위증, 대퇴안쪽 통증, 무릎과 종아리 통증.
장문(章門) (脾의 募穴, 臟의 會穴, 肝經·膽經의 交會穴)	제11갈비뼈 끝에서 5푼 아래.	비위를 조화시키고 적체를 삭여주며, 간기를 소통시켜 준다.	구토, 헛배가 부른 경우, 설사, 변비, 딸꾹질, 간비종, 복수, 황달, 옆구리 통증.
기문(期門) (肝의 募穴, 肝經·脾經의 交會穴)	중쇄골 선상의 제6늑간.	간기를 통하게 하고 혈을 잘 돌게 하며, 어혈을 삭여 준다.	간염, 담낭염, 늑간신경통, 늑막염, 위신경증, 간이 붓는 경우.

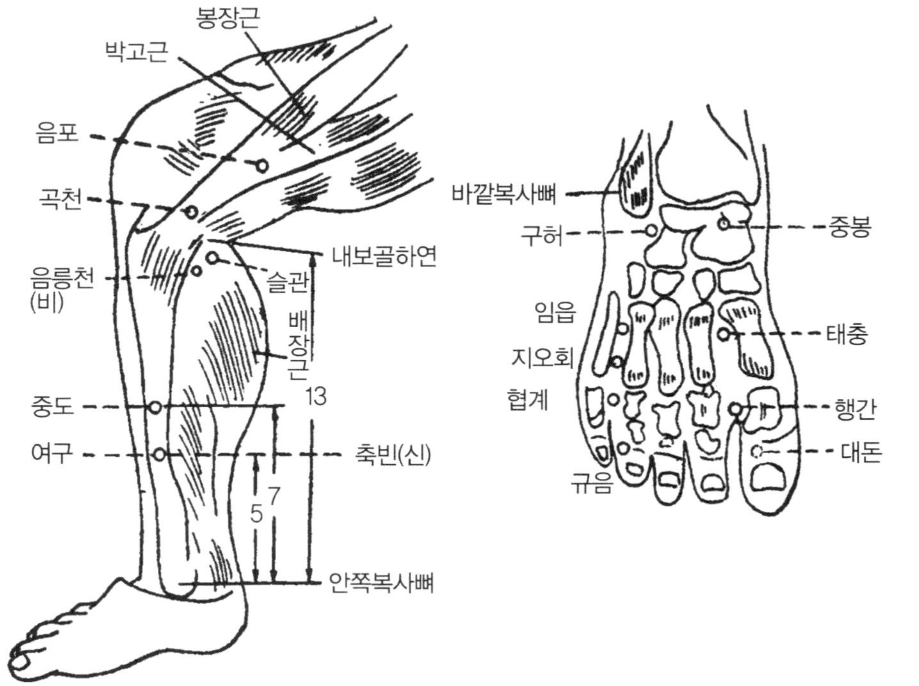

그림17. 족궐음간경의 경혈

(12) 족소음신경(足少陰腎經)에서 흔히 쓰이는 경혈(經穴)

경혈명	위 치	작 용	적응증
용천(湧泉) (井穴)	발가락을 제외한 발바닥의 길이를 3등분할 때 앞쪽 ⅓부위의 제2·3발뼈 사이.	의식을 각성시키고 경련을 멎게 하며, 정신을 안정시키고 신음을 보해준다.	쇼크, 전간, 소아경풍, 파상풍, 정신병, 히스테리, 불면증, 인후염, 발바닥 열감, 황달, 곽란으로 경련이 이는 경우.
연곡(然谷) (滎穴)	배 모양 뼈의 가장 도드라진 곳에서 아래로 내려가 배 모양 뼈와 모지외전근 사이.	신음과 신양을 보하고 허열을 내려준다.	인후염, 식은땀, 음위증, 유정, 야뇨증, 당뇨병, 기능성 자궁출혈, 음부소양, 월경장애.
조해(照海) (八脈交會穴)	안쪽 복사뼈의 중심을 통하는 수직선상의 안쪽 복사뼈 바로 아래 우묵한 곳.	월경을 고르게 하고 하초의 습열과 심열을 없애주며, 인후의 통증을 멎게 하고 정신을 안정시켜 준다.	월경장애, 자궁하수, 대하, 음부소양, 산증, 빈뇨, 인후염, 변비, 전간, 히스테리, 신경쇠약.
부류(復溜) (經穴)	태계로부터 2촌 위에서 경골의 뒷기슭과 근골건의 안쪽기슭 사이에서 근골건으로부터 ⅓부위.	신기를 보해주고 땀이 나게 해준다.	다리가 붓는 경우, 헛배가 부른 경우, 식은땀, 열병에 땀이 나지 않는 경우, 고환염, 요도염, 정력감퇴.
음곡(陰谷) (合穴)	무릎을 굽힐 때 무릎 안쪽에 생기는 금 끝에서 반건양근건과 반막양근건 사이.	신기를 보하고 하초를 통하게 해준다.	음위증, 유정, 음낭습진, 산증, 월경장애, 소변장애, 무릎관절 통증.

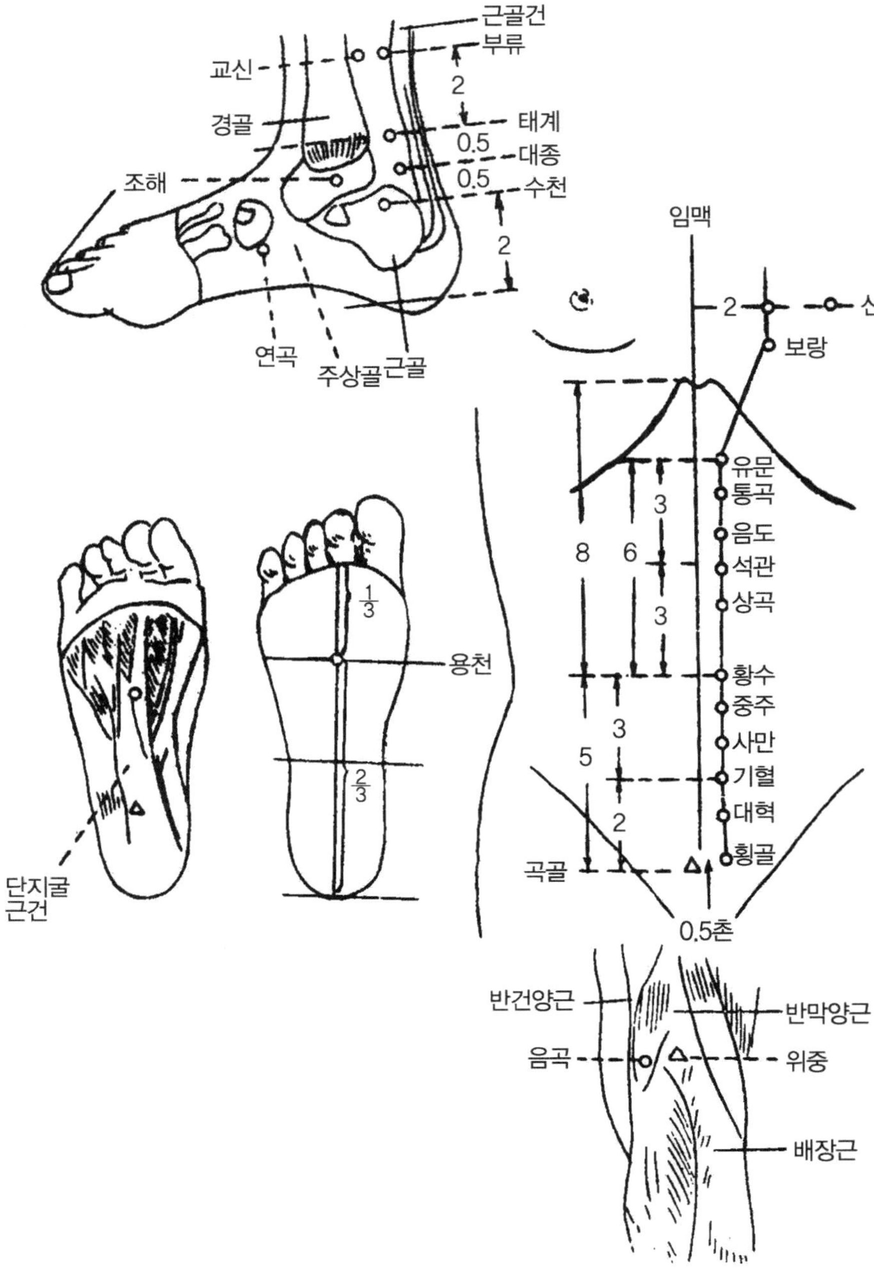

그림18. 족소음신경의 경혈

(13) 독맥(督脈)에서 흔히 쓰이는 경혈(經穴)

경혈명	위 치	작 용	적응증
장강(長强) (絡穴)	꼬리뼈 끝과 항문 사이의 중간점.	독맥을 잘 통하게 하고 경련을 멎게 하며, 혈열을 없애고 피나는 것을 멎게 한다.	후궁반장, 척주 강직 및 통증, 변혈, 항문출혈, 탈항, 치질, 자궁탈출, 전간, 정신병.
요수(腰兪)	후정 중선상에서 꼬리뼈 끝으로부터 1촌 정도 올라가서 양쪽 천골각 사이.	독맥을 보하게 하고 정신을 안정시키며, 하초의 습열을 없애준다.	허리와 엉덩이 부위의 통증, 전간, 야뇨증, 방광염, 월경장애, 치질. 침마취혈(치질수술).
요양관 (腰陽關)	제4·5요추 극상돌기 사이.	신기를 보하고 습열을 없애준다.	허리와 엉덩이 부위의 통증, 위증, 비증, 월경장애, 유정, 음위증, 만성대장염.
명문(命門)	제2·3요추 극상돌기 사이.	신양을 보하고 정을 고삽해준다.	음위증, 유정, 월경통, 대하, 신허설사(새벽설사), 신허요통.
지양(至陽)	제7·8요추 극상돌기 사이.	습열을 없애고 흉격을 열어 호흡기능을 순조롭게 해주며, 위산을 낮추어주는 작용을 한다.	황달, 학질, 기관지천식, 늑막염, 기침, 담도회충증, 과산성위염, 궤양성위통, 딸꾹질.
신주(身柱)	제3·4흉추 극상돌기 사이.	폐열을 없애고 경련을 멎게 하며, 정신을 안정시켜 준다.	폐렴(특히 소아알레르기성폐렴), 기관지염, 기관지천식, 폐결핵, 소아소화불량증, 감기, 전간, 소아경풍, 파상풍, 정신병, 신경쇠약.
대추(大椎) (모든 陽經의 交會穴)	제7경추와 제1흉추 극상돌기 사이.	청열해독·청심안신 작용을 하며, 양경맥의 경기를 잘 통하게 해준다.	발열, 학질, 풍진, 백일해, 감기, 두통, 폐렴, 급성기관지염, 골증조열, 후궁반장, 목덜미강직, 소아경풍, 파상풍, 전간, 정신병, 두드러기, 기관지천식, 소무도병, 기타 알레르기성 질병.
아문(瘂門) (督脈과 陽維脈의 交會穴)	제1·2경추 사이.	풍을 없애고 정신을 안정시키며 기혈을 잘 통하게 해준다.	갑자기 말을 못하는 경우, 목안이 붓고 아픈 경우, 목덜미통증, 정신병, 전간, 뇌출혈, 뇌성마비, 숨가쁨, 코피.
풍부(風府) (督脈과 陽維脈의 交會穴)	뒷머리뼈와 제1경추 사이.	풍사를 없애고 정심안신 작용을 한다.	감기(풍열증·풍한증), 목덜미강직, 정신병, 전간, 중풍에 의한 언어장애, 반신불수, 코피.

경혈명	위 치	작 용	적응증
백회(百會) (督脈과 膀胱經의 交會穴)	・앞 정중선상의 앞머리털 경계로부터 5촌 위의 우묵한 곳. ・양쪽 귀를 앞으로 꺾을 때 귀의 윗끝에서 곧추 위로 올라가 정중선과 만나는 점.	간풍을 사하고 의식을 일깨워 주며, 정신을 안정시키고 양기를 끌어 올려준다.	두통, 현훈, 이명, 의식장애, 뇌빈혈, 소아경풍, 전간, 건망증, 불면증, 가스중독, 비색, 야뇨증, 자궁하수 및 탈출, 위하수.
상성(上星)	앞 정중선의 앞머리털 경계에서 위로 1촌 되는 곳.	풍열을 발산시키고 코를 뚫어 준다.	두통, 현훈, 코 안의 염증, 코피, 비색, 상악동염, 고혈압 발증(잎침으로 피를 빼줌).
소료(素髎)	코끝의 가장 도드라진 곳.	의식을 각성시키고 폐기를 통하게 하며 호흡중추에 영향을 준다.	의식장애, 소아경풍, 저혈압, 코 안의 염증.
인중(人中) (督脈・大腸經 ・胃經의 交會穴)	윗입술과 코 사이 홈의 위쪽 ⅓부위.	의식을 각성시키고 정신을 안정시켜 주며, 허리를 편안하게 해준다.	의식장애, 정신병, 전간, 히스테리, 경풍, 허탈, 허리가 시큰거리는 경우, 안면신경마비, 안면경련, 당뇨병, 비색.

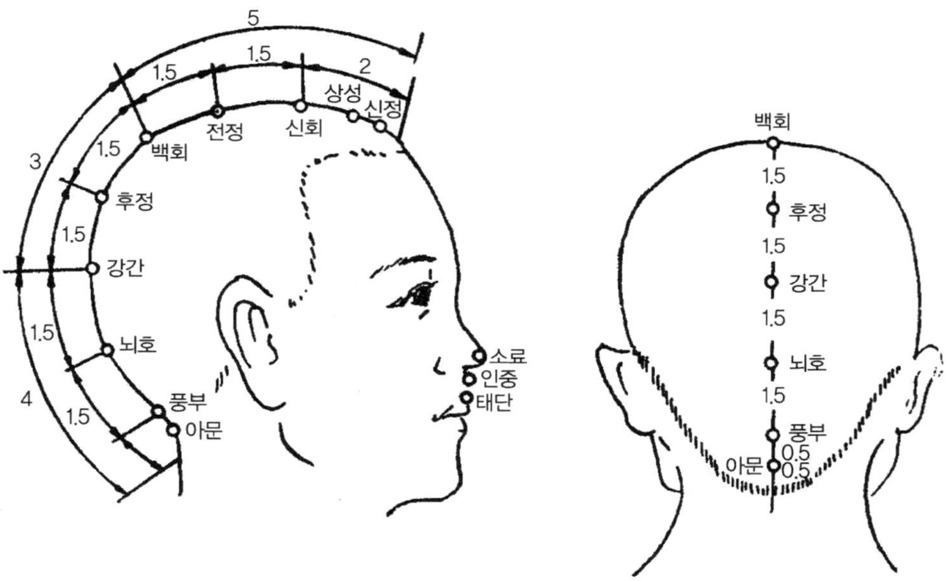

그림19. 독맥의 경혈(머리)

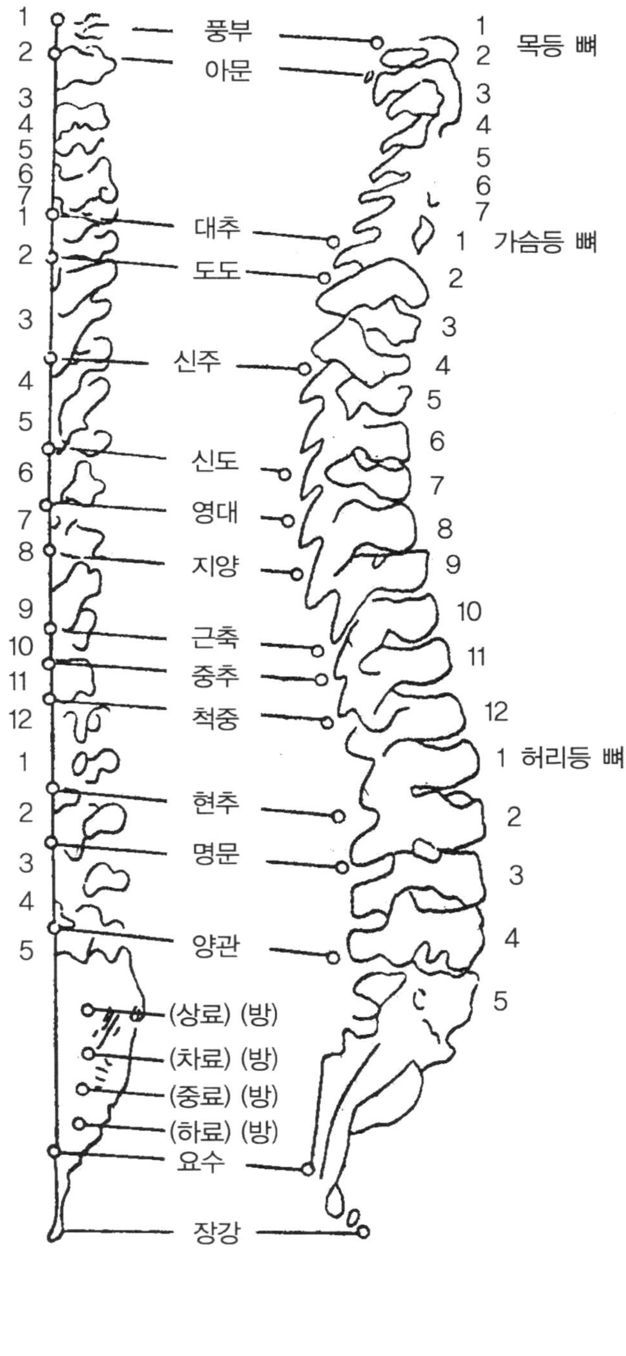
풍부
아문
대추
도도
신주
신도
영대
지양
근축
중추
척중
현추
명문
양관
(상료) (방)
(차료) (방)
(중료) (방)
(하료) (방)
요수
장강
목등 뼈
가슴등 뼈
허리등 뼈

그림20. 독맥의 경혈(등)

(14) 임맥(任脈)에서 흔히 쓰이는 경혈(經穴)

경혈명	위 치	작 용	적응증
곡골(曲骨) (任脈과 肝經의 交會穴)	앞 정중선상의 치골 결합 윗기슭에서 위로 5푼 되는 곳.	신양을 보하고 월경을 고르게 해주며, 소변을 잘 보게 해준다.	유정, 음위증, 전립선염, 불감증, 불임증, 월경통, 월경장애, 대하, 음부소양, 방광염, 방광신경증, 방광마비, 야뇨증, 산증.
중극(中極) (膀胱의 募穴, 任脈과 足三陰經의 交會穴)	곡골에서 1촌 위.	방광 기능을 도와주고 습열을 없애주며, 자궁을 데워주고 월경을 고르게 해준다.	방광염, 방광신경증, 요실금, 야뇨증, 요도염, 유정, 음위증, 조설, 월경장애, 불임증, 백대하.
관원(關元) (小腸의 募穴, 任脈과 足三陰經의 交會穴)	중극에서 1촌 위, 신궐(배꼽)에서 3촌 아래.	신양을 보하고 정을 고삽하여 주며, 기를 끌어올리고(익기) 충·임맥을 잘 통하게 해준다. 몸을 보하는 작용도 한다.	유정, 조설, 음위증, 야뇨증, 빈뇨, 월경통, 월경장애, 자궁탈출, 불임증, 백대하, 중풍탈증, 쇼크, 손발이나 아랫배가 찬 경우, 아랫배 통증, 설사, 이질, 탈항, 후중, 특발성괴저(뜸), 전신쇠약.
기해(氣海)	신궐에서 1.5촌 아래.	기를 보해주고 처진 장기를 끌어올려 준다. 몸을 보하는 작용도 한다.	월경장애, 음위증, 전신이 나른한 경우, 숨이 가쁜 경우, 중풍, 탈항, 자궁하수, 위하수, 대소장 질병, 딸꾹질, 장경련, 장마비, 몸이 허약한 경우.
신궐(神闕)	배꼽 중심.	양기를 보하고 중초를 데워주며, 소화를 도와준다.	중풍탈증, 중서, 쇼크 등 의식이 없는 경우, 구토, 소아설사증, 대장염, 위염, 탈항.
중완(中脘) (胃의 募穴, 六腑의 會穴)	신궐에서 4촌 위.	위를 조화시키고 음식을 소화시키며, 비를 보하여 습을 없애고 담을 삭여주며, 부기를 잘 통하게 해준다.	위통, 소화불량증, 헛배가 부른 경우, 구토, 딸꾹질, 설사, 이질, 위염·위궤양·위하수·위신경증 등 위병에 두루 쓴다. 황달, 영양실조증, 기관지천식, 전간, 정신병, 장조증, 임신오조.
거궐(巨闕) (心의 募穴)	중완에서 2촌 위, 중정(정혈)에서 2촌 아래.	정신을 안정시키고 가슴을 편안하게 해주며, 위를 조화시키고 치밀어 오른 기를 내려준다.	신경성 심계항진, 협심증, 위경련, 정신장애, 전간, 구토, 반위, 탄산, 딸꾹질, 위신경증.

경혈명	위 치	작 용	적응증
구미(鳩尾) (任脈의 絡穴)	배꼽에서 7촌 위, 중정(정혈)에서 1촌 아래.	담을 삭이고 의식을 일깨워주며, 심기를 통하게 하고 통증을 멎게 해준다.	전간, 정신병, 히스테리, 심장과 가슴의 통증, 가슴이 두근거리는 경우, 천식, 딸꾹질, 반위.
단중(膻中) (心包의 募穴, 氣의 會穴)	양쪽 유두를 연결한 선의 중간점(제4늑간을 연결한 선의 높이).	가슴을 편안하게 하고 기가 잘 통하게 해주며, 메스꺼움이 멎고 젖이 잘 나오게 해준다.	가슴이 아프거나 답답한 경우, 기침, 기관지천식, 딸꾹질, 메스꺼움, 구토, 유옹, 유즙분비장애, 연하장애.
천돌(天突) (任脈과 陰維脈의 交會穴)	흉골 절흔으로부터 5푼 위의 가장 우묵한 곳.	폐기를 조화시키고 인후를 편안하게 해준다.	기침, 천식, 인후염, 목이 쉰 경우, 인후 이물감, 딸꾹질, 연하장애.
염천(廉泉) (任脈과 陰維脈의 交會穴)	설골체 윗기슭 우묵한 곳(머리를 뒤로 젖히고 잡음).	혀와 인후를 편안하게 해준다.	혀의 운동기능 장애, 입안의 염증, 언어장애, 침을 흘리는 경우, 편도선염, 인후염, 숨이 가쁜 경우, 갑상선종, 당뇨병.
승장(承漿) (任脈과 胃經의 交會穴)	앞 정중선에서 아랫입술의 아래 가장 우묵한 곳.	풍사를 없애고 경락을 통하게 해주며, 부은 것을 내려준다.	안면신경마비, 안면경련, 삼차신경통, 잇몸 염증, 치통, 중설, 얼굴이 붓는 경우, 침을 흘리는 경우.

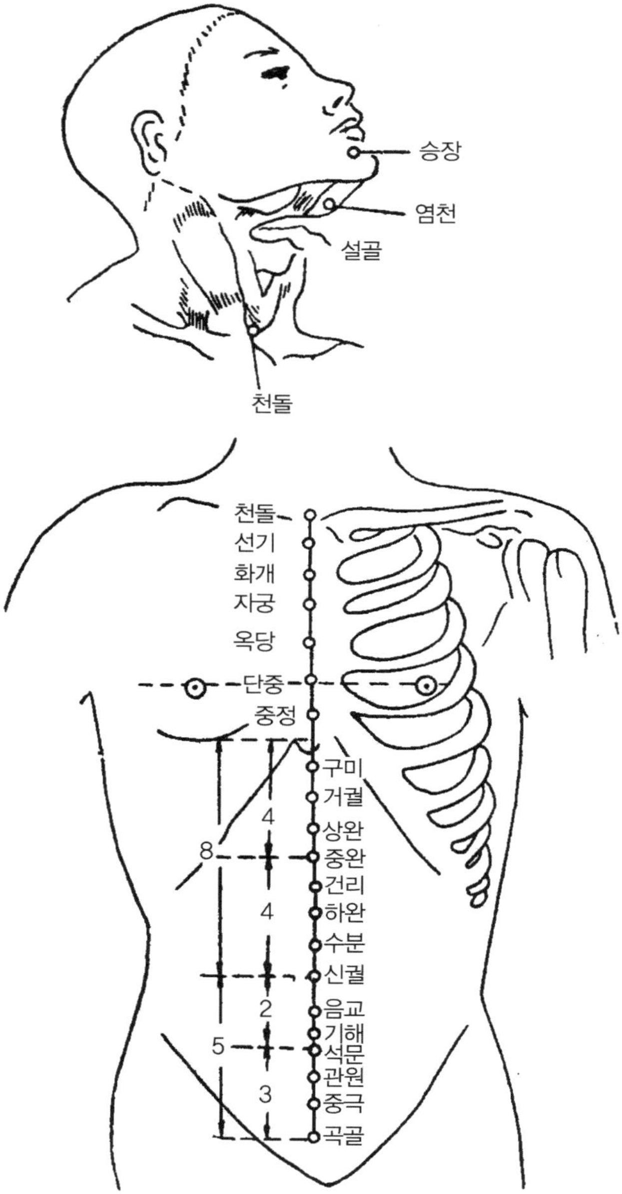
승장
염천
설골
천돌
천돌
선기
화개
자궁
옥당
단중
중정
구미
거궐
상완
중완
건리
하완
수분
신궐
음교
기해
석문
관원
중극
곡골
8
4
4
2
5
3

그림21. 임맥의 경혈

2 흔히 쓰이는 경외기혈(經外奇穴)

경혈명	위 치	작 용	적응증
태양(太陽)	눈썹 끝과 눈초리를 연결한 선의 중간점에서 뒤로 1촌 되는 곳.	풍사를 없애고 열을 내려주며, 눈을 밝게 해준다.	두통, 안면신경마비, 안면경련, 삼차신경통, 편두통, 고혈압, 결막염, 망막출혈, 시신경위축.
인당(印堂)	양 눈썹의 안쪽 모서리 사이의 중간점.	풍열을 없애고 정신을 안정시켜 준다.	소아경풍, 두통, 현훈, 불면증, 고혈압, 콧병.
어요(魚腰)	눈썹의 중간.	풍사를 없애고 눈을 밝게 해준다.	안면신경마비, 안검 경련 및 하수, 결막염, 눈예막, 두통.
상치통혈(上齒痛穴)	권골궁의 가장 도드라진 곳에서 곧바로 5푼 위.	경기를 통하게 하고 통증을 멎게 해준다.	윗니 통증, 삼차신경통.
하치통혈(下齒痛穴)	하악각에서 뒤 윗쪽으로 1.5㎝정도 올라가 유양돌기와 하악각의 중간점.	경기를 통하게 하고 통증을 멎게 해준다.	아랫니 통증, 지치주위염.
후항(後項)	대추혈에서 2촌 위, 제3・4경추 사이.	풍한을 발산시켜 준다.	감기(오한이 심할 때).
통혈	제4・5경추 사이에서 옆으로 1촌 되는 곳.	어깨와 팔의 기혈을 소통시켜 통증과 마비를 낫게 해준다.	상박신경총염, 팔 마비 및 통증.
천식혈(喘息穴)	제7경추 극상돌기에서 옆으로 각각 1촌 되는 곳.	폐기를 조화시키고 풍열을 없애준다.	숨이 가쁜 경우, 기관지천식, 두드러기.
협척(夾脊)	제1흉추에서 제5요추 사이의 매 극상돌기 아래에서 옆으로 각각 5푼 되는 곳(34개).	경혈이 위치하는 높이에 따라 다른 바, 경혈이 있는 높이의 척수신경 분포구역의 기관과 조직의 장애 증상을 치료하는 작용을 한다.	윗목 부위 - 머리, 뒷덜미, 5관의 병. 아랫목 부위 - 뒷덜미, 팔의 병. 윗가슴 부위 - 호흡기, 심장혈관 질병. 아랫가슴 부위 - 소화기 질병(간・담・비・위). 허리 부위 - 허리, 배, 비뇨생식기, 다리의 병.
기죽마혈(騎竹馬穴)	제9흉추 극상돌기 아래에서 옆으로 각각 1촌 되는 곳.	풍열을 없애고 염증을 잘 낫게 해준다.	뾰루지, 목임파절염, 장옹, 폐옹, 피부악창.
비근(痞根)	제1요추 아래에서 옆으로 각각 3.5촌 되는 곳.	혈을 잘 돌게 하고 부은 것을 내려준다.	간비종이 오랫동안 낫지 않는 경우.
십칠추혈(十七椎穴)	제5요추와 제1미추 사이의 우묵한 곳.	국소의 기혈을 잘 통하게 하고 방광 기능을 좋게 해준다.	요통, 방광마비(요폐, 요실금).
요안(腰眼)	엎드리게 했을 때 제4・5요추 옆의 우묵한 곳.	국소의 기혈을 잘 통하게 하고 강장 작용을 한다.	결핵, 전신쇠약, 당뇨병, 요통, 허리 연부조직의 손상, 자궁 및 부속기염.
위상혈(胃上穴)	임맥의 하완에서 옆으로 각각 4촌 되는 곳.	중기를 보한다.	위하수, 위무력증, 헛배가 부른 경우.

경혈명	위 치	작 용	적응증
삼각구(三角灸)	입너비를 한 변으로 하는 정삼각형의 정점을 배꼽에 놓을 때 삼각형의 다른 두 각이 놓이는 점.	비위를 데워주고 통증을 멎게 해준다.	위경련, 장경련, 대소장염, 헤르니아.
제중사변(臍中四邊)	배꼽 중심에서 아래위, 양옆으로 1촌 되는 곳.	대소장을 편안하게 해주고 경련을 멎게 해준다.	장명, 설사, 이질, 전간.
자궁(子宮)	중극에서 옆으로 각각 3촌 되는 곳.	하초의 습열을 없애주고 월경을 고르게 해준다.	자궁내막염, 부속기염, 고환염, 방광염, 자궁하수, 월경장애, 불임증.
능동(상)	견봉 끝과 겨드랑이 뒤에 생긴 금 끝을 연결한 선의 중간점으로부터 두 손가락 너비 바깥쪽.	국소의 경기를 잘 통하게 해준다.	견관절주위염, 상박신경총염, 팔 마비.
인대(상)	견갑골 오훼돌기와 겨드랑이 앞금 끝을 연결한 선의 중간점에서 두 손가락 너비 바깥쪽.	국소의 경기를 잘 통하게 해준다.	견관절주위염, 상박신경통, 팔 마비.
이백(二白)	손목 안쪽의 가로금에서 위로 5촌 올라가 장장근건 사이에 1개 혈이 있고, 거기서 요골쪽으로 한 손가락 너비 나가 1개 혈이 있다.	하초의 습열을 없애준다.	치질, 탈항, 직장항문출혈.
사봉(四縫)	엄지손가락을 제외한 네 손가락의 손바닥 쪽 첫번째 손가락 관절의 중심.	비위를 보해주고 식적을 삭여준다.	영양실조증, 소화불량증, 설사, 담도회충증.
항강(項强)	손등쪽 제2·3손뼈가 갈라진 사이.	목덜미 부위의 경기를 잘 통하게 해준다.	사경, 목덜미 강직 및 통증.
슬안(膝眼)	무릎뼈 아래 양쪽 가장 우묵한 곳.	국소의 기혈을 잘 통하게 해준다.	무릎관절염 및 시큰거리는 경우, 각기.
충수혈	족삼리에서 2촌 아래.	대장습열을 없애주고 국소의 경기를 잘 통하게 해준다.	급성단순성충수염, 다리 마비.
내마점	안쪽 복사뼈 중심에서 위로 7촌 올라가 경골의 안쪽기슭에서 뒤로 1촌 되는 곳.	아랫배의 기혈을 잘 통하게 하고 통증을 멎게 해준다.	아랫배 통증, 침마취혈(제왕절개수술), 여자생식기 병에 쓴다.
이내정(裏內庭)	둘째발가락 발바닥 쪽 첫금 중간에서 뒤로 6푼 되는 곳(용천 앞에 있다).	위기를 잘 통하게 하고 진경작용을 한다.	소아경풍, 전간, 급성위염, 소화불량증.
담낭혈(膽囊穴)	양릉천에서 1촌 아래.	담낭 기능을 좋게 해준다.	담도염, 담석증, 담도회충증.
독음	발바닥 쪽 둘째발가락 관절의 가로금 중간점.	하초의 기혈을 잘 통하게 해준다.	소장산기, 태반이 나오지 않을 경우, 월경장애, 진통미약, 복 중독.

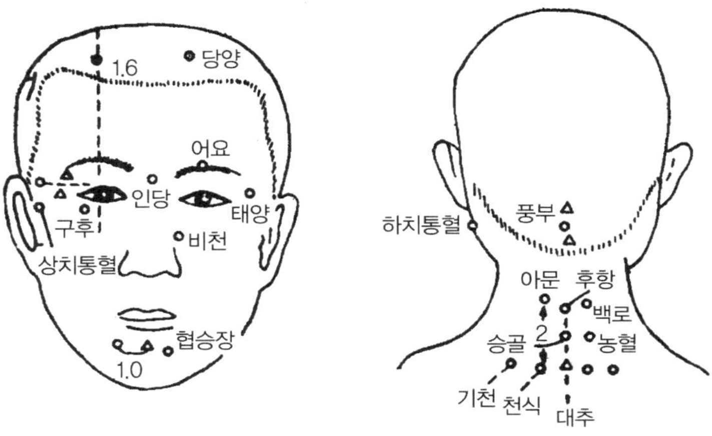

그림22. 주요 경외기혈(얼굴과 머리)

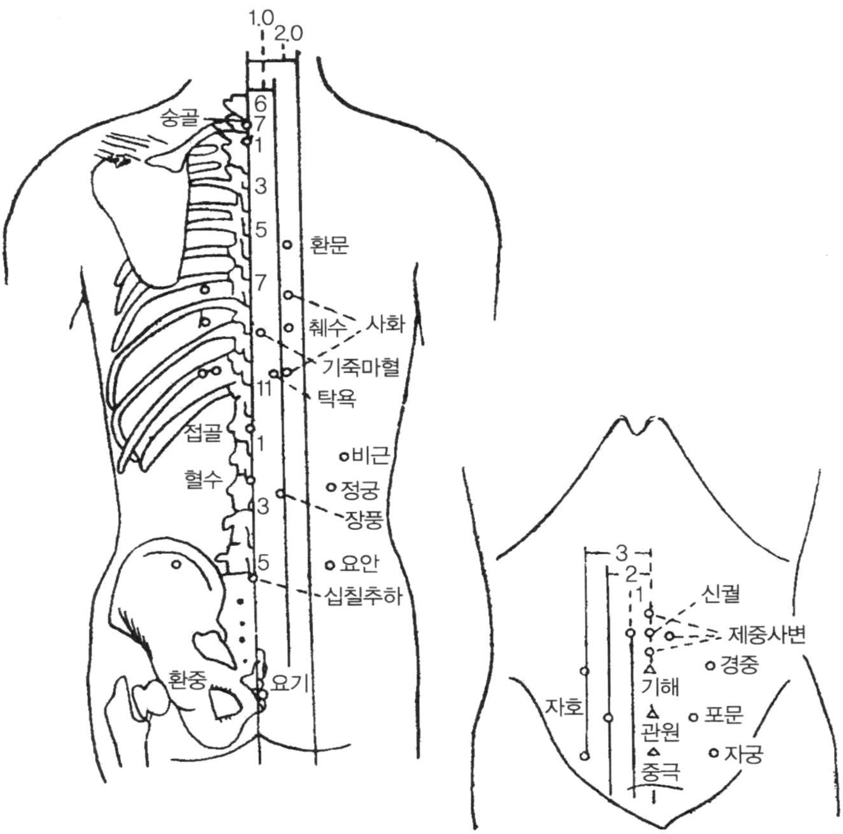

그림23. 주요 경외기혈(등과 배)

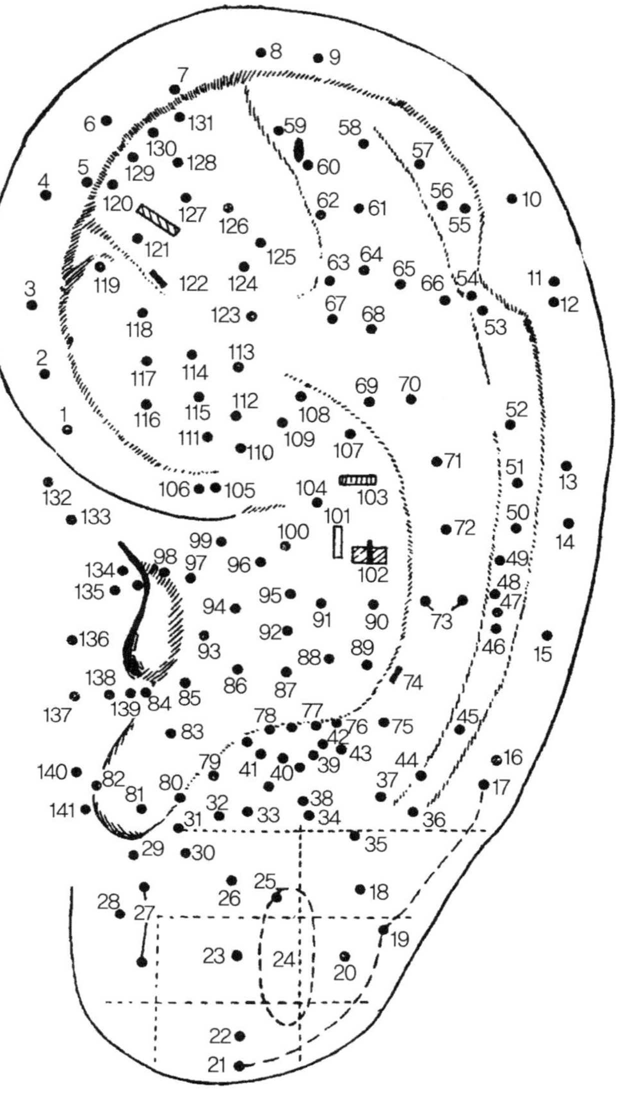

그림24. 이침혈

1. 직장하단 2. 항문 3. 요도 4. 외생식기 5. 교감 6. 치핵 7. 감기 8. 귀끝 9. 편도선1 10. 간양1 11. 귀테1 12. 간양2 13. 귀테2 14. 편도선2 15. 귀테3 16. 편도선3 17. 귀테4 18. 상함 19. 귀테5 20. 내이 21. 귀테6 22. 편도선4 23. 눈 24. 얼굴 25. 상악 26. 혀 27. 발치마취혈 28. 신경쇠약 29. 승압점 30. 하악 31. 눈2 32. 이마 33. 폐기 34. 정수리 35. 하합 36. 신장 37. 충수3 38.폐 39. 신경점 40. 항문점 41. 귀밑선 42. 치통점 43. 인후 44. 갑산선1 45. 꺾쇠뼈 46. 견관절 47. 가슴 48. 통점 49. 겨드랑이 50. 어깨 51. 충수2 52. 팔꿈치 53. 손목 54. 과민점 55. 소후두신경 56. 손가락 57. 충수1 58. 발가락 59. 발뒤꿈치 60. 발목 61. 무릎관절 62. 신문 63. 오금 64. 천장관절 65. 무릎 66. 아랫배 67. 열점 68. 배(겉) 69. 요통점 70. 요추 71. 배 72. 가슴 73. 유방 74. 경추 75. 목 76. 갑상선2 77. 뇌간 78. 뇌점 79. 피질하 80. 난소 81. 갑상선3 82. 내분비 83. 기관지확정점 84. 윗배 85. 삼초 86. 기관지 87. 폐 88. 폐외 89. 혈액 90. 비 91. 폐 92. 심 93. 기관 94. 기관지 95. 윗폐 96. 심안점 97. 입 98. 아랫배 99. 식도 100. 분문 101. 간염구 102. 간종구역 103. 간종구역 104. 위 105. 중이 106. 횡격막 107. 간점 108. 췌장 109. 십이지장 110. 소장 111. 충수 112. 복수 113. 신장 114. 요관 115. 결장2 116. 대장 117. 결장1 118. 방광 119. 전립선 120. 직장하단 121. 좌골신경 122. 꼬리뼈 123. 엉덩이 124. 대퇴관절 125. 간염점 126. 천식점 127. 변비 128. 자궁 129. 요도 130. 외생식기 131. 직장상단 132. 겉귀 133. 심장점 134. 감염구 135. 인후 136. 겉코 137. 기아점 138. 코안 139. 신상선 140. 고혈압점 141. 눈1

3 두침혈(頭鍼穴)

구 역	위 치	적응증
운동구역	전후 정중선의 2등분점에서 뒤로 0.5㎝되는 곳과 눈썹 후두선과 귀섭머리 앞기슭이 만나는 점을 연결한 선.	반대쪽의 운동마비를 치료한다. ・윗 1/3구역은 반대쪽 다리와 몸통의 중추성마비를 치료한다. ・중간 2/5구역은 반대쪽 팔의 중추성마비를 치료한다. ・아래 2/5구역은 반대쪽 중추성안면신경마비, 운동성실어증, 침을 흘리는 것, 발음장애를 치료한다.
감각구역	운동구역에서 뒤로 1.5㎝되는 평행선.	반대쪽 감각장애를 치료한다. ・윗 1/5은 반대쪽 허리와 다리의 통증, 지각마비, 감각이상, 뒷머리와 목덜미의 통증을 치료한다. ・중간 2/5는 반대쪽 팔의 통증, 마비, 감각이상을 치료한다. ・아래 2/5는 반대쪽 안면마비, 편두통, 삼차신경통, 치통, 하악관절염에 쓴다. ※감각구역에 내장구역(가슴구역, 위구역, 생식기구역)을 배합하여 두침마취혈로 이용할 수 있다.
무도진전 억제구역	무도구역 윗점은 운동구역 윗점에서 앞으로 1.5㎝되는 곳. 무도구역 아랫점은 운동구역 아랫점에서 앞으로 1.5㎝되는 곳. 무도구역 윗점과 아랫점을 이은 선이 무도진전 억제구역.	소아무도병, 진전마비 및 진전마비증후군을 치료한다. 병이 한쪽에 생기면 반대쪽에, 양쪽에 생기면 양쪽에 다 놓는다.
혈관연축을 펴주는 구역	운동구역 윗점에서 앞으로 3㎝되는 곳(윗점)과 운동구역 아랫점에서 앞으로 3㎝되는 곳(아랫점)을 연결한 선.	피질성부종, 혈관연축, 고혈압병에 쓴다. 윗 1/2은 반대쪽의 피질성부종을, 아래 1/2은 반대쪽 다리의 피질성부종을 치료한다. ※피질성부종 : 뇌혈관 질병 때 팔・다리에 나타나는 부종을 말한다.
현훈청각 구역	귀 윗끝에서 곧바로 1.5㎝ 올라가 앞뒤로 각각 2㎝되는 점을 수평으로 연결한 선.	신경성이명, 현훈, 내이성현훈, 청력감퇴.
언어2구역	두정결절에서 뒤로 2㎝되는 점에서 앞뒤 정중선에 평행되게 뒤 아래로 3㎝되게 그은 선.	명명성실어증(실독증).
언어3구역	귀 윗끝에서 위로 1.5㎝되는 옆머리점에서 뒤로 4㎝되게 가로 그은 선.	지각성 실어증(말을 듣기는 하지만 뜻을 이해하지 못하고 언어착오증이 심한 병).
운용구역	백회와 귓구멍을 연결한 선의 윗 1/3부위에서 아래로 갈라진 두 빗선을 긋되 그 점에서 내리 그은 수직선과 각각 40도각을 이루게 사선(3㎝)을 긋는다. 이 3개의 선이 운용구역이다.	실용증을 치료한다.

구 역	위 치	적응증
시각구역	대후두결절을 지나는 수평선과 뒤 정중선이 만나는 점에서 옆으로 각각 1cm되는 점에서 위로 각각 4cm 길이로 그은 직선.	피질성시력장애, 즉 뇌막염·뇌외상 등에 의해 시각중추가 장애되어 생긴 시력장애 때 쓴다.
평행구역	대후두결절을 지나는 수평선과 뒤 정중선이 만나는 점에서 옆으로 3.5cm 나간 점에서 아래로 각각 4cm되게 그은 직선.	소뇌장애로 생긴 평형장애.
위구역	동자를 지나는 수직선이 앞머리털 경계와 만나는 점에서 위로 2cm되게 그은 선.	위통을 비롯한 위병.
간구역	동자를 지나는 수직선이 앞머리털 경계와 만나는 점에서 아래로 2cm되게 그은 선.	간염.
흉강구역	위구역과 앞 정중선의 중간선이 앞머리털 경계와 만나는 곳에서 위아래로 각각 2cm되게 그은 선.	과민성기관지천식, 발작성상실성빈박증.
생식기구역	이마의 머리털각에서 위로 정중선에 평행되게 2cm만큼 그은 선.	기능성자궁출혈. 다리운동감각구역을 배합하여 자궁하수에도 쓴다.

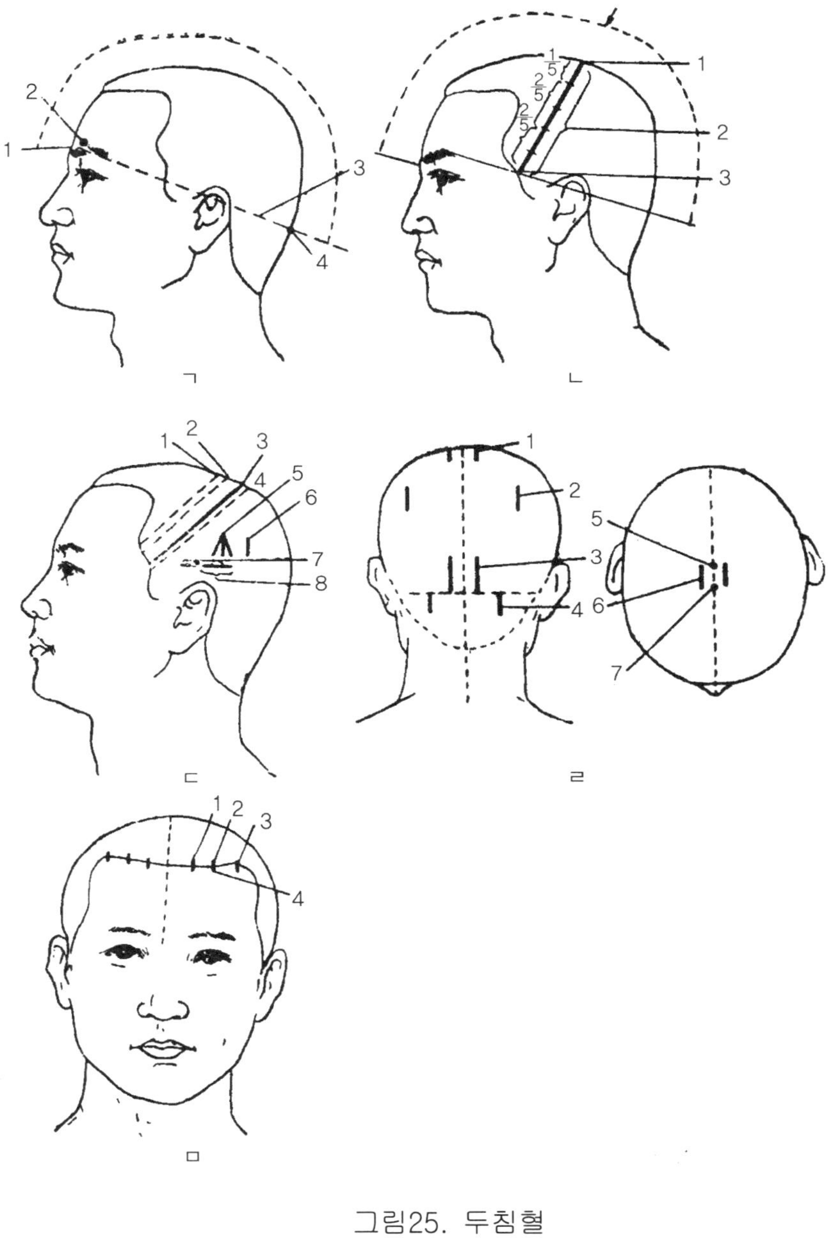

그림25. 두침혈

ㄱ. 앞뒤 가운데선 : 1. 미간 2. 눈썹중간점윗기슭 3. 눈썹후두선 4. 후두결절
ㄴ. 운동구역 : 1. 운동구역윗점 2. 운동구역 3. 눈썹후두선과 귀섶머리각의 교차점
ㄷ. 감각, 무도진전억제, 언어, 혈관연축을 펴주는 구역 : 1. 혈관연축을 펴주는 구역 2. 무도진전억제구역 3. 운동구역 4. 감각구역 5. 운동구역 6. 언어2구역 7. 현훈청각구역 8. 언어3구역
ㄹ. 시각, 평형구역, 운동감각구역윗점 : 1. 다리운동감각구역 2. 언어2구역 3. 시각구역 4. 평형구역 5. 운동구역윗점 6. 다리운동감각구역 7. 감각구역윗점
ㅁ. 위, 흉강, 생식구역 : 1. 흉강구역 2. 위구역 3. 생식구역 4. 간구역

4 수침혈(手鍼穴)

경혈명	위 치	적응증
승압점	손등쪽 손목 가로금의 중간점.	여러 가지 병으로 오는 저혈압.
요퇴점	손등쪽 손목의 가로금에서 1.5촌 앞 제2지신근건의 요골쪽과 제4지신근건의 척골쪽의 두 점.	허리와 넓적다리 통증, 허리가 시큰거리는 경우.
가슴점	엄지손가락의 손가락 관절의 요골쪽에서 손바닥과 손등 피부의 경계점.	흉통, 구토하면서 설사하는 경우, 전간.
발목점	엄지손가락의 손몸 손가락 관절의 요골쪽에서 손바닥과 손등 피부의 경계점.	발목관절 통증.
눈점	엄지손가락의 손가락 관절의 척골쪽 손바닥과 손등 피부의 경계점.	눈병.
앞머리점	둘째손가락 제1손가락 관절의 요골쪽 손바닥과 손등 피부의 경계점.	전두통, 위경련, 급성위염, 급성단순성충수염, 무릎관절 통증.
정수리점	가운데 손가락 제1손가락 관절의 요골쪽 손바닥과 손등 피부의 경계점.	신경성두통, 정수리통증.
편두점	넷째손가락 제1손가락 관절의 척골쪽에서 손등과 손바닥 피부의 경계점.	편두통, 가슴과 옆구리 통증, 간·비장 부위 통증.
딸꾹질점	가운데 손가락 제2손가락 관절에서 손등쪽 가로금의 중간점.	딸꾹질.
열내림점	손등쪽 둘째와 셋째 손가락이 갈라진 사이의 중간점.	발열, 눈병.
회음점	새끼손가락 제1손가락 관절의 요골쪽에서 손등과 손바닥 피부의 경계점.	회음부 통증.
뒷머리점	새끼손가락 제1손가락 관절의 척골쪽에서 손등과 손바닥 피부의 경계점.	후두통, 급성편도선염, 윗팔 통증, 옆구리 통증, 딸꾹질.
척주점	새끼손가락의 손몸 손가락 관절의 척골쪽에서 손등과 손바닥 피부의 경계점.	급성추간인대손상, 추간판탈출증, 이명, 비색.
좌골신경점	손등쪽 넷째 손몸 손가락 관절의 척골쪽 기슭.	좌골신경통, 대퇴관절 및 엉덩이 통증.
인후점	손등쪽 셋째 손몸 손가락 관절의 척골쪽 기슭.	편도선염, 인후염, 삼차신경통, 치통.
목점	손등쪽 둘째 손몸 손가락 관절의 척골쪽 기슭.	목이 갑자기 시큰거리는 경우, 사경.
설사점	손등쪽 셋째, 넷째 손몸 손가락 관절 사이에서 손목쪽으로 1촌 되는 곳.	설사.
학질점	손바닥쪽 제1손뼈와 손목 관절 결합 부위의 요골쪽 기슭.	학질.

경혈명	위 치	적응증
편도선점 (어제점)	손바닥쪽 제1손뼈의 척골쪽 중간점.	편도선염, 후두염.
기침점	손바닥쪽 제2손몸 손가락 관절의 척골쪽 기슭.	기관지염, 기관지천식.
소아 소화불량점	가운데 손가락 제1손몸 손가락 관절의 손바닥쪽 가로금의 중간점.	소아소화불량증.
구급점	가운데 손가락 끝 손톱에서 2푼 떨어진 곳.	구급질병.
치통점	제3, 제4손뼈 사이 손바닥 가로금에서 손가락 방향으로 1촌 되는 곳.	치통.
야뇨점	새끼손가락 제2손가락 관절 가로금의 중간점.	야뇨증, 빈뇨.
진정점	손목 가로금 중간점에서 가운데 손가락 중심으로 곧게 1.5촌 지나서 손바닥의 오므라진 곳(대어제와 소어제가 마주 닿는 곳의 중간점).	고열로 경련이 일 경우.
위장점	심포경의 노궁과 대릉을 연결한 직선상의 중간점.	만성위염, 위궤양, 소화불량증, 담도회충증.

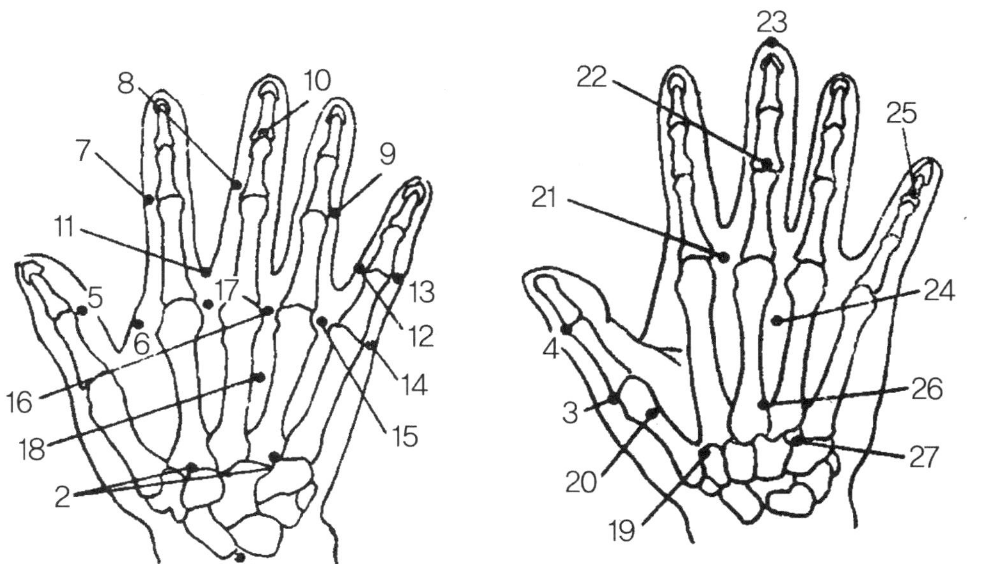

그림26. 수침혈

1. 승압점 2. 요퇴점 3. 발목점 4. 가슴점 5. 눈점 6. 어깨점 7. 앞머리점 8. 정수리점 9. 편두점 10. 딸꾹질점 11. 열내림점 12. 회음점 13. 뒷머리점 14. 척주점 15. 좌골신경점 16. 목안점 17. 목점 18. 설사점 19. 학질점 20. 편도선점 21. 기침점 22. 소화불량점 23. 구급점 24. 치통점 25. 야뇨점 26. 진정점 27. 위장점

5 족침혈(足鍼穴)

경혈	위 치	침놓는 방법	적응증
1	바깥쪽 복사뼈와 안쪽 복사뼈를 발바닥으로 연결한 선의 중간점.	0.5~1촌 깊이로 직자 혹은 사자한다.	신경쇠약, 히스테리, 불면증, 저혈압.
2	발뒤꿈치의 정중선 끝점에서 발바닥 쪽으로 똑바로 앞으로 5촌 되는 곳에서 다시 바깥쪽으로 1촌 나간 곳.	0.5~1촌 깊이로 직자 혹은 사자한다.	불면증, 히스테리, 신경쇠약.
3	발뒤꿈치의 정중선 끝점에서 발바닥 쪽으로 곧바로 앞으로 4촌 나가 거기서 다시 바깥쪽으로 1.5촌 되는 곳.	0.5~1촌 깊이로 직자 혹은 사자한다.	좌골신경통, 허리 및 다리 통증.
4	발뒤꿈치의 정중선 끝점에서 발바닥 쪽으로 똑바로 앞으로 5촌 되는 곳.	1~1.5촌 깊이로 직자한다.	불면증, 급성간염, 천식, 뇌발육부전.
5	발뒤꿈치의 정중선 끝점에서 발바닥 쪽으로 똑바로 앞으로 5촌 나간 곳에서 다시 안쪽으로 1.5촌 되는 곳.	1~1.5촌 깊이로 직자한다.	적리, 설사.
8	5호혈에서 앞으로 1촌 되는 곳.	1.5촌 깊이로 직자 혹은 사자한다.	적리, 설사.
10	셋째와 넷째 발가락 사이의 발바닥 쪽에서 뒤로 3촌 되는 곳.	1촌 깊이로 직자한다.	복통, 급만성 위염, 월경통.
11	엄지발가락과 둘째발가락 사이의 발바닥 쪽에서 뒤로 3촌 되는 곳.	0.5~1촌 깊이로 직자한다.	급만성 위염, 위경련.
13	넷째발가락 가로금 중심에서 뒤로 1촌 되는 곳.	0.5~1촌 깊이로 직자한다.	좌골신경통, 두드러기, 어깨통증.
14	새끼발가락 가로금 중심에서 뒤로 1촌 되는 곳.	0.5~1촌 깊이로 찌른다.	치통.
15	위경의 해계에서 아래로 0.5촌 되는 곳의 양옆 오목한 곳.	0.5~1촌 깊이로 사자한다.	허리 및 넓적다리 통증, 장딴지 경련.
17	해계에서 아래로 2.5촌 되는 곳.	0.1~0.5촌 되게 얕게 찌른다.	천식, 감기, 협심증.
19	발 안쪽의 배 모양 뼈의 가장 도드라진 오목한 곳.	0.1촌 깊이로 직자한다.	고혈압병, 이하선염, 급성편도선염.
20	둘째와 셋째 발가락 사이에서 발등 쪽으로 3촌 되는 곳.	2촌 깊이로 직자 혹은 사자한다.	급만성 위염, 위 및 십이지장궤양.
21	발의 임읍과 지오회를 연결한 선의 중간점.	0.5~1촌 깊이로 직자 혹은 사자한다.	좌골신경통, 이하선염, 편도선염.
23	셋째와 넷째 발가락 사이에서 발등쪽으로 2촌 되는 곳.	1.5촌 깊이로 직자 혹은 사자한다.	사경.

경혈	위 치	침놓는 방법	적응증
25	발등에서 제1발뼈 끝 저부의 안쪽 앞 오목한 곳.	1~2촌 깊이로 직자 혹은 사자한다.	허리가 시큰거리는 경우.
26	행간과 태충 사이의 중간점.	1~2촌 깊이로 직자 혹은 사자한다.	급성편도선염, 이하선염.
27	장모지신근건 안쪽에서 발몸발가락 관절 부위.	0.1~0.5촌 깊이로 얕게 찌른다.	급성편도선염, 이하선염, 습진, 두드러기, 이완성자궁출혈.
29	안쪽 복사뼈 중심에서 똑바로 아래로 2촌 되는 곳.	1~2촌 깊이로 직자 혹은 사자한다.	이완성자궁출혈.
30	발 안쪽에서 배 모양 뼈의 뒤 아래 오목한 곳.	1촌 깊이로 직자한다.	월경통, 이완성자궁출혈, 부속기염.
34	비경의 태백과 공손을 연결한 선상의 중간점.	1~2촌 깊이로 사자한다.	전간, 히스테리, 신경쇠약.
35	곤륜에서 똑바로 위로 1촌 되는 곳.	1~2촌 깊이로 사자한다.	좌골신경통, 두통, 복통.
44	새끼발가락의 발바닥쪽 가로금의 중간점.	0.5촌 깊이로 직자 혹은 사자한다.	유뇨증, 빈뇨.
45	엄지발가락과 둘째발가락 사이에서 발바닥 안쪽으로 1촌 들어간 곳.	0.5~1촌 깊이로 직자한다.	치통.
46	둘째발가락의 발가락 관절 안쪽에서 발바닥 피부와 발등 피부의 경계점.	얕게 찌른다.	두통.
47	셋째발가락의 발가락 관절 안쪽에서 발바닥 피부와 발등 피부의 경계점.	얕게 찌른다.	두통.
48	넷째발가락의 발가락 관절 안쪽에서 발바닥 피부와 발등 피부의 경계점.	얕게 찌른다.	두통.
49	발뒤축의 뒷기슭 중간에서 발바닥쪽으로 똑바로 1촌 되는 곳.	0.5촌 깊이로 직자한다.	감기, 두통, 상악동염, 비염.
50	1호혈에서 발 안쪽으로 1촌 떨어진 곳.	0.5~1.5촌 깊이로 직자 혹은 사자한다.	삼차신경통.
51	3호혈에서 뒤로 1촌 떨어진 곳.	0.5촌 깊이로 직자한다.	늑간신경통, 흉통.

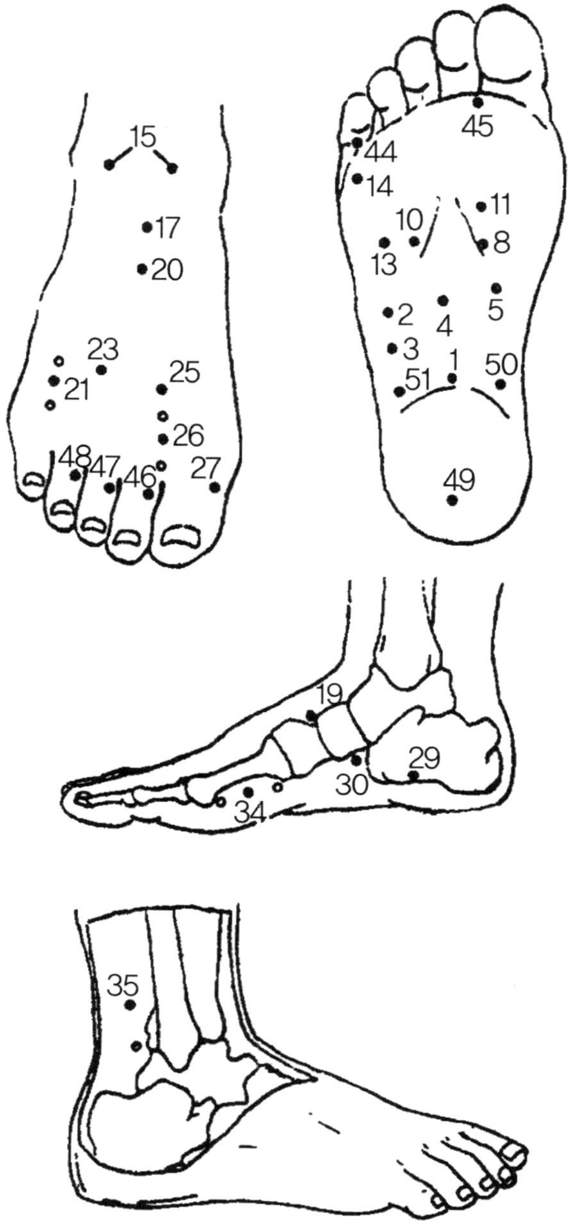
15
17
20
23
21
25
26
48
47
46
27
45
44
14
11
10
8
13
2
4
5
3
1
50
51
49
19
29
30
34
35

그림27. 족침혈

특별부록

Ⅰ. 침구혈위작용분류(鍼灸穴位作用分類) 1

1. 치표류(治表類)

① 해표혈(解表穴) : 합곡(合谷), 곡지(曲池), 지정(支正), 양지(陽池), 함곡(陷谷), 풍지(風池), 외구(外丘), 도도(陶道), 대추(大椎).
② 고표혈(固表穴) : 음극(陰郄).

2. 치열류(治熱類)

① 산열혈(散熱穴) : 소해(小海), 양지(陽池).
② 청열혈(淸熱穴) : 천부(天府), 공최(孔最), 태연(太淵), 어제(魚際), 소상(少商), 이간(二間), 삼간(三間), 양계(陽谿), 편력(偏歷), 온류(溫溜), 곡지(曲池), 비노(臂臑), 영향(迎香), 소택(少澤), 전곡(前谷), 후계(後谿), 양곡(陽谷), 지정(支正), 천창(天窓), 중저(中渚), 양지(陽池), 외관(外關), 회종(會宗), 천정(天井), 소락(消濼), 노회(臑會), 계맥(瘈脈), 각손(角孫), 대영(大迎), 협거(頰車), 하관(下關), 인영(人迎), 결분(缺盆), 상거허(上巨虛), 함곡(陷谷), 여태(厲兌), 천주(天柱), 대저(大杼), 풍문(風門), 부극(浮郄), 상관(上關), 함염(頷厭), 현로(懸顱), 현리(懸釐), 두규음(頭竅陰), 완골(完骨), 본신(本神), 두임읍(頭臨泣), 승령(承靈), 연곡(然谷), 대종(大鐘), 행간(行間).
③ 설열혈(泄熱穴) : 상양(商陽), 관충(關衝), 찬죽(攢竹), 위중(委中), 족규음(足竅陰), 대돈(大敦), 태충(太衝).
④ 퇴열혈(退熱穴) : 중충(中衝), 소충(少衝).
⑤ 산화혈(散火穴) : 양백(陽白).
⑥ 설화혈(泄火穴) : 승읍(承泣), 두유(頭維).
⑦ 강화혈(降火穴) : 태계(太谿).

3. 치풍류(治風類)

① 산풍혈(散風穴) : 청령(青靈), 이간(二間), 삼간(三間), 양계(陽谿), 영향(迎香), 후계(後谿), 완골(腕骨), 노수(臑兪), 천종(天宗), 병풍(秉風), 곡원(曲垣), 견중수(肩中兪), 천창(天窓), 관료(顴髎), 노식(顱息), 각손(角孫), 사죽공(絲竹空), 승읍(承泣), 거료(巨髎), 함곡(陷谷), 천주(天柱), 대저(大杼), 기해수(氣海兪), 관원수(關元兪), 백호(魄戶), 의희(譩譆), 상관(上關), 함염(頷厭), 현로(懸顱), 현리(懸釐), 두규음(頭竅陰), 두임읍(頭臨泣), 승령(承靈), 혈해(血海), 풍부(風府), 전정(前頂), 노회(臑會), 상성(上星), 신정(神庭).

② 산풍열혈(散風熱穴) : 예풍(翳風), 목창(目窓).

③ 산풍습혈(散風濕穴) : 슬관(膝關).

④ 소풍혈(疏風穴) : 열결(列缺), 합곡(合谷), 견료(肩髎), 양지(陽池), 외관(外關), 천정(天井), 청랭연(清冷淵), 견우(肩髃), 지창(地倉), 대영(大迎), 협거(頰車), 하관(下關), 옥예(屋翳), 족삼리(足三里), 부분(附分), 본신(本神), 정영(正營), 대추(大椎), 아문(瘂門).

⑤ 소산풍열혈(疏散風熱穴) : 동자료(瞳子髎).

⑥ 거풍혈(祛風穴) : 태연(太淵), 수삼리(手三里), 곡지(曲池), 비노(臂臑), 구화료(口禾髎), 소해(小海), 견정(肩貞), 사백(四白), 두유(頭維), 정명(睛明), 찬죽(攢竹), 미충(眉衝), 곡차(曲差), 오처(五處), 승광(承光), 통천(通天), 낙각(絡却), 옥침(玉枕), 풍문(風門), 천충(天衝), 부백(浮白), 완골(完骨), 양백(陽白), 풍지(風池), 신주(身柱), 승장(承漿), 인당(印堂), 태양(太陽).

⑦ 거풍열혈(祛風熱穴) : 경골(京骨), 속골(束骨), 족통곡(足通谷), 지음(至陰), 솔곡(率谷).

⑧ 거풍습혈(祛風濕穴) : 천료(天髎), 위중(委中), 풍시(風市), 환도(環跳), 중독(中瀆), 현종(懸鐘).

⑨ 식풍혈(熄風穴) : 통리(通里), 백회(百會).

4. 치한류(治寒類)

① 산한류(散寒類) : 청랭연(清冷淵), 대영(大迎), 음시(陰市), 독비(犢鼻), 부분(附

分), 대추(大椎).

② 거한습혈(祛寒濕穴) : 요양관(腰陽關).

5. 치습류(治濕類)

① 화습혈(化濕穴) : 족삼리(足三里), 해계(解谿), 충양(衝陽), 비수(脾兪), 음릉천(陰陵泉), 건리(建里), 중완(中脘).

② 거습혈(祛濕穴) : 혈해(血海), 부류(復溜), 요수(腰兪).

③ 거습열혈(祛濕熱穴) : 완골(腕骨), 소장수(小腸兪).

④ 청습열혈(淸濕熱穴) : 곡천(曲泉), 족오리(足五里), 회음(會陰).

⑤ 이습혈(利濕穴) : 곡지(曲池), 상거허(上巨虛), 상구(商丘), 누곡(漏谷), 연곡(然谷), 장문(章門), 장강(長强), 수분(水分), 중완(中脘).

⑥ 이습열혈(利濕熱穴) : 백환수(白環兪), 의사(意舍).

6. 치담류(治痰類)

① 화담혈(化痰穴) : 태연(太淵), 천정(天鼎), 고방(庫房), 옥예(屋翳), 태을(太乙), 풍륭(豊隆), 해계(解谿), 여태(厲兌), 장문(章門), 기문(期門), 거궐(巨闕), 단중(膻中), 천돌(天突).

② 거담혈(祛痰穴) : 간사(間使).

③ 활담혈(豁痰穴) : 활육문(滑肉門).

7. 치장부류(治臟腑類)

① 영심혈(寧心穴) : 음극(陰郄), 신문(神門), 간사(間使), 내관(內關), 후계(後谿), 궐음수(厥陰兪), 심수(心兪), 신당(神堂), 거궐(巨闕).

② 청심혈(淸心穴) : 소부(少府), 대릉(大陵), 노궁(勞宮), 중충(中衝), 신주(身柱).

③ 통심규혈(通心竅穴) : 소해(少海).

④ 소통심락혈(疏通心絡穴) : 심수(心兪).

⑤ 선폐혈(宣肺穴) : 중부(中府), 열결(列缺), 경거(經渠), 부돌(扶突), 견중수(肩中

兪), 결분(缺盆), 기호(氣戶), 유근(乳根), 폐수(肺兪), 신주(身柱), 상성(上星), 단중(膻中), 천돌(天突).

⑥ 강폐혈(降肺穴) : 척택(尺澤).

⑦ 청폐혈(淸肺穴) : 중부(中府), 척택(尺澤), 천지(天池), 옥당(玉堂), 자궁(紫宮), 화개(華蓋).

⑧ 이폐혈(理肺穴) : 운문(雲門), 중부(中府), 협백(俠白), 편력(偏歷), 부돌(扶突), 백호(魄戶), 고황(膏肓), 선기(璇璣).

⑨ 윤폐혈(潤肺穴) : 공최(孔最).

⑩ 청간혈(淸肝穴) : 담수(膽兪), 양강(陽綱), 양릉천(陽陵泉), 외구(外丘), 양보(陽輔), 구허(丘墟), 지오회(地五會), 중봉(中封), 어요(魚腰).

⑪ 소간혈(疏肝穴) : 간수(肝兪), 혼문(魂門), 양교(陽交), 행간(行間), 태충(太衝), 여구(蠡溝), 급맥(急脈), 장문(章門), 기문(期門).

⑫ 평간혈(平肝穴) : 태충(太衝), 백회(百會).

⑬ 이비혈(理脾穴) : 상거허(上巨虛), 공손(公孫), 지기(地機), 기문(期門).

⑭ 화위혈(和胃穴) : 간사(間使), 노궁(勞宮), 불용(不容), 승만(承滿), 양문(梁門), 관문(關門), 태을(太乙), 활육문(滑肉門), 양구(梁丘), 족삼리(足三里), 상거허(上巨虛), 풍륭(豊隆), 여태(厲兌), 격수(膈兪), 위수(胃兪), 혼문(魂門), 위창(胃倉), 공손(公孫), 석관(石關), 유문(幽門), 신궐(神闕), 수분(水分), 하완(下脘), 중완(中脘), 상완(上脘), 거궐(巨闕), 구미(鳩尾).

⑮ 청위혈(淸胃穴) : 해계(解谿).

⑯ 조대장혈(調大腸穴) : 승근(承筋).

⑰ 조장부혈(調臟腑穴) : 대장수(大腸兪), 소장수(小腸兪), 승산(承山), 대횡(大橫), 중주(中注), 신궐(神闕).

⑱ 청위장습열혈(淸胃腸濕熱穴) : 내정(內庭).

⑲ 조리장위혈(調理腸胃穴) : 온류(溫溜), 수삼리(手三里), 천추(天樞), 외릉(外陵), 하거허(下巨虛), 복결(腹結), 복애(腹哀), 상곡(商曲), 음도(陰都).

⑳ 이담혈(利膽穴) : 간수(肝兪), 담수(膽兪), 양강(陽綱), 일월(日月).

㉑ 조방광혈(調膀胱穴) : 기충(氣衝), 방광수(膀胱兪), 중극(中極).

㉒ 통부기혈(通腑氣穴) : 상렴(上廉), 상거허(上巨虛).

㉓ 조리장부혈(調理臟腑穴) : 지구(支溝).

8. 치이변류(治二便類)

① 통대변혈(通大便穴) : 황문(肓門), 포황(胞肓), 중주(中注), 석관(石關).
② 지사혈(止瀉穴) : 중려수(中膂兪), 승부(承扶), 기혈(氣穴), 신궐(神闕).
③ 승제항장혈(升提肛腸穴) : 장강(長强).
④ 요치혈(療痔穴) : 승산(承山), 승근(承筋), 승부(承扶).
⑤ 이소변혈(利小便穴) : 편력(偏歷), 삼초수(三焦兪), 위양(委陽), 포황(胞肓), 경문(京門), 기문(箕門), 교신(交信), 음곡(陰谷), 사만(四滿).

9. 치해천류(治咳喘類)

① 지해혈(止咳穴) : 경거(經渠), 태연(太淵), 천지(天池), 견중수(肩中兪), 기호(氣戶), 백호(魄戶), 신주(身柱), 옥당(玉堂), 자궁(紫宮), 화개(華蓋), 선기(璇璣), 천돌(天突).
② 평천혈(平喘穴) : 경거(經渠), 천지(天池), 인영(人迎), 수돌(水突), 기호(氣戶), 응창(膺窓), 풍문(風門), 폐수(肺兪), 백호(魄戶), 첩근(輒筋), 수부(兪府), 신주(身柱).

10. 치소화류(治消化類)

① 소적화체혈(消積化滯穴) : 양문(梁門), 상거허(上巨虛), 위수(胃兪), 하완(下脘), 건리(建里).
② 지구혈(止嘔穴) : 곡택(曲澤), 활육문(滑肉門), 상완(上脘).

11. 치삼초류(治三焦類)

① 이흉혈(利胸穴) : 천지(天池), 천천(天泉), 지구(支溝), 고방(庫房), 궐음수(厥陰兪), 독수(督兪), 격수(膈兪), 담수(膽兪), 신당(神堂), 솔곡(率谷), 천계(天谿), 흉향(胸鄉), 주영(周榮), 대포(大包), 음도(陰都), 보랑(步廊), 영허(靈墟), 신장(神

藏), 지양(至陽), 거궐(巨闕), 중정(中庭), 단중(膻中), 옥당(玉堂), 자궁(紫宮), 화개(華蓋), 선기(璇璣).

② 이협혈(利脇穴) : 외관(外關), 지구(支溝), 혼문(魂門), 족규음(足竅陰), 대포(大包).

③ 이격혈(利膈穴) : 천정(天鼎), 부돌(扶突), 솔곡(率谷), 지양(至陽), 화개(華蓋).

④ 이흉협혈(利胸脇穴) : 족임읍(足臨泣), 협계(俠谿).

⑤ 이흉격혈(利胸膈穴) : 식두(食竇).

⑥ 조리중초혈(調理中焦穴) : 불용(不容), 양문(梁門), 관문(關門), 조구(條口), 혼문(魂門), 대도(大都), 태백(太白), 식두(食竇), 충양(衝陽), 지양(至陽), 복통곡(腹通谷), 건리(建里), 중완(中脘).

⑦ 조리하초혈(調理下焦穴) : 회양(會陽), 합양(合陽), 대맥(帶脈), 오추(五樞), 유도(維道), 충문(衝門), 부사(府舍), 수천(水泉), 교신(交信), 축빈(築賓), 음곡(陰谷), 대혁(大赫), 태충(太衝), 중봉(中封), 중도(中都), 곡천(曲泉), 음포(陰包), 족오리(足五里), 음렴(陰廉), 급맥(急脈), 장강(長强), 중극(中極), 기해(氣海).

⑧ 청리하초혈(淸利下焦穴) : 횡골(橫骨).

⑨ 조리삼초혈(調理三焦穴) : 액문(液門), 지구(支溝), 수도(水道), 삼초수(三焦兪), 위양(委陽), 음릉천(陰陵泉).

12. 치신류(治神類)

① 진정안신혈(鎭靜安神穴) : 소해(少海), 영도(靈道), 통리(通里), 음극(陰郄), 신문(神門), 간사(間使), 내관(內關), 대릉(大陵), 노궁(勞宮), 합곡(合谷), 후계(後谿), 지정(支正), 천정(天井), 충양(衝陽), 여태(厲兌), 궐음수(厥陰兪), 심수(心兪), 용천(湧泉), 대종(大鐘), 조해(照海), 신주(身柱), 대추(大椎), 아문(瘂門), 강간(强間), 후정(後頂), 백회(百會), 신정(神庭), 태단(兌端), 은교(齦交), 거궐(巨闕), 구미(鳩尾), 단중(膻中), 승장(承漿), 인당(印堂).

② 청신혈(淸神穴) : 풍륭(豊隆), 미충(眉衝), 곡차(曲差), 오처(五處), 승광(承光), 통천(通天), 금문(金門), 축빈(築賓).

③ 건뇌혈(健腦穴) : 백회(百會).

④ 제번혈(除煩穴) : 소부(少府), 곡택(曲澤).

⑤ 진경혈(鎭驚穴) : 노식(顱息), 태을(太乙), 천충(天衝), 본신(本神), 행간(行間), 신정(神庭), 태단(兌端).

⑥ 성뇌개규혈(醒腦開竅穴) : 소충(少衝), 중충(中衝), 상양(商陽), 구화료(口禾髎), 소택(少澤), 소해(小海), 관충(關衝), 금문(金門), 용천(湧泉), 대돈(大敦), 대추(大椎), 아문(瘂門), 풍부(風府), 백회(百會), 신정(神庭), 수구(水溝), 신궐(神闕).

⑦ 회양구역혈(回陽救逆穴) : 소상(少商), 중충(中衝), 소충(少衝), 백회(百會), 소료(素髎), 수구(水溝), 회음(會陰), 신궐(神闕), 관원(關元).

13. 치허류(治虛類)

① 보비혈(補脾穴) : 관문(關門), 족삼리(足三里), 해계(解谿), 비수(脾兪), 위수(胃兪), 의사(意舍), 대도(大都), 태백(太白), 상구(商丘), 삼음교(三陰交), 누곡(漏谷), 음릉천(陰陵泉), 장문(章門), 현추(懸樞), 척중(脊中), 중추(中樞), 지양(至陽), 신궐(神闕), 수분(水分), 하완(下脘), 건리(建里), 중완(中脘).

② 온중혈(溫中穴) : 대횡(大橫), 황수(肓兪), 신궐(神闕).

③ 배보원기혈(培補元氣穴) : 족삼리(足三里), 관원수(關元兪), 명문(命門), 중극(中極), 관원(關元), 기해(氣海).

④ 고본혈(固本穴) : 귀래(歸來), 족삼리(足三里), 명문(命門), 백회(百會), 회음(會陰), 관원(關元).

⑤ 보신혈(補腎穴) : 복토(伏兎), 신수(腎兪), 지실(志室), 경문(京門), 연곡(然谷), 태계(太谿), 대종(大鐘), 횡골(橫骨), 대혁(大赫), 요양관(腰陽關), 명문(命門), 회음(會陰), 중극(中極), 관원(關元), 기해(氣海).

⑥ 온신혈(溫腎穴) : 음시(陰市), 요수(腰兪), 요양관(腰陽關), 현추(懸樞), 척중(脊中), 중추(中樞), 곡골(曲骨), 관원(關元), 석문(石門), 음교(陰交).

⑦ 보간신혈(補肝腎穴) : 상료(上髎), 차료(次髎), 중료(中髎), 하료(下髎), 대맥(帶脈), 기해(氣海).

⑧ 장양혈(壯陽穴) : 명문(命門), 중극(中極), 관원(關元), 석문(石門).

⑨ 온양혈(溫陽穴) : 의사(意舍), 명문(命門), 신궐(神闕).

⑩ 승양혈(升陽穴) : 백회(百會), 기해(氣海).

⑪ 양음혈(養陰穴) : 음극(陰郄), 고황(膏肓), 연곡(然谷), 부류(復溜).

14. 치기류(治氣類)

① 이기혈(理氣穴) : 공최(孔最), 경거(經渠), 천천(天泉), 천정(天鼎), 중저(中渚),

인영(人迎), 기호(氣戶), 고방(庫房), 승만(承滿), 관문(關門), 천추(天樞), 양구(梁丘), 조구(條口), 해계(解谿), 내정(內庭), 담수(膽兪), 위창(胃倉), 견정(肩井), 연액(淵腋), 첩근(輒筋), 황수(肓兪), 석관(石關), 음도(陰都), 대돈(大敦), 행간(行間), 태충(太衝), 여구(蠡溝), 기문(期門), 신주(身柱), 대추(大椎), 상완(上脘), 중정(中庭).

② 이기혈(利氣穴) : 폐수(肺兪), 독수(督兪), 격관(膈關), 흉향(胸鄕), 주영(周榮), 기혈(氣穴), 보랑(步廊), 신봉(神封), 영허(靈墟), 신장(神藏), 욱중(彧中), 수부(兪府), 지양(至陽).

③ 행기혈(行氣穴) : 삼간(三間), 수오리(手五里), 지창(地倉), 불용(不容), 의희(譩譆), 황문(肓門).

④ 강기혈(降氣穴) : 곡택(曲澤), 인영(人迎), 수돌(水突), 결분(缺盆), 고방(庫房), 옥예(屋翳), 응창(膺窓), 활육문(滑肉門), 귀래(歸來), 대저(大杼), 독수(督兪), 격관(膈關), 첩근(輒筋), 일월(日月), 현종(懸鐘), 유문(幽門), 보랑(步廊), 신주(身柱), 대추(大椎), 중완(中脘), 상완(上脘), 거궐(巨闕), 구미(鳩尾), 중정(中庭), 단중(膻中), 천돌(天突).

⑤ 선기혈(宣氣穴) : 양백(陽白).

⑥ 익기혈(益氣穴) : 대거(大巨), 귀래(歸來), 고황(膏肓).

⑦ 조기혈(調氣穴) : 중극(中極), 단중(膻中).

⑧ 조화기혈혈(調和氣血穴) : 곡지(曲池), 견우(肩髃), 심수(心兪), 삼음교(三陰交), 복결(腹結).

⑨ 산궐기혈(散厥氣穴) : 기충(氣衝).

⑩ 평충혈(平衝穴) : 귀래(歸來).

⑪ 해울혈(解鬱穴) : 중저(中渚), 회종(會宗).

⑫ 조기화혈(助氣化穴) : 중극(中極).

15. 치혈맥류(治血脈類)

① 활혈화어혈(活血化瘀穴) : 극천(極泉), 천천(天泉), 수오리(手五里), 지구(支溝), 곡택(曲澤), 고방(庫房), 유근(乳根), 해계(解谿), 기해수(氣海兪), 관원수(關元兪), 황문(肓門), 연액(淵腋), 첩근(輒筋), 태충(太衝), 기문(期門), 장문(章門).

② 청영양혈혈(淸營凉血穴) : 천부(天府), 곡택(曲澤), 노궁(勞宮), 위중(委中).

③ 지혈혈(止血穴) : 공최(孔最), 장강(長强).

④ 통혈혈(通血穴) : 은백(隱白).

⑤ 조화영혈혈(調和營血穴) : 통리(通里), 천추(天樞), 기충(氣衝), 격수(膈兪), 대맥(帶脈), 은백(隱白), 지기(地機), 혈해(血海), 대돈(大敦).

⑥ 통맥혈(通脈穴) : 천천(天泉), 인영(人迎).

16. 치생식류(治生殖類)

① 통조경혈혈(通調經血穴) : 합양(合陽), 유도(維道), 지기(地機), 혈해(血海), 태계(太谿), 수천(水泉), 조해(照海), 교신(交信), 기혈(氣穴), 사만(四滿), 중주(中注), 여구(蠡溝), 중도(中都), 음포(陰包), 음렴(陰廉), 회음(會陰), 곡골(曲骨), 중극(中極), 관원(關元).

② 지대혈(止帶穴) : 곡골(曲骨), 석문(石門), 오추(五樞).

③ 통유혈(通乳穴) : 소택(少澤), 하거허(下巨虛), 견정(肩井), 천계(天谿), 신봉(神封), 단중(膻中).

④ 순태혈(順胎穴) : 지음(至陰).

⑤ 고정혈(固精穴) : 대거(大巨), 명문(命門), 기해(氣海).

⑥ 서종근혈(舒宗筋穴) : 기충(氣衝).

17. 치경락류(治經絡類)

① 통경활락혈(通經活絡穴) : 열결(列缺), 간사(間使), 합곡(合谷), 소택(少澤), 견정(肩貞), 노수(臑兪), 청궁(聽宮), 노회(臑會), 견료(肩髎), 천료(天髎), 예풍(翳風), 비관(髀關), 독비(犢鼻), 족삼리(足三里), 상료(上髎), 중료(中髎), 차료(次髎), 양교(陽交), 삼음교(三陰交), 대돈(大敦), 아문(瘂門).

② 소조경기혈(疏調經氣穴) : 회종(會宗), 소락(消濼), 이문(耳門), 복토(伏兎), 상거허(上巨虛), 질변(秩邊), 청회(聽會), 견정(肩井), 거료(居髎), 풍시(風市), 중독(中瀆), 외구(外丘), 양보(陽輔), 명문(命門), 은교(齦交).

③ 통경혈(通經穴) : 외릉(外陵), 태충(太衝).

④ 활락혈(活絡穴) : 견우(肩髃), 관료(顴髎), 양지(陽池), 지구(支溝), 소락(消濼), 거료(巨髎), 부분(附分), 청회(聽會), 부백(浮白), 정영(正營), 견정(肩井), 거료

(居髎), 곡천(曲泉), 신주(身柱).

⑤ 통락혈(通絡穴) : 수삼리(手三里), 비노(臂臑), 중저(中渚), 삼양락(三陽絡), 천정(天井), 청랭연(淸冷淵), 구화료(口禾髎), 협거(頰車), 유근(乳根), 조구(條口), 해계(解谿), 기해수(氣海兪), 위중(委中), 비양(飛揚), 요수(腰兪), 영대(靈臺), 신도(神道), 승장(承漿).

⑥ 통독맥혈(通督脈穴) : 후계(後谿).

⑦ 통양혈(通陽穴) : 대추(大椎).

18. 치근골류(治筋骨類)

① 소근혈(疏筋穴) : 극천(極泉), 주료(肘髎), 수오리(手五里), 완골(腕骨), 양곡(陽谷), 양로(養老), 천종(天宗), 양지(陽池), 비양(飛揚), 요양관(腰陽關), 양릉천(陽陵泉), 지오회(地五會), 곡천(曲泉).

② 서근혈(舒筋穴) : 거골(巨骨), 전곡(前谷), 후계(後谿), 노수(臑兪), 천종(天宗), 병풍(秉風), 곡원(曲垣), 견외수(肩外兪), 견중수(肩中兪), 조구(條口), 대저(大杼), 부극(浮郄), 위중(委中), 부분(附分), 곤륜(崑崙), 복참(僕參), 금문(金門).

③ 서리근골혈(舒利筋骨穴) : 현종(懸鐘), 승산(承山).

④ 이항배혈(利項背穴) : 속골(束骨), 족통곡(足通谷).

⑤ 강요건요혈(强腰健腰穴) : 복토(伏兎), 중려수(中膂兪), 지실(志室).

⑥ 강리요척혈(强利腰脊穴) : 음시(陰市), 신수(腎兪), 방광수(膀胱兪), 포황(胞肓).

⑦ 강리요슬혈(强利腰膝穴) : 비관(髀關), 상료(上髎), 차료(次髎), 중료(中髎), 하료(下髎), 위중(委中), 경골(京骨), 질변(秩邊), 요수(腰兪), 요양관(腰陽關), 명문(命門).

⑧ 이요건퇴혈(利腰健腿穴) : 대장수(大腸兪), 백환수(白環兪), 승부(承扶), 은문(殷門), 합양(合陽), 승근(承筋), 승산(承山), 부양(跗陽), 곤륜(崑崙), 거료(居髎), 환도(環跳).

⑨ 이관절혈(利關節穴) : 상렴(上廉), 주료(肘髎), 견우(肩髃), 거골(巨骨), 천종(天宗), 노회(臑會), 슬양관(膝陽關), 양릉천(陽陵泉), 구허(丘墟), 슬관(膝關).

⑩ 해경혈(解痙穴) : 곡택(曲澤), 대돈(大敦), 근축(筋縮), 신도(神道), 대추(大椎), 태양(太陽), 어요(魚腰), 계맥(瘈脈).

19. 치통류(治痛類)

○ 지통혈(止痛穴) : 청령(青靈), 내관(內關), 합곡(合谷), 수오리(手五里), 소해(小海), 노수(臑俞), 삼양락(三陽絡), 청랭연(淸冷淵), 사죽공(絲竹空), 지창(地倉), 하관(下關), 두유(頭維), 기사(氣舍), 불용(不容), 태을(太乙), 외릉(外陵), 독비(犢鼻), 해계(解谿), 내정(內庭), 동자료(瞳子髎), 함염(頷厭), 현로(懸顱), 현리(懸釐), 본신(本神), 정영(正營), 근축(筋縮), 상성(上星), 수구(水溝), 태단(兌端), 승장(承漿), 인당(印堂), 태양(太陽), 어요(魚腰).

20. 치두목류(治頭目類)

① 명목혈(明目穴) : 비노(臂臑), 양로(養老), 승읍(承泣), 사백(四白), 두유(頭維), 정명(睛明), 찬죽(攢竹), 승광(承光), 동자료(瞳子髎), 완골(完骨), 양백(陽白), 두임읍(頭臨泣), 광명(光明), 어요(魚腰).

② 청두목혈(淸頭目穴) : 액문(液門), 각손(角孫), 사죽공(絲竹空), 낙각(絡却), 옥침(玉枕), 천주(天柱), 간수(肝俞), 부양(跗陽), 곤륜(崑崙), 충맥(衝脈), 경골(京骨), 부백(浮白), 목창(目窓), 풍지(風池), 두임읍(頭臨泣), 협계(俠谿), 태충(太衝), 뇌호(腦戶), 강간(强間), 후정(後頂).

③ 청두풍혈(淸頭風穴) : 천유(天牖), 전정(前頂), 신회(顖會).

④ 거두풍혈(祛頭風穴) : 곡빈(曲鬢), 뇌공(腦空).

⑤ 이관규혈(利官竅穴) : 천유(天牖), 풍지(風池), 뇌호(腦戶).

21. 치이류(治耳類)

① 통이규혈(通耳竅穴) : 계맥(瘈脈), 노식(顱息), 미충(眉衝), 곡차(曲差), 오처(五處), 통천(通天), 족규음(足竅陰), 상성(上星), 신정(神庭), 소료(素髎).

② 익총혈(益聰穴) : 천용(天容), 청궁(聽宮), 중저(中渚), 사독(四瀆), 예풍(翳風), 이문(耳門), 삼양락(三陽絡), 청회(聽會).

22. 치비류(治鼻類)

○ 통비규혈(通鼻竅穴) : 영향(迎香), 뇌공(腦空).

23. 치구설류(治口舌類)

① 이인혈(利咽穴) : 어제(魚際), 소상(少商), 소택(少澤), 후계(後谿), 관충(關衝), 조해(照海), 유문(幽門), 자궁(紫宮), 천돌(天突), 염천(廉泉).
② 청인혈(淸咽穴) : 천정(天鼎), 부돌(扶突), 천용(天容), 사독(四瀆), 수돌(水突), 기사(氣舍), 천돌(天突), 염천(廉泉).
③ 개음혈(開音穴) : 지구(支溝), 두규음(頭竅陰), 풍부(風府), 아문(瘂門), 염천(廉泉).
④ 청음혈(淸音穴) : 천돌(天突), 염천(廉泉).
⑤ 개아관혈(開牙關穴) : 대영(大迎), 협거(頰車), 하관(下關), 상관(上關), 곡빈(曲鬢).
⑥ 이설혈(利舌穴) : 관충(關衝), 염천(廉泉).
⑦ 이구협혈(利口頰穴) : 지창(地倉), 곡빈(曲鬢).

24. 치결종류(治結腫類)

① 산결혈(散結穴) : 기사(氣舍), 결분(缺盆), 부사(府舍), 석관(石關), 영대(靈臺).
② 소종혈(消腫穴) : 상양(商陽), 이간(二間), 승장(承漿).
③ 해독혈(解毒穴) : 온류(溫溜), 대영(大迎).

Ⅱ. 침구혈위작용분류(鍼灸穴位作用分類) 2

분류		혈위
해解 표表 혈穴		합곡(合谷), 대추(大椎), 곡지(曲池), 풍지(風池), 태양(太陽), 영향(迎香), 풍문(風門), 풍부(風府), 인당(印堂), 상성(上星), 두유(頭維), 지정(支正), 천주(天柱), 대저(大杼), 곡차(曲差), 승광(承光), 통천(通天), 옥침(玉枕), 도도(陶道), 상영향(上迎香), 화료(禾髎), 양계(陽谿), 숭골(崇骨), 승령(承靈), 부백(浮白), 청령(靑靈), 전정(前頂), 신회(顖會), 곤륜(崑崙), 비양(飛揚)
청清 열熱 혈穴	청清 열熱 해解 독毒 혈穴	소상(少商), 상양(商陽), 금진(金津)·옥액(玉液), 영대(靈臺), 은교(齦交), 온류(溫溜), 이간(二間), 삼간(三間), 양곡(陽谷), 천용(天容), 난미혈(闌尾穴), 담낭혈(膽囊穴), 백충와(百蟲窩), 주첨(肘尖), 각손(角孫), 팔사(八邪), 팔풍(八風), 이첨(耳尖)
	청清 열熱 사瀉 화火 혈穴	어제(魚際), 내정(內庭), 해계(解谿), 대도(大都), 행간(行間), 협계(俠谿), 지오회(地五會), 양보(陽輔), 중저(中渚), 액문(液門), 외관(外關), 지구(支溝), 사독(四瀆), 족규음(足竅陰), 광명(光明), 정명(睛明), 찬죽(攢竹), 승읍(承泣), 사백(四白), 사죽공(絲竹空), 동자료(瞳子髎), 양백(陽白), 두임읍(頭臨泣), 목창(目窓), 구후(球後), 양로(養老), 현로(懸顱), 현리(懸釐), 어요(魚腰), 내영향(內迎香), 회종(會宗), 청랭연(淸冷淵), 협리(頰裏), 청궁(聽宮), 삼양락(三陽絡), 이문(耳門), 기사(氣舍), 천장(天鼎), 지음(至陰), 권첨(拳尖), 하렴(下廉), 소해(小海), 천유(天牖), 두규음(頭竅陰), 전곡(前谷), 완골(腕骨), 천창(天窓), 양지(陽池), 계맥(瘈脈), 함염(頷厭), 족통곡(足通谷), 염천(廉泉)
	청清 열熱 양涼 혈血 혈穴	공최(孔最), 혈해(血海), 위중(委中), 극문(郄門)
화化 담痰 지止 해咳 평平 천喘 혈穴		중부(中府), 폐수(肺兪), 운문(雲門), 척택(尺澤), 열결(列缺), 경거(經渠), 태연(太淵), 천부(天府), 협백(俠白), 부돌(扶突), 결분(缺盆), 기호(氣戶), 견중수(肩中兪), 백호(魄戶), 의희(譩譆), 신봉(神封), 영허(靈墟), 욱중(彧中), 수부(兪府), 옥당(玉堂), 자궁(紫宮), 화개(華蓋), 선기(璇璣), 천돌(天突), 신장(神藏), 보랑(步廊), 수돌(水突), 고방(庫房), 옥예(屋翳), 응창(膺窓), 신당(神堂), 풍륭(豊隆), 정천(定喘), 신주(身柱)
이理 기氣 혈穴	관寬 흉胸 이理 기氣 혈穴	단중(膻中), 거궐(巨闕), 구미(鳩尾), 중정(中庭), 인영(人迎), 흉향(胸鄕), 대포(大包), 주영(周榮), 독수(督兪), 천지(天池), 천천(天泉), 천계(天谿), 유근(乳根), 거궐수(巨闕兪)
	조調 리理 장腸 위胃 혈穴	천추(天樞), 상거허(上巨虛), 하거허(下巨虛), 양구(梁丘), 공손(公孫), 중완(中脘), 상완(上脘), 하완(下脘), 건리(建里), 양문(梁門), 사봉(四縫), 위창(胃倉), 황수(肓兪), 상곡(商曲), 석관(石關), 대장수(大腸兪), 음도(陰都), 복통곡(腹通谷), 유문(幽門), 복결(腹結), 대횡(大橫), 복애(腹哀), 불용(不容), 승만(承滿), 관문(關門), 외릉(外陵), 접척(接脊), 활육문(滑肉門), 부사(府舍), 충문(衝門), 격관(膈關), 중주(中注)
	소疏 리理 간肝 담膽 혈穴	기문(期門), 장문(章門), 간수(肝兪), 담수(膽兪), 일월(日月), 급맥(急脈), 여구(蠡溝), 첩근(輒筋), 양교(陽交), 족임읍(足臨泣), 기충(氣衝), 식두(食竇), 혼문(魂門), 외구(外丘), 구허(丘墟), 지양(至陽), 중도(中都), 유중(乳中)

안安신神혈穴		신문(神門), 심수(心兪), 궐음수(厥陰兪), 통리(通里), 영도(靈道), 소해(少海), 소부(少府), 내관(內關), 간협(間俠), 대릉(大陵), 곡택(曲澤), 신맥(申脈), 신도(神道), 신정(神庭), 사신총(四神聰), 안면(安眠), 축빈(築賓)
개開규竅혈穴		백회(百會), 수구(水溝), 여태(厲兌), 소충(少衝), 소택(少澤), 중충(中衝), 용천(湧泉), 노궁(勞宮), 관충(關衝), 태단(兌端), 소료(素髎), 십선(十宣)
평平식熄내內풍風혈穴		태충(太衝), 거료(巨髎), 지창(地倉), 대영(大迎), 청회(聽會), 상관(上關), 하관(下關), 뇌공(腦空), 솔곡(率谷), 곡빈(曲鬢), 천충(天衝), 완골(完骨), 본신(本神), 정영(正營), 승장(承漿), 아문(瘂門), 강간(强間), 후정(後頂), 노식(顱息), 예풍(翳風), 천정(天井), 화료(和髎), 미충(眉衝), 금문(金門), 경골(京骨), 속골(束骨), 뇌호(腦戶), 관료(顴髎), 오처(五處), 낙각(絡却), 협거(頰車), 근축(筋縮)
거祛습濕이利수水혈穴		음릉천(陰陵泉), 수분(水分), 삼초수(三焦兪), 수도(水道), 방광수(膀胱兪), 소장수(小腸兪), 누곡(漏谷), 기문(箕門), 경문(京門), 편력(偏歷), 함곡(陷谷), 곡천(曲泉), 상구(商丘), 양강(陽綱), 중봉(中封), 위양(委陽), 회음(會陰), 족오리(足五里), 장강(長强)
이理혈血혈穴		격수(膈兪), 수천(水泉), 교신(交信), 사만(四滿), 음렴(陰廉), 오추(五樞), 극천(極泉), 연액(淵腋), 황문(肓門), 비근(痞根), 기해수(氣海兪), 대돈(大敦), 음포(陰包), 대맥(帶脈), 유도(維道)
거祛풍風습濕지止비痹통痛혈穴		환도(環跳), 양릉천(陽陵泉), 승산(承山), 견우(肩髃), 후계(後谿), 수삼리(手三里), 비노(臂臑), 독비(犢鼻), 주료(肘髎), 거골(巨骨), 풍시(風市), 협척(夾脊), 비관(髀關), 복토(伏兎), 음시(陰市), 조구(條口), 견정(肩貞), 병풍(秉風), 노수(臑兪), 천종(天宗), 곡원(曲垣), 견외수(肩外兪), 질변(秩邊), 승부(承扶), 은문(殷門), 부극(浮郄), 부분(附分), 승근(承筋), 합양(合陽), 현종(懸鐘), 부양(跗陽), 복참(僕參), 노회(臑會), 견료(肩髎), 천료(天髎), 소락(消濼), 슬관(膝關), 거료(居髎), 중독(中瀆), 경비(頸臂), 견전(肩前), 슬안(膝眼), 능후(陵後), 외노궁(外勞宮), 학정(鶴頂), 슬양관(膝陽關), 수오리(手五里), 상렴(上廉), 견정(肩井)
보補익益혈穴	보補기氣혈血혈穴	족삼리(足三里), 비수(脾兪), 위수(胃兪), 삼음교(三陰交), 은백(隱白), 충양(衝陽), 태백(太白), 위상(胃上), 지기(地機), 태을(太乙), 의사(意舍)
	보補음陰양陽혈穴	신수(腎兪), 관원(關元), 태계(太谿), 기해(氣海), 중극(中極), 지실(志室), 조해(照海), 음교(陰交), 연곡(然谷), 대종(大鐘), 부류(復溜), 곡골(曲骨), 음곡(陰谷), 대혁(大赫), 기혈(氣穴), 석문(石門), 관원수(關元兪), 횡골(橫骨), 음극(陰郄), 대거(大巨), 회양(會陽), 포황(胞肓), 요수(腰兪), 현추(懸樞), 상료(上髎), 차료(次髎), 중료(中髎), 하료(下髎), 척중(脊中), 중추(中樞), 고황수(膏肓兪), 백로(百勞), 요안(腰眼), 중려수(中膂兪), 백환수(白環兪), 십칠추혈(十七椎穴), 자궁혈(子宮穴), 제탁(提托)
온溫리裏혈穴		신궐(神闕), 귀래(歸來), 명문(命門), 요양관(腰陽關), 삼각구(三角灸), 제중사변(臍中四邊)

Ⅲ. 침구혈위주치분류(鍼灸穴位主治分類)

1. 내과병증(內科病症)

(1) 호흡류(呼吸類)

- 감기(感氣) : 풍문(風門), 풍지(風池), 숭골(崇骨).
- 해수(咳嗽) : 중부(中府), 운문(雲門), 협백(俠白), 척택(尺澤), 공최(孔最), 열결(列缺), 경거(經渠), 태연(太淵), 어제(魚際), 소상(少商), 상양(商陽), 합곡(合谷), 수오리(手五里), 부돌(扶突), 수돌(水突), 결분(缺盆), 기호(氣戶), 고방(庫房), 옥예(屋翳), 응창(膺窓), 유근(乳根), 불용(不容), 풍륭(豊隆), 상구(商丘), 천계(天谿), 주영(周榮), 견중수(肩中兪), 대저(大杼), 풍문(風門), 폐수(肺兪), 궐음수(厥陰兪), 심수(心兪), 격수(膈兪), 고황수(膏肓兪), 신당(神堂), 태계(太谿), 보랑(步廊), 신봉(神封), 영허(靈墟), 신장(神藏), 욱중(彧中), 수부(兪府), 천지(天池), 천천(天泉), 곡택(曲澤), 행간(行間), 기문(期門), 상완(上脘), 거궐(巨闕), 구미(鳩尾), 단중(膻中), 옥당(玉堂), 자궁(紫宮), 화개(華蓋), 선기(璇璣), 천돌(天突), 염천(廉泉), 지양(至陽), 영대(靈臺), 신도(神道), 신주(身柱), 도도(陶道), 대추(大椎), 취천(聚泉), 백로(百勞), 숭골(崇骨), 정천(定喘), 거궐수(巨闕兪), 위관하수(胃管下兪), 중천(中泉), 사봉(四縫).
- 해혈(咳血) : 척택(尺澤), 공최(孔最), 태연(太淵), 어제(魚際), 고방(庫房), 연곡(然谷), 대종(大鐘), 극문(郄門), 단중(膻中), 천돌(天突).
- 담다(痰多) : 족삼리(足三里), 풍륭(豊隆), 욱중(彧中), 천지(天池), 상완(上脘), 위령(威靈), 정령(精靈).
- 기천(氣喘) : 중부(中府), 운문(雲門), 천부(天府), 척택(尺澤), 공최(孔最), 열결(列缺), 경거(經渠), 태연(太淵), 소상(少商), 상양(商陽), 부돌(扶突), 수돌(水突), 기사(氣舍), 결분(缺盆), 기호(氣戶), 옥예(屋翳), 응창(膺窓), 유근(乳根), 불용(不容), 주영(周榮), 승만(承滿), 은백(隱白), 음릉천(陰陵泉), 대포(大包), 천종(天宗),

견중수(肩中兪), 폐수(肺兪), 격수(膈兪), 백호(魄戶), 고황수(膏盲兪), 신당(神堂), 첩근(輒筋), 태계(太谿), 보랑(步廊), 신봉(神封), 영허(靈墟), 신장(神藏), 욱중(彧中), 수부(兪府), 내관(內關), 기문(期門), 중완(中脘), 구미(鳩尾), 단중(膻中), 옥당(玉堂), 자궁(紫宮), 화개(華蓋), 선기(璇璣), 천돌(天突), 염천(廉泉), 지양(至陽), 영대(靈臺), 신도(神道), 대추(大椎), 취천(聚泉), 백로(百勞), 숭골(崇骨), 정천(定喘), 거궐수(巨闕兪), 중천(中泉), 사봉(四縫).

- 기단(氣短) : 협백(俠白), 족삼리(足三里), 극천(極泉), 사독(四瀆), 옥당(玉堂).
- 천해소기(喘咳少氣) : 신수(腎兪).
- 폐로(肺癆) : 담수(膽兪), 백호(魄戶), 고황수(膏盲兪), 숭골(崇骨).

(2) 소화류(消化類)

- 납매(納呆) : 충양(衝陽), 불용(不容), 승만(承滿), 양문(梁門), 관문(關門), 지기(地機), 신문(神門), 보랑(步廊), 신봉(神封), 신장(神藏), 욱중(彧中), 수부(兪府), 건리(建里), 중완(中脘), 상완(上脘), 중추(中樞).
- 기불욕식(飢不欲食) : 태백(太白), 기문(期門).
- 소화불량(消化不良) : 하렴(下廉), 태을(太乙), 족삼리(足三里), 대도(大都), 태백(太白), 공손(公孫), 상구(商丘), 삼음교(三陰交), 복애(腹哀), 유문(幽門), 기해(氣海), 하완(下脘), 중완(中脘), 상완(上脘), 선기(璇璣), 제중사변(臍中四邊), 접척(接脊), 난미혈(闌尾穴).
- 음식난하(飮食難下) : 인영(人迎), 주영(周榮), 격수(膈兪), 담수(膽兪), 격관(膈關), 혼문(魂門), 자궁(紫宮), 염천(廉泉).
- 열격(噎膈) : 유근(乳根), 거궐(巨闕), 중정(中庭), 단중(膻中), 천돌(天突), 중괴(中魁), 격관(膈關).
- 애기(噯氣) : 태연(太淵), 태백(太白), 식두(食竇), 격관(膈關).
- 애역(呃逆) : 수돌(水突), 기사(氣舍), 기호(氣戶), 독수(督兪), 격수(膈兪), 내관(內關), 일월(日月), 행간(行間), 중완(中脘), 상완(上脘), 신궐(神闕), 구미(鳩尾), 중괴(中魁).
- 건구(乾嘔) : 중부(中府), 협백(俠白), 은백(隱白), 대도(大都), 극천(極泉), 유문(幽門), 태충(太衝), 기문(期門), 하완(下脘).
- 구토(嘔吐) : 태연(太淵), 불용(不容), 소상(少商), 승만(承滿), 양문(梁門), 활육문(滑肉門), 천추(天樞), 족삼리(足三里), 태백(太白), 공손(公孫), 승광(承光), 옥침

(玉枕), 궐음수(厥陰兪), 격수(膈兪), 담수(膽兪), 비수(脾兪), 삼초수(三焦兪), 격관(膈關), 혼문(魂門), 의사(意舍), 황수(肓兪), 석관(石關), 복통곡(腹通谷), 유문(幽門), 보랑(步廊), 신봉(神封), 영허(靈墟), 신장(神藏), 수부(兪府), 곡택(曲澤), 간사(間使), 내관(內關), 대릉(大陵), 지구(支溝), 계맥(瘈脈), 곡빈(曲鬢), 솔곡(率谷), 첩근(輒筋), 일월(日月), 양릉천(陽陵泉), 기문(期門), 하완(下脘), 건리(建里), 중완(中脘), 상완(上脘), 거궐(巨闕), 구미(鳩尾), 중정(中庭), 옥당(玉堂), 자궁(紫宮), 중추(中樞), 대추(大椎), 아문(瘂門), 인당(印堂), 금진(金津), 옥액(玉液), 주추(肘椎), 중괴(中魁), 독음(獨陰).

- 반위(反胃) : 식두(食竇), 위수(胃兪), 수분(水分), 구미(鳩尾), 비근(痞根), 중괴(中魁).
- 탄산(呑酸) : 첩근(輒筋), 일월(日月), 기문(期門), 중완(中脘), 거궐(巨闕).
- 구혈(嘔血) : 태연(太淵), 불용(不容), 신문(神門), 극문(郄門).
- 토혈(吐血) : 천부(天府), 기호(氣戶), 승만(承滿), 은백(隱白), 음극(陰郄), 신문(神門), 소충(少衝), 폐수(肺兪), 심수(心兪), 격수(膈兪), 간수(肝兪), 고황수(膏肓兪), 자궁(紫宮), 독음(獨陰).
- 허로토혈(虛勞吐血) : 중완(中脘), 상완(上脘).
- 소갈(消渴) : 공손(公孫), 완골(腕骨), 지정(支正), 관원수(關元兪), 중려수(中膂兪), 양강(陽綱), 연곡(然谷), 태계(太谿), 양지(陽池), 관원(關元), 염천(廉泉), 취천(聚泉), 금진(金津), 옥액(玉液), 위관하수(胃管下兪), 요안(腰眼).
- 구고(口苦) : 담수(膽兪), 두규음(頭竅陰), 양릉천(陽陵泉).
- 위완통(胃脘痛) : 합곡(合谷), 불용(不容), 승만(承滿), 양문(梁門), 태을(太乙), 활육문(滑肉門), 양구(梁丘), 족삼리(足三里), 조구(條口), 충양(衝陽), 대도(大都), 태백(太白), 공손(公孫), 독수(督兪), 위수(胃兪), 위창(胃倉), 곡택(曲澤), 간사(間使), 내관(內關), 대릉(大陵), 건리(建里), 하완(下脘), 중완(中脘), 상완(上脘), 구미(鳩尾), 근축(筋縮), 위상(胃上), 제중사변(臍中四邊), 주추(肘椎), 위관하수(胃管下兪), 중천(中泉), 이내정(裏內庭), 난미혈(闌尾穴).
- 복통(腹痛) : 합곡(合谷), 온류(溫溜), 하렴(下廉), 곡지(曲池), 관문(關門), 외릉(外陵), 기충(氣衝), 조구(條口), 음시(陰市), 내정(內庭), 태백(太白), 공손(公孫), 지기(地機), 충문(衝門), 부사(府舍), 독수(督兪), 대장수(大腸兪), 방광수(膀胱兪), 위중(委中), 양강(陽綱), 승산(承山), 수천(水泉), 상곡(商曲), 석관(石關), 음도(陰都), 복통곡(腹通谷), 유문(幽門), 장문(章門), 수분(水分), 현추(懸樞), 지음(至陰), 이뇨혈(利尿穴), 제탁(提托), 접척(接脊), 하극수(下極兪), 주추(肘椎).

- **요제통(繞臍痛)** : 천추(天樞), 복결(腹結), 복애(腹哀), 황수(肓兪), 석문(石門), 기해(氣海), 음교(陰交), 신궐(神闕), 삼각구(三角灸).
- **장중절통(腸中切痛)** : 천추(天樞), 상거허(上巨虛), 소부(少府), 건리(建里), 주첨(肘尖).
- **복창(腹脹)** : 중부(中府), 태연(太淵), 수삼리(手三里), 불용(不容), 승만(承滿), 관문(關門), 천추(天樞), 음시(陰市), 족삼리(足三里), 상거허(上巨虛), 해계(解谿), 함곡(陷谷), 내정(內庭), 은백(隱白), 대도(大都), 태백(太白), 공손(公孫), 상구(商丘), 지기(地機), 음릉천(陰陵泉), 혈해(血海), 식두(食竇), 독수(督兪), 비수(脾兪), 위수(胃兪), 삼초수(三焦兪), 대장수(大腸兪), 관원수(關元兪), 의사(意舍), 위창(胃倉), 포황(胞肓), 부류(復溜), 황수(肓兪), 음도(陰都), 복통곡(腹通谷), 경문(京門), 태충(太衝), 중도(中都), 장문(章門), 기문(期門), 석문(石門), 기해(氣海), 수분(水分), 하완(下脘), 건리(建里), 중완(中脘), 상완(上脘), 거궐(巨闕), 현추(懸樞), 위상(胃上), 제탁(提托), 중천(中泉).
- **장명(腸鳴)** : 삼간(三間), 온류(溫溜), 상렴(上廉), 승만(承滿), 관문(關門), 천추(天樞), 족삼리(足三里), 상거허(上巨虛), 함곡(陷谷), 태백(太白), 공손(公孫), 상구(商丘), 삼음교(三陰交), 식두(食竇), 독수(督兪), 위수(胃兪), 삼초수(三焦兪), 대장수(大腸兪), 하료(下髎), 혼문(魂門), 양강(陽綱), 의사(意舍), 포황(胞肓), 부류(復溜), 음도(陰都), 경문(京門), 장문(章門), 수분(水分), 상완(上脘), 중완(中脘), 제중사변(臍中四邊).
- **설사(泄瀉)** : 삼간(三間), 상렴(上廉), 관문(關門), 족삼리(足三里), 상거허(上巨虛), 하거허(下巨虛), 내정(內庭), 대도(大都), 태백(太白), 공손(公孫), 상구(商丘), 지기(地機), 부결(府結), 비수(脾兪), 삼초수(三焦兪), 대장수(大腸兪), 관원수(關元兪), 소장수(小腸兪), 방광수(膀胱兪), 하료(下髎), 회양(會陽), 혼문(魂門), 양강(陽綱), 의사(意舍), 연곡(然谷), 부류(復溜), 교신(交信), 대혁(大赫), 기혈(氣穴), 중주(中注), 황수(肓兪), 상곡(商曲), 유문(幽門), 경문(京門), 중도(中都), 현종(懸鐘), 장문(章門), 기문(期門), 기해(氣海), 음교(陰交), 수분(水分), 하완(下脘), 장강(長強), 요수(腰兪), 척중(脊中), 명문(命門), 백회(百會), 금진(金津), 옥액(玉液), 제중사변(臍中四邊), 이뇨혈(利尿穴), 접척(接脊), 하극수(下極兪), 주추(肘椎), 사봉(四縫).
- **폭사(暴瀉)** : 은백(隱白), 음릉천(陰陵泉).
- **대변당설(大便溏泄)** : 양문(梁門), 기해(氣海), 신궐(神闕), 중완(中脘), 상완(上脘), 거궐(巨闕).

- 손설(飧泄) : 삼음교(三陰交).
- 통설(洞泄) : 삼간(三間), 신수(腎兪), 행간(行間).
- 토사(吐瀉) : 척택(尺澤), 수삼리(手三里), 곡지(曲池), 위중(委中), 대골공(大骨空).
- 곽란(霍亂) : 공손(公孫), 부사(府舍), 관원(關元), 대추(大椎), 수구(水溝), 주첨(肘尖).
- 이질(痢疾) : 이간(二間), 합곡(合谷), 곡지(曲池), 천추(天樞), 족삼리(足三里), 하거허(下巨虛), 상거허(上巨虛), 내정(內庭), 태백(太白), 공손(公孫), 지기(地機), 대횡(大橫), 복애(腹哀), 신문(神門), 소충(少衝), 비수(脾兪), 삼초수(三焦兪), 대장수(大腸兪), 소장수(小腸兪), 중려수(中膂兪), 회양(會陽), 교신(交信), 대혁(大赫), 기혈(氣穴), 중주(中注), 황수(肓兪), 유문(幽門), 계맥(瘈脈), 관원(關元), 장강(長强), 현추(懸樞), 척중(脊中), 이뇨혈(利尿穴), 접척(接脊).
- 변혈(便血) : 은백(隱白), 비수(脾兪), 회양(會陽), 관원(關元), 중완(中脘), 장강(長强), 요수(腰兪), 요양관(腰陽關), 척중(脊中), 주추(肘椎).
- 장풍하혈(腸風下血) : 공손(公孫).
- 변비(便秘) : 합곡(合谷), 천추(天樞), 족삼리(足三里), 상거허(上巨虛), 해계(解谿), 대도(大都), 태백(太白), 상구(商丘), 대횡(大橫), 복애(腹哀), 대장수(大腸兪), 방광수(膀胱兪), 중료(中髎), 하료(下髎), 황문(肓門), 승산(承山), 사만(四滿), 중주(中注), 황수(肓兪), 상곡(商曲), 석관(石關), 음도(陰都), 지구(支溝), 오추(五樞), 신궐(神闕), 중완(中脘), 장강(長强), 요수(腰兪), 요기(腰奇).
- 대변불통(大便不通) : 기해(氣海).
- 황달(黃疸) : 상구(商丘), 음릉천(陰陵泉), 완골(腕骨), 간수(肝兪), 담수(膽兪), 비수(脾兪), 양강(陽綱), 연곡(然谷), 일월(日月), 양릉천(陽陵泉), 태충(太衝), 중도(中都), 장문(章門), 중완(中脘), 상완(上脘), 거궐(巨闕), 척중(脊中), 중추(中樞), 근축(筋縮), 지양(至陽), 대추(大椎), 수구(水溝), 협리(頰裏).
- 목황(目黃) : 이간(二間), 극천(極泉), 청령(靑靈), 신문(神門), 관료(顴髎), 청랭연(淸冷淵), 뇌호(腦戶).
- 기와신황(嗜臥身黃) : 수오리(手五里).
- 담교통(膽絞痛) : 담낭혈(膽囊穴).
- 급만성담낭염(急慢性膽囊炎) : 담낭혈(膽囊穴).
- 담석증(膽石症) : 담낭혈(膽囊穴).
- 담도회충증(膽道蛔蟲症) : 담낭혈(膽囊穴), 백충와(百蟲窩).
- 급만성난미염(急慢性闌尾炎) : 난미혈(闌尾穴).

- 이선염(胰腺炎) : 위관하수(胃管下兪).
- 위하수(胃下垂) : 위상(胃上), 이뇨혈(利尿穴).

(3) 한열한류(寒熱汗類)

- 열병(熱病) : 소상(少商), 양계(陽谿), 곡지(曲池), 내정(內庭), 여태(厲兌), 소충(少衝), 소택(少澤), 후계(後谿), 지정(支正), 곡택(曲澤), 간사(間使), 내관(內關), 중충(中衝), 중저(中渚), 지구(支溝), 두임읍(頭臨泣), 뇌공(腦空), 풍지(風池), 족규음(足竅陰), 대추(大椎), 상성(上星), 내영향(內迎香), 십선(十宣).
- 조열(潮熱) : 척택(尺澤), 폐수(肺兪), 격수(膈兪), 담수(膽兪), 도도(陶道), 대추(大椎), 백로(百勞).
- 골증(骨蒸) : 음극(陰郄), 폐수(肺兪), 도도(陶道), 대추(大椎), 백로(百勞).
- 신열(身熱) : 어제(魚際), 이간(二間), 풍문(風門), 부류(復溜), 지양(至陽), 영대(靈臺), 신주(身柱).
- 오한발열(惡寒發熱) : 도도(陶道), 합곡(合谷), 견중수(肩中兪), 대저(大杼).
- 증한두통(憎寒頭痛) : 정명(睛明).
- 족하열(足下熱) : 지음(至陰), 용천(湧泉).
- 장중열(掌中熱) : 열결(列缺), 경거(經渠), 태연(太淵), 어제(魚際), 신문(神門), 소부(少府), 중천(中泉).
- 자한(自汗) : 합곡(合谷), 위중(委中), 백로(百勞).
- 도한(盜汗) : 합곡(合谷), 후계(後谿), 위중(委中), 폐수(肺兪), 독수(督兪), 고황수(膏肓兪), 부류(復溜), 백로(百勞).
- 무한(無汗) : 합곡(合谷).
- 열병무한(熱病無汗) : 공최(孔最), 상양(商陽), 대도(大都), 전곡(前谷), 완골(腕骨), 양곡(陽谷), 승광(承光), 부류(復溜).

(4) 종창적취류(腫脹積聚類)

- 수종(水腫) : 중부(中府), 편력(偏歷), 관문(關門), 천추(天樞), 족삼리(足三里), 함곡(陷谷), 공손(公孫), 삼음교(三陰交), 지기(地機), 음릉천(陰陵泉), 식두(食竇), 비수(脾兪), 삼초수(三焦兪), 신수(腎兪), 위창(胃倉), 지실(志室), 부류(復溜), 사만(四滿), 유도(維道), 중극(中極), 석문(石門), 기해(氣海), 신궐(神闕), 수분(水分), 건리(建里), 제중사변(臍中四邊).

- 면종(面腫) : 합곡(合谷), 온류(溫溜), 영향(迎香), 대영(大迎), 해계(解谿), 함곡(陷谷), 여태(厲兌), 천유(天牖), 현로(懸顱), 현리(懸釐), 목창(目窓), 양교(陽交), 수구(水溝), 협승장(夾承漿).
- 신종(身腫) : 옥예(屋翳).
- 퇴종(腿腫) : 부류(復溜).
- 체중지종(體重肢腫) : 대도(大都), 태백(太白).
- 허종(虛腫) : 하완(下脘).
- 복만수종(腹滿水腫) : 음교(陰交).
- 비괴(痞塊) : 황문(肓門), 장문(章門), 하완(下脘), 비근(痞根).
- 징가(癥瘕) : 천추(天樞), 삼음교(三陰交), 지기(地機).
- 고창(臌脹) : 기해(氣海), 신궐(神闕), 중완(中脘), 단중(膻中).
- 적취동통(積聚疼痛) : 중극(中極).
- 복만적취(腹滿積聚) : 부사(府舍), 상곡(商曲), 중추(中樞).
- 간비종대(肝脾腫大) : 비근(痞根).
- 협하견통(脇下堅痛) : 승만(承滿), 중완(中脘).

(5) 신지류(神志類)

- 불매(不寐) : 공손(公孫), 삼음교(三陰交), 신문(神門), 신맥(申脈), 태계(太谿), 조해(照海), 내관(內關), 행간(行間), 중완(中脘), 심수(心兪), 신도(神道), 강간(强間), 후정(後頂), 사신총(四神聰), 인당(印堂), 예명(翳明), 안면(安眠), 거궐수(巨闕兪), 요기(腰奇), 호구(虎口).
- 기수(嗜睡) : 이간(二間), 삼간(三間), 신회(顖會).
- 기와(嗜臥) : 주료(肘髎), 공손(公孫), 상구(商丘), 대종(大鐘), 조해(照海), 족오리(足五里).
- 다몽(多夢) : 여태(厲兌), 은백(隱白), 상구(商丘), 족규음(足竅陰).
- 건망(健忘) : 신문(神門), 심수(心兪), 고황수(膏肓兪), 태계(太谿), 거궐(巨闕), 신도(神道), 백회(百會), 사신총(四神聰).
- 경계(驚悸) : 곡지(曲池), 대거(大巨), 신문(神門), 심수(心兪), 대릉(大陵), 뇌공(腦空), 협계(俠谿), 거궐(巨闕), 풍부(風府), 백회(百會), 여슬(女膝).
- 정충(怔忡) : 영도(靈道), 통리(通里).
- 심계(心悸) : 족삼리(足三里), 극천(極泉), 영도(靈道), 통리(通里), 신문(神門), 음

극(陰郄), 소부(少府), 소충(少衝), 궐음수(厥陰兪), 심수(心兪), 복통곡(腹通谷), 곡택(曲澤), 극문(郄門), 간사(間使), 내관(內關), 대릉(大陵), 구미(鳩尾), 단중(膻中), 신도(神道), 안면(安眠).

- **황홀(恍惚)** : 신문(神門).
- **심번불녕(心煩不寧)** : 태을(太乙) 은백(隱白), 대도(大都), 신문(神門), 심수(心兪), 천지(天池), 극문(郄門), 관충(關衝), 거궐(巨闕), 구미(鳩尾), 단중(膻中), 강간(强間), 후정(後頂).
- **번조(煩躁)** : 간사(間使), 안면(安眠).
- **번열(煩熱)** : 팔사(八邪), 호구(虎口).
- **전(癲)** : 소상(少商), 양계(陽谿), 편력(偏歷), 온류(溫溜), 곡지(曲池), 태을(太乙), 활육문(滑肉門), 족삼리(足三里), 풍륭(豊隆), 해계(解谿), 여태(厲兌), 은백(隱白), 상구(商丘), 소해(少海), 신문(神門), 소충(少衝), 전곡(前谷), 후계(後谿), 양곡(陽谷), 지정(支正), 소해(小海), 천창(天窓), 청궁(聽宮), 낙각(絡却), 심수(心兪), 폐수(肺兪), 위중(委中), 승산(承山), 비양(飛揚), 신맥(申脈), 속골(束骨), 족통곡(足通谷), 용천(湧泉), 축빈(築賓), 음곡(陰谷), 극문(郄門), 간사(間使), 내관(內關), 대릉(大陵), 노궁(勞宮), 소락(消濼), 외구(外丘), 대돈(大敦), 태충(太衝), 곡천(曲泉), 회음(會陰), 중완(中脘), 거궐(巨闕), 구미(鳩尾), 장강(長强), 근축(筋縮), 신주(身柱), 도도(陶道), 대추(大椎), 아문(瘂門), 풍부(風府), 뇌호(腦戶), 강간(强間), 후정(後頂), 백회(百會), 신회(顖會), 상성(上星), 신정(神庭), 수구(水溝), 태단(兌端), 은교(齦交), 사신총(四神聰), 여슬(女膝).
- **광(狂)** : 소상(少商), 양계(陽谿), 온류(溫溜), 곡지(曲池), 태을(太乙), 활육문(滑肉門), 족삼리(足三里), 충양(衝陽), 여태(厲兌), 은백(隱白), 신문(神門), 소충(少衝), 전곡(前谷), 후계(後谿), 소해(小海), 천창(天窓), 낙각(絡却), 심수(心兪), 간수(肝兪), 비양(飛揚), 신맥(申脈), 속골(束骨), 족통곡(足通谷), 축빈(築賓), 음곡(陰谷), 간사(間使), 내관(內關), 대릉(大陵), 노궁(勞宮), 대돈(大敦), 태충(太衝), 곡천(曲泉), 회음(會陰), 중완(中脘), 거궐(巨闕), 장강(長强), 근축(筋縮), 신주(身柱), 도도(陶道), 대추(大椎), 아문(瘂門), 풍부(風府), 뇌호(腦戶), 강간(强間), 후정(後頂), 백회(百會), 상성(上星), 신정(神庭), 수구(水溝), 태단(兌端), 은교(齦交), 사신총(四神聰), 여슬(女膝).
- **간증(癎證)** : 양계(陽谿), 풍륭(豊隆), 소해(少海), 신문(神門), 후계(後谿), 소해(小海), 청궁(聽宮), 미충(眉衝), 오처(五處), 낙각(絡却), 심수(心兪), 간수(肝兪), 신맥(申脈), 조해(照海), 축빈(築賓), 간사(間使), 내관(內關), 대릉(大陵), 노궁(勞

宮), 회종(會宗), 대돈(大敦), 태충(太衝), 중완(中脘), 거궐(巨闕), 장강(長强), 신주(身柱), 대추(大椎), 아문(瘂門), 풍부(風府), 뇌호(腦戶), 강간(强間), 후정(後頂), 상성(上星), 신정(神庭), 수구(水溝), 사신총(四神聰).

- 전간(癲癎) : 복참(僕參), 금문(金門), 경골(京骨), 천정(天井), 사죽공(絲竹空), 천충(天衝), 완골(完骨), 본신(本神), 뇌공(腦空), 행간(行間), 상완(上脘), 승장(承漿), 요수(腰兪), 명문(命門), 척중(脊中), 신도(神道), 전정(前頂), 안면(安眠), 숭골(崇骨), 접척(接脊), 요기(腰奇), 이내정(裏內庭).
- 전광(癲狂) : 풍륭(豊隆), 상구(商丘), 소해(少海), 양곡(陽谷), 지정(支正).
- 경간(驚癎) : 열결(列缺), 거골(巨骨), 상관(上關), 함염(頷厭), 회음(會陰), 근축(筋縮).
- 풍간(風癎) : 신궐(神闕).
- 소아간증(小兒癎證) : 곤륜(崑崙).
- 매핵기(梅核氣) : 중정(中庭), 천돌(天突), 사독(四瀆).
- 장조(臟躁) : 중완(中脘).
- 억병(癔病) : 아문(瘂門), 풍문(風門), 백회(百會), 태단(兌端), 안면(安眠), 수역주(手逆注).
- 분돈(奔豚) : 기문(期門), 석문(石門), 음교(陰交), 삼각구(三角灸).
- 선태식(善太息) : 상구(商丘).
- 선비(善悲) : 은백(隱白), 통리(通里), 신문(神門), 소부(少府), 지정(支正), 대릉(大陵), 풍부(風府).
- 선소(善笑) : 영도(靈道), 신문(神門), 소부(少府), 지정(支正), 대릉(大陵).
- 경공(驚恐) : 통리(通里), 음극(陰郄), 소부(少府), 지정(支正), 조해(照海), 천충(天衝), 명문(命門), 풍부(風府).
- 경광(驚狂) : 양교(陽交), 구미(鳩尾).
- 발광망언(發狂妄言) : 공손(公孫).
- 망소(妄笑) : 족삼리(足三里).
- 치매(癡呆) : 신문(神門), 대종(大鐘).
- 위열섬어(胃熱譫語) : 해계(解谿).

(6) 비뇨・항장류(泌尿肛腸類)

- 유뇨(遺尿) : 관문(關門), 삼음교(三陰交), 기문(箕門), 소부(少府), 신수(腎兪), 관

원수(關元俞), 소장수(小腸俞), 방광수(膀胱俞), 위중(委中), 횡골(橫骨), 사만(四滿), 대돈(大敦), 행간(行間), 태충(太衝), 음포(陰包), 회음(會陰), 곡골(曲骨), 중극(中極), 기해(氣海), 명문(命門), 하극수(下極俞), 십칠추혈(十七椎穴).

- 소변불금(小便不禁) : 삼음교(三陰交), 중극(中極), 신궐(神闕), 승장(承漿).
- 요빈(尿頻) : 신수(腎俞), 태계(太谿), 조해(照海), 관원(關元), 요안(腰眼).
- 융폐(癃閉) : 대돈(大敦), 태충(太衝), 기해(氣海), 장강(長强), 이뇨혈(利尿穴), 기혈(氣穴).
- 요폐(尿閉) : 기문(箕門), 횡골(橫骨), 기혈(氣穴), 족오리(足五里), 관원(關元).
- 소변불리(小便不利) : 대거(大巨), 수도(水道), 삼음교(三陰交), 지기(地機), 혈해(血海), 충문(衝門), 소부(少府), 삼초수(三焦俞), 신수(腎俞), 관원수(關元俞), 중료(中髎), 하료(下髎), 위양(委陽), 위중(委中), 용천(湧泉), 연곡(然谷), 수천(水泉), 양곡(陽谷), 중봉(中封), 여구(蠡溝), 곡천(曲泉), 음포(陰包), 회음(會陰), 중극(中極), 관원(關元), 석문(石門), 음교(陰交), 하극수(下極俞).
- 임질(淋疾) : 기문(箕門), 방광수(膀胱俞), 대돈(大敦), 교신(交信), 행간(行間), 기해(氣海), 신궐(神闕), 장강(長强), 요수(腰俞), 기혈(氣穴).
- 소변임력(小便淋瀝) : 혈해(血海), 지실(志室), 곡골(曲骨), 이뇨혈(利尿穴).
- 소변열(小便熱) : 열결(列缺).
- 소변적삽(小便赤澁) : 방광수(膀胱俞), 차료(次髎).
- 요혈(尿血) : 열결(列缺), 은백(隱白), 소장수(小腸俞), 대돈(大敦), 관원(關元), 이뇨혈(利尿穴).
- 탁증(濁證) : 방광수(膀胱俞), 연곡(然谷), 중극(中極), 관원(關元), 요수(腰俞), 명문(命門).
- 전포(轉胞) : 십칠추혈(十七椎穴).
- 산기(疝氣) : 천추(天樞), 외릉(外陵), 대거(大巨), 수도(水道), 귀래(歸來), 기충(氣衝), 음시(陰市), 삼음교(三陰交), 충문(衝門), 부사(府舍), 복결(腹結), 소장수(小腸俞), 중려수(中膂俞), 백환수(白環俞), 차료(次髎), 합양(合陽), 승산(承山), 조해(照海), 교신(交信), 축빈(築賓), 음곡(陰谷), 횡골(橫骨), 사만(四滿), 황수(肓俞), 대맥(帶脈), 오추(五樞), 유도(維道), 거료(居髎), 구허(丘墟), 대돈(大敦), 행간(行間), 태충(太衝), 중봉(中封), 여구(蠡溝), 중도(中都), 곡천(曲泉), 급맥(急脈), 회음(會陰), 곡골(曲骨), 관원(關元), 석문(石門), 중극(中極), 기해(氣海), 음교(陰交), 제중사변(臍中四邊), 삼각구(三角灸), 제탁(提托), 자궁혈(子宮穴), 접척(接脊), 비근(痞根), 독음(獨陰).

- 소아제산(小兒臍疝) : 축빈(築賓).
- 산기편추(疝氣偏墜) : 중극(中極).
- 양위(陽痿) : 기충(氣衝), 삼음교(三陰交), 신수(腎兪), 상료(上髎), 회양(會陽), 지실(志室), 연곡(然谷), 태계(太谿), 음곡(陰谷), 횡골(橫骨), 기혈(氣穴), 곡천(曲泉), 곡골(曲骨), 중극(中極), 관원(關元), 석문(石門), 기해(氣海), 요양관(腰陽關), 명문(命門).
- 조설(早泄) : 대거(大巨), 중극(中極), 관원(關元), 명문(命門).
- 유정(遺精) : 대거(大巨), 삼음교(三陰交), 지기(地機), 음릉천(陰陵泉), 신수(腎兪), 소장수(小腸兪), 방광수(膀胱兪), 백환수(白環兪), 상료(上髎), 고황수(膏肓兪), 지실(志室), 연곡(然谷), 태계(太谿), 횡골(橫骨), 대혁(大赫), 사만(四滿), 중봉(中封), 곡천(曲泉), 회음(會陰), 곡골(曲骨), 중극(中極), 관원(關元), 석문(石門), 기해(氣海), 요양관(腰陽關), 명문(命門).
- 몽유(夢遺) : 삼음교(三陰交), 심수(心兪).
- 음경통(陰莖痛) : 열결(列缺), 귀래(歸來), 기충(氣衝), 삼음교(三陰交), 중봉(中封), 급맥(急脈).
- 고환종통(睾丸腫痛) : 교신(交信), 여구(蠡溝), 족오리(足五里).
- 고환축복(睾丸縮腹) : 삼음교(三陰交).
- 음낭습진(陰囊濕疹) : 곡골(曲骨).
- 음통(陰痛) : 회음(會陰), 질변(秩邊), 음곡(陰谷), 횡골(橫骨) 대혁(大赫), 소부(少府), 대돈(大敦), 행간(行間), 중극(中極).
- 외음종통(外陰腫痛) : 기충(氣衝), 방광수(膀胱兪), 포황(胞肓), 지실(志室).
- 음부생창(陰部生瘡) : 방광수(膀胱兪), 백충와(百蟲窩).
- 음부한습(陰部汗濕) : 회음(會陰).
- 축음(縮陰) : 대돈(大敦).
- 치루(痔漏) : 공최(孔最), 태백(太白), 상구(商丘), 충문(衝門), 소장수(小腸兪), 회양(會陽), 승부(承扶), 질변(秩邊), 승근(承筋), 승산(承山), 비양(飛揚), 회음(會陰), 장강(長强), 요수(腰兪), 척중(脊中), 백회(百會), 이백(二白).

(7) 심・흉・협통류(心胸脇痛類)

- 심통(心痛) : 협백(俠白), 불용(不容), 은백(隱白), 태백(太白), 극천(極泉), 소해(少海), 영도(靈道), 음극(陰郄), 신문(神門), 소충(少衝), 궐음수(厥陰兪), 심수(心

兪), 독수(督兪), 복통곡(腹通谷), 천천(天泉), 곡택(曲澤), 극문(郄門), 간사(間使), 내관(內關), 대릉(大陵), 노궁(勞宮), 거궐(巨闕), 구미(鳩尾), 중정(中庭), 단중(膻中), 신도(神道), 거궐수(巨闕兪), 호구(虎口), 중천(中泉), 독음(獨陰).

- **궐심통(厥心痛)・부득와(不得臥)** : 대도(大都).
- **심하만(心下滿)** : 소상(少商).
- **심여현인제복통(心如懸引臍腹痛)** : 외릉(外陵).
- **흉통(胸痛)** : 중부(中府), 운문(雲門), 풍륭(豊隆), 은백(隱白), 천계(天谿), 소부(少府), 태계(太谿), 복통곡(腹通谷), 보랑(步廊), 신장(神藏), 수부(兪府), 천지(天池), 극문(郄門), 내관(內關), 거궐(巨闕), 옥당(玉堂), 자궁(紫宮), 화개(華蓋), 선기(璇璣), 도도(陶道).
- **흉중번열(胸中煩熱)** : 운문(雲門), 풍문(風門), 기문(期門).
- **흉중번만(胸中煩滿)** : 중부(中府), 협백(俠白), 태연(太淵), 곡지(曲池).
- **흉중만통(胸中滿痛)** : 구미(鳩尾), 선기(璇璣).
- **흉부창만(胸部脹滿)** : 척택(尺澤), 경거(經渠), 폐수(肺兪).
- **흉민흉통(胸悶胸痛)** : 유근(乳根), 극천(極泉).
- **흉륵통(胸肋痛)** : 기호(氣戶), 불용(不容), 주영(周榮), 극천(極泉), 외관(外關), 청령(青靈), 완골(腕骨), 양곡(陽谷), 간수(肝兪), 담수(膽兪), 비수(脾兪), 지구(支溝), 연액(淵腋), 일월(日月), 양릉천(陽陵泉), 현종(懸鐘), 족임읍(足臨泣), 지오회(地五會), 태충(太衝), 중도(中都), 화개(華蓋), 거궐수(巨闕兪), 담낭혈(膽囊穴).
- **흉협통(胸脇痛)** : 음도(陰都), 대포(大包), 소충(少衝), 대릉(大陵), 두규음(頭竅陰), 본신(本神), 첩근(輒筋), 외구(外丘), 양보(陽輔), 구허(丘墟), 협계(俠谿), 족규음(足竅陰), 행간(行間), 장문(章門), 위완하수(胃脘下兪), 이백(二白), 수역주(手逆注), 독음(獨陰).
- **흉협창통(胸脇脹痛)** : 혼문(魂門), 고방(庫房), 옥예(屋翳), 응창(膺窓), 식두(食竇), 흉향(胸鄉), 연곡(然谷), 영허(靈墟), 지음(至陰).
- **흉협창만(胸脇脹滿)** : 기호(氣戶), 태백(太白), 주영(周榮), 신봉(神封), 욱중(彧中), 수천(水泉), 양교(陽交), 현종(懸鐘), 행간(行間), 중봉(中封), 기문(期門), 자궁(紫宮), 중천(中泉).
- **흉배통(胸背痛)** : 경거(經渠), 태연(太淵), 기호(氣戶), 불용(不容), 흉향(胸鄉), 풍문(風門), 심수(心兪), 천천(天泉).
- **흉복창만(胸腹脹滿)** : 여태(厲兌), 신당(神堂), 중정(中庭).
- **계륵인소복통(季肋引少腹痛)** : 지구(支溝).

(8) 기타(其他)

- **두통(頭痛)** : 공최(孔最), 합곡(合谷), 양계(陽谿), 온류(溫溜), 상렴(上廉), 사백(四白), 두유(頭維), 인영(人迎), 풍륭(豊隆), 해계(解谿), 청령(靑靈), 소해(少海), 통리(通里), 신문(神門), 소택(少澤), 완골(腕骨), 지정(支正), 소해(小海), 찬죽(攢竹), 미충(眉衝), 곡차(曲差), 오처(五處), 승광(承光), 통천(通天), 옥침(玉枕), 천주(天柱), 대저(大杼), 풍문(風門), 비양(飛揚), 부양(跗陽), 곤륜(崑崙), 신맥(申脈), 경골(京骨), 속골(束骨), 족통곡(足通谷), 지음(至陰), 태계(太谿), 관충(關衝), 액문(液門), 중도(中都), 외관(外關), 천유(天牖), 계맥(瘈脈), 노식(顱息), 각손(角孫), 사죽공(絲竹空), 동자료(瞳子髎), 청회(聽會), 상관(上關), 함염(頷厭), 솔곡(率谷), 천충(天衝), 부백(浮白), 두규음(頭竅陰), 완골(完骨), 본신(本神), 양백(陽白), 두임읍(頭臨泣), 목창(目窓), 정영(正營), 승령(承靈), 뇌공(腦空), 풍지(風池), 족임읍(足臨泣), 지오회(地五會), 협계(俠谿), 행간(行間), 태충(太衝), 곡천(曲泉), 중완(中脘), 신주(身柱), 도도(陶道), 아문(瘂門), 뇌호(腦戶), 강간(强間), 후정(後頂), 백회(百會), 상성(上星), 신정(神庭), 하렴(下廉), 사신총(四神聰), 인당(印堂), 상영향(上迎香), 예명(翳明), 안면(安眠), 신설(新設), 요기(腰奇), 호구(虎口), 위령(威靈), 정령(精靈), 팔풍(八風).
- **편정두통(偏正頭痛)** : 열결(列缺), 태양(太陽), 이첨(耳尖).
- **편두통(偏頭痛)** : 현리(懸釐), 곡빈(曲鬢), 양보(陽輔), 족규음(足竅陰), 내관(內關), 천정(天井).
- **두정통(頭頂痛)** : 전곡(前谷), 후계(後谿), 용천(湧泉), 전정(前頂), 신설(新設).
- **두풍(頭風)** : 하렴(下廉).
- **두중(頭重)** : 통천(通天), 부양(跗陽), 이화료(耳和髎), 아문(瘂門), 뇌호(腦戶).
- **현훈(眩暈)** : 합곡(合谷), 하렴(下廉), 사백(四白), 하관(下關), 해계(解谿), 영도(靈道), 신문(神門), 미충(眉衝), 통천(通天), 낙각(絡却), 천주(天柱), 간수(肝兪), 내관(內關), 신맥(申脈), 함염(頷厭), 솔곡(率谷), 두규음(頭竅陰), 승령(承靈), 풍지(風池), 협계(俠谿), 행간(行間), 태충(太衝), 관원(關元), 풍부(風府), 뇌호(腦戶), 후정(後頂), 백회(百會), 상성(上星), 신정(神庭), 사신총(四神聰), 내영향(內迎香), 예명(翳明), 안면(安眠), 호구(虎口).
- **두훈(頭暈)** : 족삼리(足三里), 양곡(陽谷), 천유(天牖), 정영(正營), 명문(命門), 전정(前頂), 인당(印堂).

- 면통(面痛) : 사백(四白), 하관(下關), 청회(聽會), 상관(上關), 뇌호(腦戶).
- 삼차신경통(三叉神經痛) : 인당(印堂), 태양(太陽), 협승장(夾承漿).
- 미릉골통(眉稜骨痛) : 해계(解谿), 찬죽(攢竹).
- 광상신경통(眶上神經痛) : 어요(魚腰).
- 안검윤동(眼瞼瞤動) : 승읍(承泣), 사백(四白), 거료(巨髎), 지창(地倉), 두유(頭維), 관료(顴髎), 찬죽(攢竹), 사죽공(絲竹空), 양백(陽白), 어요(魚腰).
- 안검하수(眼瞼下垂) : 어요(魚腰).
- 구안와사(口眼喎斜) : 열결(列缺), 이간(二間), 합곡(合谷), 편력(偏歷), 영향(迎香), 승읍(承泣), 사백(四白), 거료(巨髎), 협거(頰車), 하관(下關), 충양(衝陽), 관료(顴髎), 예풍(翳風), 청회(聽會), 상관(上關), 완골(完骨), 풍지(風池), 승장(承漿), 수구(水溝), 태양(太陽), 어요(魚腰), 견정(牽正), 협정(頰呈).
- 구와(口喎) : 지창(地倉), 대영(大迎), 내정(內庭), 여태(厲兌), 낙각(絡却), 통천(通天), 이화료(耳和髎), 행간(行間), 강간(强間), 태단(兌端), 은교(齦交), 협승장(夾承漿).
- 면기윤동(面肌瞤動) : 협승장(夾承漿).
- 중설(重舌) : 소상(少商), 아문(瘂門), 인당(印堂).
- 실어(失語) : 음극(陰郄), 금진(金津), 옥액(玉液), 상염천(上廉泉).
- 중풍(中風) : 족삼리(足三里), 천창(天窓), 풍지(風池), 견정(肩井), 풍시(風市), 행간(行間), 아문(瘂門).
- 중풍실어(中風失語) : 염천(廉泉), 신도(神道), 풍문(風門), 백회(百會).
- 반신불수(半身不遂) : 열결(列缺), 합곡(合谷), 상렴(上廉), 수삼리(手三里), 견료(肩髎), 대거(大巨), 위중(委中), 내관(內關), 본신(本神), 환도(環跳), 풍시(風市), 중독(中瀆), 양릉천(陽陵泉), 양보(陽輔), 현종(懸鐘), 구허(丘墟), 족임읍(足臨泣).
- 상지불수(上肢不遂) : 곡지(曲池), 수역주(手逆注), 견전(肩前).
- 수전(手顫) : 외관(外關).
- 하지불수(下肢不遂) : 음시(陰市), 양구(梁丘), 부양(跗陽).
- 족내번(足內翻) : 능후(陵後).
- 족마불인(足麻不仁) : 비관(髀關), 기단(氣端).
- 탄탄(癱瘓) : 거료(居髎).
- 추축(抽搐) : 근축(筋縮).
- 계종(瘈瘲) : 곡지(曲池), 옥예(屋翳), 상구(商丘), 완골(腕骨), 상관(上關), 함염(頷厭), 양교(陽交), 행간(行間), 장강(長强), 신도(神道), 백회(百會).

- 각기(脚氣) : 독비(犢鼻), 족삼리(足三里), 상거허(上巨虛), 태백(太白), 공손(公孫), 삼음교(三陰交), 승산(承山), 복참(僕參), 조해(照海), 풍시(風市), 양릉천(陽陵泉), 현종(懸鐘), 슬안(膝眼), 학정(鶴頂).

2. 골상과병증(骨傷科病症)

- 하함탈구(下頷脫臼) : 청회(聽會).
- 낙침(落枕) : 정천(定喘), 외노궁(外勞宮).
- 항강(項强) : 열결(列缺), 후계(後谿), 완골(腕骨), 지정(支正), 천주(天柱), 풍문(風門), 백호(魄戶), 곤륜(崑崙), 신맥(申脈), 경골(京骨), 속골(束骨), 족통곡(足通谷), 천유(天牖), 각손(角孫), 곡빈(曲鬢), 영대(靈臺), 도도(陶道), 대추(大椎), 뇌호(腦戶), 후정(後頂), 은교(齦交).
- 경항강통(頸項强痛) : 협거(頰車), 기사(氣舍), 견외수(肩外兪), 천창(天窓), 대저(大杼), 부분(附分), 천충(天衝), 소락(消濼), 천정(天井), 부백(浮白), 두규음(頭竅陰), 완골(完骨), 본신(本神), 뇌공(腦空), 풍지(風池), 견정(肩井), 외구(外丘), 현종(懸鐘), 구허(丘墟), 아문(瘂門), 풍부(風府), 강간(强間), 신설(新設), 백로(百勞).
- 경항구급(頸項拘急) : 비노(臂臑).
- 경항전측난(頸項轉側難) : 통천(通天).
- 경항견비외후측통(頸項肩臂外後側痛) : 소해(小海).
- 결분중통(缺盆中痛) : 태연(太淵), 결분(缺盆), 견정(肩貞), 양보(陽輔).
- 견배통(肩背痛) : 중부(中府), 운문(雲門), 온류(溫溜), 견중수(肩中兪), 천주(天柱), 백호(魄戶), 신당(神堂), 외관(外關), 중저(中渚), 지구(支溝), 견정(肩井), 신도(神道), 대추(大椎), 신설(新設), 정천(定喘), 거궐수(巨闕兪).
- 견배통진한(肩背痛振寒) : 이간(二間).
- 견배주비통(肩背肘臂痛) : 양로(養老).
- 견배구급(肩背拘急) : 삼초수(三焦兪), 부분(附分), 곤륜(崑崙).
- 견비동통(肩臂疼痛) : 비노(臂臑), 견우(肩髃), 거골(巨骨), 조구(條口), 청령(靑靈), 양지(陽池), 청랭연(淸冷淵), 노회(臑會), 첩근(輒筋), 경비(頸臂).
- 견비외후측통(肩臂外後側痛) : 소택(少澤).
- 견통(肩痛) : 통리(通里).
- 견박주완산통(肩髆肘腕痠痛) : 편력(偏歷).

- 견비수지마목(肩臂手指麻木) : 경비(頸臂).
- 견갑통(肩胛痛) : 견정(肩貞), 천종(天宗), 병풍(秉風), 곡원(曲垣), 대저(大杼), 고황수(膏肓兪), 노회(臑會).
- 견종(肩腫) : 수돌(水突), 기사(氣舍), 견전(肩前).
- 견중열(肩中熱) : 견우(肩髃).
- 견중불능거(肩重不能擧) : 견전(肩前).
- 견통인결분(肩痛引缺盆) : 상양(商陽).
- 상지산통마목(上肢痠痛麻木) : 병풍(秉風), 탈명(奪命).
- 상지위비(上肢痿痹) : 경비(頸臂).
- 상지냉통(上肢冷痛) : 견외수(肩外兪).
- 상지기부통(上肢肌膚痛) : 회종(會宗).
- 상지전동(上肢顫動) : 곡택(曲澤).
- 비통(臂痛) : 합곡(合谷), 사독(四瀆), 소락(消濼), 견료(肩髎), 부백(浮白), 연액(淵腋), 이백(二白), 수역주(手逆注).
- 비외측통(臂外側痛) : 양곡(陽谷).
- 비마(臂麻)·수전(手顫) : 소해(少海).
- 비완통(臂腕痛) : 합곡(合谷), 양계(陽谿).
- 노내후렴통(臑內後廉痛) : 소충(少衝).
- 상비내측통(上臂內側痛) : 천부(天府), 협백(俠白), 정천(定喘).
- 주비연통(肘臂攣痛) : 척택(尺澤), 공최(孔最), 어제(魚際), 합곡(合谷), 하렴(下廉), 수삼리(手三里), 주료(肘髎), 수오리(手五里), 극천(極泉), 전곡(前谷).
- 주비굴신불리(肘臂屈伸不利) : 외관(外關).
- 주비마목불인(肘臂麻木不仁) : 부분(附分).
- 주비외후측통(肘臂外後側痛) : 천종(天宗).
- 완비연급(腕臂攣急) : 영도(靈道).
- 수비견박산통마목(手臂肩膊痠痛麻木) : 상렴(上廉), 수삼리(手三里).
- 수비통마불능거(手臂痛麻不能擧) : 견정(肩貞).
- 수비연급(手臂攣急) : 견료(肩髎), 액문(液門), 삼양락(三陽絡).
- 수주무력(手肘無力) : 곡지(曲池).
- 수완무력동통(手腕無力疼痛) : 태연(太淵).
- 수완통(手腕痛) : 양곡(陽谷), 양지(陽池), 대릉(大陵).
- 지련비통(指攣臂痛) : 완골(腕骨), 소골공(小骨空).

- 지완연급(指腕攣急) : 소상(少商), 합곡(合谷).
- 수지급수배종통(手指及手背腫痛) : 삼간(三間), 곡지(曲池), 외관(外關), 팔사(八邪), 위령(威靈), 정령(精靈), 외노궁(外勞宮).
- 수지불능굴신(手指不能屈伸) : 중저(中渚), 오호(五虎), 외노궁(外勞宮).
- 수소지구련(手小指拘攣) : 소부(少府), 지정(支正).
- 지단마목(指端麻木) : 십선(十宣), 팔사(八邪), 외노궁(外勞宮).
- 척강(脊强) : 격수(膈兪), 신당(神堂), 격관(膈關), 장강(長强), 아문(瘂門), 근축(筋縮), 지양(至陽), 수구(水溝).
- 척배통(脊背痛) : 간수(肝兪), 위창(胃倉), 도도(陶道), 중저(中渚).
- 요배구급(腰背拘急) : 승근(承筋), 승산(承山), 비양(飛揚), 중추(中樞), 지양(至陽).
- 요척강통(腰脊强痛) : 폐수(肺兪), 삼초수(三焦兪), 대장수(大腸兪), 방광수(膀胱兪), 중려수(中膂兪), 은문(殷門), 위양(委陽), 지실(志室), 포황(胞肓), 합양(合陽), 태계(太谿), 대종(大鐘), 부류(復溜), 기혈(氣穴), 황수(肓兪), 장문(章門), 수분(水分), 요수(腰兪), 현추(懸樞), 척중(脊中), 신도(神道), 신주(身柱), 대추(大椎).
- 급성요통(急性腰痛) : 양로(養老), 수구(水溝), 위령(威靈), 정령(精靈).
- 요통(腰痛) : 음시(陰市), 기해수(氣海兪), 관원수(關元兪), 상료(上髎), 차료(次髎), 중료(中髎), 하료(下髎), 위중(委中), 곤륜(崑崙), 신맥(申脈), 금문(金門), 중주(中注), 경문(京門), 대맥(帶脈), 오추(五樞), 유도(維道), 환도(環跳), 중봉(中封), 명문(命門), 자궁혈(子宮穴), 하극수(下極兪), 비근(痞根), 요안(腰眼).
- 요통불가부앙(腰痛不可俯仰) : 지기(地機), 여구(蠡溝).
- 요퇴동통(腰腿疼痛) : 비관(髀關), 소장수(小腸兪), 백환수(白環兪), 부양(跗陽), 경골(京骨), 거료(居髎).
- 요슬구련(腰膝拘攣) : 음교(陰交).
- 요슬산통(腰膝痠痛) : 신수(腎兪),
- 요저통인소복(腰骶痛引小腹) : 음포(陰包).
- 요저둔고부동통(腰骶臀股部疼痛) : 승부(承扶), 질변(秩邊), 요양관(腰陽關), 십칠추혈(十七椎穴).
- 요척미저부동통(腰脊尾骶部疼痛) : 장강(長强).
- 요이하지족불인(腰以下至足不仁) : 차료(次髎).
- 요고구종통(腰股溝腫痛) : 기문(箕門).
- 하지궐랭(下肢厥冷) : 태계(太谿).
- 하지연급(下肢攣急) : 음렴(陰廉).

- 하지산통(下肢痠痛) : 하극수(下極兪).
- 하지산통마비(下肢痠痛痲痺) : 합양(合陽).
- 하지내측통(下肢內側痛) : 행간(行間).
- 하지후측통(下肢後側痛) : 속골(束骨).
- 하지외측통(下肢外側痛) : 풍시(風市), 양릉천(陽陵泉), 현종(懸鐘), 슬안(膝眼), 학정(鶴頂).
- 관관절굴신불리(髖關節屈伸不利) : 위중(委中).
- 둔고마목(臀股痲木) : 부극(浮郄).
- 비고위비(髀股痿痺) : 비관(髀關).
- 대퇴동통(大腿疼痛) : 은문(殷門).
- 고내측통(股內側痛) : 혈해(血海), 음렴(陰廉), 급맥(急脈).
- 퇴슬마비산통굴신불리(腿膝痲痺痠痛屈伸不利) : 음시(陰市), 기해수(氣海兪).
- 퇴족구련동통위궐불인(腿足拘攣疼痛痿厥不仁) : 위양(委陽).
- 슬관절통(膝關節痛) : 독비(犢鼻), 족삼리(足三里), 음릉천(陰陵泉), 광명(光明), 슬안(膝眼), 학정(鶴頂).
- 슬종(膝腫) : 양구(梁丘), 환도(環跳), 슬양관(膝陽關), 양릉천(陽陵泉), 행간(行間), 슬관(膝關), 곡천(曲泉).
- 슬산중(膝痠重) : 승근(承筋), 능후(陵後).
- 슬통각련(膝痛脚攣) : 경골(京骨).
- 슬고천내렴통(膝股腨內廉痛) : 교신(交信), 음곡(陰谷), 양교(陽交), 현종(懸鐘), 협계(俠谿), 태충(太衝).
- 행통(胻痛) : 지오회(地五會), 협계(俠谿).
- 경부산통(脛部痠痛) : 여구(蠡溝).
- 근급부득굴신(筋急不得屈伸) : 비관(髀關), 근축(筋縮).
- 괵근연급(膕筋攣急) : 부극(浮郄), 위중(委中), 슬양관(膝陽關).
- 퇴통전근(腿痛轉筋) : 승산(承山), 십칠추혈(十七椎穴), 슬안(膝眼).
- 소퇴냉통마비(小腿冷痛痲痺) : 조구(條口), 승근(承筋), 축빈(築賓), 슬양관(膝陽關).
- 족경한랭(足脛寒冷) : 여태(厲兌), 신맥(申脈), 중봉(中封).
- 족부종통(足趺腫痛) : 조구(條口), 족임읍(足臨泣), 지오회(地五會), 협계(俠谿), 족규음(足竅陰), 행간(行間), 태충(太衝), 팔풍(八風).
- 족부상통(足趺上痛) : 영도(靈道), 연곡(然谷).

- 족과통(足踝痛) : 상구(商丘), 금문(金門), 태계(太谿), 중봉(中封).
- 외과종통(外踝腫痛) : 구허(丘墟).
- 외과홍종(外踝紅腫) : 부양(跗陽).
- 각근통(脚跟痛) : 곤륜(崑崙), 복참(僕參), 대종(大鍾).
- 오지진통(五趾盡痛) : 이내정(裏內庭).
- 족위무력(足痿無力) : 충양(衝陽), 삼음교(三陰交), 부백(浮白), 거료(居髎), 팔풍(八風).
- 위증(痿證) : 태백(太白).

3. 부인과병증(婦人科病症)

- 월경부조(月經不調) : 곡지(曲池), 천추(天樞), 기충(氣衝), 삼음교(三陰交), 지기(地機), 혈해(血海), 신수(腎兪), 백환수(白環兪), 상료(上髎), 중료(中髎), 연곡(然谷), 태계(太谿), 대종(大鍾), 수천(水泉), 조해(照海), 교신(交信), 음곡(陰谷), 대혁(大赫), 기혈(氣穴), 사만(四滿), 중주(中注), 황수(肓兪), 대맥(帶脈), 오추(五樞), 유도(維道), 대돈(大敦), 행간(行間), 태충(太衝), 여구(蠡溝), 곡천(曲泉), 음포(陰包), 음렴(陰廉), 회음(會陰), 곡골(曲骨), 중극(中極), 관원(關元), 기해(氣海), 요수(腰兪), 요양관(腰陽關), 자궁혈(子宮穴), 팔풍(八風), 독음(獨陰).
- 통경(痛經) : 천추(天樞), 외릉(外陵), 수도(水道), 지기(地機), 혈해(血海), 기해수(氣海兪), 차료(次髎), 수천(水泉), 조해(照海), 대혁(大赫), 행간(行間), 곡천(曲泉), 곡골(曲骨), 중극(中極), 관원(關元), 기해(氣海), 제탁(提托), 자궁혈(子宮穴), 십칠추혈(十七椎穴).
- 경폐(經閉) : 합곡(合谷), 귀래(歸來), 삼음교(三陰交), 행간(行間), 관원(關元), 석문(石門), 기해(氣海).
- 붕루(崩漏) : 은백(隱白), 삼음교(三陰交), 혈해(血海), 통리(通里), 합양(合陽), 교신(交信), 음곡(陰谷), 사만(四滿), 대돈(大敦), 중도(中都), 중극(中極), 관원(關元), 석문(石門), 기해(氣海), 음교(陰交), 기문(氣門), 자궁혈(子宮穴), 십칠추혈(十七椎穴).
- 대하(帶下) : 귀래(歸來), 신수(腎兪), 소장수(小腸兪), 백환수(白環兪), 상료(上髎), 회양(會陽), 대혁(大赫), 기혈(氣穴), 사만(四滿), 행간(行間), 곡천(曲泉), 중극(中極), 석문(石門), 기해(氣海), 음교(陰交).

- 적백대하(赤白帶下) : 삼음교(三陰交), 차료(次髎), 중료(中髎), 조해(照海), 대맥(帶脈), 오추(五樞), 여구(蠡溝), 음렴(陰廉), 곡골(曲骨), 관원(關元), 요양관(腰陽關), 명문(命門).
- 태루추(胎屢墜) : 충문(衝門).
- 태기상충(胎氣上衝) : 명문(命門).
- 태위부정(胎位不正) : 지음(至陰).
- 임신간증(姙娠癎證) : 인당(印堂).
- 체산(滯産) : 합곡(合谷), 삼음교(三陰交), 곤륜(崑崙), 지음(至陰), 견정(肩井).
- 포의불하(胞衣不下) : 지음(至陰), 중극(中極), 관원(關元), 기해(氣海), 독음(獨陰).
- 산부혈훈(産婦血暈) : 족삼리(足三里), 삼음교(三陰交), 내관(內關), 중완(中脘), 인당(印堂).
- 산후복통(産後腹痛) : 석관(石關), 곡천(曲泉).
- 오로불하(惡露不下) : 삼음교(三陰交).
- 오로부절(惡露不絶) : 사만(四滿), 중도(中都), 중극(中極), 관원(關元), 석문(石門), 기해(氣海), 음교(陰交), 기문(氣門).
- 유소(乳少) : 유근(乳根), 천계(天谿), 소택(少澤), 전곡(前谷), 단중(膻中).
- 여자가취(女子瘕聚) : 방광수(膀胱兪).
- 음정(陰挺) : 삼음교(三陰交), 소부(少府), 상료(上髎), 연곡(然谷), 수천(水泉), 조해(照海), 교신(交信), 대혁(大赫), 오추(五樞), 유도(維道), 여구(蠡溝), 곡천(曲泉), 족오리(足五里), 급맥(急脈), 회음(會陰), 중극(中極), 관원(關元), 기해(氣海), 백회(百會), 이뇨혈(利尿穴), 제탁(提托), 자궁혈(子宮穴).
- 음양(陰痒) : 연곡(然谷), 조해(照海), 교신(交信), 여구(蠡溝), 곡천(曲泉), 중극(中極), 관원(關元), 음교(陰交), 장강(長强).
- 부인음통(婦人陰痛) : 음릉천(陰陵泉).
- 불임(不姙) : 기충(氣衝), 대혁(大赫), 사만(四滿), 석관(石關), 음도(陰都), 신궐(神闕), 삼각구(三角灸), 기문(氣門), 자궁혈(子宮穴).

4. 소아과병증(小兒科病症)

- 감적(疳積) : 족삼리(足三里), 장문(章門), 중완(中脘), 척중(脊中), 외노궁(外勞宮), 사봉(四縫).

- 소아경풍(小兒驚風) : 척택(尺澤), 소상(少商), 은백(隱白), 합곡(合谷), 완골(腕骨), 오처(五處), 금문(金門), 용천(湧泉), 중충(中衝), 솔곡(率谷), 본신(本神), 양릉천(陽陵泉), 태충(太衝), 대추(大椎), 전정(前頂), 신회(顖會), 상성(上星), 수구(水溝), 소료(素髎), 인당(印堂), 십선(十宣), 위령(威靈), 정령(精靈), 이내정(裏內庭).
- 소아경간(小兒驚癎) : 계맥(瘈脈), 노식(顱息), 두임읍(頭臨泣), 목창(目窓), 제중사변(臍中四邊).
- 뇌적수(腦積水)·대뇌발육부전(大腦發育不全) : 사신총(四神聰).
- 제풍(臍風) : 연곡(然谷), 외노궁(外勞宮).
- 백일해(百日咳) : 사봉(四縫).
- 자시(痄腮) : 합곡(合谷).
- 장충증(腸蟲症) : 사봉(四縫), 백충와(百蟲窩).

5. 외과병증(外科病症)

- 정창(疔瘡) : 합곡(合谷), 소해(小海), 위중(委中), 극문(郄門), 영대(靈臺), 신주(身柱), 인당(印堂), 협승장(夾承漿), 주첨(肘尖).
- 옹종(癰腫) : 소해(小海), 천용(天容), 풍문(風門), 위중(委中), 주첨(肘尖).
- 단독(丹毒) : 곡지(曲池), 혈해(血海), 위중(委中), 탈명(奪命).
- 유옹(乳癰) : 척택(尺澤), 어제(魚際), 옥예(屋翳), 유근(乳根), 양구(梁丘), 족삼리(足三里), 하거허(下巨虛), 천계(天谿), 소택(少澤), 천종(天宗), 황문(肓門), 보랑(步廊), 영허(靈墟), 천지(天池), 견정(肩井), 광명(光明), 족임읍(足臨泣), 지오회(地五會), 옥당(玉堂).
- 나력(瘰癧) : 수삼리(手三里), 곡지(曲池), 수오리(手五里), 비노(臂臑), 견우(肩髃), 거골(巨骨), 천정(天鼎), 부돌(扶突), 대영(大迎), 인영(人迎), 수돌(水突), 기사(氣舍), 결분(缺盆), 극천(極泉), 소해(少海), 견정(肩貞), 천지(天池), 천정(天井), 노회(臑會), 예풍(翳風), 부백(浮白), 견정(肩井), 양보(陽輔), 족임읍(足臨泣), 족오리(足五里), 백로(百勞), 주첨(肘尖).
- 각궁반장(角弓反張) : 양릉천(陽陵泉), 도도(陶道), 대추(大椎), 신정(神庭), 신설, 제중사변(臍中四邊).
- 영류(癭瘤) : 천부(天府), 거골(巨骨), 천정(天鼎), 부돌(扶突), 인영(人迎), 수돌(水突), 기사(氣舍), 천창(天窓), 천용(天容), 통천(通天), 낙각(絡却), 천정(天井),

노회(臑會), 천충(天衝), 부백(浮白), 풍지(風池), 천돌(天突), 뇌호(腦戶).
- 독사교상(毒蛇蛟傷) : 팔사(八邪), 팔풍(八風).
- 견상독불출(犬傷毒不出) : 외구(外丘).
- 각지청자증(脚趾青紫症) : 팔풍(八風).
- 면적순종(面赤脣腫) : 상성(上星), 신회(顖會), 은교(齦交).
- 이종(頤腫) : 상양(商陽).
- 함종(頷腫) : 관료(顴髎).
- 경통(頸痛) : 대영(大迎), 소해(少海).
- 경항함종(頸項頷腫) : 구화료(口禾髎), 이간(二間), 낙각(絡却), 완골(腕骨), 양곡(陽谷), 이문(耳門), 곡빈(曲鬢).
- 액하종(腋下腫) : 담수(膽兪), 연액(淵腋), 첩근(輒筋), 천지(天池), 간사(間使), 양보(陽輔), 현종(懸鐘), 구허(丘墟), 지오회(地五會).
- 족배종통(足背腫痛) : 충양(衝陽), 함곡(陷谷), 내정(內庭), 기단(氣端).
- 무맥증(無脈症) : 태연(太淵).

6. 피부과병증(皮膚科病症)

- 습진(濕疹) : 삼음교(三陰交), 혈해(血海).
- 풍진(風疹) : 합곡(合谷), 곡지(曲池), 혈해(血海), 천창(天窓), 환도(環跳), 대추(大椎), 정천(定喘), 백충와(百蟲窩).
- 피부소양(皮膚瘙痒) : 삼음교(三陰交), 풍시(風市), 백충와(百蟲窩).
- 면양(面痒) : 영향(迎香).
- 주사비(酒齇鼻) : 소료(素髎).
- 면부창선(面部瘡癬) : 은교(齦交).
- 아장풍(鵝掌風) : 노궁(勞宮).
- 개창(疥瘡) : 합곡(合谷), 곡지(曲池), 후계(後谿), 양곡(陽谷), 지정(支正).
- 우(疣) : 양곡(陽谷), 지정(支正).
- 백전풍(白癜風) : 중괴(中魁), 탈명(奪命).

7. 안과병증(眼科病症)

- 목적종통(目赤腫痛) : 합곡(合谷), 양계(陽谿), 편력(偏歷), 곡지(曲池), 승읍(承泣),

사백(四白), 해계(解谿), 후계(後谿), 양곡(陽谷), 관료(顴髎), 정명(睛明), 찬죽(攢竹), 천주(天柱), 간수(肝兪), 신맥(申脈), 조해(照海), 관충(關衝), 액문(液門), 중저(中渚), 외관(外關), 각손(角孫), 사죽공(絲竹空), 동자료(瞳子髎), 곡빈(曲鬢), 두임읍(頭臨泣), 목창(目窓), 뇌공(腦空), 풍지(風池), 구허(丘墟), 지오회(地五會), 족규음(足竅陰), 행간(行間), 태충(太衝), 뇌호(腦戶), 상성(上星), 신정(神庭), 전정(前頂), 인당(印堂), 태양(太陽), 어요(魚腰), 상영향(上迎香), 내영향(內迎香), 이첨(耳尖), 소골공(小骨空).

- 침안(針眼) : 이첨(耳尖).
- 목양(目痒) : 사백(四白), 정명(睛明).
- 목통(目痛) : 이간(二間), 삼간(三間), 하렴(下廉), 전곡(前谷), 옥침(玉枕), 곡차(曲差), 지음(至陰), 중저(中渚), 동자료(瞳子髎), 양백(陽白), 승령(承靈), 광명(光明), 풍부(風府), 팔사(八邪), 대골공(大骨空), 권첨(拳尖).
- 목외자통(目外眦痛) : 현로(懸顱), 현리(懸釐), 함염(頷厭), 양백(陽白), 양보(陽輔), 족임읍(足臨泣), 협계(俠谿).
- 열루(熱淚) : 두임읍(頭臨泣), 풍지(風池), 신정(神庭).
- 냉루(冷淚) : 완골(腕骨).
- 영풍유루(迎風流淚) : 승읍(承泣), 사백(四白), 두유(頭維), 정명(睛明), 찬죽(攢竹), 동자료(瞳子髎), 상성(上星), 상영향(上迎香).
- 파광수명(怕光羞明) : 동자료(瞳子髎).
- 노육반정(努肉攀睛) : 정명(睛明).
- 목예(目翳) : 양계(陽谿), 사백(四白), 거료(巨髎), 소택(少澤), 전곡(前谷), 후계(後谿), 완골(腕骨), 정명(睛明), 경골(京骨), 각손(角孫), 동자료(瞳子髎), 두임읍(頭臨泣), 구허(丘墟), 신정(神庭), 어요(魚腰), 대골공(大骨空), 소골공(小骨空), 중천(中泉).
- 청맹(靑盲) : 상양(商陽), 행간(行間), 구후(球後), 예명(翳明).
- 색맹(色盲) : 정명(睛明).
- 야맹(夜盲) : 승읍(承泣), 정명(睛明), 간수(肝兪), 양백(陽白), 광명(光明), 신정(神庭), 예명(翳明).
- 내장(內障) : 동자료(瞳子髎), 구후(球後), 예명(翳明), 대골공(大骨空).
- 근시(近視) : 곡지(曲池), 양로(養老), 견중수(肩中兪), 정명(睛明), 찬죽(攢竹), 곡차(曲差), 오처(五處), 승광(承光), 옥침(玉枕), 낙각(絡却), 간수(肝兪), 동자료(瞳子髎), 목창(目窓), 구후(球後), 예풍(翳風).

- **원시(遠視)** : 목창(目窓), 예풍(翳風).
- **목혼(目昏)** : 신수(腎兪), 수천(水泉), 천유(天牖).
- **목현(目眩)** : 두유(頭維), 소해(少海), 영도(靈道), 후계(後谿), 지정(支正), 소해(小海), 정명(睛明), 찬죽(攢竹), 곡차(曲差), 오처(五處), 승광(承光), 풍문(風門), 비양(飛揚), 곤륜(崑崙), 속골(束骨), 족통곡(足通谷), 태계(太谿), 중저(中渚), 사죽공(絲竹空), 본신(本神), 양백(陽白), 두임읍(頭臨泣), 목창(目窓), 정영(正營), 뇌공(腦空), 족임읍(足臨泣), 족규음(足竅陰), 곡천(曲泉), 강간(强間), 전정(前頂), 신회(顖會).
- **목삽(目澁)** : 태양(太陽).
- **각종목질(各種目疾)** : 노회(臑會), 구후(球後), 예명(翳明).

8. 이비인후과병증(耳鼻咽喉科病症)

- **이명(耳鳴)** : 상양(商陽), 양계(陽谿), 편력(偏歷), 하관(下關), 족삼리(足三里), 소택(少澤), 전곡(前谷), 완골(腕骨), 양곡(陽谷), 견정(肩貞), 천창(天窓), 천용(天容), 청궁(聽宮), 낙각(絡却), 신수(腎兪), 태계(太谿), 관충(關衝), 액문(液門), 중저(中渚), 외관(外關), 지구(支溝), 지오회(地五會), 협계(俠谿), 족규음(足竅陰), 명문(命門), 백회(百會), 예명(翳明).
- **이롱(耳聾)** : 상양(商陽), 합곡(合谷), 양계(陽谿), 편력(偏歷), 하관(下關), 소택(少澤), 후계(後谿), 양곡(陽谷), 소해(小海), 견정(肩貞), 천창(天窓), 천용(天容), 청궁(聽宮), 신수(腎兪), 태계(太谿), 관충(關衝), 액문(液門), 중저(中渚), 양지(陽池), 외관(外關), 지구(支溝), 회종(會宗), 삼양락(三陽絡), 사독(四瀆), 천정(天井), 천유(天牖), 예풍(翳風), 계맥(瘈脈), 이문(耳門), 청회(聽會), 상관(上關), 부백(浮白), 두규음(頭竅陰), 두임읍(頭臨泣), 뇌공(腦空), 풍지(風池), 지오회(地五會), 협계(俠谿), 족규음(足竅陰), 안면(安眠).
- **농아(聾啞)** : 염천(廉泉).
- **이통(耳痛)** : 액문(液門), 노식(顱息), 각손(角孫), 두규음(頭竅陰).
- **정이(聤耳)** : 하관(下關), 청궁(聽宮), 이문(耳門), 청회(聽會), 상관(上關).
- **상풍비색(傷風鼻塞)** : 구화료(口禾髎), 영향(迎香), 전곡(前谷), 미충(眉衝), 곡차(曲差), 승광(承光), 통천(通天), 낙각(絡却), 옥침(玉枕), 천주(天柱), 풍문(風門), 비양(飛揚), 지음(至陰), 두임읍(頭臨泣), 백회(百會), 소료(素髎), 수구(水溝), 태

단(兌端), 상영향(上迎香).

- **비질(鼻窒)** : 영향(迎香), 통천(通天), 천주(天柱), 승령(承靈).
- **비류청체(鼻流淸涕)** : 구화료(口禾髎), 통천(通天), 소료(素髎).
- **비류황체(鼻流黃涕)** : 여태(厲兌).
- **다체(多涕)** : 승광(承光), 풍문(風門), 승령(承靈).
- **비연(鼻淵)** : 합곡(合谷), 영향(迎香), 통천(通天), 두임읍(頭臨泣), 승령(承靈), 풍지(風池), 전정(前頂), 신회(顖會), 상성(上星), 신정(神庭), 소료(素髎), 은교(齦交), 인당(印堂).
- **비뉵(鼻衄)** : 천부(天府), 소상(少商), 이간(二間), 삼간(三間), 합곡(合谷), 편력(偏歷), 온류(溫溜), 구화료(口禾髎), 영향(迎香), 거료(巨髎), 내정(內庭), 여태(厲兌), 은백(隱白), 음극(陰郄), 곡차(曲差), 통천(通天), 간수(肝兪), 위중(委中), 승산(承山), 비양(飛揚), 곤륜(崑崙), 족통곡(足通谷), 지음(至陰), 극문(郄門), 승령(承靈), 풍지(風池), 풍부(風府), 신회(顖會), 상성(上星), 신정(神庭), 소료(素髎), 수구(水溝), 인당(印堂), 대골공(大骨空), 중괴(中魁).
- **비창(鼻瘡)** : 구화료(口禾髎), 통천(通天).
- **비식육(鼻瘜肉)** : 구화료(口禾髎), 신회(顖會), 상성(上星), 영향(迎香), 소료(素髎), 상영향(上迎香).
- **비통(鼻痛)** : 뇌공(腦空), 신회(顖會), 상성(上星).
- **각종비질(各種鼻疾)** : 족삼리(足三里), 이화료(耳和髎), 내영향(內迎香).
- **인후종통(咽喉腫痛)** : 척택(尺澤), 공최(孔最), 열결(列缺), 상양(商陽), 삼간(三間), 합곡(合谷), 양계(陽谿), 편력(偏歷), 온류(溫溜), 곡지(曲池), 천정(天鼎), 부돌(扶突), 인영(人迎), 수돌(水突), 기사(氣舍), 결분(缺盆), 풍륭(豊隆), 소택(少澤), 전곡(前谷), 천창(天窓), 천용(天容), 천주(天柱), 담수(膽兪), 용천(湧泉), 태계(太谿), 화개(華蓋), 천돌(天突), 풍부(風府), 상렴(上廉), 신설, 팔사(八邪), 소골공(小骨空), 호구(虎口).
- **후비(喉痹)** : 중부(中府), 경거(經渠), 태연(太淵), 어제(魚際), 소상(少商), 이간(二間), 내정(內庭), 대저(大杼), 폐수(肺兪), 관충(關衝), 액문(液門), 중저(中渚), 양지(陽池), 완골(完骨), 족규음(足竅陰), 옥당(玉堂), 자궁(紫宮), 화개(華蓋), 선기(璇璣), 염천(廉泉), 내영향(內迎香), 금진(金津), 옥액(玉液), 이첨(耳尖).
- **폭음(暴瘖)** : 천정(天鼎), 부돌(扶突), 소해(少海), 영도(靈道), 천창(天窓), 지구(支溝), 삼양락(三陽絡), 사독(四瀆), 천돌(天突), 염천(廉泉), 승장(承漿).
- **실암(失喑)** : 공최(孔最), 어제(魚際), 합곡(合谷), 수삼리(手三里), 협거(頰車), 신

문(神門), 청궁(聽宮), 용천(湧泉).

- 음아(音啞) : 아문(瘂門), 뇌호(腦戶), 상염천(上廉泉).
- 인건(咽乾) : 어제(魚際), 극천(極泉), 신문(神門), 조해(照海), 태충(太衝), 위완하수(胃脘下兪).

9. 구강과병증(口腔科病症)

- 아통(牙痛) : 열결(列缺), 이간(二間), 삼간(三間), 합곡(合谷), 수삼리(手三里), 거료(巨髎), 지창(地倉), 대영(大迎), 협거(頰車), 하관(下關), 내정(內庭), 여태(厲兌), 양곡(陽谷), 관료(顴髎), 청궁(聽宮), 태계(太谿), 사독(四瀆), 소락(消濼), 이문(耳門), 각손(角孫), 사죽공(絲竹空), 청회(聽會), 상관(上關), 함염(頷厭), 현로(懸顱), 곡빈(曲鬢), 부백(浮白), 정영(正營), 승장(承漿), 수구(水溝), 태단(兌端), 태양(太陽), 팔사(八邪), 호구(虎口), 중괴(中魁), 팔풍(八風).
- 은종(齦腫) : 승장(承漿), 은교(齦交).
- 협종(頰腫) : 수삼리(手三里), 지창(地倉), 대영(大迎), 협거(頰車), 전곡(前谷), 소해(小海), 천종(天宗), 천창(天窓), 천용(天容), 외관(外關), 예풍(翳風), 곡빈(曲鬢), 완골(完骨), 광명(光明), 협계(俠谿), 은교(齦交).
- 치은궤란(齒齦潰爛) : 협승장(夾承漿), 협리(頰裏).
- 아조풍(牙槽風) : 여슬(女膝).
- 치뉵(齒衄) : 승장(承漿), 은교(齦交).
- 구설생창(口舌生瘡) : 노궁(勞宮), 염천(廉泉), 승장(承漿), 태단(兌端), 은교(齦交), 협리(頰裏), 견정(牽正), 금진(金津), 옥액(玉液), 염천(廉泉).
- 구설종통(口舌腫痛) : 온류(溫溜), 상구(商丘), 중충(中衝), 염천(廉泉), 금진(金津), 옥액(玉液).
- 설본출혈(舌本出血) : 뇌호(腦戶).
- 순종(脣腫) : 사백(四白), 관료(顴髎).
- 아관개합불리(牙關開合不利) : 대영(大迎), 하관(下關).
- 구설건(口舌乾) : 척택(尺澤), 이간(二間), 삼간(三間), 용천(湧泉), 양지(陽池), 각손(角孫), 염천(廉泉).

10. 구급병증(救急病症)

- 혼궐(昏厥) : 상양(商陽), 은백(隱白), 용천(湧泉), 중충(中衝), 회음(會陰), 소료(素髎), 신궐(神闕), 중완(中脘), 상완(上脘), 아문(瘂門), 백회(百會), 수구(水溝), 여태(厲兌), 십선(十宣).
- 신생아질식(新生兒窒息) : 소료(素髎).
- 요수질식(尿水窒息) : 회음(會陰).
- 졸사(卒死) : 위령(威靈), 정령(精靈).
- 중풍구급(中風救急) : 소상(少商), 상양(商陽), 소충(少衝), 소택(少澤), 위중(委中), 노궁(勞宮), 중충(中衝), 관원(關元), 신궐(神闕), 기단(氣端).

※ 이상 '특별부록 1'의 내용 중 '一. 침구혈위작용분류(鍼灸穴位作用分類)1'과 '三. 침구혈위주치분류(鍼灸穴位主治分類)'는 『實用針灸治療表解』(朱江・劉雲提・宋琦 編, 中醫古籍出版社, 1994年)에서 인용하고, '二. 침구혈위작용분류(鍼灸穴位作用分類)2'는 『針灸腧穴療法』(李平華 主編, 中醫古籍出版社, 1996年)에서 인용한 것이다.

색 인

병증 색인

ㄹ

ㅁ

ㅂ

ㅋ

ㅌ

경혈 색인

ㄱ

이 문 호

원광대학교 한의과대학 및 동대학원 졸업(한의학박사)
대전대학교 한의과대학 부속 한방병원 침구학 교수, 세명대학교 한의과대학 침구학 교수
포천중문의과대학교 교수, 강남차한방병원 침구과 수석과장 역임.
현재 경락경혈학회 감사
현재 원광대학교 한의과대학 외래교수
현재 강남제일한의원 원장

주요논저
사상체질분류에 객관성 부여를 위한 시도(試圖)
사상체질유형과 체격 및 신체형태지수와의 비교연구
금연침(禁煙鍼) 치료에 대한 임상적 고찰
요골신경마비(橈骨神經痲痺)의 침구치료에 관한 문헌적 고찰
육미지황탕(六味地黃湯) 및 팔미지황탕(八味地黃湯)의 약침이 신장기능에 미치는 영향
이명(耳鳴)의 이침선혈법(耳鍼選穴法)에 대한 연구
약침요법의 소개 및 문제점 고찰
『경락도해』『약침요법(藥鍼療法)』등 다수

손 인 철

원광대학교 한의과대학 침구학 교수

침구처방학

초판 인쇄 / 2013년 9월 5일
초판 발행 / 2013년 9월 25일
지 은 이 / 채 만 수
주석·윤문 / 이 문 호
교열·감수 / 손 인 철
전산입력 / 김 선 창
전산편집 / 장 재 석
펴 낸 이 / 김 근 중
펴 낸 곳 / 법인문화사
110-100 서울특별시 종로구 경교장1길 15(구 교남동 47번지) 3층
전 화 : 720-8004
팩 스 : 736-2325
등록 번호 / 제2-459호(1988. 1. 22.)

ISBN 978-89-7896-165-3-93510
책값 40,000원
※ 落張이나 破本은 교환하여 드립니다.

http://www.bubinbooks.co.kr E-mail:bubinbooks@bubinbooks.co.kr

『신증보대역 동의보감』은 『동의보감』 탄생 400년 역사 이래 40,000여 항 이상의 근거를 밝혀 현대적 가치를 부여한 최고의 임상도구서입니다.
주석, 도가, 향약명, 출전, 편집, 감수에서 『신증보대역 동의보감』만한 장점을 지닌 『동의보감』 번역본은 없습니다.

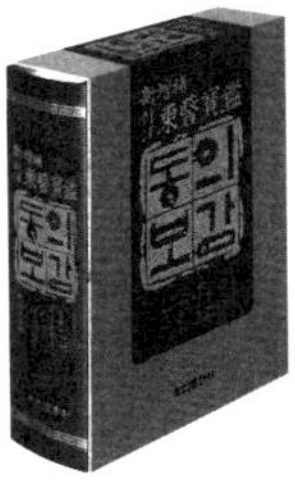

신증보 대역 동의보감

허 준 지음, 동의문헌연구실 옮김, 진주표 주석,
이남구 책임감수, 강창환 책임교정
4×6배판 / 총2352쪽 / 최고급중성지사용 / 고급표지사용 / 고급케이스입
법인문화사발행 / 책값 250,000원

『신증보대역 동의보감』은 법인문화사가 1993년부터 20년간 치밀한 계획을 세워 현직 한의대 교수와 한의사, 문학·사학·철학 등을 전공한 100여 명의 전문학자들이 직접 참여하여 번역·연구 주석·교정·감수하여 완성한 최고의 『동의보감』 번역본입니다. 『신증보대역 동의보감』은 원저자의 의도를 십분 헤아리고 원저자의 기대치를 훨씬 능가하는 세밀한 연구번역과 3339항에 이르는 연구주석, 7146항의 출전표시 등 총 40,000여 항 이상의 근거를 밝혀줌으로써 『동의보감』의 가치를 절정의 상태로 끌어 올렸습니다.

『신증보대역 동의보감』의 특장점

- 21세기형 좌우대역편집으로 원문과 번역문을 곧바로 대조하면서 읽도록 하여 이해도를 향상시키도록 하였다.
- 평이한 어휘를 선택하여 원문에 따른 철저한 번역을 해줌으로써 『동의보감』의 원뜻을 이해하는 데 부족함이 없도록 하였다.
- 한의사들이 임상활용도를 한껏 높일 수 있도록 해당 병증과 처방에 『방약합편』의 방 번호(2747곳)를 넣어주었다. 이는 『방약합편』 처방의 병증별 운용을 역추적할 수 있는 길잡이가 될 것이다.
- 『소문』 750곳, 『영추』 405곳, 『난경』 98곳, 『상한론』 139곳, 『금궤요략』 88곳, 『하간의집』 131곳, 『자화의집』 68곳, 『동원의집』 482곳, 『단계의집』 627곳, 『의학정전』 309곳, 『의학강목』 863곳, 『의학입문』 2737곳, 『만병회춘』 449곳 등 총7146항의 출전의 근거를 밝혀주어 깊은 이해를 원하는 독자에게 길잡이 역할을 할 수 있도록 하였다.
- 도가 관련 내용을 많이 실어 '양생'과 '내단술'에 대한 이해를 돕도록 하였다. 이는 기존 번역서에 비해 허준의 본래 취지를 잘 살릴 수 있도록 하기 위한 것으로, 도가 양생과 내단술의 내용을 부록으로 실어 설명하고, '신형·정·기·신'門에 집중적인 주석을 달았다.
- '단방'에 소개된 약물(1864개)과 「탕액편」에 실린 약물(1403개)에 번호를 부여하고, 해당 약재가 쓰인 『동의보감』 안의 처방을 예시하였다. 그리고 『향약구급방』(고려)과 『향약채취월령』(조선·세종)에 실린 향약명을 표기해주었다. 이렇게 상호 연계하여 봄으로써 약물의 활용도를 높이고, 향약에 대한 이해를 높일 수 있도록 하였다.
- 「탕액편」에 본초의 기원·학명·이명·채취·법제를 기입하여 현대적 연구에 보탬이 되고자 하였으며, 『증류본초』에 실린 일부 본초그림을 옮겨 실어주었다.
- 상세한 목차와 색인(목차색인 2665개 항목, 병증색인 1535개 항목, 처방색인 4140개 항목, 본초색인 2149개 항목, 경혈색인 522개 항목)을 실어주어 해당 부분을 찾아보고 활용하기에 편리하도록 하였다.
- 3339개의 각주를 달아 아(痾)·채(瘵)·병(病)(201쪽), 탱당실(撐黨實)(859쪽) 등 사전으로도 해결되지 않는 여러 난제까지 명쾌하게 풀어놓았음은 물론, 도가의 양생과 내단술, 인용 원문에 대한 교감, 약량의 증감과 그 의미, 병증과 처방의 학술적·임상적 의미 등을 밝힌 연구주석을 실어줌으로써 『동의보감』을 심층적으로 이해하는 데 부족함이 없도록 하였다.
- 20여 명의 전문 학자가 세밀하게 교정을 보고, 경희대·대구한의대·동국대·원광대 등 전국 12개 학교 한의과대학 교수 35명이 교정·감수를 통해 철저한 검증을 해줌으로써 그 정확도를 한껏 높였다.

상한론용어사전

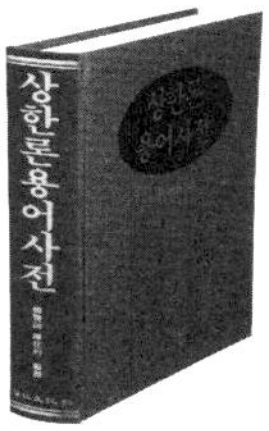

한의사 진주표 편역 / 4×6배판 / 70,000원

본 사전은 『주해상한론(注解傷寒論)』의 왕제천본(汪濟川本)을 기준으로 나오는 표제자 1039개, 표제어 1246개를 채록하여, 본편·처방편(113개)·본초편(93개)으로 구분하여 각 의가들의 주석을 싣고 해석하는 데 있어, 110종이나 되는 한·중·일 의서를 인용하고 있다.

- 본편은 가나다순으로 정리되어 있기 때문에 관련 항목을 찾아보기가 매우 쉽다. 그리고 항목별로 조문, 내용, 처방, 해설, 주석, 해석을 일목요연하게 정리하였다.
- 처방편은 『상한론』의 처방구성 및 가감법을 임상적으로 쉽게 체득할 수 있도록 되어 있다. 또한 한·중·일 처방의 용량을 대체로 다 실어 놓았기 때문에, 타당성을 따져가며 실질적인 운용에도 쉽도록 되어 있다.
- 본초편은 원론적인 『본초경』·『명의별록』의 내용이 실려 있으며, 일반적인 후세방의 약리적 해석뿐만이 아니라, 『상한론』 처방 내에서의 효능에 대한 해석이 실려 있는 것이 특색이다.

중국침구학술사대강

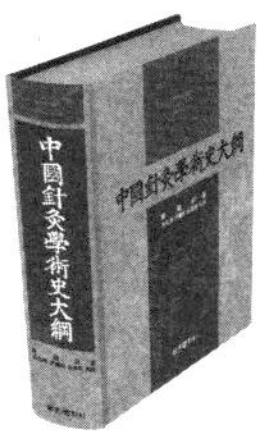

대한민국학술원 선정 2007년도 **우수학술도서**

황룡상 저, 박현국·윤종화·김기욱 공역 / 4×6배판 / 77,000원

이 책은 중국침구학술사를 연구한 첫 번째의 전문서적으로서, 『소문』·『영추』·『태소』 등 수많은 전거를 바탕으로 개개 사료판본에 대한 집중적인 연구와 재해석을 통하여 침구임상치료학의 원리를 설명한 침구학의 바탕이 되는 책인데, 경락·경혈·침구법 등 임상적인 난제를 주제별 침구 학술사로 심도 있게 해설한 책인데, 다섯 분야로 나뉘어져 있다.

제1부 '인론(引論)'에서는 의사학 분야에서 소홀하기 쉬운 사료의 감별문제와 사학의 연구방법을 제시하였다. 제2부 '경락부(經絡部)'에서는 표본과 '시동'병에 입각하여 '경맥' 개념이 형성되고 경락학설이 수립된 과정을 문헌적으로 천착하고 재해석하여 결국 경맥이란 인체의 특정한 원격 부위 사이에 존재하는 특정한 연계라는 명제를 도출하였다. 제3부 '수혈부(腧穴部)'에서는 수혈 개념의 형성과 변천, 수혈과 경맥의 관계, 귀경문제, 수혈의 정위와 명명, 수혈주치의 사원학적(史源學的)인 연구를 통하여 침구교과서적인 기술이 아니라 전거에 따라 분석하였다. 제4부 '자구법부(刺灸法部)'에서는 보사법·침구법·구침 등을 전면적이고 계통적으로 전개시켜 임상에서 유효하게 운용할 수 있는 방법을 밝히고 있다. 제5부 '치료부(治療部)'에서는 고대 맥진법과 이에 따른 침구치료 원칙이 형성되고 변천된 과정을 기술하였다.

– 이 책이 발행된 후 학계에서 큰 반향을 일으키고 있다. –

임상활용 황제내경독송본

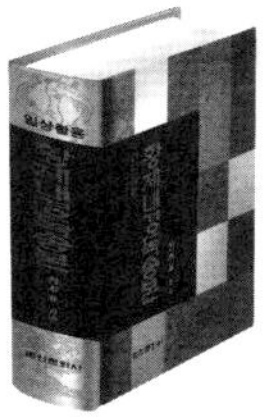

한의사 진주표 편주 / 4×6배판 / 45,000원

『황제내경』은 한의학 최고의 원전이다. 원전을 읽을 때 본류와 특성을 이해하는 것은 매우 중요한데, 그 시대 언어와 사상적 배경에 입각해서 접근해야 본질에 도달할 수 있기 때문이다. 편주자의 주석 중에는 의사학적 내용도 있지만, 원전의 해석에 있어서 기존의 설명과는 다른 방향의 주석이 들어 있다. 인도의학과 티베트의학에 관련된 내용을 접하고서, 命門에 관한 개념을 『황제내경』에서 '원문에 입각해서' 주석을 단 것이다.

- 편집상 글의 문맥에 맞게 문장을 배열하고, 편·장·절로 구분하면서 『유경』의 주제별 분류 제목을 삽입하여 문맥을 이해하는 데에 도움이 되도록 하였다. 아울러 글자의 독음을 원문에 달아주어, 읽고 외우는 데에 편의를 도모하였다.
- 『내경』이 인용된 부분과 그에 연관된 처방명을 『신대역 동의보감』에서 골라 삽입함으로써, 『내경』에 대한 의가들의 해석을 통해 임상에 운용되는 방식을 이해하는 데 편의를 도모하였다.
- 주석에 있어서, 편들 간에 참고가 되는 것들을 연결시켜주고, 의사학적으로 중요한 구절들을 언급하였으며, 그 외에 명문 관련 구절의 해설, 삼음삼양의 개합추 임·독맥상 배열, 안면망진의 재해석에 중점을 두었다.

대역 만병회춘

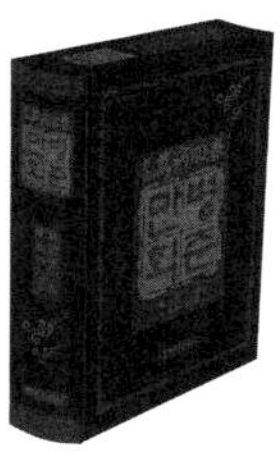

공정현 찬, 진주표 편역 / 4×6배판 / 77,000원

『만병회춘』은 부친인 공신의 의업을 이은 명나라 공정현이 1588년 펴낸 종합의서이다. 그래서 『만병회춘』은 가전방, 곧 대대로 내려온 훌륭한 명방을 많이 수록하고 있다. 또한, 도가의 신선술·연단술이 많이 실린 책으로서 『동의보감』의 토대가 되는 책이며, 명나라 어의들이 만든 입문서를 참고하여 만들어진 책이다.

『대역 만병회춘』의 특징은 다음과 같다.

- 『동의보감』에 인용되는 공신의 『고금의감』(664곳)과 공정현의 『만병회춘』(540곳)·『종행선방』(53곳)의 내용은 하나도 빠짐없이 모두 수록되어 있으며, 인용되는 부분은 모두 『신편대역 동의보감』에서 찾기 쉽도록 목차와 쪽수까지 표기하였다.
- 편집에 있어서, 많은 주석(506항목)과 참고 및 편역자의 해설(437항목)로 인해서 원문이 잘 드러나지 않는 문제가 생길까 하여, 왼쪽 다단에 원문을 따로 수록하였다. 이는 기존의 번역서와는 달리 획기적인 편집방법으로서, 원문과 번역문을 동시에 잘 드러나게 하면서도 지면을 허비하지 않는 이점이 있다.
- 원서를 보면서 가장 부족하다고 느끼는 색인을 '병증·처방·본초'로 구분하여 만들었다.